3차개정판

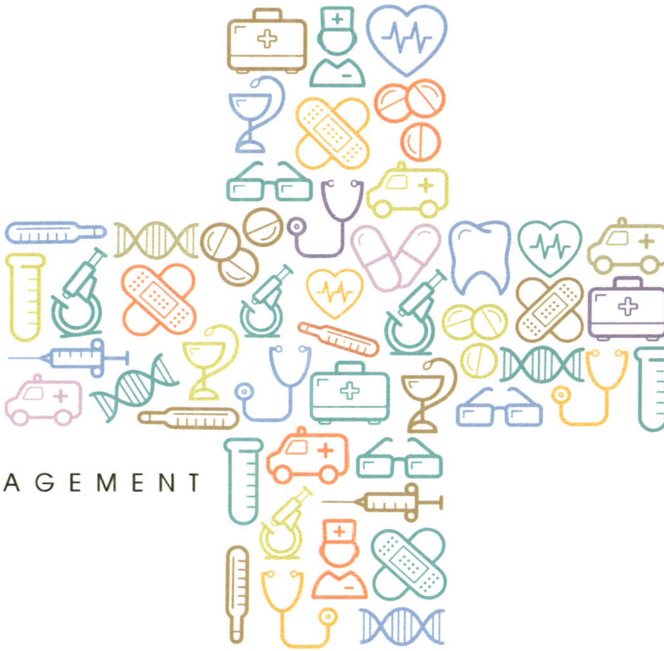

HEALTHCARE MANAGEMENT

# 의료경영학

## 생명 존중의 지속가능 경영

이견직

도서출판 청람

## | 머리말(3차개정판) |

본서를 처음 시작했던 2010년 이전이 생각난다. 기업경영위에 서있던 의료경영의 불완전한 모습에 가슴아파하던 시기였다. 의료경영은 기업경영과 달라야 하는데 나름 책임감을 갖고 작업하였던 설익은 모습이 떠오른다. 초판이 나오고 스스로의 한계를 맛보았던 기억은 개정판을 내던 2015년까지 나를 괴롭혔다. 2차 개정증보판을 내면서도 달라질 줄 알았는데 더 큰 책임감만 느끼고 또 좌초했다. 이제 3차 개정판을 내면서 기존 틀에 갇히지 않는 모습을 조금은 보게 된 것이 소득이라면 소득이다.

본 개정판을 준비하면서 주요 내용을 한 장에 할애하여 서술해보았는데 그러기에는 내용도 많고 좀 깊었으며, 의료경영학이라는 전통적 주제에서 조금은 낯선 모습도 느껴져 추가하였다가 제외하였다. 시간을 두고 생각해보니 무엇보다 굳이 의료경영학이라고 이야기할 필요성을 느끼지 못했다. 그냥 경영학이라고 함이 더 온전해보였다. 조금의 설명을 붙여보자면 '생명 존중의 지속가능한 경영학'이 제법 어울려 보였다. 핵심 축은 생명 존중과 지속가능성이었고 그 둘은 교차하면서 하나로 모여줘 보기에 좋았다. 그러면서도 다음과 같은 네 가지 실천적 사고 속에 담아낼 수 있음을 보았다.

- 인간은 관리의 대상이 아니다.
- 관리의 대상은 시스템이다.
- 인간은 학습의 대상이다.
- 학습은 핵심가치를 업무에 녹여 흐르게 하는 것이다.

본 개정판에서는 위 내용 중 의료경영학이라는 범주에서 크게 벗어나지 않는 내용만 아주 일부 포함하여 출간한다. 향후 이상의 실천이 일반 경영학의 토대가 되고 각 조직시스템의 특성만 별도로 고려하면 다양한 경영학문이 전개될 수 있을 것이라 기대된다. 기업경영, 의료경영, 복지경영, 비영리경영 등과 같이 말이다. 3차 개정판의 머리말은 경영학자로서, 의료경영학자로서 아직도 너무 많이 서툴지만 자신의 이야기를 조금 할 수 있을 것이란 보고로써 마무리하려 한다.

본서는 한림대학교 경영학과 대학원의 의료경영전략 및 운영연구실과 의료경영연구소의 정윤 박사, 박성휘 박사와 이원찬, 임재민, 유형주, 한재현 박사과정생 및 박선아, 김지원, 김혁수, 윤정식, 김슬기, 김소희, 최예슬 석사졸업생 그리고 조태희, 김동규 석사과정생에게 고마움을 전한다. 이들과 함께 공부했으며 또 앞으로도 의료경영학의 발전에 함께 할 것이다. 새롭게 의료경영학 3차 개정판을 멋지게 출간해주신 도서출판 청람의 이수영 대표님께 깊이 감사드린다.

담소재(潭昭齋)에서
2021년 1월
이 견 직
Meliora

## | 머리말(2차개정증보판) |

사람이 중심이면 지는가?

다시 의료경영학을 저술하게 되어 감사할 따름이다. 이는 그간의 성장을 확인하는 과정이었다. 지천명의 의미를 조금이나마 알게 되었다는 것이 소득같다. 천명으로써, 삶에 대해, 마음을 두게 된 이유를 찾았음이 가장 기쁘다. 성장이라는 거… 이는 관계속에 있다는 거… 스스로와의 관계, 타인과의 관계…

무엇보다 이 가치가 다시 쓰고 싶었던 의료경영학의 오랜 고민으로 이어져 왔다는 것이 기쁘다. 학문이 그 자체로 외딴 곳에 남아있지 않고 삶과 함께 하고 싶었던 바램을 저버리지 않아 기쁘고 그 가치가 부합하여 또 기쁘다.

어찌 보면 조직의 경영학도 개인의 삶을 닮았다. 개인의 삶은 운동하고 변화한다. 변화의 끝은 죽음이다. 그러나 그 죽음을 기억하면 삶의 가치가 새롭게 다가온다. 끝은 그 과정을 풍요롭게 한다. 그리고 그 과정은 그저 의미를 부여하고 열심히 살아감이 목적인 것 같다. 성공도 결과가 아닌 과정일 뿐이었다. 그래서 성공으로는 끝이 나지 않았나보다. 이제 그 과정으로 돌아와 집중할 수 있음이 무한히 기쁘다.

오늘의 조직은 관계성이 회복된 전일성을 존중해야 한다. 나누어보면 명확해지지만 합치지 않는 이상 전체를 볼 수 없다. 나눔은 합침을 전제로 해야 하나 그간의 나눔은 그저 나눌 뿐이었다. 우리는 이어짐을 잃었다. 그래서 외롭다. 어찌해야 할지 모르지만 본능이기에 몸은 안다. 내면의 소리를 들어야 하는데 그 소리가 작다. 선현의 글을 읽어야 한다. 지금의 나는 일단 이에 충실하려 한다.

이제 경영학은 이윤을 넘어 생명으로 가야 한다. 지속적 성장에 대한 또 다른 표현이기도 하다. 분절을 넘어 이어짐으로 가야 한다. 기계를 넘어 유기체로 가야 한다. 생명과 이어짐과 유기체는 좁게는 구성원과 조직이 함께 가며 넓게는 경제와 사회와 환경이 함께 가고 선진국이 중후진국과 함께 가는 방향으로의 전환을 의미할 것이다.

개인의 성장에 사회가 미친 영향은 얼마나 될까? 또 기업의 성장에 사회와 국가가 미친 영향은 얼마나 될까? 아프리카에서도 오늘의 성장을 가져왔을까? 시장에게만 맡기면 오늘과 같은 경제성장을 가져왔을까? 아니다. 사회와 공공이 미친 영향이 절대적이다. 그 가치를 자각해야 한다. 그리고 그 자각에 기초해 스스로는 사회와 공공에게 어떻게 해야 할지에 대해 의미를 부여해야 한다. 특히, 의료조직은 그래야 한다. 이는 의료서비스의 가치가 실현되는 사람의 생명에 대한 경외감이자 측은감으로 거역할 수 없는 본능이다. 육체와 영혼은 하나이며 또 물질과 정신은 하나임을 받아들이길 바란다. 그것이 더 오래도록 행복해지는 선택이다. 이를 분리하는 순간 영혼과 정신 위에 물질이 올라서 죽음을 가볍게 기억한다. 공공의료는 이를 무겁게 기억하는 조직이다. 결코 공공이 만든 의료조직으로만 접근하지 않기만을 바란다.

사회와 공공에 대한 자각, 그리고 스스로에게 의미를 부여할 때 헌신에서 욕망으로 변화될 수 있다. 일의 종속에서 벗어나 내가 주체가 되는 것이다. 그래야 보람을 느낀다. 또 그래야 전체를 보며 경영자적 비전을 가지며 비로소 질문하게 된다. 이렇게 되면 대부분의 자잘한 관리기법과 방식은 녹아 사라지게 된다. 이 길을 선택할 것인가 아니면 새롭고 정교하다는 관리기법을 끊임없이 들이댈 것인가?

관리의 대상은 사람이 아니다. 사람은 어떻게 움직여야 되고 언제쯤 쉬어야 하며 인센티브에 어떠한 반응을 보여야 하는지 식으로 사람을 어떻게 관리할 수 있는가? 이는 관리의 오만이고 시대착오적인 발상이다. 생산이 부족한 시기에 어떤 수단을 써서라도 빨리 많이 만들면 되던 시절이 있었다. 이제 그 시절이 끝나간다. 수요가 중심인 시대로 변화되었다. 이제 경영의 핵심은 시스템을 이해하는 것에 있어야 한다. 즉, 경영마인드는 시스템 사고의 함양을 말한다. 관리의 대상은 시스템이고 프로세스일 뿐이다. 조직이 오래 지속하려면 그래야 한다.

본서를 내는 데 있어 여러분의 도움이 진정으로 컸다. 혼자 하는 것이 아니었다. 한림대학교 경영대학의 선후배 교수님들께 감사드린다. 또 한국연구재단의 사업을 같이 하는 우리 사회적 경제연구팀, 서형수 사장님, 신명호 박사님, 변재관 박사님, 이인재 교수님, 이문국 교수님, 임재영 교수님과 김성기 박사님께 감사드린다. 한림과학원의 이경구 박사께도 감사드립니다. 오랜기간 두서없이 많은 이야기를 나누었다. 그리고 한림대학교 의료경영연구실의 이원찬, 박성휘, 임재민, 유형주, 정윤 박사과정생과 박선아, 김지원, 한재현, 김혁수, 윤정식, 김슬기, 김소희, 최예슬 석사졸업생 및 한림대학원대학교의 조희란 석사생에게 고마움을 전한다. 함께 공부했으며 또 졸고를 읽어주고 수정을 도와주었다. 또한 오랜 시간 출간을 기다려주신 무역경영사 채규호 대표님께 또 다시 깊이 감사드린다.

Nice guys finish first.

나는 이를 믿는다. 이 연장선상에서 조직을 이해하려고 함을 천운이라 여긴다.

담소재(潭昭齋)에서 2015년 1월

이 견 직

## | 머리말(초판) |

의료경영과 관련하여 자주 제기되는 물음 중의 하나가 병원을 중심으로 한 의료조직에서 왜 경영이 필요한가라는 것이다. 즉, 의료조직이 생산하는 의료서비스는 공공성과 형평성에 의거하는 대표적인 보편적 서비스이기 때문에 영리를 추구하지 않는 의료조직은 경영의 대상이 아니라는 것이다.

과연 그럴까?

오해의 근본은 경영이 영리를 추구함과 동일한 의미로 파악되기 때문으로 경영의 본질에 대해 정확히 이해하고 있지 않음에 있다. 이와 함께 환자는 환자일 뿐 고객이 될 수 없으며 의료는 신성한 행위이지 한낱 서비스가 아니라는 인식도 내포되어 있다. 물론 최근에는 여전히 이러한 주장에서부터 고객감동의 슬로건까지 내건 의료조직이 있을 정도로 의료경영은 선택이 아닌 필수로 자리 잡아가고 있다.

그러나 그럼에도 불구하고 의료조직이 돈을 벌어야 하는지에 대해 명확한 가치관이 형성되어 있지 않은 경우를 적지 않게 보게 된다. 이는 조직정체성의 입장에서 볼 때 대단히 건강하지 않은 모습이 된다. 스스로가 무엇을 해야 할지에 대해 자기 정리가 되어 있지 않은 조직의 행위라고 하는 것은 상대를 감동시키기도 어려우며 설령 그랬다 하더라도 오래 지속시킬 수도 없으며, 무엇보다 스스로 자아실현의 원천을 찾을 수가 없기 때문이다.

이와 함께 의료경영자와 관련된 해묵은 논쟁도 있다. 바로 경영을 의사가 해야 하는지 아니면 전문경영인이 해야 하는지에 대한 내용이다. 전자회사에 공학전공자가 경영을 하는 것에 대해서는 그리 크지 않으면서도 이 현상에 대해서는 민감한 이유는 경영의 문제가 의료계에서는 낯선 사안이었기도 하였지만 그보다도 이 또한 경영에 대한 올바른 이해가 없었기 때문이기도 하다. 경영은 실무이다. 따라서 경영자를 판단하는 궁극적인 검증기준은 면허나 자격 또 경영에 대한 지식이 아니라 성과를 달성할 수 있는 능력과 마인드이다.

이렇게 의료조직에 있어 경영에 대한 여러 가지 오해를 조금이라도 바로잡기 위한 것이 본서를 쓰게 된 가장 중요한 이유이다. 의료조직에서 경영인이 얼마나 중요하며 또한 경영마인드가 한 명의 환자를 살리는 것만큼 숭고함을 강조하기 위해서이다. 왜냐하면 경영마인드에 대한 이해 없이 여타의 부차적인 이유로 경영자의 조건을 강제화시킨다면 그 폐해는 의료조직의 범위를 넘어 우리 모두에게 결코 바람직하지 않은 결과를 가져올 것이기 때문이다.

이와 함께 본서는 기존의 책들과 조금이라도 다르게 의료경영의 체계를 세워보고자 하였다. 경영학의 큰 흐름 속에 의료조직의 특성이 적절히 반영되면서 기존 기업경영학과 달리 의료경영이 포괄하고 있고 지향하고 있는 다목적 가치를 균형 있게 고려해야 한다는 막중한 어려움을 가급적이면 쉽게 이해할 수 있도록 서술하고자 하였다.

그러나 저술의 시간은 의료경영학을 공부하는 학자로서 아는 것이 참으로 적다는 것을 뼈저리게 느꼈던 시간이기도 했다. 역시 모르는 것을 알고 있음이 진정 알고 있는 것이라는 평범한 진리를 다시 한 번 더 알게 됨이 큰 수확이었다. 하나 더 있다면 의료경영학을 통해 경영학을 보다 체계적으로 이해하게 되었다는 점과 삶과 사회를 이해하는 눈을 더욱 넓힐 수 있게 되었다는 것이다. 이는 저자로 하여금 평생의 업을 보다 분명하게 하는 계기가 되었다.

내가 아끼는 『Good to Great』라는 책에서 위대함의 적은 바로 좋은 것이라 하였다. 좋기 때문에 위대해지려 하지 않는다는 것이다. 그런데 왜 위대해지려 하는가에 대한 결론에서 웃음이 나왔다. 그저 평범하게 살 때의 고통이나 피곤함이 위대해지려고 할 때보다 결코 적지 않기 때문이라는 것이다. 경영학적 측면에서의 결론이 아니라는 점에서 웃었고 경영학이 삶을 이야기하고 있어서 웃었다. 장자(莊子)의 호접지몽(胡蝶之夢)이 있다. 내가 나비의 꿈을 꾼 것인지 나비가 나의 꿈을 꾼 것인지 그렇게 나비와 하나되는 꿈을 꾸어야 나비가 되어 나타날 수 있을 것이다. 그저 이렇게 즐거울 수 있음이 감사할 뿐이다.

본서를 내는 데 있어 여러분이 도움을 주었다. 수많은 선배·동료교수님들께서 유익한 조언을 아끼지 않았다. 그분들이 안계셨더라면 이런 졸저 또한 세상에 나오지도 못하였을 것이다. 또한 한림대학교 의료경영연구실의 박선아, 김지원, 한재현, 김혁수, 정윤, 윤정식 군과 학석사 연계과정생인 김슬기 양은 자료를 수집하고 정리하는 데 큰 도움을 주었고, 박사과정의 이원찬 선생님은 병원과 기업현장에 대한 생생한 경험을 들려주셨다. 또한 오랜 시간 출간을 기다려주신 무역경영사 채규호 대표님께 깊이 감사드린다.

한국사회의 미래버전인 저출산·고령화사회는 의료의 시대이고 의료경영의 시대라고 감히 평하고 싶다. 모쪼록 저출산·고령화사회를 이끌 훌륭한 의료경영전문가가 배출되어 의료기관도 살리고 우리나라도 살리는 데 이 책이 조금이라도 보탬이 되길 진심으로 기원한다.

담소재(潭昭齋)에서 2010년 3월

이 견 직

## 이타카(Ithaca)

언제나 이타카를 마음에 두라
네 목표는 그곳에 이르는 것이니
그러나 서두르지는 마라
비록 네 갈 길이 오래더라도
늙어져서 그 섬에 이르는 것이 더 나으니
길 위에서 너는 이미 풍요로워졌으니
이타카가 너를 풍요롭게 해 주기를 기대하지 마라.
이타카는 너에게 아름다운 여행을 선사했고
이타카가 없었다면 네 여정은 시작되지도 않았으리니
이제 이타카는 너에게 줄 것이 하나도 없구나
설령 그 땅이 불모지라 해도, 이타카는 너를 속인 적이
없고
길 위에서 너는 현자가 되었으니
마침내 이타카의 가르침을 이해하리라

C. P. Cavafy(1863~1933)

| 차례 |

## Part 1 서 론

### Chapter 1 의료경영의 기초



### Chapter 2 의료시스템의 이해

# Part 2 의료경영환경론

## Chapter 4 의료외부환경



## Chapter 5 의료내부환경

# Part 3 의료경영투입론

## Chapter 6 미션, 비전 그리고 전략



## Chapter 7 의료자원관리

## Part 4 의료경영운영론

### Chapter 8 의료프로세스관리

## Chapter 12 의료성과관리

# Part 1 서 론



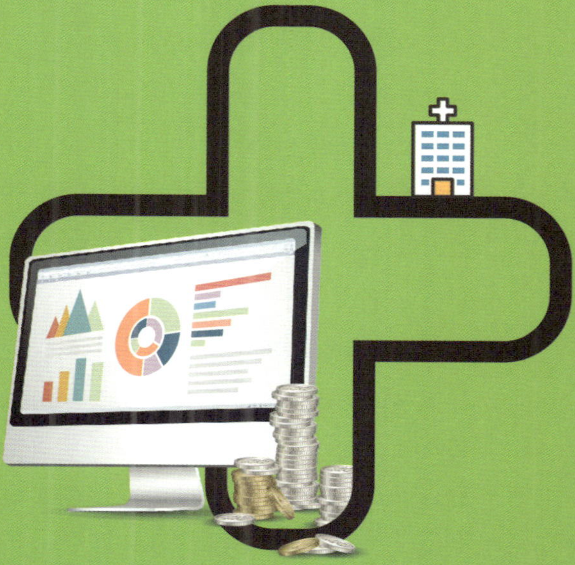

# Chapter 01 의료경영의 기초

의료경영을 어떻게 이해할 것인가?

## 제1절 의료와 의료서비스

### 1. 의료경영의 근본

#### 1) 어떤 조직이어야 할까?

"만약 우리 병원이 사라져버리면, 우리를 그리워할 환자가 있을까?"

'있다'면 더 이상의 지식을 쌓기 위해 시간을 소비할 이유가 없을 것이다. '그렇지 않다'면 질문을 던져야 한다. '왜 그런 환자가 없는 조직이 되었을까?' '그런 조직은 도대체 어떤 조직일까?' '무엇이 잘못된 것일까?' 이 지점이 본서의 출발점이다.

어떻게 해야 환자가 그리워하는 조직으로 탄생할 수 있을까? 그 답은 고객가치창조에 있다. '환자의 필요가 최우선'이 그 답이다. 이는 고객이 어떤 부분을 그리워하는지를 찾는 것부터 시작되고 그 부분을 매일같이 고객의 체험 속에 녹임으로 완성된다.

의료조직은 환자에게 봉사하기 위해 존재한다. 다른 이유는 없다. 각각의 모든 환자를 정성을 다해 보살피고, 환자의 의학적 문제를 조금이라도 해결할 수 있다면 그것이 무엇이든 찾아내야 한다. 이를 효율적이며 신속하고 즐겁게 처리해야 한다. 환자는 가장 예민한 상황에 놓인 사람이다. 그래서 이를 온몸으로 안다. '이 병원은 정말 나를 위해 최선을 다하고 있구나', '정말 이 병원에 잘 왔어. 나는 행운아야'라고 느낀다.

> 이곳에서 완쾌되지 못한다면 다른 곳에 가봐도 소용없을 것이라 느낄 때, 환자는 사라진 그 병원을 그리워하게 된다.

위 물음에 대한 답은 이미 나와 있다. 이제 이를 어떻게 실현하느냐만 남아있다. 그 여정을 떠나보기로 하자.

### 2) 생존, 위험과 위험보상

의료조직은 돈을 벌어야 하는가? 이는 '돈을 벌어야 한다, 아니다'라는 답을 찾기 위한 것이 아니다. 어떤 답을 마련하든지 그 형식과 내용이 일치해야 함을 강조하기 위해서이다.

본 논의를 전개하기 앞서 먼저 현실적인 답부터 이야기하자. 의료조직은 돈을 벌어야 한다. 그 이유는 모든 조직에 있어 최고의 덕목이 바로 망하지 않는 것, 즉 생존이기 때문이다. 이는 영리조직이든 비영리조직이든 예외가 될 수 없으며 어떠한 조직이든 생존에 필요한 최소한의 돈을 스스로가 벌어야 한다.

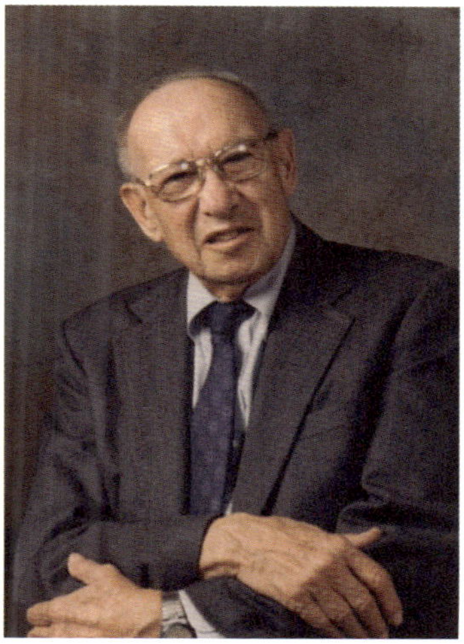

드럭커(P. Drucker)는 '조직의 생존을 위협하는 위험' 이른바 리스크(risk)를 충분히 상쇄할 능력인 위험보상(risk premium)을 스스로가 확보해야 하며 이것을 경영의 기본으로 보았다.[1) ] 조직을 경영하는 동안 불가피하게 발생하는 위험을 상쇄하기 위해 최소한의 보상을 산출하지

1) P. Drucker, *The Practice of Management*, NY: HarperCollins, 1954.

않으면 안 된다. 그 위험보상을 가능케 해주는 원천이 돈, 즉 수익이다. 의료조직 또한 자신이 당면할 미래의 위험을 보상할 수 있을 정도로, 또 의료서비스를 지속적으로 생산하는 능력을 유지할 수 있을 정도로 충분한 최소한의 이익을 산출하는 것이 절대적으로 필요하다.

그러나 이는 위험보상에 대한 하나의 중요한 원천에 지나지 않는다. 그 원천의 종류는 크게 조직이 통제할 수 있는 범위에 따라 다음과 같이 구분할 수 있다.

- **내적 원천**: 수익, 이익 등
- **외적 원천**: 투자, 지원, 기부, 출연, 모금, 회비, 자원봉사 등

영리조직의 경우 대부분이 사적 이익을 추구하기 때문에 위험보상의 원천을 내부에 의존할 수밖에 없으나 비영리조직의 경우는 다르다. 이른바 비영리조직이 내걸고 있는 사회적 가치가 개인과 조직, 사회로 하여금 인정을 받을 수 있을 때 다양한 외적 원천을 제공받게 된다. 그 대표적인 것이 투자와 지원, 기부, 출연, 모금, 회비, 자원봉사 등이 있다.

현재 대부분의 의료조직은 의료서비스라는 특수한 단일서비스를 창출하는 조직으로, 의료서비스가 갖는 특징으로 인해 사회적 가치 형성에 커다란 영향을 미치는 조직으로 받아들여지고 있다. 따라서 위험보상을 외부에서 창출할 수 있는 사명감 및 공감대를 사회에 천명하고 사회가 이를 받아들인 의료조직의 경우는 존속을 위해 반드시 돈을 벌 필요가 있는 것은 아니다. 물론 이는 공감대의 형성에 필요한 사회적 성숙이 뒷받침되어야 가능할 것이다.

여기서 명심해야 할 점은 의료조직은 자신이 부담할 위험만 보상하는 데 그쳐서는 안 된다는 점이다. 즉, 의료조직 또한 하나의 사회기관(social organ)으로써 사회가 부담해야 할 비용의 일부를 부담해야만 한다. 또 미래 의료사업의 확장을 위해 자본을 축적해야만 한다. 이를 위해 최소한도의 필수이익에 상응하는 이익목표를 설정해야 한다.

한편, 의료조직이 생존의 원천을 내부에 의존한다고 하여 존속할 수 있는 것은 아니다. 이는 생존의 필요조건을 찾은 것뿐이다. 따라서 생존을 위한 충분조

건도 만족되어야 하는데 이는 성과를 창출하여야 한다는 것이다. 다수의 조직이 생존을 위해 다투어야 하는 경쟁환경에서 성과를 창출하기 위해서는 경쟁에서 승리할 수 있는 능력, 이른바 경쟁우위를 확보하여야 한다. 따라서 경쟁우위의 확보는 영리조직이든 비영리조직이든 모든 조직에 있어 위험보상 확보의 근원이 된다.

**그림 1-1** **위험보상 확보단계**

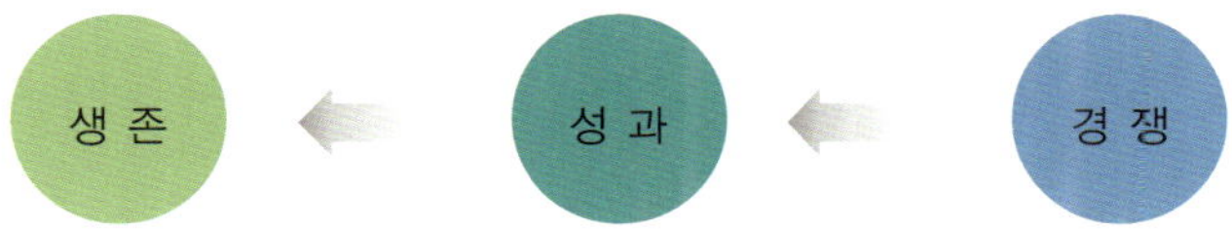


이제 위험보상의 확보를 위해 필요한 의료서비스에 대한 이해와 경영학적 지식을 통해 의료경영에 대한 통찰을 하나씩 전개해보기로 하자.

**생각해보기** **알고 있던 경영 성공 사례, 과연 실제로도 그랬을까?**

1965년에서 1995년 사이에 포춘 500에 등장한 수많은 기업에서 '좋은 회사에서 위대한 회사로 도약한' 기업 11개를 찾아 분석해보니 위대한 회사 대부분에서 통념을 깨는 다음과 같은 공통적인 결과가 도출되었다.

첫째, 외부에서 저명한 리더를 영입한 기업이 거의 없더라. 오히려 도약에 부정적인 영향을 미치더라.

둘째, 경영진의 고액 연봉이 위대한 기업의 도약과 관련이 있다는 아무런 증명 자료를 발견하지 못했다.

셋째, 위대한 기업의 도약에 전략 그 자체는 아무런 도움이 되지 못하더라. 또 장기 전략 수립에 더 많은 시간을 들인 증거도 없더라.

넷째, 인수 합병은 위대한 기업으로의 도약에 사실상 아무런 역할도 하지 않더라.

다섯째, 조건만 잘 갖추어진다면 책임감, 연합, 동기부여, 변화의 문제는 대부분 녹아 없어지더라.

여섯째, 도약한 기업에서 무슨 이름이나 슬로건, 출범식, 프로그램을 거창하게 내걸고 전환을 목표한 경우를 보지 못했다. 혁명을 통해 도약한 것이 아니라 결과적으로 진정 혁명적인 도약을 일구어 낸 것이었다.

일곱째, 기업의 성장은 상황의 함수가 아니라 대개 의식적인 선택의 문제였었다.

자료: 짐 콜린스의 '좋은 기업을 넘어 위대한 기업으로'(2001)에서 발췌정리

## 2. 의료서비스의 이해

### 1) 서비스의 개념 및 특성

의료경영에 대한 최우선적인 이해는 의료 또는 의료서비스에 대한 이해에서 시작된다. 왜냐하면 의료경영은 의료서비스라는 핵심적인 특수한 서비스가 여타의 서비스와 어떤 차이를 갖는가에 대한 이해를 통해 확립될 수 있기 때문이다. 의료는 본질적으로 서비스이므로 본서에서는 의료와 의료서비스는 혼용하여 사용하겠다.

미국마케팅협회(American Marketing Association)는 서비스를 '판매목적으로 제공되거나 또는 상품판매와 연계해서 제공되는 제활동, 편익, 만족'으로 정의하고 있다. 의료를 비롯하여 교육, 호텔, 금융, 오락 등이 이에 해당한다.

서비스는 무형적 성격을 갖는 일련의 활동이며 과정으로써 서비스의 소비자인 고객의 효용을 증진시키기 위해 고객과 서비스의 생산자인 종업원의 상호작용 속에서 발생하게 된다.

서비스는 소유권의 이전을 수반하지 않으며 그 품질 또한 일정하지 않을 뿐 아니라 서비스에 대한 평가는 고객에 의해 주관적이며 즉시 이루어지는 것이 보통이다.

이와 함께 모든 서비스는 공통적으로 형태가 없는 상품이기 때문에 사람에 의해 생산되어 사람에 의해 바로 소비되는, 이른바 유통경로가 매우 짧은 특징을 갖는다. 따라서 판매되지 않는 서비스는 사라지게 되어 제품에서와 같은 재고의 개념이 없다.

일반적으로 서비스의 특성을 다음과 같이 네 가지로 분류하여 설명할 수 있다.

- 무형성(intangibility): 보거나 만질 수 없다.
- 비분리성(inseparability): 생산과 소비가 동시에 일어난다.
- 이질성(heterogeneity): 품질이 고르지 않다.
- 소멸성(perishability): 판매되지 않는 서비스는 사라진다.

▌그림 1-2▐ 서비스의 특징

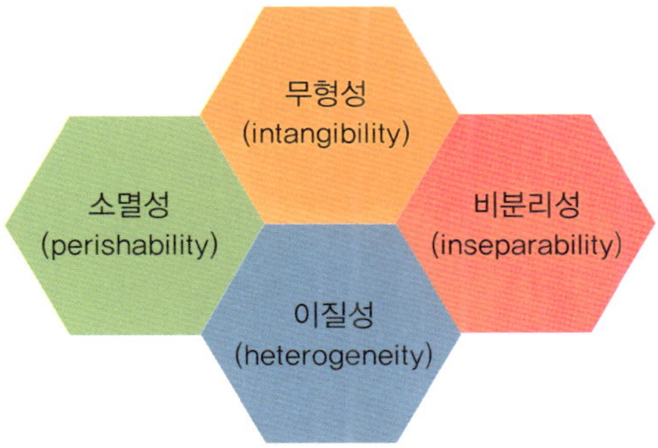


서비스에 대해 명심해야 할 한 가지가 있다면 이는 서비스가 비록 손으로 만질 수도 없고 생산과 동시에 소비되며 소비되지 않으면 바로 사라지게 되지만 반드시 그 본질은 고객에게 전달된다는 것이다. 눈의 차원에서는 존재하지 않는다고 할 수 있지만 감성의 차원에서는 이를 너무나 명확하게 느낄 수 있기 때문이다.

## 2) 의료서비스의 개념 및 특성

### (1) 의료서비스의 개념

의료서비스(health care service, healthcare service)란 소비자인 환자 또는 고객의 건강수준 향상 및 질병 진료를 위해 의료 전문가에 의해 생산되고 제공되는 활동, 편익, 만족을 말한다.

세계보건기구(WHO)가 1946년에 건강(health)의 개념을 '단순히 질병과 허약함이 없는 상태를 말하는 것이 아니라 완전한 신체적 · 정신적 · 사회적 안녕(well-being)의 상태'라고 정의하고 있어 이에 입각할 때 의료서비스는 질병 진료와 건강수준 향상을 넘어 안녕에 기여하는 활동까지 포괄한다고 할 수 있다.

의료서비스와 의료경영을 이해함에 있어 자주 등장하는 용어를 정리하면 다음과 같다.

- 돌봄(care): 타인의 안전과 안녕에 대한 관리, 책임 또는 관심
- 환자(patient): 고인을 포함하여 의료서비스를 받았거나 받고 있는 사람
- 입원환자(inpatient): 병원 입원실과 식사를 제공받고 연속적인 간호서비스와 의료서비스를 받는 환자
- 외래환자(outpatient): 병원에 입원되지 않은 상태로 의료서비스를 받는 환자
- 입소자(resident): 장기요양시설에서 거주하는 환자
- 지불자(payer): 의료서비스의 대가로 돈을 제공하는 조직 및 개인
- 제공자(provider): 병·의원의 의료기관 및 의료전문가를 포함하여 환자에게 의료서비스를 제공하는 실체

### (2) 의료서비스의 특성

의료서비스는 일반적인 서비스가 갖는 네 가지 특성인 무형성, 비분리성, 이질성 및 소멸성 외에 다섯 번째 특성인 측은성이라는 독특한 특성을 갖는다.

일반적으로 측은성을 '어려움에 처한 사람을 애처롭게 여기는 인간의 본성'으로 받아들여지고 있는데 의료는 여타 서비스와 달리 가장 측은성에 입각하고 있는 특징이 있다. 예를 들어, 돈이 없어서 스마트폰을 구입하지 못하는 사람들을 대하는 태도와 동일 이유로 병원을 찾지 못하는 사람을 대하는 태도는 근본적으로 다르다. 특정 서비스를 소비하지 못함에 따른 측은하고 애처로운 마음이 생기는 것이 이 외 또 무엇이 있겠는가?

의료경영에 대한 이해는 의료서비스에 대한 이해를 토대로 해야 하며 의료서비스에 대한 이해는 환자가 보이는 측은성에 대한 이해에서 비롯되어야 한다.

병원에 오고 싶은 사람은 이 세상에 하나도 없을 것이다. 최소한 환자로 말이다. 그런데 병원에 갈 수밖에 없는 상황이 있다. 그 상황에 놓인 환자는 일단 몸이 아프다. 다시 건강을 회복할 수 있을지 매우 불안하다. 그리고 병원이라는 낯선 공간과 낯선 사람들과의 접촉 모두가 매우 불편하다. 밖에서 자신이 보였던 사회적 권위와 받았던 존중은 환자복으로 갈아입는 순간 격리되어 사라질 뿐 아니라 초라해지기까지 하다. 거기에 왜 하필 내가 이런 상황에 놓이게 되었는지

납득할 수 없을 뿐 아니라 마치 뭔가를 잘못하여 벌을 받고 있는 것 같아 우울하기까지 하다. 그래서 매우 예민하다. 주사바늘이 위협적이고 조금의 소음에도 성가시며 천장에 붙어있는 전등 불빛에도 어지럽다.

환자가 되었다는 것은 하루아침에 엄청난 스트레스 속에 갇힘을 의미한다. 따라서 의료경영인으로서의 시작은 환자를 측은하게 여기는 마음에서 비롯되어야 한다. 그리고 그 끝도 그 위에 서있어야 한다. 이를 서비스인이라 한다.

이와 같은 의료서비스의 다섯 가지 서비스로의 특성은 다음과 같은 독특한 모습으로 나타난다.

첫째, 의료서비스는 사람의 생명과 직접적으로 관련된 서비스인 동시에 생산자와 수요자 사이에 정보의 비대칭성이 매우 큰 가장 무형적인 서비스라는 특징을 갖는다.

따라서 의료서비스의 선택에 있어서 자신의 합리적 판단에 의존하기 어려워 이에 따른 의사결정자가 다양할 수 있으며 그 차이를 인식하거나 지각시키기에도 어려움이 있다. 이는 의료서비스가 환자의 만족만을 위해 제공될 수 없는 이유이기도 하다. 또한 서비스를 사용 후에 그 품질에 대해 제대로 평가하기도 어렵다. 이로 인해 서비스의 다른 특성보다 무형성을 극복하고자 하는 시도가 활발하게 전개되고 있다. 그 대표적인 예로는 의료서비스의 선택 과정에 있어 이전에 의료서비스를 구입해 본 경험을 갖는 사람들의 구전(word-of-mouth) 커뮤니케이션의 중요성, 최고의 의료진이 포진하고 있으며 현대적 병원건물과 고가 의료기기를 도입하고 있다는 점, 의료서비스와 직접적인 관련이 없는 고객에 대한 친절함, 심리적으로 고객으로 하여금 양질의 의료서비스를 받고 있다고 느끼게 하는 점, 실체적 단서가 중요한 점 등을 들 수 있다.

한편 의료서비스의 강한 무형적 속성은 소비자의 무지를 야기해 공급자에 의한 수요 유발이 일어나기도 한다.

둘째, 의료서비스가 갖는 비분리성은 의료서비스의 생산 과정에 의료진과 환자를 모두 참여하게 하며 서비스의 대량생산을 불가능하게 한다. 또한 소비자로 하여금 의료서비스를 구입하기 전에 견본을 써볼 수도, 또한 서비스의 품질을 통제하기도 어렵게 하고 있다.

그러나 정보통신기술의 발전으로 인해 생산자와 수요자 사이의 정보의 비대칭성이 완화되어 가고 있으며 정보로 무장되어진 소비자의 증가는 의료서비스의 생산 과정에 더욱 적극적으로 참여하게 하는 계기가 되고 있다.

셋째, 의료서비스가 갖는 품질의 이질적 특성으로 인해 의료서비스의 품질관리와 일관된 서비스 제공이 어렵게 된다. 이는 다른 서비스에 비해 더욱 심각한 부작용을 낳을 수 있다. 예를 들어, 같은 진료과목의 의료서비스일지라도 의사별로 차이가 있고, 동일 의사라 하더라도 생산되어지는 시간과 고객에 따라 품질이 달라질 수 있다. 이것은 의료사고 발생과 의료비 증가 등의 주요 원인이 되고 있다.

따라서 진료의 난이도와 환자의 필요도 등에 따라 의료서비스의 규격화와 표준화를 적절하게 가져가는 것은 매우 필요한 대응조치가 된다.

넷째, 의료서비스의 소멸성은 인건비가 비싼 의료기관으로 하여금 경영의 어려움을 낳게 하는 주요 요인이 되고 있다.

따라서 이에 대응하기 위한 방법으로 의료서비스의 수요를 예측하고 이에 맞게 공급량을 조절할 수 있는 유연한 체계를 마련할 필요가 있다. 이를 위해 적절한 임시직원의 채용, 간호사 등 한 직원이 소화할 수 있는 직무를 다양화할 수 있도록 하는 교육, 대기와 예약제를 활용한 수요의 재고화전략 등이 마련되어야 한다.

마지막으로 의료서비스의 측은성은 거시적 수준의 의료정책과 미시적 수준의 의료경영 차원에서 다양하게 전개되고 있다.

거시적 측면에서 측은성의 문제는 거의 대부분의 국가가 의료사각지대를 줄이기 위함에 토대가 되고 있으며 이는 의료기관의 균질분포와 건강보험 등의 의료재정 확보로 나타나고 있다. 이로 인해 대부분의 의료서비스에 대한 비용 전액을 환자가 직접 지불하지 않고 정부나 보험회사와 같은 제3의 지불자가 존재하는 이유가 된다.

미시적 측면에서 측은성의 문제는 환자가 갖고 있는 불안함, 불편함, 예민함 등의 스트레스를 줄이기 위한 조치들이 필요한 이유로 이어진다. 예를 들어, 건물 설계와 시설 관리 및 인테리어에 있어 가능한 집과 같은 편안함을 제공하여 스트레스를 줄이기 위한 노력들이 이에 해당한다. 의료서비스의 제공에 있어서는 공공성과 윤리성이 절대적으로 요구되며 그 동기 또한 이윤보다 생명을 우선시 하여야 하는 이유가 여기에 있다.

### (3) 경제학적 관점에서의 의료서비스

의료부문은 시장이 자원을 최적으로 배분시키지 못하는 이른바 시장실패(market failure)가 일어나기 쉬운 영역이다. 이는 크게 다음의 두 가지 근거에 기인한다.

첫째, 의료의 우량재(merit goods) 속성과 외부효과(externality)로 인한 공공적 성격 때문에 자원배분의 효율성 외에 형평성도 함께 고려해야 하기 때문이다.

둘째, 의료가 고도의 전문성에 기초하고 있어 공급자에 비해 소비자가 갖고 있는 정보가 상대적으로 열등한 정보의 비대칭성(information asymmetry) 또는 소비자의 무지(consumer ignorance) 및 여러 불확실성(uncertainty) 때문이다.

의료서비스의 경제학적 관점에서의 특징을 정리하면 다음과 같다.

**그림 1-3 의료서비스 특징**

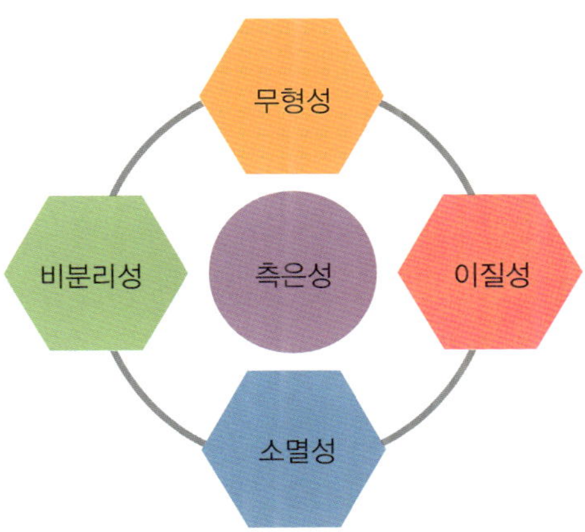

첫째, 의료서비스는 우량재이다. 스스로가 건강을 지키고 질병으로부터 보호하는 것은 자신을 포함하여 가족과 사회에 장기적으로 긍정적인 영향을 미치게 된다.

둘째, 의료서비스의 소비는 외부효과를 갖는다. 즉, 서비스의 수요는 이를 구입한 소비자에게만 그 혜택이 돌아가는 것이 아니라 구입하지 않은 사람에게도 혜택이 돌아간다. 이를 정의 외부효과(positive externality)라고 한다. 이는 반대도 마찬가지이다. 예를 들어, 전염병 예방주사를 맞으면 타인에게 전염될 가능성이 줄어들게 되며 반대로 맞지 않을 경우 타인에게 전염될 확률은 높아지게 된다. 이를 부의 외부효과(negative externality)라고 한다.

셋째, 의료서비스는 소비자의 무지가 가장 강한 서비스이다. 즉, 이는 의료서비스라는 상품에 대한 정보량에 있어 공급자인 의사에 비해 수요자인 환자가 보유한 정보량이 너무나 부족함을 말한다. 흔히 이런 경우 공급자에 의해 필요 이상의 서비스 수요가 발생할 수 있는데 이를 의사유인수요(Supply Induced Demand: SID)라고 한다. 이럴 경우 소비자를 보호하기 위해, 즉 정보의 대칭성을 회복하기 위한 정부의 개입을 정당화하게 된다.

넷째, 의료서비스는 수요와 공급 측면에서 여러 불확실성을 갖는다. 수요 측면의 불확실성은 수요가 언제 발생할지 모르는 것을 말하며 이로 인해 의료보험의 필요성이 제기된다. 의료보험이란 미래의 불확실한 큰 손실을 현재의 확실한 작은 손실로 대체하는 방법이다. 공급 측면에서의 불확실성은 치료결과를 확실하게 단정짓지 못함을 말하며 이로 인해 의료윤리, 품질, 표준화 등의 문제가 강하게 제기되기도 한다.

마지막으로 의료시장의 진입에는 법적 독점요소가 강하다. 공급자가 생명을 취급하는 서비스를 생산하기 때문에 아무나 이 역할을 담당할 수 없으며 법이 인정하는 자격을 갖춘 사람만이 가능하도록 하고 있다. 이 또한 시장의 자유로운 경쟁을 저해하는 시장실패의 요인으로 작용할 수 있다.

이렇듯 의료서비스의 생산 및 소비를 시장의 자율적 조절기능에만 맡겨둘 경우 바람직하지 않은 결과를 발생시킬 가능성이 농후하다. 실제 많은 경우 공급자에 의한 수요유인, 서비스가격의 상승, 공급자 간의 결탁 등으로 인해 시장경쟁을 통한 긍정적인 효과가 사라지는 결과를 볼 수 있다. 이는 정부의 시장개입을 정당화하고 있으나 그 또한 적지 않은 문제점을 발생시키고 있다. 정부의 지나친 개입은 오히려 자원의 비효율적 배분을 야기시키는 이른바 정부실패(government failure)로 인한 경제성의 훼손은 가계, 사회 전반의 비용증대를 발생시켜 공공성의 존립조차 어렵게 한다.

한편 최근 들어 시장실패와 정부실패를 보완할 시민사회 등 제3세력에 의한 새로운 지배구조(governance)의 필요성이 강하게 제기되고 있다.

이제 의료가 갖는 서비스로서의 속성과 의료만이 갖는 독특한 특성을 이해하였으니 이를 경영에 접목해보자.

## 제2절 경영과 경영 찾기

### 1. 경영이란?

#### 1) 경영의 개념

현대 시장자본주의 사회에서 경영은 너무나 흔히 접하는 용어이다. 자기경영에서부터 국가경영과 세계경영에 이르기까지 경영의 대상이 아닌 것이 없고 그 범위 또한 포괄적이다.

대부분의 사람들이 경영은 돈을 벌기 위한 것이고 경영의 목적은 이윤극대화에 있다고 생각한다. 그러나 이는 반은 맞고 반은 틀리다. 우리에게 익숙한 경영은 기업경영을 말한다. 경영은 기업뿐 아니라 사실상 모든 조직에서 필요하다. 자기, 국가, 세계에 대한 경영뿐 아니라 의료경영, 복지경영, 사회혁신경영 등이 모두 이윤을 극대화할 목적이라면 경영을 좁게 해석하고 오도하고 있음을 쉽게 알 수 있다.

그렇다면 경영은 무엇이기에 세계경영에서부터 자기경영에 이르기까지 다양한 대상에 접목할 수 있는 것인가? 경영(administration, management)은 조직이 의도한 바를 되도록 하는 활동이다. 그 의도하는 주체가 기업이고 이윤 극대화를 의도한다면, 이를 되게 하는 경영을 기업경영(business administration)이라 부르며, 또 그 의도의 주체가 의료조직으로 환자의 필요를 최우선으로 한다면 이를 되게 하는 경영을 의료경영(healthcare administration, healthcare management, medical management)이라 한다.

**경영**: 조직이 의도한 바를 되도록 하는 활동

여기서 조직의 의도는 곧 누구의 의도인가? 고객의 의도이다. 드러커(P. Drucker)는 오직 고객만이 의도할 수 있다 하였다. 그래서 이를 '옳은 일을 하는 것'(doing the right things)이라 한다. 이를 측정하는 지표가 효과성(effectiveness)이며, 성과(performance)라 한다. 되게 하였다는 말은 '일을 올바르게 하였다'(doing the things right)는 뜻이며, 이를 효율성(efficiency)으로 측정한다. 올바르게 일함은 효율적으로만 일하는 것은 아니고 형평적(equitable)으로 일함도 있다. 의료경영이 그 대표적인 경우이다. 조직이 지속적으로 존속하기 위해서는 옳은 일을 올바르게 하되, 이를 지속적이고 반복적으로 해야 한다. 따라서, 조직의 지속적 존속을 위한 성과 창출에 필요한 능력은 아래와 같이 세 가지 능력 모두가 필요하다.

- **첫째, 옳은 일을 하는 능력**(doing the right things): 고객이 의도하는 바를 조직의 사명, 비전, 목적 및 목표로 선정하고 추구하는 능력으로 조직의 외부지향성을 의미
- **둘째, 올바르게 일하는 능력**(doing the things right): 조직이 자원을 최적으로 배분하고 연결하여 시스템을 형성하고 적은 자원과 노력의 투입으로 더 많은

결과를 얻어낼 수 있도록 시스템의 에너지를 극대화하는 능력으로 조직의 내부지향성을 의미

- 셋째, 열심히 일하는 능력(doing the things hard): 지속적이고 반복적으로 올바른 일을 올바르게 하는 능력

## 2) 경영의 근본적인 질문

조직이 의도하는 바를 되게 하면 조직은 존속한다. 그렇다면 조직이 존속하지 못하는 이유는 무엇일까? 이를 경영의 정의와 연관지어 볼 때, 크게 두 가지 근본적인 함정에 노출되었기 때문이다. 먼저 '과연 옳은 일을 하고 있는가'이며, 다음으로는 '올바르게 일하고 있는가'이다.

### (1) 과연 옳은 일을 하고 있는가?

첫 번째 질문과 관련하여 조직은 다음과 같이 네 가지 상황에 놓인다.

- 상황 1: 옳은 일을 올바르게 하는 경우
- 상황 2: 옳은 일을 올바르지 않게 하는 경우
- 상황 3: 옳지 않은 일을 올바르게 하는 경우
- 상황 4: 옳지 않은 일을 올바르지 않게 하는 경우

첫 번째와 마지막 상황은 굳이 언급할 필요가 없는 경우이다. 첫 번째 상황은 매우 바람직하고 이상적 경우이며, 마지막 상황은 생존하기 어려운 경우이기 때문이다.

그런데 현실의 대부분은 두 번째와 세 번째 상황에 빠져 있다. 즉, 옳은 일을 비효율적으로 행하거나, 옳지 않은 일을 매우 효율적으로 행하는 경우이다. 이 두 경우 중 어느 쪽이 더 큰 문제가 될까? 당연히 세 번째이다. 이는 마치 잘못된 질문에 좋은 답을 찾는 과정과 같다. 답이 맞으니 더 이상 고민하지 않는다. 이런 측면에서 조직 존속에 가장 치명적인 상황이다.

그렇다면, 이 함정에 빠지지 않기 위해서는 어찌해야 하는가? 조직 전체가 질

문할 수 있어야 한다. 구성원 전체가 '현재 우리는 고객이 의도한 일을 하고 있는가', '고객의 의도가 변하지 않았는가'를 항상 물어야 한다. 질문하는 조직만이 지속적으로 존속할 수 있다. 질문은 '내 일'일 때만 한다. 관심있을 때만 한다. 이런 개인을 만들기 위해서 인간을 관리가 아닌 학습의 대상으로 보아야 하며, 또 이런 조직을 만들기 위해서 학습조직 문화를 창출해야 한다. 학습은 배움과 익힘으로 구성된 진화의 단기 실천이자 성장의 모체다.

### (2) 올바르게 일하고 있는가?

두 번째 질문인 '올바르게 일하고 있는가'는 '되게 하는 방법', 즉 성과 창출과 관련된 실제적 질문이다. 본서는 그 근본적 해법을 시스템의 활용 여부에서 찾고자 한다. 즉, 시스템이 파생시키는 에너지로 의도하는 일을 되게 하는 것이다. 이를 시스템의 에너지, 즉 시너지(synergy=system+energy)라 한다. 시너지라는 연결의 에너지는 쉽게 말해 1+1>2의 의미로써 지렛대 역할을 하는 상승효과를 말한다. 작은 힘으로 큰 물체를 움직이는 것이며, 효율성을 만드는 원리이자 효과성을 달성하는 힘이다.

이 시너지를 어떻게 창출하여 활용하느냐에 따라 옳바르게 일함의 정도가 나누어진다. 따라서 경영의 대상은 시스템이다. 경영은 시너지 창출을 위해 시스템을 관리하는 활동이자, 시너지 극대의 지렛대(leverage)를 마련하는 활동이다. 이 힘으로 의도하는 바를 되게 하는 것이다.

조직은 시스템(system)이다. 이는 함목적성을 띤 상호의존적 개별 요소들의 집합이다. 따라서 시스템은 개별 요소와 이들의 관계로 구성되어 있다. 개별 요소란 투입물(input)로 인적, 물적, 재무적, 정보적 자산들을 말하며, 이를 어떻게 관계화시키냐에 따라 시너지의 크기가 다르게 된다. 이제 더 큰 시너지 창출을 위해 요소에 집중된 경영에서 벗어나 관계에 집중하는 경영에 보다 집중하여야 한다. 개별 요소 간 경쟁 및 요소 생산성 향상의 경영에서 벗어나 협력과 팀워크, 공유비전, 문화, 프로세스, 시스템을 강조하는 관계 생산성 중심의 경영으로 전환하여야 한다.

시스템=(개별) 요소+(이들의 상호의존적) 관계

시너지는 개별 요소인 인간이 발휘할 수 있는 능력보다 훨씬 강력한 힘을 발휘한다. 인간이 조직과 사회, 공동체를 구성하는 이유가 바로 여기에 있다. 성취의 기쁨을 극대화하기 위해서이다.

### 3) 나에게 있어 경영이란?

나에게 경영을 한마디로 묘사하라면, 정적 묘사와 동적 묘사로 구분하여 설명하고 싶다.

먼저 정적 묘사로는 조삼모사와 같다 하겠다. 조삼모사란 원숭이에게 도토리를 아침에 세 개 주고 저녁에 네 개를 주니 불만족하여 이를 반대로 주니 만족했음을 뜻한다. 흔히 '치졸한 사기'의 의미로 통용되나 경영학적 측면에서 그 이상의 의미를 찾을 수 있다. 즉, '나'라는 조직이 원숭이에게 만족을 주겠다는 '의도한 바'를 도토리의 제공 순서를 바꿈으로 인해 '되도록 하였다'는 것이다. 이것이 경영이다. 여기에는 중요한 몇 가지가 더 내포되어 있다. 경영에는 상책의 경영, 중책의 경영 그리고 하책의 경영이 있다. 상책의 경영은 합이 일곱 개인 도토리의 숫자를 변화시키지 않고 그저 주는 순서만을 바꾸어 만족을 이끄는 것이다. 즉, 투입은 변화시키지 않으면서도 산출을 늘렸기 때문에 상책이다. 이를 조금 어렵게 이야기하면 프로세스의 변화, 즉 프로세스 혁신이라 한다. 반대로 가장 안 좋은 경영은 아침에도 네 개를 주는 것이다. 이는 도토리의 숫자, 즉 투입을 늘렸기 때문에 하책이다. 인력감축이 여기에 해당한다. 중책도 있다. 조사모삼보다는 못하지만 합을 변화시키지 않으면서도 만족감을 올리는 방안이 그것이다. 도토리를 크게 만들어서 주면 된다. 제조에서의 제품 혁신이 이에 속한다. 언뜻 보면 상책보다 좋을 것 같지만 도토리를 크게 만드는데 시간이 더 소요되기 때문에 중책이라 할 수 있다.

다음으로 동적 묘사로는 백지장도 맞들면 낫다로 설명하고자 한다. 경영은 백지장 양쪽에 두 명을 배치하여 맞들게 함으로써 시스템을 형성하고 '낫다'라는 상승효과를 창출하는 것이다. 경영은 백지장을 함께 들고자 하는 공동의 목적을 설정한 후, 백지장과 사람이라는 개별 요소를 연결하여 '든다'라는 상호작용을 이끌어내서 '나음'이라는 시너지 창출로 공동 목적을 달성하게 하는 것이다. 혼자 들 수 없는 것을 함께 들었을 때 성취의 쾌감을 떠올려보라. 경영의 위대함이 보일 것이다.

앞서의 묘사들에는 또 하나의 중요한 통찰이 숨어 있다. 조삼모사를 조사모삼으로 바꾸거나 혹은 백지장을 맞들어 나음을 두고 '답을 찾은 것'이라 할 수 있는가? 아니면 '문제를 해결하였다'고 할 수 있는가? 후자이다. 우리가 경영학을 학습하는 이유가 또한 여기에 있다. 답 찾기가 아닌 문제 해결을 위해 경영학을 배운다. 양자의 차이는 질문을 할 수 있는가의 여부에 달려 있다. 질문하지 않는 자는 답 찾기 한계에 빠질 가능성이 크다. 질문을 하려면 자기 일로 받아들여져야 한다. 질문의 대상은 바로 자기 일이다. 남의 일에 질문하지 않음을 강조하였다.

지속적으로 성장하는 조직은 남의 질문에 답을 찾아주는 조직이 아니라, 스스로가 질문하고 문제를 해결하는 조직이다. 여기에 경영의 시작과 끝이 있다. 조직에서의 일이 나의 일이냐 그렇지 않느냐에 따라 무수한 경영기법이 필요하냐 그렇지 않느냐가 결정된다. 그 무수한 경영기법을 녹여버릴 것이냐 아니면 이를 적용하고 적용받느라 피곤함을 달고 살 것이냐를 판단해야 한다. 삶의 질이 중요해진 저성장 시대를 맞아 지속가능한 경영을 이야기해야 하는 이유가 바로 여기에 있다.

## 2. 경영의 구성요소

일반적으로 경영을 조직체가 고유의 목적을 효과적으로 달성하기 위하여 제한된 조직자원을 최적으로 배분하고 활용하기 위한 활동의 집합으로 정의하고 있다. 이에 근거해 경영의 구성요소를 하나씩 분절하여 살펴보면 다음과 같은 제 측면이 조합되어 구성되어 있음을 알 수 있다. 따라서 이에 대한 이해는 곧 통상적 경영의 이해에 도움이 될 것이다.

- 조직 또는 조직체(조직시스템)
- 고유의 목적
- 제한된 조직자원
- 의사결정
- 활동

**그림 1-4** 경영의 구성요소

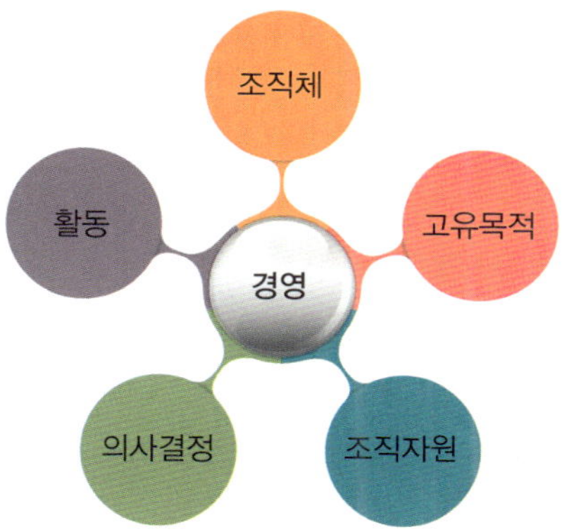


## 3. 경영 찾기

앞에서 경영을 특정 조직체가 자신의 고유목적을 효과적으로 달성하기 위한 활동으로 간략히 정의하였다. 그렇다면 이에 입각하여 다음의 사례에서 각각의 경영을 찾아보기로 하자.

# 제3절 의료경영의 개념과 틀

## 1. 의료경영의 개념과 지향점

### 1) 의료경영의 개념과 목적

의료경영(healthcare administration, healthcare management, medical management)은 의료조직이 환자의 생명을 구하는 것을 효과적으로 달성하게 하는 것이다. 즉, 의료경영이란 환자의 필요가 그 무엇이든 이를 최우선으로 충족시키기 위한 노력이며, 의료조직으로 하여금 환자에게 가장 이로운 것이 무엇인지를 찾도록 도와주는 것이 또한 의료경영이다.

따라서 의료경영의 궁극적인 목적은 환자의 필요를 최우선으로 충족시키는 고객가치의 극대화이다. 고객만이 의료조직의 존재 이유를 설명하고 또한 어떠한 의료서비스를 생산해야 하는지 결정한다.

▪ **의료경영의 목적**
- 고객가치의 극대화: 환자의 필요를 최우선으로 충족시키는 것

### 2) 의료경영의 목표

고객가치를 극대화하기 위해 의료조직은 어떠한 목표를 세워야 생존과 지속적 성장을 견인할 수 있는 것인가? 먼저 고객 및 시장을 만족시켜야 한다. 이는 의료조직은 사회적 가치를 우선시하는 조직이고 또한 조직이어야 하기 때문이다. 이렇게 고객 및 시장을 지속적으로 만족시키기 위해서는 수익성을 확보해야 한다. 이는 고객 및 시장을 만족시키기 위한 필요조건이다. 이와 동시에 직원을 안정시키고 성장시켜야 한다. 이는 충분조건이다.

이상의 세 가지 목표가 동시에 균형적으로 충족되지 않고서는 생존을 넘은 지

속적인 성장은 불가능하다.

**의료경영의 3대목표**
- 고객 및 시장을 만족시켜야 한다.
- 수익성을 확보하여야 한다.
- 직원을 안정시키고 성장시켜야 한다.

빨리 가려면 수익성 확보만에 안주할 수 있지만 멀리 가려면 반드시 직원과 함께 가야 한다. 이는 의료조직뿐 아니라 세상의 모든 조직에 해당되는 진리이다. 좁게는 사람만이 조직을 움직일 수 있으며 넓게는 의료조직 또한 사회 안의 조직이기 때문이다. 즉, 사회에 고립된 독립체가 아니라 사회 안에서 다른 조직과 이어져 사회적 생태계를 구성하고 있음을 자각해야 한다. 사회적 책임이 또한 이 자각 속에 있다.

**그림 1-5** 의료경영의 목적과 3대목표

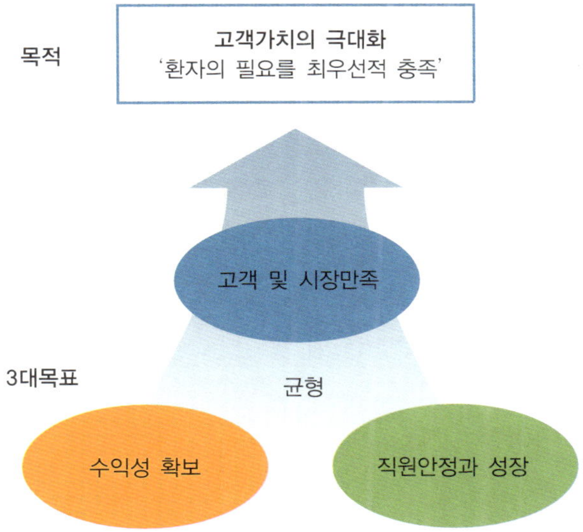

## 2. 의료경영의 전략적 접근

앞에서 경영을 조직이 의도하는 바를 되도록 하는 활동으로 정의하였다. '조직이 의도하는 바'가 곧 올바른 일을 하는 것으로, 또 '되도록 한다'를 올바르게 일하는 것으로 규정하였다. 의료조직이 고객가치의 극대화를 향해 이상의 3대 목표를 달성하고자 한다면, 의료경영은 올바른 일을 하기 위해 '미션중심 조직'이 되어야 하며, 올바르게 일을 하기 위해 '미션을 성과로' 바꿀 수 있는 능력을 보유해야 한다. 본서는 이를 의료경영의 전략적 접근이라 하겠다.

첫째, 미션중심 조직이 되어야 한다.

둘째, 미션을 성과로 전환할 수 있는 조직이 되어야 한다.

의료경영조직은 자기보다 더 큰 신념, '인간적 가치'를 위해 헌신하는 조직이다. 의료로 번 돈을 더 나은 형태의 의료로 대중에게 돌려주는 조직이다. 이제 착한 병원을 선언하자. 그리고 이에 동조하는 사람들을 불러 모으자. 스타들이 모인 별자리와 같은 조직일 때 비로소 미션중심성이 살아 숨쉬게 된다.

성과에 따른 개별적 인센티브는 의사들의 생산성 향상에 별다른 영향을 미치지 못한다. 오히려 조직문화를 복구 불가능하게 훼손시킬 수 있다. 내부 문화가 경제적 요인 우선으로 비춰진다면, 결코 조직 목표와 자신을 동일시 하지 않을 것이다. 이제 높은 생산성을 유지하려면, 모든 구성원은 하나라는 느낌을 가지고 신뢰할 수 있는 환경을 구축해야 한다. 신뢰는 더 큰 신념과 공유비전을 위해 지속적으로 협력하고 학습하게 한다. 의료경영은 '환자 우선의 조직 문화'에 '팀워크'를 결합하는 전략적 접근을 취해야 한다.

### 1) 미션중심적이어야 한다

미션중심적이라는 말은 크게 두 가지 의미를 갖는다. 그 첫 번째는 공적 가치인 사회적 가치를 우선적으로 존중함을 의미하며, 두 번째로는 조직이 일심동체의 경영체로 정렬함을 의미한다. 이제 그 주요 내용을 살펴보자.

### (1) 사회적 가치의 존종

의료조직은 사회적 가치를 우선하는 조직이어야 한다. 왜냐하면 생산하고 공급하는 의료라는 서비스가 사람들의 삶과 사회를 유지존속시킴에 절대적으로 필요한 공적 가치를 크게 내포하고 있기 때문이다. 그 어떤 국가도 의료서비스를 사적 영역인 시장에 전적으로 내맡기는 경우가 없는 것이 그 반증이다.

의료조직이 사회적 가치를 우선하는 조직으로 거듭나는 방법은 사회적 가치가 함께 살아감에 얼마나 중요한지를 '자각'하는 것이 첫 번째요, 이로 인해 나는 어찌해야 하는지에 대해 '스스로에게 의미를 부여'하는 것이 그 두 번째이다. 이러한 의미에서 공공병원은 국가 등 공적 기관이 건립한 병원은 아닐 것이다. 공적 가치에 자각하고 스스로에게 의미를 부여한 의사, 간호사, 경영관리자 등이 모인 병원이 될 것이다. 자각과 의미부여만이 제대로 된 공공 및 비영리 의료기관을 효율적인 조직으로 변모시킬 수 있다.

공적 가치의 중요성에 대한 자각으로 몇 가지 질문을 던질 수 있다. 그 첫 번째는 오늘 우리 개인의 성장과 성공이 순전히 개인의 능력 때문이라고 보는가에 대한 질문에 답을 달아보자. 그렇다고 한다면 아프리카 등에 수년간 있었을 때에도 이러한 성장과 성공을 담보할 수 있는지를 다시 물어보자. 상당부분 쉽게 답하지 못할 것이다. 그렇다면 오늘날의 나의 성장과 성공에 미친 사회의 영향은 몇 %나 될 것인가? 물론 사회가 자신에게만 영향을 미친 것은 아니겠지만 이를 존중하는 경우와 여전히 자신의 능력 때문이라는 의식은 사회 정책을 취함에 큰 차이로 나타나게 된다. 대개 세금을 많이 걷는 국가일수록 존중하는 경우에 해당한다.

두 번째로 죄수의 딜레마에 대한 해법을 보면서도 함께 협력함이 사회 전체적으로 더 큰 성장을 가져올 수 있음을 자각할 수 있다. 즉, 개인의 가치만 최대로 추구할 때보다 상대를 위해 양보할 수 있을 때 전체적으로 더 큰 성과를 얻을 수 있음에 대한 자각이다. 환원주의를 넘어 전일주의에 입각해야 함을 자각하는 것과 일맥상통한다.

세 번째로 경제성장에 기계와 노동요소가 몇 % 영향을 미쳤을까? 어떤 보고에 의하면 14% 정도라고 한다. 나머지 86%는 새로운 에너지의 발견과 활용이라고 한다면 이는 독일 뷔르츠부르크 대학교의 물리학자 라이너 퀴멜과 프랑스 인시아드의 경제학자로 버트 에어스 등의 연구결과로 리프킨의 『한계비용 제로 사회』(2014)에서 재인용하였다. 이를 관리하고 활용하는 힘은 사적 영역에서 나왔을까? 아니면 정부 등 공적 영역에서 나왔을까? 흔히 경제성장을 시장에 맡겨두라고 하는데 이러한 논리라면 그 시장의 기능은 14% 한도 안에 그칠 것이다. 공적 영역의 역할이 이토록 중요하다.

따라서 미션화된 조직이란 자신이 하는 일이 정말 가치 있는 일이며 함께 살아가는 사회를 조금이라도 살기 좋게 만드는 데 기여한다는 자긍심으로 일하게 하는 조직을 말한다. 이런 조직이라면 동기부여, 관리감독, 평가 등 경영관리의 여타 기법들이 자연스럽게 녹아들어 중요하지 않게 된다. 콜린스(J. Collins)가 강조했던 '좋은 조직'을 넘어 이른바 '위대한 조직'의 전형이 된다.

사회적 가치의 중요성에 대한 자각은 아주 쉽게 말해 맑은 미션을 갖는 것이고 착하게 사는 것을 말한다. 특히, 의료조직에서 이에 입각하지 않으면 언행이 일치하지 않는, 스스로의 고단함에서 벗어나기 힘들 것이다. 역사적으로도 '의로움(사회적 가치)이 이로움(경제적 가치, 개인적 가치)을 앞서야 번영한다'는 중국의 유학자 순자(荀子)의 '先義而後利者榮'(의로움을 이로움보다 앞세우는 자는 번영하리라)에서 따온 말로 자신의 이익보다 고객이나 거래 업체의 편익과 사회공헌을 우선시하는 조직태도를 나타낸다. 경험은 무수히 얻을 수 있다.

한 예로 다음의 이야기를 보자. 기생충이 눈으로 들어가 실명하게 하는 것을 예방하는 약을 전 세계 수백만 명에게 공짜로 보급하는 메르크(Merck)는 분명 자선단체도 아니고 스스로도 그렇게 여기지 않는다. 그러면서도 1946년부터 2000년까지 시장의 전체 평균이익을 10배나 상회하는 이익을 내는 회사로 성장하였다. 돈 버는 데 이렇게 뛰어난 실적을 내면서도 자신의 궁극적인 존재 이유가 돈벌이에 있다고 보지 않았다. 설립자의 아들인 조지 메르크 2세는 회사의 철학을 다음과 같이 피력하였다.

"우리는 약이 환자를 위한 것임을 잊지 않으려고 해요. 약은 이윤을 내기 위한 것이 아닙니다. 이윤은 따라오는 것이고, 우리가 그 점을 잊지 않는 한, 이윤은 결코 나타나지 않은 적이 없습니다. 우리가 이 점을 잘 기억하면 할수록 이윤은 더욱 커졌습니다."[2)]

### (2) 일심동체의 경영체로의 정렬

미션이 명확하다는 것은 곧 조직이 자신의 미션을 비전, 목표, 전략과 운영에 이르기까지 한 줄로 정렬시켰음을 의미하는 것으로 조직이 정체성이 명료함을 뜻한다. 즉, 모든 구성원이 조직이 존재해야 하는 이유와 가야 할 방향에 대해 명확하게 이해하게 있고 이를 어떻게 실천해야 하는지를 스스로 규율할 수 있는 조직을 말한다.

이렇게 구성원 모두의 행동 방향을 통일하여 한 곳에 조직적 역량을 집중하는 이른바 '일심동체의 경영체'를 구성하게 되면 모든 구성원은 상사나 타인이 아닌 스스로가 무엇을 해야 할지 규율하게 되어 책임감과 의사결정권이 자연스럽게 위임된다.

이른바 경영자적 비전을 갖고 있는 조직으로 거듭나게 되는 순간이다. 이렇게 되어야만 일터에서 자아를 찾을 수 있다. 이는 그 어떤 당근과 채찍보다 효과적이다. 이런 측면에서 미션의 명확성은 장기적 생존을 위해 그 무엇과도 바꿀 수 없는 훌륭한 전략이 된다. 이는 과히 최고의 조직이다.

## 2) 미션을 성과로 전환해야 한다

다음으로 미션을 성과로 전환시킬 수 있어야 한다. 오늘날 현대 경영이 강조하고 있는 최대 이슈 중의 하나가 성과중심의 경영이다.

뚜렷한 미션은 조직이 해야 할 일과 하지 말아야 할 일을 명확하게 구분짓게 하고, 해야 할 일에만 집중하는 것이 성과중심 조직이 취해야 할 첫걸음이며 이에 기초해 다음과 같은 두 가지 이슈에 답해야 한다. 그 첫째가 '성과를 무엇으로 볼 것인가'이며 두 번째가 '성과를 어떻게 측정할 것인가'이다.

---

2) George, W. Merck, *Speech at the Medical College of Virginia at Richmond*, Dec. 1, 1950, Courtesy of Merck & Company Archives.

### (1) 성과를 무엇으로 볼 것인가?

성과를 바라보는 시각에 대해서는 크게 두 가지 측면에서 살펴볼 수 있다.

그 첫째는 성과의 대상에 대한 것이다. 전통적인 조직의 성과시스템은 재무중심적으로 전개되어 왔다는 점이다. 이는 측정이 상대적으로 용이하고 이해하기 쉬운 장점을 갖고 있으나 이미 지나버린 과거 실적에 대한 성과를 평가하고 있고 조직의 전략과 연계되어 그 전략이 잘 실행되고 있는지의 여부를 파악할 수 없다는 점 등이 한계점으로 작용한다. 따라서 보다 미래지향적이며 결과에 대한 원인을 파악할 수 있는 모니터링이 가능해야 하며, 조직 외부지향적일 뿐 아니라 전략과 연계된 성과시스템의 필요가 높게 제기되고 있다.

두 번째는 성과의 영역에 대한 것이다. 과거에 성과는 산출(output)중심이었다. 그러던 것이 결과(outcome)로 변화되었다.[3] 이제 그 범주를 더 넓혀야 할 유인이 안팎으로 제기되고 있다. 이른바 영향(impact) 및 변화 등이 그 대안으로 거론되고 있다. 영향 및 변화에 관한 합의된 개념은 아직 없다. 어느 범위까지의 영향 및 변화를 이야기할 것인가에 따라 서비스의 경우, 그 수혜자의 영향 및 변화라는 협의의 시각에서부터 이로 인해 파생되는 가정, 조직, 환경 및 사회전체에 이르기까지 그 범주는 매우 다양하다. 제 개념 모두 어떤 시스템에서 투입이나 원인이 변환되어 얻어진 결과(result)에 기초하고 있으나 그 차이는 대부분의 의료조직과 같은 사회적, 비영리조직의 성과와 존재 타당성에 커다란 영향을 미치기 때문에 대단히 중요하다.

이들은 다음과 같은 차이가 있다. 산출은 의료기관에 의해 수행된 활동이다. 진료받은 환자수가 그 대표적인 예이다. 결과는 의료기관에 의해 수행된 활동에 대한 관찰된 효과이다. 받은 진료가 환자의 통증을 어느 정도 낮추었는지가 그 대표적인 예이다. 영향이란 수혜자만을 대상으로 했을 때 환자의 완화된 통증이 진료에 의해 어느 정도 영향을 받은 것인가가 될 수 있으며 가정, 조직, 환경,

3) outcome을 결과, 성과 등으로 번역하나 적절하지는 않다. 이는 그 용어가 활용된 시점에서 결과나 성과를 대변하기 위해 지칭한 성격이 더 크다. 이제 impact 등과 같이 더 넓은 개념의 결과와 성과가 출현함에 따라 적절한 번역 용어가 더 애매하게 되었다.

사회전체로 확대할 경우 의료기관이 창출한 영향은 가정 구성원들이 간병에서 벗어나 다시 일상으로 돌아가 경제활동을 지속함으로써 소득이 높아지고 가족 간에 행복감이 더욱 공고해질 뿐 아니라 삶의 의미를 재해석할 가능성도 매우 높다 하겠다. 조직은 생산성 향상을 도모할 수 있고 환경은 진료 소모품 등으로 인한 폐기물 처리량을 줄일 수 있으며 사회는 전염병의 위협이 줄어들어 보다 건강한 생활을 유지할 수 있다.

공공병원의 성과를 재무적인 측면에서 살펴보면 적자가 되어 폐업해야 할 상황이 된다고 할 수도 있으나 영향까지 성과로 파악할 경우 오히려 확장해야 할 상황으로 반전될 수도 있다. 1940년대 제2차 세계대전 이후 유럽과 미국, 일본 등과 1950년대 한국전쟁 이후에 베이비 붐 세대가 형성된 것이 좋은 사례가 될 것이다. 이것도 전쟁 종식이 만든 영향이다.

영향의 크기에는 그 범주를 어디까지 볼 것인지에 대한 사회적 합의가 절대 중요하다. 그러나 분명한 것은 사회는 삶의 질을 높이고 지속가능한 성장의 방향에서 성과의 범주를 확대조정할 수밖에는 없을 것이라는 점이다. 이는 이제 착한 의료기관이 등장할 수 있는 좀 더 용이한 배경으로 작용할 것이다.

### (2) 성과를 어떻게 측정할 것인가?

성과의 측정과 관련하여 두 가지 중요한 논의거리가 있다.

첫째는 성과의 객관적 측정은 매우 필요하다는 것이다. 드러커(P. Drucker)도 어떤 현상을 숫자로 표현하지 못한다면 이를 정확하게 이해하지 못하고 있으며 이해하지 못하는 것은 관리할 수도 개선할 수 없다고 지적할 정도로 측정과 평가는 중요하다. 성과의 범주를 산출로 보았던 이유도 또 결과중심으로 성과를 파악하고자 하는 모든 것이 측정의 용이성에 있었다. 영향을 성과의 범주에 포함시키려는 의도 또한 측정의 문제와 함께 가야 할 것이다.[4] 따라서 정성적 지표에

---

**4)** 비록 완성형은 아니지만, 해외에서는 이미 영향 측정에 관한 프레임워크와 수단들이 개발되어 활용되고 있다. 그 대표적인 것이 미국 REDF(Roberts Enterprise Development Fund)가 1996년 개발한 SROI(Social Return On Investment)와 미국 비영리기관인 B Lab이 2011년 정식으로 런칭한 GIIRS(Global Impact Investing Rating System) 등이 있다.

대한 정량화는 꾸준히 요구될 것이다. 그 대표적인 흐름이 핵심성공요인(Critical Success Factor: CSF)의 추출과 이에 따른 핵심성과지표(Key Performance Index: KPI)의 도출 등이라 하겠다.

둘째는 무엇을 위한 측정인가에 대한 문제이다. 다시 말하면 측정을 왜 하느냐의 문제이다. 세밀하고 정치한 측정으로 인해 조직에서 인간의 존엄성이 파괴되고 개별화되어 직원들이 더 이상 조직 전체를 돌보지 않고 자신의 안전에만 급급한다면, 또 유능한 직원들이 이직을 하게 됨으로써 조직 전체의 성과가 오히려 저하된다면 이는 성과 측정을 통해 얻으려는 소득이었을까? 같은 성과를 측정하더라도 개인이나 부서의 경쟁에 의한 부분적으로 최적화된 성과가 아니라 상호 협력을 통한 조직 전체의 성과를 측정한다면 전혀 다른 결과가 나타날 수 있을 것이다. 즉, 효율성은 효과성이 담보된 상태에서 추진되어야 한다. 다시 말하면 올바른 질문에 대한 옳은 답을 찾아야 한다. 무조건 답 찾기에 급급하다보면 옳지 않은 질문에 대한 답일 수 있음을 명심해야 한다.

그렇다면 어떻게 해야 옳은 질문을 하게 될 것인가? 옳은 질문은 조직의 고객에게서 나온다. 고객만이 정의하기 때문이다. 이것이 미션에 포함된다. 따라서 조직 전체를 염려할 수 있어야만 드디어 질문을 하기 시작한다. 관계를 중시하지 않는 환원주의는 질문을 막는다. 시스템 사고에 입각해야 하는 이유가 또 여기에 있다.

## 3. 가격구조와 의료시장의 특성

### 1) 3대 가격구조와 시장

의료구조를 이해하는 또 다른 방법이 시장구조를 이해하는 것이다. 수요자와 공급자가 만나 서로의 필요를 교환하는 곳이 시장이다. 그 과정에서 가치가 발생한다. 따라서 시장이 어떻게 형성되어 있고 움직이는가를 이해하는 것과 함께 의료시장의 구조는 일반 시장과 어떤 차이가 있는지를 이해하는 것이 중요하다.

일반적으로 시장과 조직체는 원가(cost price), 시가(market price), 가치(value)라는 3대 가격구조에 의해 작동되며 존재 · 성장하게 된다. 원가는 제품 및 서비스를 생산함에 있어 공급자가 지불한 비용이 되며, 시가는 시장에서 공급자와 수요자의 힘의 균형에 의해 정해진 일반적인 제품과 서비스의 시장가격을 말한다. 또한 가치는 소비자가 제품 및 서비스를 얻기 위해 기꺼이 지불하려는 가격을 말하며 보통 소비효용, 편익, 만족을 나타낸다.

어떤 조직이 원가 이상의 제품 및 서비스를 만들어 시장에서 이윤을 남기고 판매하였다면 그 만큼의 새로운 가치를 창출한 것이 된다. 이때 시가와 원가의 차이를 '공급자의 공급능력'에 기초하는 '공급자의 부가가치' 또는 마진(margin)이라고 하며, 가치와 시가의 차이를 '수요자의 필요'에 기초하는 '수요자의 부가가치'라 한다. 공급자의 부가가치와 수요자의 부가가치를 합하여 총부가가치(total added-value)라고 한다.

- 공급자의 부가가치=시가~원가
- 수요자의 부가가치=가치~시가
- 총부가가치=공급자의 부가가치+수요자의 부가가치=가치~원가

**그림 1-6 3대 가격구조와 위험보상**

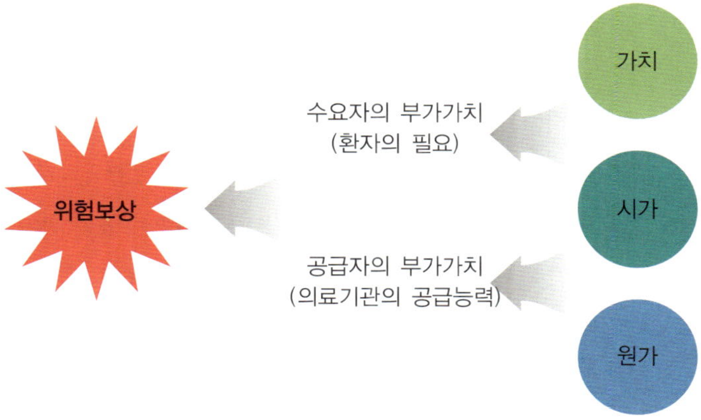

따라서 조직이 시장에서 생존하고 지속적으로 성장하기 위해서는 원가를 절감하기 위한 노력과 함께 구매자가 자사의 상품을 기꺼이 구매하도록 상품의 가치를 높이는 노력이 병행되어야 한다. 이와 함께 시장의 선두주자이거나 새로운 상품의 소개 등을 통해 시가를 높이고자 하는 노력이 함께 수반되어야 한다.

일반적으로 완전경쟁하에서 조직은 시가를 제외한 원가, 가치를 수단으로 하여 이를 통해 생존과 성장에 필요한 원천, 이른바 위험보상을 획득하게 된다.

## 2) 가격구조관점에서의 의료시장의 특성

의료시장의 경우 위험보상을 획득하기 위한 수단이 일반 영리조직에 비해 제한적이다. 시가는 수가로 규제되고 있어 개별 의료조직체가 통제할 수 있는 범위를 벗어나 있다. 이로 인해 의료시장에서의 존립은 원가를 얼마나 줄일 수 있느냐와 가치를 얼마나 창출할 수 있느냐에 귀속되게 된다.

우리나라와 같이 전체 의료서비스 중 건강보험에 적용되지 않는 서비스, 이른바 비급여서비스가 많은 경우 상대적으로 시가를 책정할 여력이 의료기관에게 크게 주어지게 된다. 그러나 점차 이 비중의 감소가 요구되어지고 있어 원가절감과 가치창출을 위한 의료기관의 노력은 더욱 중요 변수가 될 것이다.

하지만 원가절감의 노력은 의료기관의 유통 투명화를 위해 실시되고 있는 의약품 실거래가상환제와 같은 정부의 규제에 적용받고 있고, 가치창출 또한 의료서비스에 대한 소비자의 무지를 보호하기 위해 의료광고를 규제하고 있어 의료기관이 경쟁우위 확보를 위한 핵심전략으로써 활용하기에 한계가 있다.

의료서비스가 내포하고 있는 속성으로 인해 3대 가격을 시장에 완전히 맡기는 경우는 세계 그 어느 나라에도 존재하지 않는다. 즉, 의료조직의 경영자는 기업경영자에 비해 더 많은 한계와 제약 속에서 경영활동을 수행할 수밖에 없다 하겠다. 이것이 의료조직에서의 경영이 여타 조직경영에 비해 근본적으로 어려운 이유라 하겠다.

### 3) 가치의 구성요소

의료서비스에 대한 고객의 가치는 의료서비스의 속성과 의료기관과 의료서비스에 대한 고객의 이미지, 명성, 브랜드 및 의료기관과 의료진과의 관계와 경험을 통해 형성하게 된다. 특히, 의료서비스의 속성은 의료서비스가 갖고 있는 기술로써 고유의 기능성과 함께 서비스의 품질, 가격 및 시간 등이 공통적으로 영향을 미치게 된다. 즉, 안전하고 신뢰할만한 의료서비스를 정시에 의료사고 없이 낮은 가격에 제공할수록 고객의 가치는 증가하게 된다. 여기에 최고 의료기관으로의 명성과 깨끗하고 친절하다는 이미지, 의료진의 적시에 이루어지는 충분한 설명까지 부과된다면 이러한 의료서비스에 대해 느끼는 고객의 가치는 더욱 증가할 것이다.

이 과정에서 고객은 다양한 집단으로 분류될 수 있는데 일반적으로 저렴한 가격의 의료서비스를 찾는 고객과 다른 의료기관에서는 제공되지 않는 고품질의 의료서비스를 찾는 고객으로 대별될 수 있다. 중요한 점은 가치란 품질과 비용의 관계를 통해 형성된다는 점이다. 즉, 같은 비용에 높은 품질을, 같은 품질에 낮은 가격일수록 가치는 높게 된다.

**그림 1-7** 가치의 구성요소

가치 = 서비스속성 + 이미지/명성 + 관계

- 기능성
- 품질
- 가격
- 시간

자료: R. S. Kaplan and D. P. Norton, *The Balanced Scorecard*, MA: Harvard Business School Press, 1996.

## 4. 의료경영의 개념적 틀

각 장의 주요 내용들은 다음과 같은 유기적 관계를 통해 경영학의 개념 틀을 구성한다. 본 틀은 크게 조직내외와 외부로 구성되어 있다. 조직내부는 미션, 비전, 목표, 전략이라는 조직의 합목적성을 달성하기 위해 미션에 입각하여 비전과 목표를 설정하고, 이를 달성하기 위한 전략을 결정하며, 그 전략을 효율적으로 실행하기 위해 의료조직을 시스템적 관점에 따라 투입 측면에서 학습과 성장 및 혁신의 중요성을, 프로세스 측면에서 내부 프로세스 관리의 중요성을, 산출 측면에서 고객과 재무적 성과의 중요성을 특히 강조한 경영이라 하겠다. 조직 시스템은 시스템의 에너지인 시너지라는 지렛대 효과를 창출하여 조직의 목적을 달성한다. 그 결과를 평가 및 성과관리를 통해 확인하고 이를 조직외부 환경과 주고 받아 다시 비전, 목표, 전략에 영향을 주는 열린 시스템을 형성하고 있음을 볼 수 있다. 그 과정에서 조직내부 측면에서는 리더십과 조직문화와 윤리, 조직구조와 갈등관리의 중요성을 강조하였으며 외부 측면에서는 정치적(political),

**| 그림 1-8 | 전략적 의료경영의 개념적 틀**

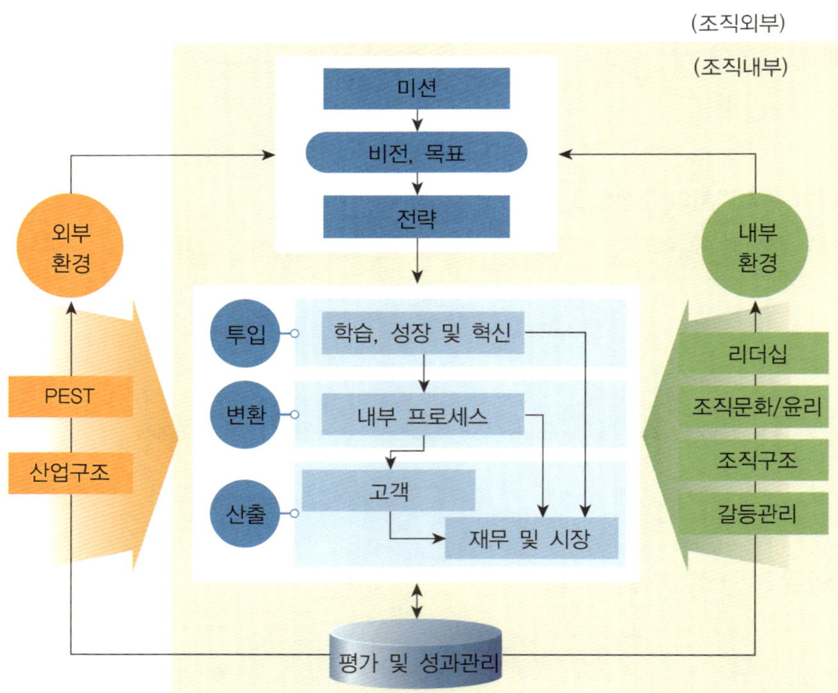

경제적(economic), 사회적(social), 기술적(technical) 환경, 즉 PEST와 함께 산업 구조의중요성을 강조하였다.

개념 틀이 의미하는 바는 조직 또한 시스템이며, 내·외부적인 피드백 순환과정을 통해 끊임없이 변화하고 있음에 있다. 따라서 살아 숨쉬는 조직 시스템을 관리의 대상으로 하여 전일성과 시스템 사고에 기초한 조직학습을 통해 조직내부 직원의 성장을 도모할 때 조직은 지속가능한 경영체를 형성할 수 있을 것이다.

## 제4절 본서의 구성체계와 개념 틀

### 1. 강조점

#### 1) 시스템 사고

본서에서 강조하는 관점은 '조직은 부분의 합이 아닌 그 이상'이라는 측면에 입각하고자 한다. 따라서 부분으로 나누어지고 그들 간의 경쟁을 통한 효율로써 성과를 창출하고자 하는 시각에서 벗어나 협력을 통한 효과로써의 성과 창출을 강조하고자 한다. 전자를 부분 최적화적이고 환원주의적 시각이라 한다면, 후자를 전체 최적화적이며 전일주의적 시각이라 할 수 있다.

기계론적이며 분열적 세계관에 입각한 환원주의는 대상의 명확한 이해를 가져와 측정, 관리, 개선을 용이하게 한 점은 과거 생산성 향상에 지대한 공헌을 하였다. 그러나 이러한 조각들이 정말 다른 것이라 믿는 것이 오늘날 조직과 종업원뿐 아니라 종업원 간의 분리, 노사의 대립, 조직의 사회와 생태계에 대한 위협 등 조직 위기의 근본 이유가 되고 있다. 불가분의 상호연관성과 상호작용성, 유기적 생태관에 기초한 전일주의적 세계관으로 다시금 이끌리는 이유가 여기에 있다.

환원주의(reductionism)는 근대 서양의 과학철학에 근거하여 전체를 이성과 논리로써 철저히 쪼개들어가 단순한 본질을 찾고자 하는 방법론이다. 즉, 요소(elment, node)와 관계(relation, link)로 구성된 시스템에서 관계를 잘라들어가 요소에 집착하여 더 이상 쪼갤 수 없는 요소를 본질로 보았다. 이 본질로 전체 시스템을 설명하고자 하는 시도이다. 이는 마치 기계를 이해하기 위해서는 보다 작은 요소들로 분해하여 그 각각의 기능을 탐구함이 가장 바람직하며 또 간명할수록 좋은 이론임에 입각하고 있다. 일(一)로써 다(多)를 보려 한다고 할 수 있다.

이에 반해 전일주의(holism)는 통찰로 시스템을 있는 그대로 보고자 하는 방법론이다. 본질보다 관계성으로 구성된 실존을 중시여기며 구성요소의 상호작용에 초점을 두고 전체를 관망하려는 접근법이다. 카프라(F. Capra)는 정태적으로 분리된 각 부분의 작동이 전체의 기능을 결정하는 것을 기계로 보았으며 유기체는 동태적 부분들이 상호 의존관계에 있으며 부분은 전체의 필요에 따라 역할하는 종합적이고 통일적인 것으로 보았다. 다(多)로써 일(一)을 보려 한다고 할 수 있다.

이러한 접근법은 프로세스중심의 시스템 사고를 형성하게 하였는데 시스템 사고(systems thinking)는 시스템의 작동 메커니즘을 직관적이고 포괄적으로 이해하고 이를 효과적으로 변화시킬 수 있는 전략을 발견하기 위한 사고방식으로, 크게 시스템에 대한 사고와 시스템적으로 사고함을 아우르고 있다.

먼저 시스템에 대한 사고는 시스템을 구성하고 있는 요소와 그들 간의 관계를 파악하고자 하는 것으로 이를 통해 나타난 전체적 구조를 이해하기 위한 사고이다. 이와 함께 시스템적으로 사고함이란 시스템 관점에 입각하여 사고하는 것으로 시스템의 문제 해결의 차원을 일부 요소와 일부 관계로 파생된 어떠한 사건(event)과 이들이 연속적으로 나타내는 패턴(pattern of behavior) 중심에서 벗어나 보다 전체적인 구조(structure)를 통해 문제를 해결하고자 하는 시도라 할 수 있다.

이렇게 시스템 사고는 사건과 패턴의 이면에서 존재하는 구조를 파악하고 시스템의 문제를 구조의 변화를 통해 해결하고자 함으로써 이는 일시적이거나 부작용을 고려하지 않은 해법의 한계를 극복하게 할 뿐 아니라 보다 근본적이며 용이한 해결점을 찾도록 도움을 준다. 이는 시스템을 자신이 원하는 방향으로 변화시킬 수 있는 가장 효과적 지점을 발견하여 대처하는 것으로 이 자체가 곧 전략의 형성이자 실행이다.

구조는 요소 간에 인과관계로 형성되는데 이 과정에서 피드백 순환(feedback loop)이 일어나고 인과관계가 지연(delay)되어 나타나게 됨을 관찰할 수 있다. 피드백 순환은 시스템으로 하여금 다이내믹스를 형성하게 하고 이로 인해 시스템이 자기 조직화를 형성하게 된다. 또한 인과관계의 지연은 수많은 부작용을 간과하게 하고 대증적 임시처방을 해결책으로 오판하게 하여 시스템의 존폐에 결정적 영향을 미치게 된다. 이러한 측면에서 시스템 사고는 시스템의 경계를 살펴 피드백 순환관계를 이해하고 시간 지연을 포착하는 사고라 할 수 있다.

- **사고의 핵심**
  - 시스템 경계(system boundary) 구분
  - 피드백 순환(feedback loop)의 상호작용
  - 시간 지연(time delay) 시차

센게(P. Senge)는 다음과 같은 주요 현상을 통해 시스템 사고의 중요성을 강조하고 있다.5)

- 코끼리를 반으로 쪼갠다고 작은 코끼리 두 마리가 되지는 않는다.
- 살아 있는 시스템, 즉 생명체는 부분이 아닌 전체로서 완전해진다.
- 전체를 이해한다는 것은 핵심부분 간의 상호작용을 이해함을 말한다.
- 시스템 사고는 순간만 보게 하는 정적 사고를 극복하게 하여 딜레마(양자택일)를 해결할 수 있는 레버리지를 찾게 한다.
- 어제의 '해결책'이 오늘의 문제를 야기한다.
- 세게 밀수록 튕겨내는 반동도 크다.

5) P. Senge, 학습하는 조직(2014), pp.96~109 참조

- 쉬운 해결책은 대개 원점으로 돌아오게 한다.
- 치료제가 질병보다 안 좋을 수도 있다.
- 나와 분리된 '외부요인'이란 없다. 모두가 단일 시스템의 일부일 뿐이다.

본서는 시스템 사고에 기초해 사회적 가치와 사회적경제, 미션, 환자의 필요, 효과, 프로세스, 학습조직, 협력, 공유가치 등의 핵심 가치들이 드러나도록 노력하였다.

### 2) 균형적 사고

이상의 사고를 토대로 다음과 같은 점을 중시하며 저술하였다. 저자에게 있어 아래와 같은 강조점은 의료경영학이 향후 발전해야 할 방향으로써의 역할도 수행하고 있다.

첫째, 의료경영학을 전반적으로 이해함에 있어 병원을 중심으로 한 의료조직에 대한 이해와 함께 경영학에 대한 이해 및 개념적 통찰을 균형적으로 시도하였다. 경영학원론을 수강하지 않은 학생들도 무리 없이 학습할 수 있도록 구성하였다.

둘째, 의료경영학을 공부하고자 하는 이들에게 강조되어야 할 역량으로 특히 전략적 사고, 계량적 의사결정능력, 정성적 및 정량적 성과측정과 평가능력을 함양함에 초점을 두었다. 향후 의료경영의 발전은 의료조직이 보유한 풍부한 자료를 활용하여 과학적인 문제해결력을 제고함에 있을 것이라 판단한다. 그러나 무엇보다 중요한 점은 문제해결 이전에 문제를 올바르게 설정하는 사고임을 잊지 말아야 한다.

셋째, 현 시점에서 주요하게 다루고 있는 실제 사례를 가급적 풍부하게 소개하고자 하였다. 본서는 우리나라의, 오늘의 상황에 입각하여 저술하였다. 따라서 현 시점에서 논의되고 있는 주요 이슈에 대해 살펴보는 것 또한 응용학문으로써 의료경영의 이해를 확대함에 주요한 측면이 될 것이다.

▌그림 1-9 ▌본서의 접근방법

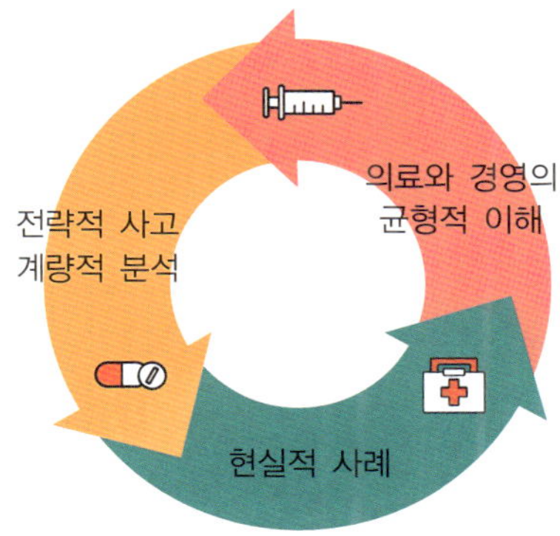


## 2. 구성체계

본서는 크게 5부 12장으로 구성되어 있다.

제1부의 서론은 총 3개 장으로 구성되어 있는데, 제1장에서는 의료경영이 필요한 이유와 함께 경영의 개념 및 구성요소, 의료경영의 목적과 목표를 살펴보았고 의료경영의 개념적 틀을 소개하였다. 특히, 의료경영과 일반 기업경영의 비교를 통해 의료경영의 특수성을 개략적으로 살펴보았다. 제2장에서는 의료경영의 핵심 주체인 의료시스템에 대한 이해를 의료재정과 의료조직을 중심으로 살펴보고자 하였다. 제3장에서는 의료경영의 새로운 모색을 위해 보건의료경제의 도래, 의료시장의 개방, 글로벌 헬스케어의 전개, 지속가능 발전, 사회적 경제와 공유경제에 대한 이해를 통해 의료경영이 지향해야 할 방향에 대해 논의하였다.

제2부의 의료경영환경론은 총 2개 장으로 구성되어 있다. 제4장 의료외부환경에서는 먼저, 거시환경으로 우리나라의 의료시스템을 재정과 전달체계 측면에서 서술하였으며, 특히 노인장기요양보험제도를 새로이 언급하였다. 미시환경인 과업환경에서는 의료산업을 장기요양기관을 포함하여 이해하고자 하였다. 제5장 의료내부환경에서는 의료의 조직문화, 조직구조, 조직자원에 대해 소개하였다. 특히, 조직문화에 있어서는 학습조직의 필요성을 강조하였고 갈등관리를 위해

새로운 사고체계에 입각해야 함을 피력하였다.

제3부의 의료경영투입론도 총 2개 장으로 구성되어 있다. 제6장인 미션과 비전 그리고 전략에서는 지향적 전략으로 미션, 비전과 함께 경쟁전략과 전략결정의 대안을 서술하였다. 제7장 의료자원관리에서는 핵심자원으로 의료인적·물적·금융 및 정보자원의 내용과 특수성 및 이들의 관리방안에 대해 소개하였다. 특히, 의사관리방안과 의료정보자원관리에 있어 사물인터넷 등 최신의 정보통신기술이 의료에 미치는 영향을 함께 담고자 하였다.

제4부의 의료경영운영론은 총 3개 장으로 구성되어 있는데, 제8장 의료프로세스관리에서는 프로세스의 개념과 중요성, 관리방안 및 패턴에 대해서 심층 보완하여 서술하였다. 제9장 의료품질관리에서는 의료품질과 품질비용의 개념과 중요성, 의료품질경영의 개념과 품질향상활동에 대해 소개하였다. 특히 6시그마와 린을 강조하여 좀 더 친절하게 서술하였다. 제10장 의사결정에서는 의사결정과 계량의사결정의 중요성을 언급하고 계량의사결정 기법과 데이터마이닝에 대해 서술하였다.

마지막 제5부 의료경영성과론은 총 2개 장으로 구성되어 있다. 제11장인 의료고객관리에서는 고객만족을 위한 의료서비스마케팅과 고객만족경영의 서술 외에 메이요클리닉에서 수행한 의료마케팅 사례를 소개함으로써 현실적 이해를 제고하고자 하였다. 제12장 의료성과관리론에서는 전략적 경영성과관리체계의 필요성과 개념을 균형성과표를 중심으로 서술하였다. 특히, 의료성과평가를 전통적인 재무성과평가와 함께 진료실적평가 및 의료품질성과평가에 대해 논의하였다. 이와 더불어 최근 더욱 주목받고 있는 국내외 의료인증체계와 평가제도를 개정된 상황에 맞게 소개하였다.

**생각해보기** **소변기 중앙부분에 파리 한 마리를 그려놓아보라**

네덜란드 암스테르담에 있는 스키폴 공항의 남자 화장실. 이곳은 '화장실을 청결하게' 같은 훈계조 캠페인은 붙어 있지 않다. 그런데도 소변기 밖으로 튀어나가는 소변량을 단번에 80%나 줄이는 '쾌거'를 이뤘다. 특이점은 딱 하나. 남성들이 볼일 보는 소변기마다 중앙 부분에 파리 한 마리가 그려져 있다. 그런데 어떻게? 별 생각 없이 화장실에 볼일 보러 들어온 남성들이 시쳇말로 파리 한 마리에 '낚였다'. 소변기의 파리 그림을 발견하고는 그곳을 조준, '집중 발사'를 하는 바람에 소변이 밖으로 튀질 않아 화장실이 청결을 유지하게 된 것이다.

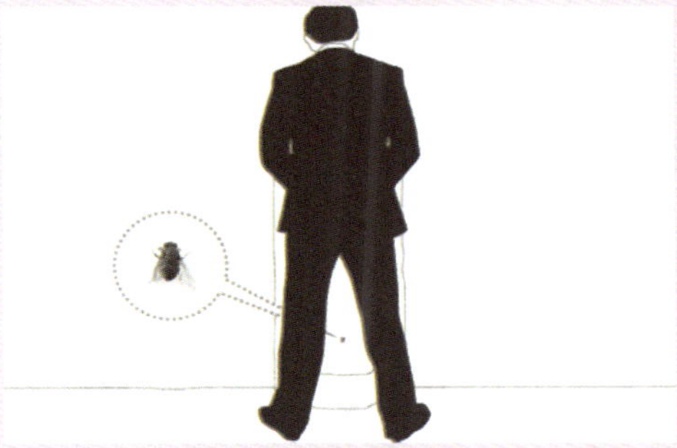

자료: 조선일보 위클리비즈(2009.9.12)에서 발췌정리

# Chapter 02 의료시스템의 이해

의료시스템의 핵심인 병원을 이해하자

## 제1절 의료보장과 의료시스템

### 1. 사회보장과 의료보장

#### 1) 사회보장의 개념 및 종류

1935년 미국의 사회보장법(Social Security Act) 제정을 계기로 등장한 사회보장은 '결핍으로부터의 자유(freedom from want)'라는 사회적 목표를 향해 질병, 장애, 노령, 실업, 사망 등의 사회적 위험으로부터 사회구성원을 안전하게 보호하는 대응체계를 말하며 크게 소득보장과 의료보장으로 구분된다.

우리나라의 경우 사회보험, 공공부조, 사회복지서비스 및 관련 복지제도를 근간으로 하여 1995년에 사회보장기본법이 제정되었다. 사회보장의 주요 유형으로써 사회보험은 국민에게 발생하는 사회적 위험을 보험방식에 의하여 대처함으로써 국민건강과 소득을 보장하는 제도로 크게 연금보험, 건강보험, 실업보험, 산재보험 등이 있다.

민간보험(private health insurance)에 비해 사회보험(social health insurance)의 특징은 다음과 같다.

첫째, 사회보험은 정부의 직접 또는 감독하에 운영됨에 반해, 민간보험은 보험회사가 자율적으로 운영한다.

둘째, 사회보험은 기본적 의료보장을 위해 전국민 강제가입을 원칙으로 하나, 민간보험은 개인적 의료보장의 필요를 위해 희망자에 한해 가입하는 임의가입방식을 취한다.

셋째, 사회보험은 수지균등의 원칙에 의해 운영되며 급여수준 또한 균등급여에 입각하나, 민간보험은 수지상에서 이익을 얻기 위해 운영되므로 급여수준 또한 보험료 크기에 비례하여 차등 급여한다.

넷째, 사회보험 또한 수혜자 부담의 원칙에 입각해 운영되기 때문에 보험료를 부담할 능력이 없는 사람은 적용 대상에서 제외되어 의료급여의 혜택을 받게 된다.

### 2) 의료보장의 개념 및 형태

의료보장(medical security)이란 질병으로 인한 수입중단 또는 질병치료를 위한 치료비 지출이 생활의 위협이 되기 때문에 이를 사회적으로 대처하기 위한 사회보장의 일환이다. 국가가 의료보장제도를 갖추었다는 의미는 국가가 의료서비스를 공공재로 간주함을 의미하기 때문에 국가의 책임하에 의료시설을 만들어 국민에게 서비스를 제공함이 원칙이다.

의료보장의 형태를 재원조달방식에 따라 구분하면 크게 보험가입자의 보험료를 주재원으로 하는 국가사회보험(National Health Insurance: NHI)방식과 일반조세를 주재원으로 하는 국가보건서비스(National Health Service: NHS)방식이 있다.

의료보장의 역할은 크게 현금으로 제공되는 현금보장과 의료서비스로 제공되는 현물보장이 있다. 이렇게 의료보장을 실현하는 체계를 의료시스템이라 한다.

## 2. 의료시스템의 개념과 구성요소

### 1) 의료시스템의 개념

의료시스템(health system, health care system, system of health care)이란 의료서비스의 생산 및 이용과 관련된 모든 것으로 한 사회나 국가가 사회구성원의 건강을 보호 · 증진하기 위해 사회적 기능과 의료자원을 적절하게 배분하는 하나의 체계를 말한다.

## 2) 의료시스템의 구성요소

로머(M. Roemer, 1991)는 의료시스템을 의료자원, 의료조직, 의료서비스의 전달체계라는 3가지 핵심 영역과 재원조달 및 정책경영이라는 2가지 지원영역으로 구성되어 사회의 의료필요도를 충족시키며 구성원의 건강을 향상시키는 역할을 수행한다고 보았다. 의료시스템의 5가지 구성요소는 다음과 같다.

- 의료자원과 그 개발(development of health resources)
- 의료자원의 조직화(organized arrangement of resources)
- 보건의료서비스의 공급(delivery of health care)
- 재원조달/재정(economic support)
- 정책 및 경영(policy and management)

### (1) 의료자원 및 자원의 개발

주요 의료자원으로는 크게 인적 · 물적 · 지적자원으로 분류할 수 있으며 주요 내용은 다음과 같다.

- **인적자원**: (치과/한)의사, 약사, 간호사, 의료기사, 영양사, 재활치료사, 위생사, 의료경영자, 보건행정가, 보건진료원, 보건교육사, 방문간호사 등
- **물적자원**: ① 시설: 병원, (한)의원, 약국, 보건(지)소, 장기요양시설, 재활시설, 혈액원 등, ② 장비 및 기타 공급물: 의약품, 의료기기, 의료용 소모품 등
- **지적자원**: 의학적 경험과 연구, 의약적 연구, 질병연구, 의공학연구, 역학조사, 관리기술 등

### (2) 의료조직(자원의 조직화)

의료조직(healthcare organization)이란 의료자원들이 서로 효과적인 관계를 맺고, 이들 자원들이 개인과 지역사회에 보건의료서비스를 제공할 수 있도록 기능

하는 역할을 수행한다.

주요 조직으로는 다음과 같다.

- 공공조직: 중앙(보건복지부, 노동부, 법무부, 교육과학부, 국방부) 및 지방 정부
- 건강보험조직: 건강보험공단, 건강보험심사평가원
- 민간조직: 각종 협회(의사협회, 간호사협회, 의무기록사협회, 병원행정관리자 협회, 결핵협회, 암관리협회 등), 민간기업(병원, 제약회사, 의료기기회사), 종교단체, 자선단체 등

### (3) 의료서비스의 공급(전달체계)

의료서비스 전달체계는 의료서비스가 생산되어 소비되는 과정을 말한다. 이에 대한 자세한 내용은 본장 제3절에서 소개하고자 한다.

### (4) 재원조달(의료보장의 주제)

의료서비스의 생산에 필요한 재원을 조달하는 방법은 의료시스템에서 가장 원천적인 역할을 담당한다. 일반적으로 재원은 크게 공공재원과 민간재원을 통해 조달되어진다.

- (준)공공재원
  - 조세에 의한 일반재정: 소득세, 재산세, 관세, 거래/이윤세 등(영국, 스웨덴, 캐나다, 중남미, 미국(메디케어))
  - 정부보조금
  - 적자재정(채권 및 주식발행, 외국으로부터의 차관)
  - 목적세(보건세) 또는 소비세(담배세, 주류세)
  - 사회보험(보험료: 근로자나 고용주에게 소득의 일정률을 강제 부과)
  - 복권 및 경마 등
- 민간재원
  - 사용자에 의한 조달

- 민간의료보험(보험료: 유병확률에 따라 부과, 사회보험제도의 보완책으로도 활용)
- 가계지출: 직접지출(보험료) vs. 간접지출(본인부담)
- 기부금: 부호, 대기업, 종교단체, 외국기관(UNICEF, WHO 등)
- 지역사회의 자구

### (5) 정책 및 경영

의료정책 및 경영은 의료시스템의 효율성과 효과성을 좌우한다. 정부의 의료정책은 주로 기획, 규제, 입법 및 행정관리의 형태로 전개되며, 그 종류와 주요 내용으로는 다음과 같다.

- 기획
- (공공)행정관리 및 (민간)경영관리: 조직, 인력
- 규제: 환경, 의료서비스, 의약품, 인력, 시설 등
- 입법: 자원개발, 재원조달, 의료질 관리, 위생 및 안전, 개인권리보호 등

**그림 2-1 의료체계의 구성**

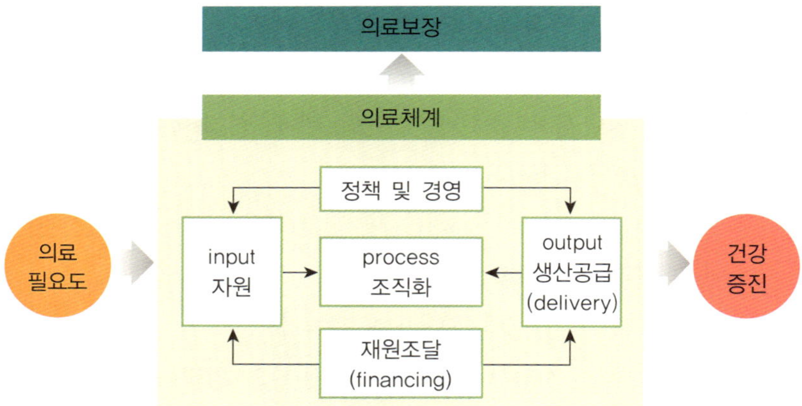


의료시스템의 5가지 요소 중 전달체계(delivery)와 재원조달(financing)이 의료시스템을 지탱하는 양대 축을 형성하고 있다. 이들 중 재원조달을 어떤 형식으

로 충당하느냐에 따라 전달체계의 양태가 결정되는 경우가 일반적이다. 즉, 재원조달을 보건의료행정조직이 직접 담당할 경우 전달체계는 민간을 활용하여 규제를 통해 운영하게 하며, 그 반대로 재원조달을 보건의료행정조직이 아닌 정부의 일반 행정조직이 담당할 경우 전달체계는 정부가 직접 관할하여 국영화하는 경우가 대부분이다.

## 제2절 의료재원의 조달 및 진료비 지불제도

### 1. 재원조달 및 본인부담제

#### 1) 재원조달

의료재정은 크게 일반재정(general tax revenues)과 사회보험료(social insurance)로 구성된다.

##### (1) 일반재정(NHS)

먼저 일반재정은 일반 조세를 주재원으로 하는 국가보건서비스(National Health Service: NHS) 국가들의 재정방식으로 소득재분배 효과를 강하게 주문하고 있다. 대표적 국가들로는 영국, 스웨덴, 이탈리아 등이 있으며 설계자의 이름을 따서 이를 베버리지(Beverage) 모형이라 한다.

이는 소득과 관련된 세금으로 징수하는 직접세와 소비와 관련된 세금으로 징수하는 간접세로 구성된다. 재원조달을 일반재정으로 활용하는 국가들은 재원조달에 별도의 노력과 비용이 필요하지 않으며 재원조달의 상대적 형평성이 이루어지는 장점을 갖는다. 그러나 일반재정 사용처 간 경쟁으로 우선순위에서 밀려 자원배분이 충분하지 못할 수 있으며 재정관리를 위한 의료공급의 국유화 등으로 인해 의료공급의 자율성 저해와 공급의 비효율을 야기한다는 단점을 나타내기도 한다.

### (2) 사회보험(NHI)

다음으로 사회보험은 의료재정의 조달을 보험료(contribution)의 징수를 토대로 성립되는 사회적 제도로 이를 국가사회보험(National Health Insurance: NHI 또는 Social Health Insurance: SHI라고도 함)이라고 한다. NHI 국가들은 건강 사회적 연대를 보다 중시하는 특성이 있으며 독일, 프랑스, 일본 등이 대표적 국가이며 우리도 여기에 속한다. 비스마르크(Bismark) 모형이라고도 한다.

사회보험은 보험료의 부과기준에 따라 부자가 빈자를 돕도록 하는 경제력에 근거를 둔 임금기준 보험료(payroll contribution) 방식과 건강한 자가 허약한 자를 돕도록 하는 건강에 근거한 정액보험료(flat rate contribution) 방식이 있다. 전자의 경우는 주로 직장 근로자에게 적용됨에 반해, 후자는 자영업자에게 부과되고 있다.

### (3) NHS와 NHI 비교

오늘날 세계의 대부분의 국가에서 이 두 요소 중 최소한 하나 이상을 국가가 직접 관할하는 형태를 취하면서 의료의 공공성을 담보하고자 한다. 즉, 재원조달을 보건의료행정조직이 직접 담당하는 NHS 국가들은 재정을 일반 조세를 활용하기 때문에 의료자원의 균등분포를 위해 의료기관을 직접 소유함에 반해 재원조달을 보건의료행정조직이 아닌 정부의 일반 행정조직이 담당하는 NHI 국가들은 사회보험의 관리에 치중하여 상대적으로 민간 의료기관의 활용도가 높은 특징을 나타낸다.

그 대표적인 사례가 재원조달을 일반 재정에서 담당하고 있어 전달체계를 국유화할 수 있는 여력을 갖는 영국과 재원조달을 사회보험으로 직접 관리하여야 하므로 상대적으로 전달체계는 민간이 참여하는 독일이라고 할 수 있다. 미국은 이 두 가지 모두를 민간을 중심으로 시행하고 있는 거의 유일한 나라이며 한국은 일본과 함께 독일의 경우에 가깝다고 할 수 있다.

**표 2-1** NHS와 NHI의 비교

| | NHS | NHI |
|---|---|---|
| 재원조달 | 조세 | 사회보험 |
| 의료비통제 | 가능 | 어려움 |
| 자원분포 | 지역 간 균형 | 불균형 |
| 의료기관소유 | 병원: 국공립/비영리민간<br>의원: 국공립/영리민간 | 병원・의원: 다수의 영리민간 |
| 국민건강상태 | 양호 | 의료비에 비해 낮음 |
| 소외계층 | 부유층(민간보험으로 해결) | 빈곤층(의료급여로 해결) |
| 의료기술도입 | 신속하지 못함 | 신속한 도입 및 이용 |
| 도덕적 해이 | 소비자중심 | 공급자중심 |
| 대표적 국가 | 영국, 북유럽 | 독일, 프랑스 |
| 설계자 | 베버리지(모형) | 비스마르크(모형) |

## 2) 진료비 본인부담제

### (1) 진료비 본인부담제의 종류

진료비는 크게 건강보험의 혜택을 받는 보험급여 항목과 그렇지 못한 비급여 항목으로 구분된다. 또 보험급여 항목은 크게 보험자가 지불하는 건강보험 보장분과 환자 본인이 부담하는 본인부담분으로 구분된다.

의료재정을 일반재정으로 하든 사회보험으로 하든 소비자는 의료비용을 직접 지불하지 않는 상황에 놓이게 되어 비용에 대한 인식이 부족할 수밖에 없어진다. 이러한 경우 흔히들 도덕적 해이(moral hazard)라고 하는 비효율적 상황에 빠지게 되어 의료비의 팽창에 주요 원인이 되고 있다.

따라서 불필요한 의료수요를 줄이고 의료비의 증가를 막기 위해 진료비의 일부를 환자 본인이 직접 지불하게 하는 제도를 함께 활용하고 있는데 이를 진료비 본인부담제 또는 비용분담제(cost sharing, out-of-pocket)라고 한다.

진료비 본인부담제는 크게 진료비 중 일정액을 환자가 부담하는 본인일부 부담제와 전액을 부담하게 하는 전액본임 부담제가 있다. 따라서 건강보험 환자가 의료서비스를 이용할 경우 본인이 부담하는 비용인 본인부담분은 보험급여중에서 본인일부 부담분과 전액본인 부담분 및 비급여분이 된다. 이 중 보험급여의 본인일부 부담분과 전액본인 부담분을 합쳐 법정본인부담분이라 한다.

**그림 2-2 진료비 중 본인부담분**

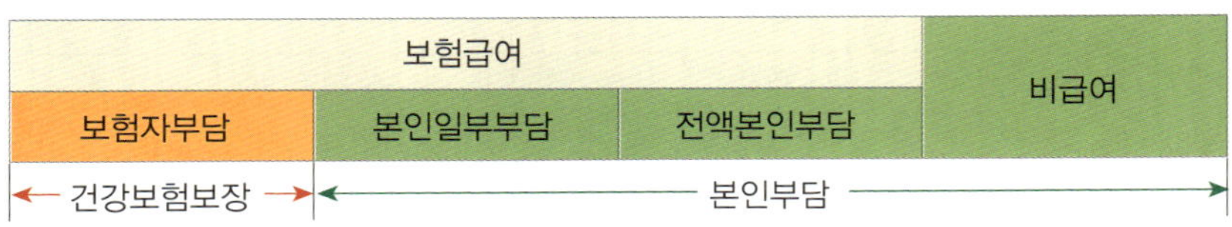


대부분의 국가에서는 본인일부 부담제를 시행하고 있는데 이는 본인 부담의 비중에 따라 저소득층의 의료접근도가 떨어져 소득 역진이 발생할 수도 있음에 유념하기 때문이다.

한편, 본인일부 부담제는 다시 정액제(deductible), 정률제(coinsurance), 급여상한제(limits), 정액부담제(copayment), 정액수혜제(indemnity) 등이 있다.

- 정액제(deductible): 피보험자가 실제 진료비의 일정액을 부담, 그 이상은 보험자가 지불하는 방법
- 정률제(coinsurance): 피보험자가 실제 진료비의 일정률을 부담, 그 나머지는 보험자가 지불하는 방법
- 급여상한제(limits): 보험자가 실제 진료비의 일정액까지만 지불, 그 이상은 피보험자가 부담하는 방법(deductible과 반대)
- 정액부담제(copayment): 피보험자가 진료건당 일정액만 부담, 나머지는 보험자가 지불하는 방법
- 정액수혜제(indemnity): 보험자가 진료건당 일정액만 지불, 나머지는 피보험자가 부담하는 방법(copayment와 반대)

### (2) 진료비 본인부담제가 의료경영에 미치는 영향

의료기관의 입장에서 볼 때 진료비 본인부담제는 그 형태에 따라 이와 관련된 관리운영비의 크기와 환자의 의료행태가 변화하기 때문에 경영 효율화에 적지 않은 영향을 미치게 된다.

정액제는 실제 진료비의 일정액을 피보험자가 직접 지불하기 때문에 진료비 지불과 관련된 청구, 심사, 지급 등 관리운영비가 절감된다. 그러나 가계소득과 무관하게 일정액을 피보험자가 부담해야 하므로 고소득층보다 저소득층에게 더 큰 경제적 부담을 줌으로써 의료에 대한 공평한 접근기회를 주지 못하게 되는 형평성 문제를 내포하고 있다.

정률제는 피보험자 입장에서 실제 진료비의 정률을 본인이 부담해야 하므로 의료수요를 줄이게 되는 효과가 나타나게 된다. 한편, 본인부담 비율이 높아 의료이용시 재정적 부담을 느끼는 피보험자의 경우 본인부담분에 대해 다시 추가적인 보험을 구입하려는 유인을 가질 수 있다.

급여상한제는 정액제와 반대로 보험자 지불에 한계를 지우는 방식으로 민간 의료보험에서 흔히 사용되는 반면 사회보험에서는 거의 활용되지 않는다.

정액부담제는 피보험자가 실제 진료비가 아닌 진료건당 일정액을 지급하기 때문에 불필요한 값싼 의료서비스의 이용이 억제되기도 한다.

정액수혜제는 정액부담제와 반대로 피보험자는 보험자가 지불하고 남은 전액을 부담해야 하기 때문에 부담이 클 수 있어 값싼 의료제공자를 찾게 하는 경제적 동기를 부여하게 한다. 예를 들면 어떤 질병군에 대해 진료비 총액이 얼마가 되든 환자가 보험자로부터 받는 혜택이 10만원이라면 나머지 잔액은 전부 환자가 부담해야 한다. 따라서 10만원의 혜택을 받는 환자는 가능한 그 가격에서 해당 질병을 치료해 줄 의료제공자나 치료방법을 찾게 될 것이며 이는 다시 공급자 간의 경쟁을 유도하는 효과까지 파생될 수 있다.

우리나라의 경우, 입원은 보험급여 대상 의료에 대한 법정 본인부담분이 총진료비의 20%를 환자가 부담하는 정률제를 채택하고 있다. 외래는 정액제와 정률제를 혼용하고 있는데 의료기관의 종류와 소재지, 방문당 총비용 등에 따라서 대략 30~60% 수준을 나타내고 있다.

그러나 보험급여 범위와 수준이 낮아서 비급여 부분까지 포함한 전체 진료비 중 본인부담이 차지하는 비율은 법정 비율보다 훨씬 높은 2014년 현재 총진료비의 38% 내외수준에 이르고 있다.

## 2. 진료비 지불제도

### 1) 진료비 지불제도란?

진료비 지불제도는 의료소비자가 의료서비스 이용의 대가로 공급자에게 지불하는 비용지급 방식을 말한다. 즉, 의료서비스에 대한 가격책정방식을 말한다. 일반적으로 제3의 지불자인 보험자가 의료소비자를 대신하여 의료공급자에게 비용을 보상하고 있어 지불보상제도(payment and reimbursement system)라고도 한다. 이는 공공과 민간을 통해 조달된 의료재정이 의료공급자에게 전달되는 과정으로 의료재정조달과 동전의 양면과 같은 제도로 이해할 수 있다.

**그림 2-3 의료보장제도 도입 전·후의 진료비 지불제도**

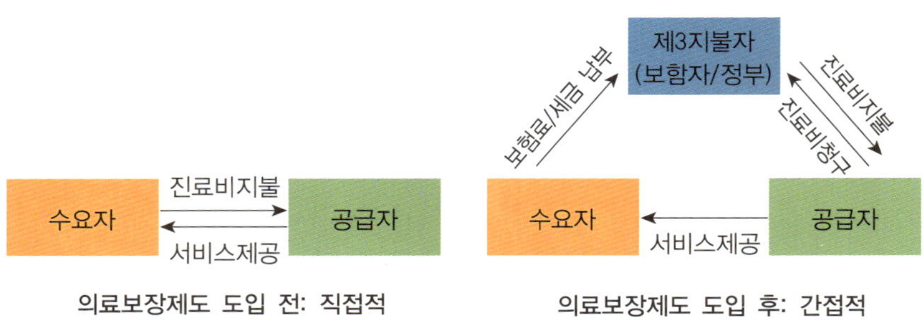


진료비 지불제도는 먼저, 의료경영의 3대 가격구조인 시가를 형성하는 제도로써 의료기관의 경영효율성에 중대한 영향을 미칠 뿐만 아니라 의사의 소득수준과도 밀접하여 의료서비스의 수준과 품질 등 진료 행태에 민감한 영향을 준다. 또한 거시적으로 국가 의료비 총액 및 비용절감효과에도 상당한 영향을 미치는

등 의료경영자로서 이에 대한 이해는 의료경영전략 수립에도 절대적인 영향을 미치는 요인이 된다.

### 2) 진료비 지불제도 종류

진료비 지불제도의 종류는 크게 진료비의 상환시점에 따라 진료가 끝나기 전에 지불하는 선불상환제(Prospective Payment System: PPS)와 진료가 끝난 후 지불하는 후불상환제(Retrospective Payment System: RPS)로 구분된다. 선불상환제로는 일당 및 건당진료비제, 포괄수가제, 인두제, 월급제, 총액예산제 등이 있으며 후불상환제로는 행위별 수가제가 대표적이다.

**표 2-2 진료비 지불제도의 종류**

| 선불상환제 | 후불상환제 |
|---|---|
| • 일당 진료비제<br>• 건당 진료비제, 포괄수가제(건당 정액진료비, 진단명당 정액진료비)<br>• 인두제<br>• 총액예산제(예산할당제, 총액계약제)<br>• 봉급제 | • 행위별 수가제 |

**그림 2-4 재원조달 방법과 진료비 지불제도 관계**

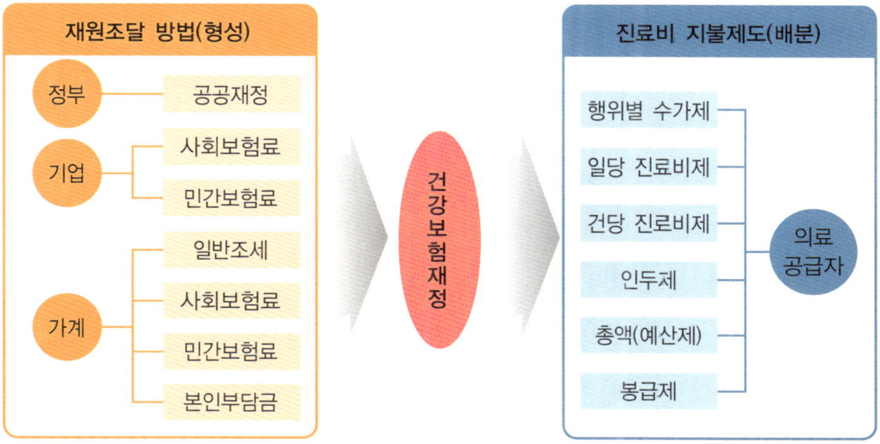

### (1) 행위별 수가제

행위별 수가제(Fee For Services: FFS)는 의료서비스 행위별로 단위가격, 즉 수가가 책정되어 있어 여기에 제공된 서비스의 양을 곱하면 전체 서비스 가격이 결정되는 방식이다. 이는 가장 일반적일 뿐만 아니라 시장의 거래관행에 가장 가까운 지불제도이다. 행위별 수가제를 시행할 경우 의료제공자는 더 많은 환자를 진료하고자 함과 동시에 한 환자에게 더 많은 서비스를 제공하여 수입을 극대화하고자 하는 유인이 작용하게 되어 의료비가 증가하는 현상이 나타난다. 또한 경영관리적 측면에서 보험처리와 관련된 청구비, 심사비, 모니터링비 등 제반 관리비용이 높게 발생한다.

### (2) 일당 진료비제

일당 진료비제(daily charge or per diem fee)는 진료 1일당 수가에 진료기간이 곱하여 책정된다. 이는 투입자원이나 서비스 강도에 따른 차이를 고려하지 않고 있어 치료수준에 따른 차등적용의 필요성이 낮은 만성질환자 등을 진료하는 장기요양병원의 입원 진료에 주로 적용된다. 의료기관의 입장에서 행위별 수가제에 비해 행정관리비용이 비교적 적게 지출된다.

### (3) 건당 진료비제/포괄수가제

건당진료비제 또는 포괄수가제(case payment)는 진료비 총액이 단일 치료행위가 아닌 단일 질병 건을 토대로 산정되며 의사의 진단에 기초하느냐의 유무에 따라 크게 두 종류가 있다.

먼저, 의사의 진단과 무관하게 모든 의료서비스에 대해 방문 등 건당정액진료비를 사전에 책정하는 '건당 정액진료비제'로 이는 1차의료기관의 외래환자에게 적합한 가격책정 방법이다.

다음으로 의사의 진단에 기초하여 모든 의료서비스에 대해 진단명당 정액진료비를 사전에 책정하는 방법인 '진단명당 정액진료비제' 또는 '포괄수가제'(Diagnosis Related Groups: DRGs)가 있다. 이는 진단병명을 단위로 포괄화한 것으로 입원에 적합하며 미국 메디케어(Medicare)와 민간보험에서 주로 사용하고 있다.

정액제로 인해 과잉진료의 유인을 줄이고 관리비용을 절감하기 위해 활용되고 있으나 환자의 증상보다 더 심한 진단명을 표기하거나 한 건을 여러 개의 다른 DRGs로 분절시켜 표기하는 등 소득을 극대화할 여지도 있는 것으로 평가되고 있다. 미국의 경우 DRGs의 도입으로 병원 입원일수가 줄어들자 병상이 남아돌게 되어 병원 간의 경쟁이 치열하게 된 원인이 되어 병원 간 통합과 관리의료(managed care)의 등장 이유가 되고 있다.

### (4) 인두제

인두제(capitation fee)는 일정 기간(통상 1년) 동안 의료기관에 등록한 사람 1인당 정액을 지급하는 제도로 주치의제도를 운영하는 국가보건체계(NHS) 국가들이 1차진료의사의 진료비 지불제도로 활용하고 있다. 따라서 경미한 질병이나 만성질환 관리에 효과적으로 진료비 증가를 억제하며 관리비가 매우 저렴한 장점이 있으나 의사들이 열심히 일할 인센티브가 적은 단점도 있다.

### (5) 총액예산제

총액예산제(global budgeting)는 주로 의료기관을 상대로 한 가격지불제도로써 1년간 전체 병원진료비 예산을 사전적으로 결정한 다음, 이를 개별 병원별로 할당하는 예산할당제(budget rationing)방식과 1년간 진료비 총억을 의료기관 대표와 보험자 대표가 협상을 통해 계약하는 총액계약제(global negotiation/contract) 방식이 있다. 총액예산제는 의료비 억제 측면에서 가장 강력한 효과를 보이고 있다.

### (6) 봉급제

봉급제(salary)는 보험자가 의사에게 노동계약을 근거로 매월 일정액의 봉급을 지불하는 제도로 봉급제 의사가 독립계약제 의사에 비해 충실한 서비스 제공의 유인이 적을 수도 있다. 참고로 봉급제는 의료공급자와 보험자 간 진료비 지불제도로써 의사와 병원 간 보수지불제도를 말하는 것은 아니다.

### 3) 우리나라의 진료비 지불제도

우리나라는 진료비 지불제도의 근간을 행위별 수가제로 하고 있다. 또한, 행위별 수가제의 보완 및 의료자원의 효율적 활용을 위하여 질병군별 포괄수가제(DRG)와 정액수가제(요양병원, 보건기관 등)도 병행하여 실시하고 있다.

행위별 수가제의 행위목록수는 2019년 1월 기준 9,246항목에 이른다. 포괄수가제에 의해 지급되는 질병 및 환자로는 안과의 수정체, 이비인후과의 편도 및 아데노이드, 외과의 충수, 서혜 및 대퇴부탈장, 항문, 산부인과의 자궁 및 제왕절개분만 수술의 7개 질병군 입원환자를 대상으로 한 질병군 정액제와 요양병원 입원환자와 의료급여 정신질환자를 대상으로 한 일당 정액제, 의료급여 혈액투석환자를 대상으로 한 건당 수가제가 있다. 이와 함께 2009년부터 기존의 포괄수가제에 행위별 수가제적인 성격을 반영한 혼합모형 지불제도로 신포괄수가제를 시범운영 중에 있다. 이는 입원기간 동안 발생한 입원료, 처치 등 진료에 필요한 기본적인 서비스는 포괄수가로 묶고, 의사의 수술, 시술 등은 행위별 수가로 별도 보상하는 제도이다.

한편, 진료수가의 산정은 진료행위별로 분류된 각 수가항목별 상대가치점수에 요양기관 유형별 환산지수(점수당 단가)를 곱하여 금액으로 나타낸다.

진료수가 = 상대가치점수 × 환산지수(유형별 점수당 단가)

여기서 상대가치점수는 의료행위(요양급여)의 업무량(시간, 노력)과 진료비용(인력 · 시설 · 장비 등 자원의 양) 및 요양급여의 위험도(의료사고 빈도와 비용 등)를 종합적으로 고려하여 산정한 가치를 의료행위별로 비교하여 상대적인 점수로 나타낸 것이며, 환산지수는 상대가치점수를 금액으로 바꾸어주는 지수를 말한다.

2010년 현재 요양급여 비용규모의 94%인 30조 5천억원이 행위별 수가제에 의해 지급되고 있으며 나머지 6%는 포괄수가제에 의해 지급되고 있다.

## 3. 주요국의 의료재정

### 1) 독일

독일의 경우 보험자의 역할을 하는 수많은 질병금고(sick funds)가 조합원들의 보험료를 징수하여 이를 지역적 수준의 공동행위로 취합한 다음 병원에 대해서는 사전에 규제되어 있는 비율로, 의사협회에 대해서는 비용차이를 보전하는 수준에서 상환하고 있다.

참고로 독일의 보험료율은 법적 규정사항으로 5~10년 단위로 사회적 합의를 통해 인상되며 2018년 기준으로 14.6%를 적용하고 있다.

### 2) 캐나다

캐나다의 경우 일반조세로 의료재정을 마련하여 지방보험자가 관리하며 병원에 대해서는 총액예산제로, 전문의와 1차의에 대해서는 행위별 수가제로 상환하고 있다.

### 3) 영국

영국의 경우 전통적으로 일반재정을 활용하여 의료재정을 마련하여 국가보건서비스(National Health Service: NHS)에서 이를 관리하며 병원에 대해서는 총액예산제로, 전문의에 대해서는 봉급제로, 일반의에 대해서는 인두제로 상환하고 있다.

그러나 최근에 의료개혁을 통해 NHS가 관리하는 의료재정을 바로 의료공급자들에게 상환하지 않고 지역 내 보건의료서비스를 총괄하는 전략건강기구

(Strategic Health Authorities: SHA)를 두어 병원과 전문의와의 협상된 계약에 따라 상환하고 있다. 일반의의 경우 전략건강기구 산하 기구인 1차의료트러스트(Primary Care Trust: PCT)를 통해 인두제로 상환하고 있으나 병원 및 전문의에게도 협상된 계약에 따라 상환하고 있다.

### 4) 일본

일본의 경우 사회보험을 실시하고 있는데 근로자의 경우 소득세로, 자영업자나 퇴직자의 경우 소득에 기초한 보험료를 통해 의료보험재정을 마련하고 있다. 특이한 점은 대기업 근로자의 경우 사회관리건강보험자가 이를 관리함에 비해, 중소기업 근로자는 정부관리건강보험자가, 자영업자나 퇴직자의 경우 시민건강보험자가 관리한다. 정부관리건강보험자와 시민건강보험자는 정부의 일반세금 보조를 받으며 추가로 시민건강보험자의 경우 퇴직자를 위해 사회관리보험자와 정부관리보험자로부터 보조를 받고 있다.

### 5) 미국

미국은 선진국으로 유일하게 전국민 의료보장체계가 없는 아주 드문 나라이다. 기본적으로 미국의 의료시스템은 민간중심으로 전체 의료보장체계가 통일성과 일관성이 부족한 매우 복잡한 시스템으로 구성되어 있으며 정부의 의료정책 개입은 시장실패가 있는 경우로 한정하는 특징을 보이고 있다.

2017년 현재 전달체계 측면에서 전체 의료기관의 16.6%가 영리(민간투자개방형) 병원으로 구성되어 있으며, 재정 측면에서는 고용관계에 기초한 민간보험중심 체계로 최소 1,300개 이상 민간보험회사가 존재하고 전체 인구(2018년 약 3.3억 명)의 67.2%인 2.2억 명 정도가 가입되어 있다. 그 외 37.7%는 고령자와 장애인 등을 위한 메디케어(medicare)와 저소득층을 위한 메디케이드(medicaid) 등의 공적의료보험에 가입되어 있으나 8.8%는 보험에 가입되어 있지 않다. 이는 통상 전체 인구의 15% 정도가 미가입자였던 과거에 비해 일명 '오바마케어(Obamacare)'라는 전국민건강보험법(the Affordable Care Act, ACA)의 영향으로 줄어든 수치이나 본 법의 본격적인 정착 여부는 여전히 논쟁 중에 있어 미국 의료체계의 큰 약점으로 지적되고 있다.

또한 미국의 의료시스템은 기본적으로 건강유지기구(Health Maintenance Organization: HMO),1) 서비스시점제도(Point-Of-Service: POS),2) 선호공급자기구(Preferred Provider Organization: PPO)3)라는 민간보험중심의 관리의료를 근간으로 하고 있다. 관리의료(managed care)란 건강보험회사와 의료공급자들이 금전적인 인센티브와 상호협력을 통해 의료공급자와 환자의 행동을 변화시켜 의료서비스가 보다 효율적이고 저렴하게 전달되고 이용되도록 하는 노력이라 할 수 있다.

**표 2-3 국가별 진료비 지불제도 비교**

| | 의원급 | 병원급 |
|---|---|---|
| 영국 | 인두제 | 병원 근무의는 봉급제 |
| 독일 | 총액계약제에 의한 행위별 수가제 | |
| 프랑스 | 선불상환 방식에 의한 행위별 수가제 | • 공공병원(총액계약제),<br>• 민간병원(환자 1일당 입원료로서 정액지불, 일부 진료는 포괄수가제) |
| 일본 | 행위별 수가제 | 행위별 수가제<br>(DRG 시범사업 중) |
| 미국 | 행위별 수가제 | DRG |
| 한국 | 행위별 수가제(일부 DRG 실시) | |

1) HMO 보험은 보험가입자가 보험에 가입할 때 보험회사와 계약을 맺은 의사들 중에서 주치의(Primary Care Physician: PCP)를 지정하는 것이 필수이다. HMO 보험 가입자는 의료서비스를 이용함에 있어 자신의 주치의를 통해서만 의료서비스를 받게 되며 계약된 제공자 이외 제공자 진료는 불가능하다.

2) POS는 HMO와 PPO를 합쳐 놓은 것으로, 두 제도의 장·단점을 살려 저렴하면서도 환자에게 재량권을 주기 위한 프로그램이다. 주치의 선택이 필수이지만 HMO와는 달리 계약을 맺지 않은 의사를 이용할 경우에도 보상해준다.

3) PPO 보험은 행위별 수가제에 기초하며, 보험회사는 의료공급자와 계약을 통해 할인된 의료수가로 보험가입자들에게 의료서비스를 제공한다. PPO는 HMO와 달리 주치의 선택이 필요없다. 따라서 만약 PPO 보험가입자가 보험회사와 계약을 맺은 의사를 이용할 경우에는 상당히 할인된 가격으로 의료서비스를 받을 수 있으나 계약을 맺지 않은 의사를 이용할 경우에도 미리 계약된 규정에 따라 보험회사는 진료비의 일부를 보상한다.

### 사례 의료지출 줄이려면 '행위별 수가제 → 포괄수가제' 개혁해야

보건경제학 분야 세계적인 석학인 우베 라인하르트(Uwe E. Reinhardt) 미국 프린스턴대 교수는 한국의 보건의료 지출을 절감하기 위해 행위별 수가제를 포괄수가제(DRG) 방식으로 개혁해야 한다고 주장했다.

라인하르트 교수는 서울 마포구 국민건강보험공단 본부 대강당에서 열린 '외국석학 초청 강연회'에서 "한국의 주된 보건의료비 지불 제도인 행위별 수가제를 더욱 포괄적인 지불제도로 개혁해 공급자가 환자 진료를 효율적으로 할 수 있도록 유도해야 한다"며 "단 이 경우 의료서비스의 질 관리를 충실히 수행해야 한다"고 밝혔다.

그는 "만성질환자에 대해서는 연간 인두제(Capitation, 人頭制)를 도입하면 보건의료 지출을 줄일 수 있을 것"이라 강조했다. 인두제는 특정 의료기간이 정해진 범위 안에서 모든 의료서비스를 제공하는 방식이다. 그는 "행위별 수가제의 수가를 낮추는 방식은 제공자들이 수익성 확보를 위해 환자에게 서비스 제공량을 늘리는 '공급자유인수요(SID)'를 낳을 수 있다"며 "이 경우 오히려 불필요한 진료를 유발할 수 있다"고 말했다.

이어 "민간보험의 보험급여를 확대하는 것이 공공 보건의료비 지출을 줄일 수 있다"며 "하지만 민간보험사가 마케팅 등의 비용 지출과 수익 확보 등을 위해 보험료의 상당 부분을 사용할 가능성이 크고 저소득층의 부담을 높이는 결과로 이어질 수 있다"고 경계했다.

라인하르트 교수는 보건의료부문 재원확충 방안으로는 이른바 "건강에 해로운 상품에 부과하는 '죄악세'를 도입해 재원을 늘릴 수 있다"며 "한국의 경우 국내총생산(GDP) 대비 조세부담률이 높지 않으므로 증세를 통해 재원을 추가로 확보하는 것이 가능하다"고 말했다.

자료: 연합뉴스(2014.12.18)에서 발췌정리

### 사례 미국인 대부분 "정부가 건강보험 제공할 의무 없다"

대부분 미국인들은 정부가 국민들을 위해 의무적으로 건강보험을 제공할 이유가 없다고 생각하는 것으로 나타났다.

CNBC가 버슨마스텔러코리아와 함께 진행한 설문조사에 따르면, 미국인 응답자 중 37%는 "건강보험을 제공하는 것은 정부의 의무가 아니다"라고 대답했다. 또한 50%의 응답자는 "건강보험은 개인이나 기업이 해결해야 할 문제"라고 답했다. 이는 다른 선진국의 국민 65%가 "정부가 건강보험을 제공해야 한다"고 응답한 것과는 확연히 차이가 나는 것이다.

신흥국과 비교했을 때 차이는 더 분명했다. 신흥국 국민들 중 72%는 "국민에게 건강보험을 제공하는 것은 국가의 의무"라고 응답했다. 미국 내 헬스케어 전문가들은 이 같은 설문조사 결과가 전혀 놀랍지 않다고 말한다. 이는 미국 내 헬스케어시스템과 문화를 생각하면 쉽게 이해할 수 있다는 것이다. 드루 아트만 케이서패밀리파운데이션 회장은 "다른 국가들의 경우에는 국민건강보험프로그램(National Health-care System)이 있지만 미국은 없다"며 "이것이 결과의 차이를 만든 것 같다"고 설명했다.

또한 이는 미국 사람들이 전반적으로 정부에 대해서 어떻게 느끼는지도 알 수 있다는 설명이다. 아트만 회장은 "이것은 현재 미국 시민들과 미국 정부 간의 '애증관계'를 나타내준다"며 "서비스들을 받기 원하지만 작은 정부를 선호하는 미국인들은 정부가 마땅히 해야 할 의무와 개인적 책임 사이에서 갈등하고 있다"고 설명했다.

아울러 이번 설문조사는 미국 내에서 버락 오바마 미국 대통령의 핵심 정책법안인 미국의 건강보험개혁제도, '오바마케어'가 왜 미국 내에서 논쟁이 되고 있는지도 설명해줄 수 있다고 CNBC는 덧붙였다. 아트먼은 "현재 미국 내에서 오바마케어와 관련된 논쟁은 단지 오바마케어만을 둘러싼 것이 아니다"라며 "이는 미국 내에서 정부가 해야 하는 역할을 둘러싼 논쟁이나 마찬가지"라고 설명했다.

자료: 뉴스토마토(2014.9.23)에서 발췌정리

## 제3절 의료조직의 유형 및 형태

### 1. 의료조직의 유형

의료조직의 유형은 크게 광의와 협의로 구분할 수 있다.

#### 1) 광의의 의료조직

광의의 유형으로 의료조직체는 의료서비스의 생산과 직·간접적으로 연관된 모든 조직체(healthcare related organization)가 여기에 포함되며 설립주체에 따라 공공, 민간비영리 및 민간영리의 형태가 있다. 광의의 의료조직의 구체적인 유형은 다음과 같이 다양하다.

**표 2-4 광의의 의료조직 유형**

| 공공(비영리) | 민간 | |
|---|---|---|
| | 영리 | 비영리 |
| • 중앙/지방정부<br>• 국민건강보험공단<br>• 건강보험심사평가원<br>• 국가연구기관(한국보건사회연구원/한국보건산업진흥원)<br>• 국립병원<br>• 보건소<br>• 국제기구(WHO) | • 국내·외 병/의원<br>• 병원경영지원회사(MSO)<br>• 제약회사<br>• 의약품유통회사<br>• 의료기기회사<br>• 의료정보회사<br>• 보험/증권회사<br>• 기업경영경제연구소<br>• 국내·외 경영컨설팅회사<br>• 장기요양시설/실버타운<br>• 대형 양국체인<br>• 식품/화장품회사<br>• 의료벤처<br>• 헤드헌터 | • 협회(병원행정/병원/의사/약사/제약/보건)<br>• 언론/신문사(일간지/전문지)<br>• 시민단체(보건/의료)<br>• 종교단체<br>• 각종 재단<br>• 국내·외 자원봉사단체<br>• 복지시설<br>• 교육기관(대학교) |

### (1) 규제자

세계적으로 의료서비스의 품질향상 및 접근도 제고, 급증하는 의료비용의 통제 등을 위해 규제자의 규제범위와 강도가 계속 확대되는 경향을 보이고 있다.

주요 규제자로는 다음과 같다.

- 중앙정부(보건복지부, 식품의약품안전처, 질병관리본부 등)
- 지방정부(보건과)
- 시민단체
- 서비스신임(평가)기관

### (2) 의료서비스를 공급하는 1차공급자

과거에는 의료서비스의 공급자로 병원이 절대적인 우위를 점하였으나 최근 들어 산업화 및 전문화의 확대 강화로 인해 다양한 서비스 공급자가 등장하고 있다. 미국의 경우 개인 의료비 지출에서 병원이 차지하는 비중이 1990년에 42%에서 2002년에 31%로 감소하고 있다.

의료서비스를 공급하는 주요 공급자는 다음과 같다.

- 병원(공공 및 민간병원)
- 의원
- 장기요양시설
- 보건소

### (3) 의료자원을 공급하는 2차공급자

의료자원을 공급하는 주요 2차공급자로는 다음과 같다.

- 교육기관(의과대학, 간호대학, 보건대학원, 의료경영학과 등)
- 지불기관(정부, 보험회사, 회사, 사회단체 등)
- 제조 및 유통회사(제약회사, 의료기기회사, 의료정보회사, 의약품 유통회사 등)

### (4) 1 · 2차공급자를 대표하는 조직

다양하고 전문적인 자신의 분야에 대한 발전과 관심사를 확대하기 위한 다양한 형태의 대표 조직들이 있다.

- 협회(의사협회, 병원협회, 간호사협회, 제약협회, 의료기기협회 등)
- 학회(내과학회, 외과학회 등)
- 연합회(의과대학연합회, 간호대학연합회 등)

### (5) 개인 및 환자

개인 및 환자도 또한 광의의 의료조직에 속한다.

- 의사
- 간호사
- 비의사 전문가
- 비전문가
- 환자 및 소비자그룹

### 2) 협의의 의료조직으로써 의료기관

협의의 의료조직은 의료서비스를 생산하는 조직을 총칭하는 것으로 통상 병원을 중심으로 한 의료기관을 지칭한다. 즉, 협의의 의료조직은 기능적 측면에서 의료서비스를 생산하는 의료기관을 말하며 통상적으로 병원으로 지칭되기도 한다. 이러한 맥락에서 본서는 의료조직과 병원 및 의료기관을 혼용하여 사용하고자 한다.

우리나라의 경우 의료조직의 법률적 용어는 의료기관이며, 이는 의료인이 공중 또는 특정 다수인을 위하여 의료 · 조산의 업, 즉 의료업을 행하는 곳을 지칭한다. 여기서 의료인이란 보건복지부 장관의 면허를 받은 의사, 치과의사, 한의사, 조산사 및 간호사를 말한다. 이 경우의 의료조직은 의료기관으로도 통칭되어 사용되어진다.

- **의료기관:** 의료인이 공중 또는 특정 다수인을 위하여 의료업을 하는 곳
- **의료인:** 보건복지부 장관의 면허를 받은 의사, 치과의사, 한의사 · 조산사 및 간호사

의료기관을 개설할 수 있는 자격은 다음과 같으며 의료인의 경우 하나의 의료기관만 개설할 수 있다. 특히, 의사는 종합병원 · 병원 · 요양병원 또는 의원을, 치과의사는 치과병원 또는 치과의원을, 한의사는 한방병원 · 요양병원 또는 한의원을, 조산사는 조산원만을 개설할 수 있다.

- 의사, 치과의사, 한의사 또는 조산사
- 국가나 지방자치단체
- 의료업을 목적으로 설립된 법인(이를 의료법인이라 한다)
- 민법이나 특별법에 따라 설립된 비영리법인
- 공공기관의 운영에 관한 법률에 따른 준정부기관, 지방의료원의 설립 및 운영에 관한 법률에 따른 지방의료원, 한국보훈복지의료공단법에 따른 한국보훈복지의료공단

한편 의료인은 의료기관을 개설하지 않고는 의료업을 할 수 없으나 다음과 같은 예외가 있다.

- 응급환자를 진료하는 경우
- 환자나 환자 보호자의 요청에 따라 진료하는 경우
- 국가나 지방자치단체의 장이 공익상 필요하다고 인정하여 요청하는 경우
- 보건복지부령으로 정하는 바에 따라 가정간호를 하는 경우
- 그밖에 이 법 또는 다른 법령으로 특별히 정한 경우나 환자가 있는 현장에서 진료를 하여야 하는 부득이한 사유가 있는 경우

## 2. 병원의 역사

### 1) 전근대사회에서의 의료

절대권력과 철저한 신분계층에 기초한 전근대사회에서 의료에 대한 수요는 사회계층에 따라 커다란 차이를 보이고 있다. 돈과 권력을 갖고 있는 지배계층의 경우 수요자중심의 양질의 고급 의료서비스를 수요할 수 있었음에 반해, 피지배계층은 고급 의료서비스는 물론 의료서비스 자체를 수요하지 못하는 현격한 차등 수요를 나타내었다.

당시의 의료서비스 공급자는 수요자, 즉 지배계층에 강하게 예속되어 있어 독자적인 기반을 마련하지 못한 특징을 보이고 있다.

### 2) 근대사회에서의 의료

영어로 '손님을 접대한다'는 hospes의 어원을 가진 병원(hospital)은 16세기 르네상스와 종교개혁 이전까지만 하여도 주로 중세 수도원의 방랑자를 위한 시설이었다. 이곳은 치료처가 아닌 주로 전염병 환자, 이재민 등을 격리 수용하고 빈자의 구제 등 종교적 수련이나 자비와 봉사를 베푸는 역할을 담당하였다.

르네상스와 종교개혁 이후 17~18세기 동안 병원은 종교적 성격이 점차 감소

하였지만 아직도 치료수준이 낮아 '죽으러 가는 곳'이라는 인식이 여전히 지배적이었다.

그러나 영국의 산업혁명과 프랑스의 시민혁명으로 전개된 근대사회는 전근대의 절대권력을 무너뜨리면서 보편주의를 기반으로 형성되어 의료 또한 특정한 계층에 한해 공급되어지던 구조를 타파하고 모든 사람이 공평하게 폭넓게 수요하도록 하는 토대를 구축하게 되었다.

따라서 독자적 기반을 형성하지 못하였던 의료 공급자들은 근대국가의 가치를 실현하는 차원에서 자연스럽게 자립의 기반을 구축할 수 있었다. 이는 곧 의료기술의 발전을 가져왔고 이와 더불어 급성적이고 전염적인 질병의 발생은 의료공급자로 하여금 이전 사회의, 비록 특권층이긴 했지만, 수요자중심 구조를 공급자중심으로 옮겨오게 하는 데 커다란 영향을 미쳤다. 이렇게 19세기 들어 의학기술의 진보, 위생개혁을 통한 생활환경의 개선, 의료보장제도의 등장 등 병원이 진료를 보는 곳으로 크게 변화하기 시작하였으나 진료의 중심은 여전히 의원이었다. 병원에 속한 인력은 간호사, 노동자 등으로 의사는 병원의 정규 직원이 아니었다. 이른바 의원의 의사가 병원의 시설을 이용하는 개방형 병원의 모습이 병원의 초기 모습이었다.

20세기는 진료의 중심이 의원에서 병원으로 옮겨가는, 오늘날과 같은 개념의 병원이 등장하는 시기이다. 이는 이전 시기에 형성된 의료보장제도의 영향과 함께 페니실린과 항생제 등의 의학기술의 발전으로 인해 마취, 외과수술 등이 가능해지면서 의사들이 개인 진료실보다 새로운 장비를 보유한 병원을 선호하게 되었다. 이른바 폐쇄형 병원이 등장하게 되었다.

이후 제2차 세계대전은 응급의료에 대한 수요 확대 등은 병원의 발전을 더욱 부추기는 계기를 마련하였다. 여기에 1910년 미국의 플렉스너(Flexner)보고서에 의한 의학교육이 정립되어가면서 오늘날과 같은 대규모 복합병원체제로 발전하게 되었다. 이렇듯 의료지식을 독점하고 의료서비스의 생산수단을 장악한 의료공급자는 이전에 볼 수 없었던 강력한 의료권력을 형성하게 되었으며 이는 오늘날에도 더욱 확대 강화되고 있는 추세이다. 의료수급자 간의 정보비대칭성은 의사로 하여금 환자와의 관계를 철저히 종속적으로 만들게 하였다.

그러나 사회가 부여한 의권 강화는 의료의 공공성을 확대 강화하라는 사회적 책임을 동시에 부여한 것으로 양자 간의 균형을 유지할 때에만 우지될 수 있을 것이다.

한편, 한국의 경우 1885년 미국 선교의사 알렌(H. Allen)에 의해 최초의 서양식 병원인 광해원이 설립되었다. 이후 제중원으로 이름을 바꾼 후 왕실에서 평민에 이르기까지 다양한 사람들을 진료하는 기관으로 성장하였다. 현대적 개념의 첫 종합병원은 1904년 미국 실업인 세브란스(L. H. Severance)의 재정적 지원을 받아 150병상 규모의 세브란스병원으로 서울역 앞에 세워졌다.

**그림 2-5** 제중원의 초기 모습

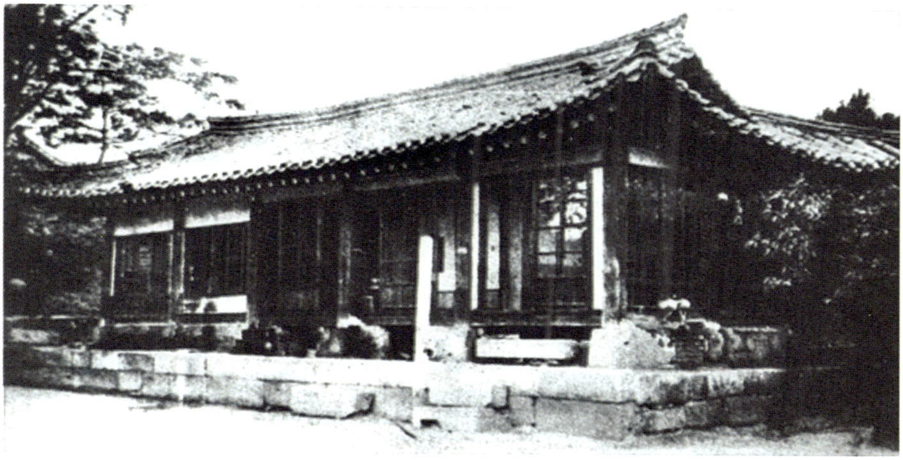

### 3) 현대사회에서의 의료

감염에 의한 질병이 의료기술의 발전으로 급속히 감소하고 점차 급성기질환이 만성기질환으로 변화되는 등의 질병구조의 변화는 의료에 있어서 탈근대를 촉진하는 주요 원인이 되었다. 특히, 만성질환의 확대는 발병의 원인이 불확실하며 오랜 기간 이루어질 뿐 아니라 그 치료결과 또한 불확실하며 오랜 기간 지속된다.

이러한 치료기간과 치료행태의 변화는 병원중심의 의료에서 생활 속의 의료로 폭넓게 전개하게 하였다. 이른바 의료의 관리대상이 질병치료의 차원을 넘어 일상생활문제의 주관자로 확대, 변해가는 일상생활에서의 의료(medicalization of everyday life)로 더욱 확대되어 간다. 즉, 병원 출산의 보편화, 의사의 사망확인 후 장례, 신체검사 후 취업, 갱년기, 탈모방지, 피부노화, 성능력 강화, 정신장애, 동성연애 등의 문제에 의료가 깊숙이 개입되면서 의료의 권위주의가 과거와는 다른 모습으로 진화되고 있다.

이 과정에서 과거에는 병이 아니던 것이 병이 되며 사람 간의 관계를 통해 회복되던 현상들이 가족과의 관계가 단절된 채 환자로서 병원에서 보내야 하는 시간이 지속적으로 증가하는 문제를 양산하고 있다. 무비판적 의존성을 경계해야 하는 시점이 되었다.

## 3. 의료조직의 형태

병원은 의료법, 설립주체, 건강보험 요양급여 적용, 진료내용, 의학교육기능 범위, 영리성 여부 및 의료제공체계 내 역할, 병상수, 병원과 개원의사와의 관계 등에 따라 다음과 같이 다양하게 분류되어지고 있다.

### 1) 의료법에 따라

먼저, 의료법은 의료기관을 의사(치과의사, 한의사 포함)가 의료를 행하는 병원과 의원 및 조산원으로 구성된다고 보고 목적과 시설기준을 중심으로 의원급 의료기관, 조산원 및 병원급 의료기관으로 크게 세 종류로 분류하고 있다.

- 의원급 의료기관: 의사, 치과의사 또는 한의사가 주로 외래환자를 대상으로 의료행위를 하는 의료기관으로써 크게 의원, 치과의원, 한의원이 있다.
- 조산원: 조산사가 조산과 임부 · 해산부 · 산욕부 및 신생아를 대상으로 보건활동과 교육 · 상담을 하는 의료기관

- 병원급 의료기관: 의사, 치과의사 또는 한의사가 주로 입원환자를 대상으로 의료행위를 하는 의료기관으로써 크게 병원, 치과병원, 한방병원, 요양병원, 종합병원이 있다. 한편 요양병원에는 노인전문병원, 정신병원, 의료재활시설 등이 포함된다.

병원급 의료기관의 자격요건을 특히 엄격하게 규정하고 있는데 병원(치과병원, 한방병원, 요양병원 포함)의 경우 30개 이상의 병상(병원 · 한방병원만 해당) 또는 요양병상(요양병원만 해당)을 갖추어야 한다.

종합병원의 경우는 다음의 요건을 갖추어야 한다.

- 첫째, 100개 이상의 병상을 갖출 것
- 둘째, 100병상 이상 300병상 이하인 경우에는 내과 · 외과 · 소아청소년과 · 산부인과 중 3개 진료과목, 영상의학과, 마취통증의학과와 진단검사의학과 또는 병리과를 포함한 7개 이상의 진료과목을 갖추고 각 진료과목마다 전속하는 전문의를 둘 것
- 셋째, 300병상을 초과하는 경우에는 내과, 외과, 소아청소년과, 산부인과, 영상의학과, 마취통증의학과, 진단검사의학과 또는 병리과, 정신건강의학과 및 치과를 포함한 9개 이상의 진료과목을 갖추고 각 진료과목마다 전속하는 전문의를 두는 것이다.

최근의 의료법 개정에서는 상급종합병원과 전문병원을 지정할 수 있으며 이들은 3년마다 평가하여 재지정하거나 지정을 취소할 수 있다. 이들의 지정기준들은 다음과 같다.

상급종합병원으로 지정을 받으려면 종합병원 중에서 중증질환에 대하여 난이도가 높은 의료행위를 전문적으로 시행하며 다음과 같은 요건을 갖추어야 한다. 참고로 2018년부터 2020년까지 상급종합병원은 42개소이다.

- 첫째, 20개 이상의 진료과목을 갖추고 각 진료과목마다 전속하는 전문의를 둘 것

- 둘째, 전문의가 되려는 자를 수련시키는 기관일 것
- 셋째, 보건복지부령으로 정하는 인력 · 시설 · 장비 등을 갖출 것
- 넷째, 질병군별 환자구성비율이 보건복지부령으로 정하는 기준에 해당할 것 등이다.

전문병원으로 지정을 받으려면 병원급 의료기관 중에서 특정 진료과목이나 특정 질환 등에 대하여 난이도가 높은 의료행위를 하는 병원이어야 하며 다음과 같은 요건을 갖추어야 한다.

- 첫째, 특정 질환별 · 진료과목별 환자의 구성비율 등이 보건복지부령으로 정하는 기준에 해당할 것
- 둘째, 보건복지부령으로 정하는 수 이상의 진료과목을 갖추고 각 진료과목마다 전속하는 전문의를 둘 것 등이다.

### 2) 설립주체에 따라

병원은 설립주체에 따라 크게 공립병원(public hospital)과 사립병원(private hospital)으로 구분된다.

- **공립병원**: 국가, 지방자치단체 및 공공단체가 설립 · 운영하는 병원(국립대학부속병원, 국립의료원, 경찰병원, 시 · 도립병원, 보건의료원, 지방공사의료원, 보훈병원, 군병원, 결핵 및 정신병원) 등이 해당된다.
- **사립병원**: (의료법인, 학교법인, 재단법인, 사단법인, 사회복지법인, 종교법인 등) 각종 민간 법인이 설립 · 운영하는 '법인병원'과 의료인이 설립 · 운영하는 '개인병원'으로 구성된다.

개인병원은 영리적으로 운영하든 비영리적으로 운영하든 이는 설립자인 개인이 자유롭게 선택하며 대부분 영리적으로 운영되고 있다. 따라서 개인병원은 이윤의 소유주 독점이 가능하나 대외적 공신력이 낮음에 반해 영리법인병원은 대외신용도가 높은 장점 등이 있다.

개인병원과 영리법인병원의 장 · 단점은 다음과 같다.

**표 2-5 개인병원과 영리법인병원의 장 · 단점**

| 구분 | 개인병원 | 영리법인병원 |
|---|---|---|
| 장점 | • 이윤의 소유주 독점<br>• 창업의 용이함 및 창업비 저렴<br>• 활동의 자유와 신속성<br>• 사업비밀의 높은 보안성<br>• 자금이용의 용이성<br>• 세무조사의 편의성 | • 높은 대외신용도<br>• 출자금 한도 내에서 유한책임<br>• 개인병원보다 낮은 세율<br>• 개인병원보다 낮은 세무간섭<br>• 유리한 상속 및 증여세 처리 |
| 단점 | • 소유주의 무한책임<br>• 경영능력의 한계 및 영속성 결여<br>• 자금조달의 한계성<br>• 납세상 불리<br>• 상속 및 증여세 처리의 어려움<br>• 대외적 낮은 공신력 | • 이익금 인출에 대한 배당세 부과<br>• 여유자금 인출활용의 어려움<br>• 복잡한 해산 및 청산절차 |

### 3) 건강보험 요양급여적용에 따라

요양기관이란 국민건강보험에 의한 요양급여를 지급하는 곳으로 의료법에 의해 개설된 의료기관과 약사법에 의해 등록된 약국, 지역보건법에 의한 보건소 · 보건의료원 및 보건지소 외 보건진료소 등이 있다. 여기서 요양이란 환자에게 제공한 진료와 투약을 말하며, 약국을 제외한 요양기관을 의료기관이라 한다.

- **요양기관:** 국민건강보험에 의한 요양급여를 지급하는 곳(의료기관, 약국, 보건소 · 보건지소 · 보건진료소)

참고로 보험급여(insurance benefit)란 가입자 및 피부양자의 질병 · 부상에 대한 예방 · 진단 · 치료 · 재활과 출산 · 사망 및 건강증진에 대하여 법령이 정하는 바에 따라 공단이 현물 또는 현금 형태로 제공하는 서비스를 말한다. 여기서 현물급여는 요양급여와 건강검진을 뜻하며, 현금급여에는 요양비, 장애인 보장구 급여비, 본인부담액 상한제 및 임신, 출산관련 진료비가 있다. 따라서, 요양급여란 보험급여 중 현물급여를 말한다.

▪ **보험급여**
- 현물급여: 요양급여, 건강검진
- 현금급여: 요양비, 장애인 보장구 급여비, 본인부담액 상한제, 임신 · 출산 진료비

### 4) 의학교육기능의 범위에 따라

병원은 의학교육기능의 범위에 따라 크게 대학병원(teaching hospital, university hospital, infirmary), 수련병원(training hospital) 및 비교육병원(non training hospital)으로 구분된다.

- **대학병원**: 의학, 한의학 및 치의학 관련 학과를 두는 의학계열 대학이 부속시설로 운영하는 병원
- **수련병원**: 전공의를 수련시키는 병원으로 수련내용에 따라 인턴수련병원, 레지던트수련병원, 인턴 · 레지던트수련병원이 있다.

### 5) 영리성 여부에 따라

병원은 영리성 여부에 따라 크게 영리병원(for profit hospital)과 비영리병원(not-for-profit hospital)으로 구분된다. 우리나라에서는 법인병원의 경우 영리병원은 법으로 허용하지 않고 있다. 그러나 개인병원의 경우 이윤추구를 목적으로 병원을 운영할 수 있다.

비영리병원의 형태는 크게 국가 및 지방자치단체에 의해 설립 · 운영되는 공공기관인 공공병원과 민간에 의해 설립 · 운영되는 의료법인(의료법), 학교법인(사립학교법), 재단법인, 종교법인, 사회복지법인(사회복지사업), 사단법인 등이 있다.

- **영리병원**: 개인 또는 법인이 이윤추구를 목적으로 운영하는 병원
- **비영리병원**: 비영리기관에 의해 운영되는 병원

영리병원과 비영리병원의 근본적인 차이는 비영리병원의 경우, 첫째 이윤을 목적으로 한 투자가 병원 내로 유입될 수 없으며 또 이윤이 발생했을 경우 병원 밖으로 유출될 수도 없다는 것이다. 둘째, 병원을 해산하는 경우 잔여재산은 국고에 귀속하여야 한다는 점이다. 물론 영리병원의 경우 이러한 제약을 받지 않는다. 이들의 차이점은 다음과 같다.

**표 2-6 영리 및 비영리병원 비교**

| 구분 | 영리병원 | 비영리병원 |
|---|---|---|
| 투자 및 운영목적 | 이윤극대화 및 투자자 부 극대화 | 이윤을 추구할 수 없으며 공익적 의료, 교육, 연구 등 수행(수익사업 제한) |
| 운영비 | 진료수입과 수익사업으로 조달 | 전적으로 진료수입에 의존 |
| 투자분배 가능 여부 | 이윤의 일정부분 투자자 분배 가능 | • 이윤분배 불가<br>• 법인 내 적립 |
| 조세혜택 | 상법상 영리기업에 준하는 세율 적용, 세금혜택 없음(재산세, 소득세, 판매세 납부) | 다양한 조세혜택 있음<br>(우리나라의 경우는 극히 미약함) |
| 병원해산 시 재산처분 | 자유로이 매각 가능 | 잔여재산 국고귀속 |
| 정부지원 | 거의 없음 | 국가 및 지방자치단체의 재정 및 인력 등 지원 가능<br>(우리나라의 경우 극히 미약함) |

최근에 활발하게 논의되고 있는 영리병원의 허용은 병원의 자금조달을 주식을 포함하여 다각화시켜 국가의 부담을 줄이고 경영을 효율화하며 의료서비스의 품질을 향상시키기 위한 노력의 일환으로 거론되고 있다. 그러나 이러한 효과들을 뚜렷하게 기대할 수 없고 공공성을 저해하며 거대자본의 독과점 가능성이 높으며 오히려 의료비를 상승시킬 것이라는 우려의 목소리 또한 높게 제기되고 있다.

## 6) 의료제공체계 내 역할에 따라

병원은 의료제공체계 내 역할에 따라 크게 1차의료기관, 2차의료기관 및 3차

의료기관으로 구분된다.

- **1차의료기관:** 외래 진료기능을 갖춘 의료기관으로 일반의원, 전문의원, 보건소, 보건지소, 보건진료소, 모자보건센터, 병원선, 조산소 등이 이에 해당
- **2차의료기관:** 기본 4과 이상의 진료과목과 전문의를 갖추고 외래 및 입원환자를 위한 진료시설 및 보조인력을 갖춘 의료기관으로 30병상 이상 병원, 500병상 미만 종합병원, 병원화 보건소, 2개 이상의 전문과목의 30병상 이상 전문의원 등이 이에 해당
- **3차의료기관:** 모든 진료과목과 전문의를 갖추고 특수분야별 전문의수준의 진료와 의학교육, 의학연구, 개원의 재교육, 의료인력의 훈련기능을 수행할 수 있는 시설과 인력을 보유한 의료기관

특히, 3차의료기관의 경우 500병상 이상의 의과대학 부속병원 및 종합병원, 일반병원에서 진료가 어렵거나 격리 및 장기간 치료가 필요한 전문적 시설과 인력이 요구되는 특정 질병의 외래 및 입원 진료기능을 갖춘 특수병원 및 정신병원, 결핵병원, 나병원, 재활원, 산재병원, 암센터 등이 이에 해당한다.

### 7) 병상수에 따라

병원은 병상수에 따라 크게 대형병원과 중소병원으로 구분된다.

- **대형병원:** 400병상 이상 및 300~400병상 중 인턴 및 레지던트 수련병원
- **중소병원:** 300~400병상 병원 중 인턴 및 레지던트 수련병원을 제외한 병원 및 300병상 이하 병원

### 8) 병원과 개원의사와의 관계에 따라

병원을 병원과 병원 외부의 개원의사와의 관계에 따라 개방형 병원(open hospital), 폐쇄형 병원(closed hospital)으로 구분한다. 개병형 병원제도를 'attending system'이라고도 한다. 우리나라의 병원제도는 폐쇄형 병원제도에 속

한다.

- **개방형 병원**: 개원한 의사들에게 자신들의 환자를 입원, 수술 등을 할 수 있도록 허용한 병원
- **폐쇄형 병원**: 이를 허용하지 않은 병원

## 제4절 의료조직의 행태 및 가치사슬

### 1. 병원행태론[4)]

병원의 의사결정행태를 설명하는 병원행태이론은 크게 영리병원모형과 비영리병원모형으로 구분된다. 영리병원은 이윤극대화 가정에 기초하고 있어 일반기업의 행태를 그대로 받아들여도 큰 무리가 없으나 비영리병원의 경우 효용극대화, 수입극대화 및 격차극소화모형 등 다양한 행태의 모형이 존재한다.

영리병원의 행태에 대해서는 다음과 같이 설명할 수 있다.

- **이윤극대화모형**: 병원은 이윤극대화를 추구하며 주요 의사결정 변수로는 시설과 장비투자 및 가격과 생산량결정인 모형

비영리병원의 행태에 관한 대표적인 모형은 다음과 같다.

- **효용극대화모형**: 병원은 환자만족 등 효용의 극대화를 추구하며 주요 의사결정 변수로는 상충관계에 있는 진료서비스의 질과 양의 조합결정인 모형
- **수입극대화모형**: 병원은 이윤극대가 아닌 최소 이윤수준에 따른 수입극대화를 추구하며 주요 의사결정 변수로는 환자유치 등 판매량결정인 모형
- **격차극소화모형**: 병원은 경쟁병원과의 지위 격차의 극소화를 추구하며 주요

4) 양봉민, 보건경제학, 나남출판, 2006.

의사결정 변수로는 시설과 장비 및 인력투자인 모형으로 병원의 상호의존적 성격을 강조한 모형

따라서 이상의 모형에 따라 병원의 주된 관심사는 다음과 같이 다양하게 전개될 것이다.

먼저 효용극대화에 입각할 경우 병원은 의료서비스 품질향상 등을 통해 고객만족도 향상을 가장 중요하게 생각할 것이며, 수입극대화에 입각할 경우는 외래환자의 방문과 입원환자의 병상회전 등과 같이 시장점유율과 병원규모 확대에 주안점이 주어질 것이다.

격차극소화모형의 경우에는 선두병원의 행태에 가장 민감하게 반응하게 되는데 일반적으로 무형성이 강한 의료의 성격상 눈에 잘 띄는 의료시설 및 장비의 고급화를 통해 격차를 유지하려는 경향이 강하게 되어 필요 이상의 장비나 시설에 대한 투자가 일어나는 경우를 쉽게 볼 수 있다. 선두병원의 이러한 행태는 병원산업 전반에 확산되어 산업 전반의 생산성과 경영수지 악화의 악순환을 반복하는 원인이 되기도 한다. 그러나 격차극소화를 위해 진보된 의료기술의 확산이 빠르게 전개될 수 있다는 긍정적인 측면도 기대할 수 있다.

## 2. 의료조직의 기능

### 1) 고유기능

현대적 의미에서의 의료기관은 크게 환자의 진료, 의학연구 및 의료인력의 교육훈련, 공중보건서비스 및 지역사회봉사라는 세 가지 고유기능을 수행할 것을 요구받고 있으며 그 외 부대사업을 허용하고 있다.

- **환자의 진료:** 진단과 치료, 예방과 재활 등
- **의학연구 및 의료인력의 교육훈련:** 임상의학적 연구 및 임상시험, 학생교육, 전공의 수련, 의사 평생교육 및 연수교육 등

- 공중보건서비스 및 지역사회봉사
- 기타 부대사업: 노인의료복지시설, 장례식장, 부설주차장, 음식점, 이 · 미용업 설치 · 운영 등

특히, 환자의 진료는 1차진료(primary care), 2차진료(secondary care), 3차진료(tertiary care)로 구분하는데 이는 환자 후송체계를 형성하기도 한다.

- 1차진료: 환자가 처음 접하는 의료로 개원을 한 일반의(generalist), 가정의, 일반내과의사, 소아과의사 등에 의한 일반 필수진료
- 2차진료: 20병상 이상 병원에서 해당분야 전문의(specialist)에 의한 전문진료
- 3차진료: 종합병원에 의해 제공되는 고급 전문의료

이렇게 의료기관의 1차적인 기능은 환자에 대한 건강진단과 치료 및 간호 등 인간적 서비스의 제공에 있다. 이와 함께 이들을 지원하기 위한 2차적인 기능이 급속도로 요구되고 있다. 바로 경영관리의 기능으로 이는 병원의 유지 및 운영을 위해 생산성향상과 경제적 가치를 추구한다.

### 2) 부대사업

의료법인은 그 법인이 개설하는 의료기관에서 의료업무 외에 다음과 같은 부대사업이 허용되어진다. 부대사업은 다음과 같다. 부대사업으로 얻은 수익에 관한 회계는 의료법인의 다른 회계와 구분하여 계산하여야 한다.

- 의료인과 의료관계자 양성이나 보수교육
- 의료나 의학에 관한 조사연구
- 노인의료복지시설의 설치 · 운영
- 장례식장의 설치 · 운영
- 부설주차장의 설치 · 운영
- 의료업 수행에 수반되는 의료정보시스템 개발 · 운영사업 중 대통령령으로 정하는 사업

- 그밖에 휴게음식점영업, 일반음식점영업, 이 · 미용업 등 환자 또는 의료법인이 개설한 의료기관 종사자 등의 편의를 위하여 보건복지부령으로 정하는 사업

## 3. 의료조직의 가치사슬

### 1) 가치사슬이론

조직체는 고객을 위한 가치를 창조할 때 영속할 수 있다. 의료조직체 또한 마찬가지이다. 환자는 물론이고 의사를 포함한 관련 이해관계자를 위한 가치창조를 확대해야만 지속적으로 존재할 수 있는 것이다.

여기서 가치(value)란 서비스 상품을 구입하기 위해 기꺼이 지불하고자 하는 가격을 의미한다. 예를 들어, 성형수술로 값비싼 금액을 지불하였다고 하더라도 남들에게 호감을 갖게 하였거나 스스로도 사회생활에 자신감을 갖게 되었다면 이는 높은 가치를 제공받았다고 할 수 있다. 반대로 저렴한 시술을 받았더라도 만족하지 못하였다면 자신에게는 가치 없는 의료서비스가 된다.

▌그림 2-6 ▌조직의 가치사슬

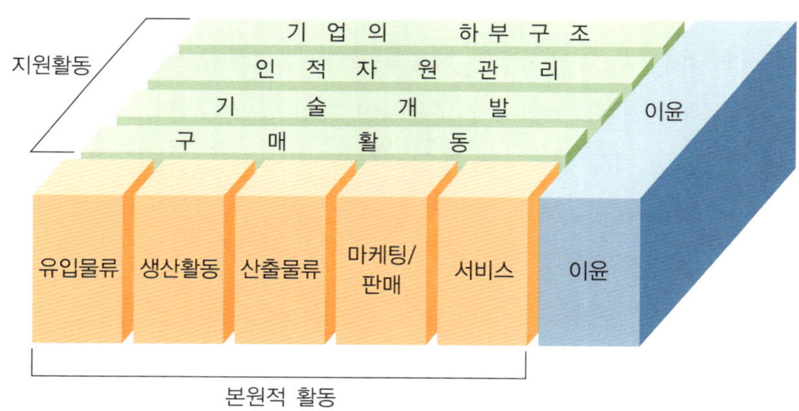

포터(M. Porter)는 가치사슬(value chain)을 조직의 제반활동을 통합할 수 있는 능력, 즉 경쟁우위(competitive advantage)를 파악하기 위한 세분화한 조직활동이라 하였다. 조직이 창출하는 총가치는 주활동(primary activities)과 보조활동(support activities)으로 구분되며 경쟁자 간 가치사슬에서의 차이가 경쟁우위의 원천을 형성한다고 보았다. 즉, 가치가 조직의 어디에서, 어떻게 창출되고 있는지를 시스템 관점에서 전략적 사고를 쉽게 하는 효과적 수단이 조직가치사슬이다. 가치사슬의 유용성은 경쟁우위분석을 위한 도구이며 또한 경쟁우위의 창출과 유지를 위한 도구라는 점이다.

가치사슬분석이란 가치사슬, 즉 가치활동의 연결을 통해 부가가치를 창조하는 기업 내 프로세스를 분석하는 것으로 맥킨지(McKinsey) 컨설팅사가 개발한 비즈니스시스템(Business System)을 포터(M. Porter)가 정교한 분석틀로 발전시킨 분석기법을 말한다.

이는 다음과 같은 순서로 진행된다.

첫째, 조직의 전체 생산활동을 세분된 개별적인 활동으로 나눈다.

둘째, 분리된 개별활동이 가치창출에 미치는 상대적인 중요도를 파악한다.

셋째, 각 활동부문에서 가치창출을 저해하는 주요 세부활동을 찾아낸다.

넷째, 저해부문과의 연관된 세부활동들을 파악한다.

다섯째, 가치통합 또는 분해되어야 할 세부활동들을 규정한다.

## 2) 의료조직의 가치사슬

의료조직은 환자와 다른 이해관계자를 위해 많은 가치창출의 기회를 갖고 있다. 친절한 의료진, 예의바른 사무직원, 깨끗한 병원시설, 진료효율을 높이는 의료기기, 통합된 정보시스템, 짧은 대기기간, 편리한 수납절차, 효율적인 예약시스템, 넓은 주차장, 효율적인 공급망 등이 전부 가치창출의 원천들이다.

### (1) 관점 1

의료조직은 크게 다음과 같은 세 종류의 가치체인으로 구성되어 있다. 첫째가 의료진이 주체가 되어 내원환자와 일반고객들을 상대로 질 좋은 의료서비스를 제공하기 위한 진료가치사슬(Care Value Chain: CVC)이고, 다음이 경영관리진이 주체가 되어 제약회사, 의료기기회사, 유통회사 등을 상대로 한 공급가치사슬(Supply Value Chain: SVC)이다. 마지막으로 의료진과 경영관리진이 주체가 되어 일반고객, 정부, 지역사회, 보험사 등에 대한 충성가치사슬(Loyalty Value Chain: LVC)이다.

따라서 의료조직은 이상의 세 가지 가치사슬로 구성된 조직체이다.

**▌그림 2-7▐ 의료조직의 가치사슬(관점 1)**

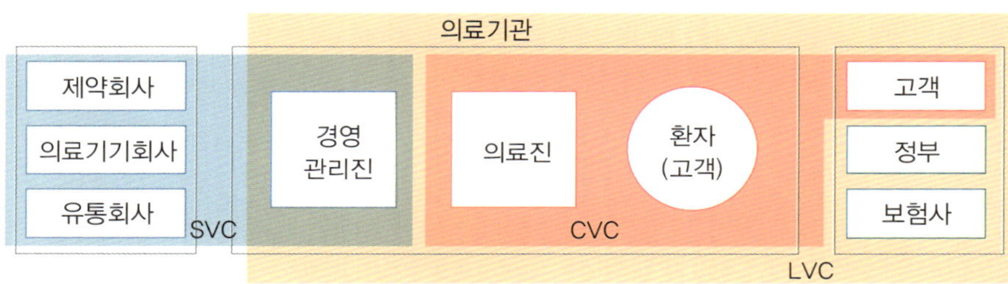


### (2) 관점 2

의료조직의 가치사슬분석 또한 의료서비스의 생산 및 전달과 관련된 본원적 활동과 효율적이고 효과적인 서비스 전달을 지원하는 지원활동으로 나누고 각각의 업무활동에서 비용 및 부가가치가 얼마나 소요되고 창출되는지를 분석함을 목적으로 둔다.[5)]

- **본원적 활동(=의료서비스 전달활동)**: 의료서비스에 대한 접근, 서비스의 제공 및 서비스에 대한 사후조치를 확실하게 보장하는 것과 직접적으로 연관된 활동
- **지원활동**: 의료서비스의 효율적이고 효과적인 전달을 돕는 활동

**5)** L. E. Swayne, W. J. Duncan and P. M. Ginter, *Strategic Management of Health Care Organizations*, Blackwell, 2006.

본원적 활동은 환자가 병원에 도착하기 전에 서비스 전(pre-service) 활동, 서비스 중(point-of-service) 활동, 서비스 후(after-service) 활동으로 구분될 수 있으며 주로 임상운영 과정과 마케팅활동 등으로 구성된다.

그 주요 내용은 다음과 같다.

첫째, 서비스 전 활동은 서비스의 실제 전달 이전의 활동으로 주요 가치창출 영역으로 시장조사 및 마케팅연구, 표적시장, 포지셔닝과 서비스 상품과 브랜딩, 가격결정, 촉진, 유통 등의 마케팅믹스를 포괄하는 마케팅전략수립 등이 있다.

둘째, 서비스 중 활동은 서비스가 전달된 시점에서의 활동으로 주요 가치창출 영역으로 품질과 프로세스혁신을 통한 임상 운영과 환자만족을 위한 마케팅활동 등이 있다.

셋째, 서비스 후 활동은 서비스를 전달받은 이후의 활동으로 주요 가치창출 영역으로 임상과 마케팅 측면에서의 사후관리(follow-up) 및 추적관리(follow-on)와 보험청구활동 등이 있다.

**그림 2-8 의료조직의 가치사슬(관점 2)**

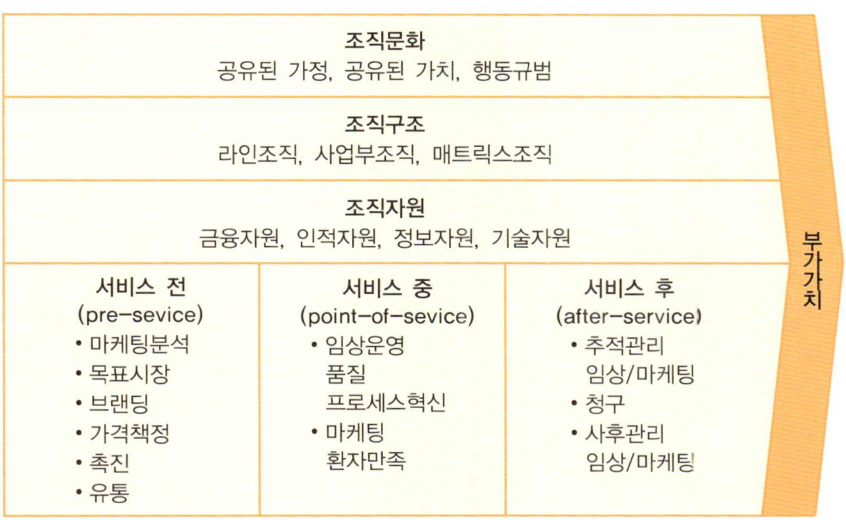


자료: L. E. Swayne, W. J. Duncan and P. M. Ginter, *Strategic Management of Health Care Organizations*, Blackwell, 2006.

이렇게 의료조직은 세 종류의 서비스전달시스템의 전 영역에서 경쟁자를 뛰어 넘는 이점과 가치를 창조하는 활동을 발굴하고 그렇지 못한 활동을 제거할 수 있는 실행전략을 수립하여야 한다.

서비스전달활동에서의 가치창출은 결국 조직문화, 조직구조, 전략적 자원과 같은 지원활동이 얼마나 효율적이고 효과적으로 수행되는가에 따라 성과 차이를 나타내게 된다.

## 4. 병원의 목적과 업무의 특성

### 1) 병원의 목적

병원의 목적은 궁극적으로는 사회적 가치와 경제적 가치 간의 조화로운 절충을 통해 병원의 고객인 이해관계자의 가치를 극대화(to max stakeholder's value)

**그림 2-9 병원의 주요 이해관계자**

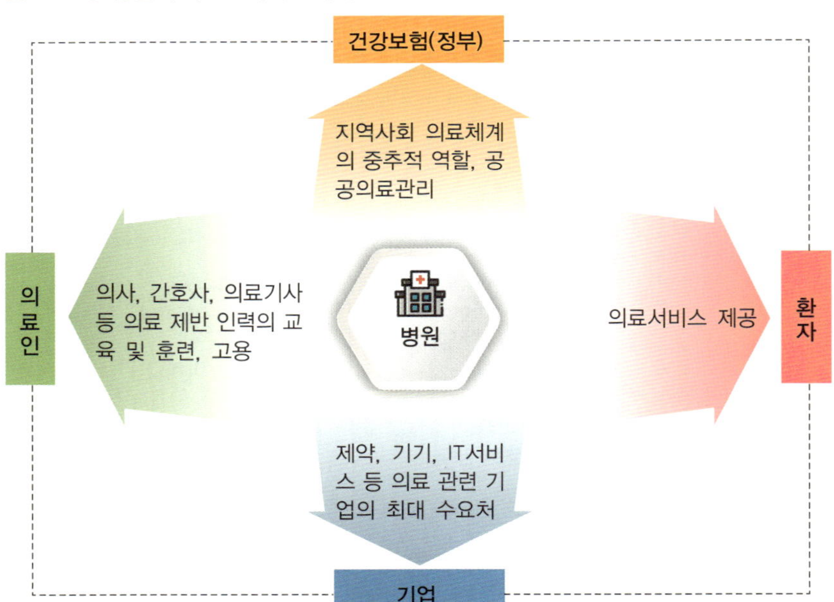

함에 주어지고 있다. 주요 이해관계자로는 다음과 같다.

- 의료서비스 직·간접 생산자(병·의원, 의사, 간호사, 경영관리자, 약사, 기사, 사회복지사, 식품영양사, 심리사, 노동조합 등)
- 의료서비스 소비자
- 정부 및 보험자, 지역사회 및 시민단체
- 보건의료기업(제약회사, 의료기기회사, 의료정보회사, 유통회사 등)

## 2) 병원의 특성

병원을 경영관리함에 있어 병원업무가 갖고 있는 다음과 같은 주요 특징에 유념하여야 한다. 이는 제품을 생산하는 조직은 말할 것도 없고 서비스를 생산하는 그 어떤 조직에서도 쉽게 찾아보기 어려운 독특한 성격을 갖고 운영되고 있다.

의료기관의 운영상의 특성은 다음과 같다.

첫째, 병원이 생산하는 의료서비스의 공공재적 성격으로 비영리적 운영이 지지받고 있다. 이로 인해 설립의 제약이 있는 등 진입장벽이 있고 자본투자와 영업활동, 퇴출 또한 정부의 규제하에 놓여있다.

둘째, 병원은 의사라는 경영자도 아니며 근로자도 아닌 전문가에 대한 의존성이 대단히 높은 조직으로 단일관리체계가 아닌 이원화된 관리에 대한 운영의 묘가 필요하다.

셋째, 병원은 자본집약적이면서도 노동집약적이어서 대량 및 자동생산이 불가능하다. 따라서 수요예측과 유연한 공급체계를 갖추는 것이 효율적 운영을 위한 관건이 된다.

넷째, 병원은 생산자와 소비자의 양자관계가 아니라 정부(보험자)가 가격을 책정하고 지불하는 제3자 관계를 기본 축으로 하여 운영되는 특수한 체계를 갖고 있다.

다섯째, 병원은 24시간 365일 운영되어야 한다. 병원이 담당하고 있는 핵심기능인 입원과 응급환자에 대한 진료는 병원으로 하여금 쉼없이 운영하도록 하고 있다.

여섯째, 병원은 신속한 서비스를 제공하여야 한다. 의료서비스를 필요로 하는 환자들은 대부분 신속한 서비스 공급이 필요한 상황에 놓여있게 된다. 따라서 신중하고 빠른 서비스의 공급을 위해 항상 대기하고 준비해 놓고 있어야 한다.

일곱째, 병원의 업무는 매우 세분화되고 전문화되어 있다. 유사이래 가장 복잡한 조직이 병원조직으로 다양한 직종과 고도의 전문가가 협력하여 단일의 서비스를 생산하고 있다.

여덟째, 병원은 생명과 직결된 서비스를 생산하기 때문에 고도의 윤리성이 요구되며, 서비스의 공급을 거부할 수 없는 등 많은 규제 속에서 운영되어야 한다.

이상과 같이 병원의 경영은 그 어떤 조직의 경영보다 복잡하고 난해하여 향후 경영의 문제가 더욱 깊이 연구되고 실행되어야 할 사회조직이라 할 수 있다.

# Chapter 03 의료경영의 새로운 모색

저출산 고령사회의 블루오션, 의료경영

## 제1절 새로운 의료경영 패러다임의 대두

### 1. 보건의료경제의 도래

보건의료경제(Health Economy: HE)란 보건의료부문이 경제에서 차지하는 비중과 중요성이 증대된 경제로써 향후 국가경제 운영의 향방을 가늠할 뿐 아니라 건강(health)의 개념이 경제 내 모든 개인과 조직이 생산하는 재화와 서비스에 내재되어야 함을 강조하는 경제를 의미한다.

2017년 유럽연합의 보건의료비용 지출규모가 GDP 대비 9~11%에 이르고 있으며, 미국은 17% 수준을 넘어서고 있고, 우리나라의 경우도 7%를 넘어서고 있어 보건의료부문의 중요성이 확대되고 있다 하겠다. 미국의 경우, 의료보험의 혜택을 받기 위해 지불한 의료보험금 총액의 27%는 사망 직전 1년 동안 쓰게 되고 또 이 금액의 거의 50%를 사망 60일 전에 쓴다는 보고가 있다.[1)] 또한 2008년에 65세 이상 노인의 평균 의료비가 그 이하 세대의 평균치인 약 800달러를 3배 이상 지출하였으며, 국립보건원의 연구개발비 지출도 1992년 이후 10년 동안 약 3배가 증가하고 있는 것으로 나타났다. 이는 같은 기간 의약품 연구개발비의 증가폭과도 대동소이한 것으로 나타나는 등 보건의료와 관련된 제반 지출규모가 큰 폭으로 증가하고 있는 것으로 보고되고 있다.

HE의 확산에는 인구구조의 고령화가 크게 견인하고 있다. 우리나라의 경우

---

1) T. S. Bodenheimer and K. Grumbach, *Understanding Health Policy*, McGraw-Hill, 2009.

2008년에 65세 이상 인구가 전체인구의 10%를 넘어 당초 예상보다 1년 빠른 2017년에 14%인 고령 사회에 진입하였고, 2025년경에 국민 5명 중 1명(20%)이 노인이 되는 초고령 사회에 진입할 것으로 전망되고 있다. 고령화 사회에서 초고령 사회로의 진입이 불과 24년간에 걸쳐 일어나 가장 빨랐던 일본보다도 7년이나 빠르고 프랑스에 비해서는 무려 130년이나 빠른 특성을 나타내는 초유의 현상이 발생하고 있다. 2017년 현재 15~64세의 생산연령인구는 전체인구의 73.2%(3,757만 명)이고 65세 이상 고령인구는 13.8%(707만 명)에서 오는 2067년에는 생산연령인구는 45.4%, 고령인구는 46.5%를 차지할 것으로 전망되고 있어, 경제적 측면에서도 실로 엄청난 지각변동이 예상되고 있다.[2)]

통계청의 장래인구추계 결과에 따르면, 우리나라 전체인구 중 65세 이상 노인인구 비중은 2015년 12.8%(650여만 명)에서 2020년의 15.6%(810여만 명)로 늘어나 오는 2040년경에는 30%대를 넘어 32.8%(1,700여만 명)에 이를 것으로 추계되고 있다. 65세 이상 노인인구가 사용한 의료비 지출은 2015년 22.2조원에서 2020년 35.6조원 및 2030년 91.3조원으로 2015년 대비 각각 1.6배 및 4.1배가 증가할 것으로 전망되고 있다. 한편, 노인 1인 의료비는 2015년 357만원에서 2020년 459만원 및 2030년 760만원으로 2015년 대비 각각 1.3배 및 2.1배가 늘어날 것으로 전망되었다. 2015년과 2020년을 비교했을 때, 노인의료비 및 1인당 노인의료비는 노인인구 2.8% 포인트 증가에 각각 무려 160% 및 130%나 증가함을 볼 수 있다. 국민 1인 대비 노인 1인의 의료비가 3배가 넘고 전체 의료비 중 노인의료

**표 3-1 노인의료비 미래 예측**

| | 전체(조원) | 1인당(만원) |
|---|---|---|
| 2015년 | 22.2 | 357 |
| 2020년 | 35.6 | 459 |
| 2025년 | 58.0 | 591 |
| 2030년 | 91.3 | 760 |

자료: 국민건강보험공단, 고령사회를 대비한 노인의료비 효율적 관리방안, 2017.

2) 통계청, 장래인구특별추계: 2017~2067년, 2019 참조

비가 차지하는 비중 또한 30%가 넘는 것도 문제이지만, 노인의료비의 증가가 인구구성의 증가보다 더욱 커져가고 있음이 더욱 문제가 되고 있다. 고령화는 곧 의료비의 급팽창을 불러오고 있다.

고령화의 진전과 함께 고혈압, 당뇨, 심장병, 암 등 만성병자의 급증, 대체의학에 대한 수요 확대, 보건의료부문에 있어 연구개발비의 급증, 제약회사 연구개발비의 급증, 바이오기술 투자비의 확대, 의료기기 기술투자비 확대, 보건의료 정보투자비 확대는 물론이고 새집증후군으로 불리는 건강주택에 대한 관심 확대, 미용, 패션, 음식, 운동, 바이오 보안 등에 대한 소비자의 욕구는 확대일로에 서 있어 이에 대한 대비가 시급하고 절실하다 하겠다.

이러한 건강 및 보건과 관련된 부문의 확대 및 유전자 등 생명공학과 관련된 기술발전은 보건의료시장의 역학관계를 공급자중심에서 수요자중심으로, 진료중심의 의료를 예방중심으로, 질병관리중심에서 건강관리중심으로 이동시키면서 '개별화된 맞춤의료'의 환경으로 급변하는 등 보건의료부문에 내재한 패러다임을 변화시키고 있다.

## 2. 의료시장의 변화

우리나라의 경우 의료시장은 오랜 기간 동안 공급자주도적 시장 안에서 규제적 가격체계를 근간으로 합리적 경영에는 주된 관심을 두지 않고도 성장할 수 있었다. 권위적인 의료계, 일방적인 의사와 환자와의 관계 속에서 환자는 그저 의료행위의 대상이었다. 자신에게 적합한 병원과 의사에 대한 신뢰할만한 정보에 목말라하면서 치료 과정과 처방된 약에 대한 충분한 정보도 제공받지 못할 뿐 아니라 불만을 해소할 제도적 장치도 없이 방치되어야 했었다.

그러나 1980년대 후반부터 의료환경은 수요자중심이라는 시장구조의 질적 변화와 함께 더욱 치열한 경쟁환경이 전개되고 있다. 의료시장의 주요 변화는 다음과 같다.

그 첫 번째가 의료기술의 발전이 가속화되고 있다. 최대 의료수요층인 고령인구의 급증을 대비한 생명공학기술(bio technology)의 비약적인 발전, 맞춤형 의약품의 개발, 첨단적이고 휴대가 가능한 의료기기의 보급, 인공지능과 사물인터넷(Internet of Things: IoT), 빅데이터 진전에 따른 스마트 헬스케어 등은 의료시장을 바라보는 패러다임이 근본적으로 변해야 하는 필요성을 강하게 제기하고 있다. 특히, 의료 패러다임의 전환을 디지털 변환(digital transformation)으로 대응하고자 하는 스마트 헬스케어(smart healthcare)는 그 지향점이 '예측적이고 예방적이며 개인화되고 참여적인', 이른바 P4(Predictive, Personalized, Preventive, Participatory)를 겨냥하고 있어 향후 행보가 매우 주목된다. 이렇듯, 의료기술발전이 뒷받침된 고령화는 오랜 기간 젊음을 유지할 수 있게 할 것이며, 건강관리의 주권을 의료기관에서 집, 개인 스스로에게 주어지게 될 것이다. 이로 인해 다양한 건강관리 비즈니스가 창출하게 될 것이다.

둘째, 소비자 주권주의의 확대 또한 급팽창하고 있다. 소비자의 소득수준 및 교육수준 향상에 따른 고급의 다양한 의료서비스와 함께 진료과정에의 높은 참여를 요구하고 있다. 특히, 인터넷 등 정보통신기술의 발전에 힘입어 수급 간 정보의 비대칭성이 완화되면서 질병에 대한 정보로 중무장한 소비자가 급증하고 있으며 이들의 알권리 충족에 대한 권리의식도 예전에 비해 현격히 높아지고 있다. 건강관리에 대한 관심 또한 급증하고 있는 추세이다.

셋째, 의료기관 간 경쟁이 더욱 심화되고 있다. 의료인의 배출 확대와 함께 거대 의료자본의 의료시장 참여 등은 의료기관 간의 경쟁을 더욱 가속화시키고 있다. 여기에 시장개방에 대한 압력의 증가는 경쟁의 범위를 국경을 넘어 더욱 확대시키고 있다. 이른바 글로벌 의료(global healthcare)의 전개는 의료인, 의료기관, 의료서비스, 의료소비자 모두의 행태를 변화시키게 될 것이다. 향후의 의료기관의 경쟁 주체는 개별 의료기관이 아닌 수직·수평적으로 통합된 의료기관, 즉 네트워크된 의료기관(networked hospital) 간의 경쟁이 되고 있다.

넷째, 의료규제가 보다 강화되고 있다. 우리나라의 고령화는 전국민 평균연령을 10년에 5세씩 높이는 속도로 전개되고 있다. 2000년 현재 31세인 평균연령은 오는 40년에는 53세가 될 전망이다. 이는 고령화를 대비한 정부의 재정지출과 상관이 있을 것으로 보나 그 비중이 2000년 현재 GDP의 3% 수준으로 보고되고 있다. 당시 OECD 평균수준이 21%인 점에 비해 턱없이 낮은 수준이나 그 증가율은 가장 높을 것으로 예상되고 있다. 고령화에 따른 노인의료비의 지출 급증세는 현실화될 것이고 결국 의료에 대한 정부의 정책은 민간의존성을 더욱 확대할 것으로 전망된다. 이와 함께 규제는 더욱 증가할 것이며, 의료와 복지를 통합해 시설이 아닌 지역사회에서 돌보고자 하는 커뮤니티케어(community care) 제공, 진료비지불제도의 변화, 성과중심의 지불(Pay for Performance: P4P), 근거중심의 의학(Evidence-Based Medicine: EBM)[3] 등에 대한 요구는 더욱 확대될 것이다.

**그림 3-1 의료기관 경쟁력의 영향요인**

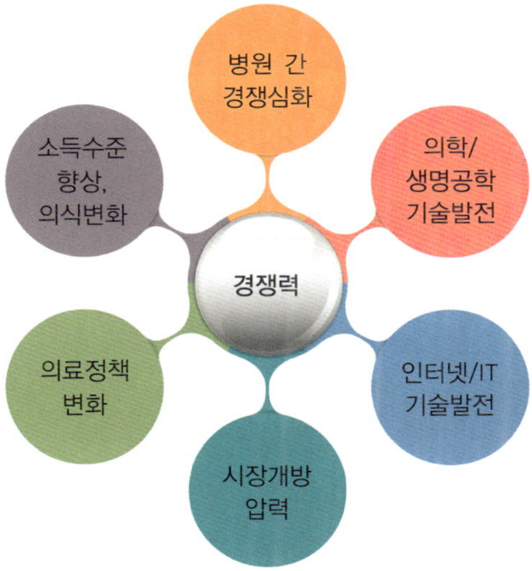
병원 간
경쟁심화
의학/
생명공학
기술발전
인터넷/IT
기술발전
시장개방
압력
의료정책
변화
소득수준
향상,
의식변화
경쟁력

3) 환자의 치료결과를 극대화할 수 있도록 객관적인 최신 의학지식과 근거들에 기반을 두어 의사의 임상의사결정이 이루려는 모든 시도를 말한다.

## 3. 의료개혁의 필요성

이상의 변화에 적응하기 위해 다음과 같은 방향에서의 의료개혁(healthcare reform)이 요구되고 있다. 이미 나타나고 있는 수요자중심 시장으로의 변화 속에 의료보험제도가 '적정부담-적정급여-적정수가'를 근간으로 재편될 것이다. 의료전달체계의 확립과 의료기관 간의 역할분담, 1차의료의 강조, 공공과 민간의료기관의 역할분담 등이 제자리를 찾을 것이다.

이와 함께 의료재정 측면에서 의료기관의 부대사업의 범위가 확대될 것이며, 의료채권의 발행 등을 포함해 투자재원이 다양화될 것이다. 현재와 같이 보험금을 환자에게 지급되는 형태에서 의료기관에 직접 지급되는 형태로 또 공보험의 보완적 성격에서 대체적 성격으로의 민간의료보험 활성화에 대한 요구도 지속적으로 강화될 것이다.

또한 의료공급 측면에서 중소병원의 어려움은 가중되어 전문병원으로의 개편과 공공병원으로의 전향 등이 나타날 것이다. 의원의 경우도 유명 의사를 중심으로 한 단독의원과 네트워크 의원으로 재편될 것이며 경영전문회사(Management Service Organization: MSO)[4], 의료기관 인수 · 합병(Merge and Acquisition: M&A),

**그림 3-2** 향후 주요 의료정책 변화

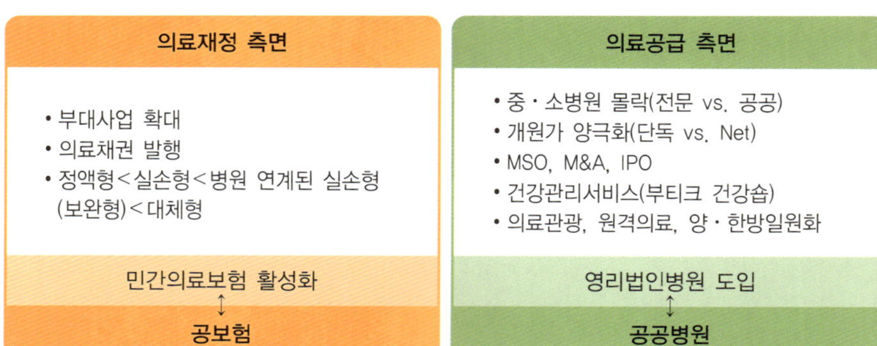


4) 의료행위와 관계없는 의료기관의 경영 전반을 지원하는 회사, 의료행위 외에 의료장비 구매, 인력관리, 진료비청구, 경영컨설팅, 홍보/마케팅 등 병원경영 전반에 필요한 서비스를 제공하는 회사로 병 · 의원의 투자를 받아 이들의 경영을 도맡아주는 주식회사의 형태로 운영된다.

건강관리서비스 비즈니스의 활성화, 의료관광의 성장, 원격의료의 확대, 양·한방 일원화 등을 거쳐 영리의료법인병원의 허용이 지속적으로 요구되어질 것이다.

**생각해보기** "시장이 잘하는 것과 시장이 제대로 못하는 것을 확실하게 구분하는 시대가 올 것"

41세의 이 젊고 신선한 경제학자에 지금 미국이 열광하고 있다. 그가 지난해 처녀작 저서를 내자, 아마존이 '2008년 경제·경영 올해의 책 1위'로, 비즈니스위크가 '2008년 베스트 비즈니스 북'으로 꼽았다. 노벨경제학상 수상자들이 앞다퉈 "눈부신 통찰력으로 가득찬", "정말로 독창적"인 책이라고 찬사를 보냈고, 뉴욕타임스는 "획기적이고 혁명적인 책"이라고 평했다.

'Predictably Irrational(번역서 제목 '상식 밖의 경제학')'을 쓴 듀크대의 댄 애리얼리(Ariely) 교수가 그 주인공이다. 사람이 '예측 가능하게 비합리적'이라고 주장하는 이 단 한 권의 책으로, 그는 '경제학계의 코페르니쿠스(Copernicus)'가 될 것이라는 기대감까지 낳고 있다. 마치 천동설을 반박하고 지동설의 씨를 뿌리듯이, 경제학의 대전제에 관한 근본적 회의감을 논리적이고 참신하고 설득력 있게 제기하고 있기 때문이다.

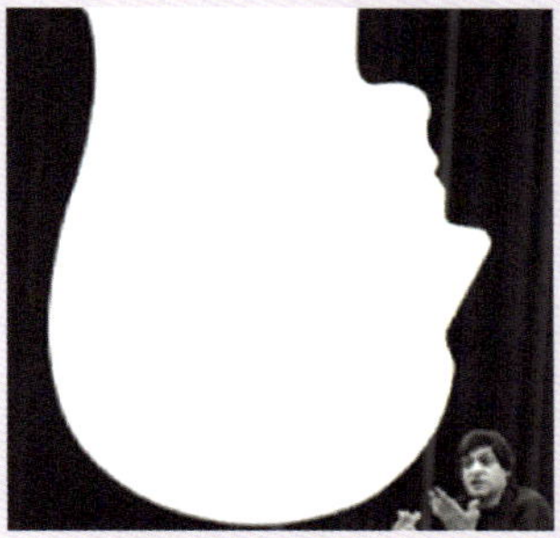

다음은 그의 지적이다.

"사람 사는 데는 '시장규칙'이 적용되는 분야도 있고 '사회규범'이 적용되는 분야도 있습니다. 이스라엘의 한 탁아소 사례가 아주 인상적이지요. 탁아소에 맡긴 아이를 부모들이 늦게 데리러 오는 경우가 많아서 부모에게 벌금을 매겼습니다. 어떻게 됐을까요? 경제학적으로 따진다면야, 늦게 데리러 오는 부모의 수가 줄어들어야죠. 그런데 문제는 오히려 늦게 데리러 오는 부모가 늘었다는 겁니다. 예전에는 '교사에게 죄송하다'는 '사회규범'의 영향을 받은 탓에 대개 최선을 다해 이른 시각에 아이들을 데리러 왔던 거죠. 그런데 벌금 내라고 하니까 이제는 '돈 내면 되겠네' 하는 '시장규칙'이 작동을 시작하면서 당당하게 늦게 오게 된 겁니다. 그런데 가장 흥미로운 일은, '괜히 벌금제를 도입했다'고 후회한 탁아소가 몇 주 뒤 벌금을 없애면서 일어났습니다. 벌금을 없앴더니, 늦게 데리러 오는 부모가 이젠 더 늘어난 거죠. 부모들이 '이제는 돈도 안내? 그럼 더 잘 됐네' 하고 판단하기 시작한 겁니다. 결론은 첫째, 사람을 움직이는 힘은 사회규범도 있고, 시장규칙도 있으며, 둘은 서로 다르다는 겁니다. 둘째, 사회규범보다 시장규칙의 번식력이 더 크다는 거죠. 그래서 사회규범이 적용되던 분야도 시장규칙에 한 번 노출되고 나면 사회규범은 힘을 잃고 만다는 겁니다."

자유시장에 맡기면 모든 것이 최적으로 배분되고 훌륭한 결과를 낳는다는 믿음은 이제 버려야 합니다. 자유시장경제가 다 나쁜 것은 아니지만 이제 그 한계가 확인된 것은 분명합니다.

물론 시장시스템은 원론적으로 훌륭합니다. 다만, 필요조건이 갖춰진 경우에 그렇습니다. 참여자들이 가치평가를 잘하고 다른 모든 주체들을 정확하게 파악하고, 정보도 균등하게 공유되고 이해상충도 없어야 합니다. 이는 현실적으로는 매우 강력하고 어려운 조건이지요. 이런 영역은 시장에 맡기는 게 합리적이지요.

하지만 이런 필요조건은 충족시키지 못하는 영역, 복잡하고 감정적이고 까다로운 결정을 해야 하는 영역에서는 자유시장에 맡기면 금방 비효율이 발생합니다. 대표적인 것이 금융시장이고 의료시스템입니다. 예를 들어, 미국 의료체제를 보세요. 병원 수익의 70%가 응급실에서 발생하는데 응급실에 온 의료소비자는 다 죽어가면서 왔으니 도저히 합리적인 판단을 할 수가 없습니다. 결국 전문가인 의사에게 전적으로 맡기게 됩니다. 의사는 '환자에게 좋은가' 하는 기준보다는 '병원이 돈을 많이 버는가' 하는 기준으로 처방을 내리는 경우가 많아지는 겁니다.

향후는 '시장이 잘하는 것과 시장이 제대로 못하는 것'을 확실하게 구분하는 시대가 올 것으로 봅니다. '뭐든지 시장에 맡기면 된다'는 믿음은 끝난 것이고 그런 영영에 따른 역할분담이 시장경제의 새로운 미래로 등장할 수밖에 없다는 겁니다.

자료: 조선일보 위클리비즈(2009.1.3)에서 발췌정리

### 사례 '빅5' 병원 시장점유율 8.5% … 사상 최대, 작년 요양급여비 4조원 육박 … 전년보다 25.7% 증가

국내 의료계에서 이른바 '빅(Big)5'로 불리는 매출순위 1~5위 대형병원의 시장점유율이 지난해 8.5%로 사상 최대를 기록한 것으로 나타났다. 이는 국민건강보험에서 이들 대형병원으로 흘러간 돈이 그만큼 증가했다는 것으로 큰 병원으로 환자 쏠림 현상이 더욱 심해지고 있음을 보여준다.

28일 건강보험공단의 '2018년 건강보험 주요통계' 자료를 보면, 작년 건강보험 총진료비는 77조 6천583억원이었고, 이 중에서 건강보험공단이 요양기관에 지급한 요양급여비는 58조 5천836억원으로 전년 대비 13% 증가했다. 총 건강보험 진료비는 건보공단 부담 급여비용과 환자 본인부담금으로 구성돼 있다. 작년 요양급여비(58조 5천836

억원) 중에서 3조 9천730억원이 삼성서울병원, 서울대병원, 서울성모병원, 서울아산병원, 세브란스병원(가나다순) 등 빅5 병원에 지급됐다. 이는 2017년과 견줘 25.7% 증가한 것으로 2018년 전체 의료기관에 지급된 요양급여비 중에서 빅5 병원이 8.5% 차지한 것으로 집계됐다.

전체 42개 상급종합병원에 지급된 요양급여비 총액(11조 2천22억원)에서 빅5 병원이 차지한 비중은 35.5%에 달했다. 빅5 의료기관의 점유율은 2009년부터 지난해까지 매년 7~8%대를 유지하고 있다. 빅5 병원의 요양급여액(전체 의료기관 대비 시장점유율)은 2012년 2조 971억원(7.7%), 2013년 2조 2천903억원(7.8%), 2014년 2조 4천169억원(7.6%), 2015년 2조 5천106억원(7.4%), 2016년 3조 838억원(8.1%), 2017년 3조 1천608억원(7.8%) 등이었다.

자료: 연합뉴스(2019.5.28)에서 발췌정리

## 제2절 글로벌 헬스케어

### 1. 의료시장개방

의료서비스도 이제 전 세계를 상대로 경쟁해야 하는 상황이 되고 있다. 의료서비스의 소비에는 애국심이 없다고 한다. 자신의 생명을 가장 잘 치료해주는 서비스라면 어느 나라에서 생산되었건 중요하지 않다는 말이다. 최고의 의료기술만 생존하는 그런 환경이 서서히 전개되고 있다.

2002년 이래 WTO 도하개발아젠다(Doha Development Agenda: DDA)라는 이름으로 진행되고 있는 의료서비스 시장개방협상에 포함되는 보건의료서비스는, 정부에 의해 직접 무상으로 제공되는 의료 및 병원서비스는 제외한, 상업적으로 기반을 둔 공공부문 및 민간부문에 의해 직접 제공되는 보건의료서비스로 다음을 포함한다.

- 의사의 일반 및 전문서비스와 관련 서비스
- 간호서비스

- 심리치료 및 준의료인서비스
- 병원서비스
- 응급서비스
- 거주보건시설서비스
- 의료 및 치과실험실에서 제공되는 서비스

또한 다음과 같은 네 가지의 서비스교역의 유형으로 이루어지고 있다.

첫째가 서비스의 국경 간 공급(cross-border supply)으로, 서비스만이 국경 간을 이동하여 공급하게 되는 것으로 그 대표적인 유형이 원격진료이며 동영상교육 등이 포함된다.

둘째는 해외소비(consumption abroad)로, 의료서비스 수요자의 국경 간 이동을 말하며 해외진료와 의료관광이 여기에 해당한다.

셋째는 상업적 주재(commercial presence)로, 의료기관의 국경 간 이동을 말하며 해외에 의료기관을 설립·투자하거나 외국 의료기관이 국내에 설립·투자한 경우가 이에 해당한다.

마지막으로 자연인의 이동(movement of natural persons)으로, 의료인의 국경 간 이동을 말하며 상호 외국 의료인의 면허와 인력이동 등을 인정하는 것을 주요 내용으로 하고 있다.

**표 3-2 서비스교역의 네 가지 유형**

| 공급 형태 | 정의 | 비고 |
|---|---|---|
| 유형 1: 국경 간 공급<br>(cross-border supply) | 생산요소(인력, 자본)의 이동이 수반되지 않고 서비스만 국경 간 이동, 공급 | 원격진료 |
| 유형 2: 해외소비<br>(consumption abroad) | 서비스 수요자가 다른 나라로 이동하여 서비스 이용 | 해외진료 |
| 유형 3: 상업적 주재<br>(commercial presence) | 서비스 수요국 내에 공급주체를 설립하여 서비스를 공급 | 해외 의료기관 설립 및 투자 |
| 유형 4: 자연인 이동<br>(movement of natural persons) | 서비스 수요국 내에 공급주체를 설립하여 서비스를 공급 | 해외 의료인의 면허 및 인력이동 인정 |

## 2. 글로벌 헬스케어의 전개 유형

앞에서 살펴본 바와 같이 의료시장의 대외개방을 통해 전개될 글로벌 헬스케어(global healthcare)는 크게 여덟 가지 유형으로 전개될 것이다. 의료서비스, 환자, 의료기관, 의료인이 각각 국경을 넘어가거나 넘어오는 것이 그것이다.

특히, 우리나라 국민이 외국에서 의료서비스를 소비하는 현상은 미국 등지에서 이미 상당부분 진행되고 있으며, 이와 함께 우리나라 의료기관이 외국에 설립 또는 투자되는 현상도 그 예를 쉽게 찾아볼 수 있다.

최근에 의료서비스의 소비를 위하여 외국인 환자를 유치하려 하는 의료관광에 대한 관심이 커지고 있다.

### 1) 의료관광

의료관광이란 외국인 환자와 그 동반자가 국내 의료기관의 진료 · 치료 · 수술 등 의료서비스를 받기 위해 여행 및 관광하는 것을 말한다. 이는 크게 관광중심의 의료관광(medical tourism or health tourism)과 의료중심의 의료여행(medical travel)의 개념으로 구분된다.

의료관광의 전달체계는 크게 네 가지 유형이 있는데 외국인환자가 국내외 의료관광 에이전시를 모두 거쳐 국내 의료기관을 이용하거나 한 단계만 거치는 경우와 국내 의료기관이 직접 환자를 유치하는 경우가 있다.

의료관광의 초기 시작 국가는 영국으로, 공공의료시스템(National Health

**그림 3-3** 의료관광 전달체계

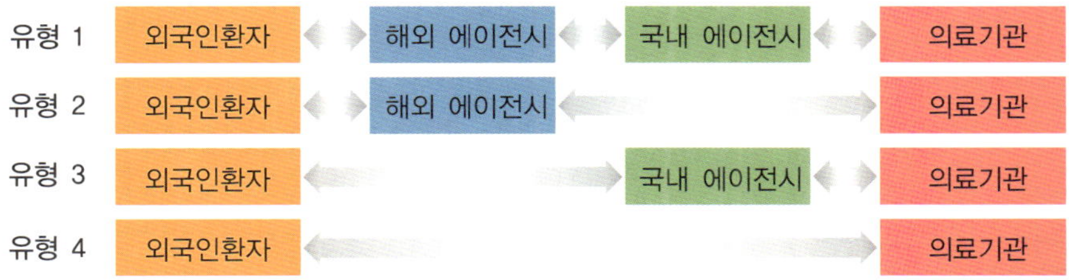

Service: NHS)으로 인한 긴 대기시간에 따른 불만 등으로 외국의 의료서비스를 수요하고자 하는 송출시장의 역할을 하였다. 미국은 비싼 의료비와 고품질의 의료서비스로 인해 의료관광의 송출 및 목적지시장 모두의 역할을 수행하고 있다.

최근에는 관광 선호 국가와 국가의 전략적 지원 등에 힘입어 태국, 싱가포르, 인도, 말레이시아 등 동남아시아가 대표적 목적지시장으로 부상하고 있으며 브라질, 코스타리카, 헝가리, 멕시코 등도 저렴한 의료비, 짧은 여행거리, 우수한 의료품질 등을 이유로 두각을 나타내고 있다.

우리나라 또한 선진화된 의료시스템, 저렴한 의료비, 의료자원의 과잉, 의료산업을 통한 경제성장, 의료시장의 글로벌화 등을 이유로 의료관광산업에 투자를 확대하고 있다.

우리나라 의료법에서는 영리를 목적으로 의료기관이나 의료인에게 소개 · 알선 · 유인하는 행위 및 이를 사주하는 행위를 해서는 안 되나 국민건강보험 가입자나 피부양자가 아닌 외국인환자[5)]를 유치하기 위해 2009년 초에 다음과 같이 의료법을 개정하여 시행하고 있다.

먼저 외국인환자를 유치하려는 의료기관 및 유치업자의 등록요건을 마련하였다. 외국인환자에 대한 상담, 연락업무 등을 전담하는 인력을 1인 이상 확보하여야 하고, 유치업자의 경우에는 1억원 이상의 보증보험에 가입하여야 하며, 자본금 1억원 이상을 보유하여야 한다.

둘째, 외국인환자 유치의료기관 및 유치업자에게 유치현황에 대한 보고의무를 부과하였다. 의료기관 및 외국인환자 유치업자는 보건복지부 장관에게 외국인환자의 국적, 유치실적 등의 사업실적을 보고하여야 한다.

셋째, 상급종합병원의 경우 외국인환자를 유치하기 위한 병상수를 제한하고 있다. 허가 병상수의 100분의 5 범위에서 외국인환자를 유치하도록 하였다.

넷째, 국내 보험사의 유치행위를 금지하였다. 보험회사, 상호회사, 보험설계사, 보험대리점 또는 보험중개사는 외국인환자를 유치하는 행위를 하지 못한다.

5) 단, 국내거주 외국인으로 외국인 등록을 하였거나 국내거소신고를 한 외국국적동포는 그 대상에서 제외된다.

### 사례 환자의 시시콜콜한 말도 적는 지방병원… 외국인환자 몰려

1966년 20병상의 정형외과 의원으로 출발한 대전의 선병원은 요즘 외국인환자 유치에 관한 한 '떠오르는 스타' 대접을 받는다. 최근 3년 연평균 증가율이 두려 390%로, 전국 최고를 기록했다. 작년에도 2,323명의 외국인환자를 끌어들여 전년도보다 2.7배가 넘는 실적을 올렸다. 이런 공로로 올 4월 정부의 '글로벌 헬스케어 유공 포상'에서 서울대학교병원·연세세브란스병원에 이어 동상 격인 장관 표창을 삼성서울병원과 함께 공동 수상했다. 지방 병원의 자존심을 세운 셈이다.

중국과 베트남에선 함께 일해보자며 '러브콜'을 보내고 있다. 외국 병원들은 "건물 짓고 장비 사는 일은 우리가 할 테니, 그리고 충분한 비용을 지불할 테니 병원을 운영하는 시스템과 서비스 정신을 전수해 달라"며 손을 내밀고 있다. 로열티를 받고 '병원 운영 노하우'를 수출하는 개념인 것이다.

무엇이 지방의 한 병원을 이토록 '작지만 강한' 존재로 만든 것일까? 선승훈 원장은 "무엇보다 디테일에 대한 집요함, 그리고 끊임없이 메모하고 매뉴얼화한 결과인 것 같다"고 말했다.

기록에 대한 집착은 매뉴얼로 연결된다. 이 병원 관계자들은 "직원들이 하는 일, 각 분야가 맡는 업무를 매뉴얼로 만든 것이야말로 우리 병원 경쟁력의 진면목"이라고 입을 모은다. 또한 고객경험을 세심하게 관찰하기 위해 'CCO(Chief Client Officer, 주요고객담당자)'라고 불리는 4명의 '별동대'를 투입했다. 온종일 환자들을 졸졸 따라다니며 환자들이 불편해하는 요소를 찾아내는 것이 이들의 임무다. 대부분의 환자는 불만이 있어도 말을 잘 안 한다는 것을 깨달은 뒤, 아예 환자처럼 병원을 경험하도록 한 것이다.

**'선변원'에서 얻는 경영 시사점**

① 고객의 니즈(needs)를 빠짐없이 기록하고 또 기록하라

직원이 현장에서 입수한 정보를 기록하고, 저장하라. 나아가 중요 내용은 매뉴얼로 만들라. '평생고객'을 만들 수 있다.

② 동종 경쟁업체와 비교하지 말고 다른 업종에서 배워라

동종 업계의 선두 기업은 이미 많은 관심과 주목을 받기 십상이다. 그럴 때 경쟁자들의 레이더에서 벗어나 있는 전혀 다른 업종의 성공 노하우를 살피면 남다른 전략을 창출할 수 있다.

③ 디테일에 집착하라

큰 성공을 거둔 기업과 작은 성공을 거둔 기업의 차이는 바로 종이 한 장 차이, 즉 디테일에 있다.

④ 고객 입장이 돼서 똑같이 겪어보라
사자가 어떻게 사냥하는지 알고 싶으면 동물원이 아닌 정글로 가야 한다.

자료: 조선일보 위클리비즈(2013.6.8)에서 발췌정리

## 2) 병원수출

국내 의료시장의 포화, 저수가 정책 및 대형병원 쏠림현상 등으로 병원수출은 의료계의 주요 이슈가 되고 있다.

병원의 해외 수출은 주로 선진국들의 독무대로 미국과 유럽연합(EU), 일본이 전체 시장의 90%를 점유하고 있으며 그마저도 소수의 기업에 의해 좌우될 정도로 시장의 편중이 심한 영역이다. 그만큼 의료시장은 해외진출을 위해 다양한 장애요인이 존재하고 있어 고도의 노하우가 필요함을 반증하고 있다.

우리나라의 병원수출은 2000년 초부터 시작되었는데 성공사례가 드문 것이 현실이다. 주요 장애요인으로는 다음과 같은 것들이 있다.

- 사업여건의 상이함(규제, 인·허가, 제도, 사고방식 등)
- 부족한 현지시장 사정과 정보
- 현지와의 수익배분 문제
- 낮은 인지도
- 불투명한 세금정책과 외국계 병원에 대한 단속

이를 극복하기 위해서는 크게 다음과 같은 정책과 전략이 필요하다.

첫째, 과거 실패 사례와 정보를 공유하고 한 목소리를 낼 수 있는 컨트롤타워가 필요하다. 이는 2000년대 초 의료를 국가 전략 산업으로 선정하고 해외환자 유치와 병원 수출 등에 관계된 관광, 무역, 경제 등 3개 부처를 한 곳에 묶어 '싱가포르 메디신'이란 조직을 신설한 싱가포르가 좋은 예가 될 수 있다.

둘째, 거점국가별 차별화된 접근 전략이 필요하다. 일례로 중동은 한국의 의료서비스를 먼저 경험하게 한 뒤 정보통신기술(ICT), 의약품, 의료기기, 연구사업 등으로 유도하는 것일 수 있다.

정부는 2020년까지 11개 전략국가에 100개의 검진센터와 전문병원을 수출할 계획을 수립하고 1만개의 일자리 창출과 1조원의 글로벌 헬스케어 시장이 열릴 것을 기대하고 있다. 현재 병원수출을 위해 정부는 병원수출 사업을 직접 관리할 수 있는 '코리아메디컬홀딩스(Korea Medical Holdings: KMH)'를 설립하여 주로 G2G(정부 대 정부) 프로젝트를 우선 관리하고 있다. 또 민간단체의 설립도 후원하고 있는데 '한국의료수출협회(Korea Medical Export Association: KOMEA)', 대한무역투자진흥공사(Korea Trade-Investment Promotion Agency: KOTRA)가 운영하는 '병원수출협의회', 대한병원협회가 구성한 '미래의료산업협의회' 등이 그것이다.

특히, 정보기술과 의료서비스가 융합된 한국형 병원수출을 위해 한국디지털병원수출조합(Korea Digital Hospital Export Agency: KOHEA)이 설립되었는데 다음과 같은 수출 모델을 제시하고 있다.

- **패키지 수출**: 병원설계 시공, 의료기기 및 기자재, 의료 IT, 교육훈련 등 풀 패키지(full Package) 병원 신축
- **병원 현대화**: 의료 IT 및 디지털 의료기기 등 (노후)병원 현대화
- **디지털 이동병원**: 디지털 이동검진센터 등 디지털 이동병원을 통한 거점병원 연계 및 확산
- **스마트 헬스케어시스템**: 디지털 수술실, 응급실, 모자보건센터, 약국 등

병원 및 의료의 해외 수출은 향후 의료면허 및 의료인의 이동 상호인정, 원격진료 허용, 한류 등에 힘입어 더욱 확대될 것으로 기대된다.

### 사례 유럽 등 제치고 서울대병원 의료시스템 '대박'

대한민국 의료기술과 의료시스템이 북미와 유럽의 세계적인 병원들을 제치고 중동 보건의료시장의 핵심인 아랍에미리트에 본격 진출한다. 보건복지부(장관 문형표)는 서울대학교병원이 10일 아랍에미리트 왕립 쉐이크 칼리파 전문병원(Sheikh Khalifa Specialist Hospital: SKSH)의 5년 위탁 운영자로 선정됐다고 10일 밝혔다.

왕립 쉐이크 칼리파 전문병원은 UAE 대통령이 국가 통합을 위해 지역사회에 기부하고자 설립한 248병상 규모의 공공병원으로, 2015년 초 공식 개원할 예정이다. 암, 심장질환, 어린이질환, 응급의학, 재활의학, 신경계질환 등에 중점을 둔 3차 전문병원이며 지상 5층, 지하 1층 규모다. 서울대병원은 앞으로 칼리파 병원의 의료서비스, 의료진 채용뿐 아니라 정보시스템 구축을 포함한 병원운영 전반을 수행할 예정이다.

UAE 측으로부터 5년간 약 1조원 이상의 예산을 지원받고, 현지에 파견된 교직원에 대한 인건비 및 위탁운영 수수료 등의 측면에서 일자리 및 국부 창출 효과를 거둘 것으로 예상된다. 실제 서울대병원은 1,420여 명 규모의 칼리파 전문병원 채용인력 중 약 15~20%를 국내에서 선발하며, 나머지는 현지인력을 채용할 계획이다.

이번 계약은 약 10개월간 미국, 영국, 독일 등 세계 주요 병원들과 공개모집 경쟁 등을 통해 얻어낸 성과로, 지난 5월 박근혜 대통령은 UAE 순방을 통해 서울대병원의 수주를 지원했다. 그 후 UAE 대통령실 실사단이 방한해 서울대병원 본원뿐 아니라 분당병원과 보라매병원 강남센터 등 병원운영의 우수성에 대한 엄정한 심사를 거쳐 최종운영자로 선정됐다.

서울대병원 오병희 원장은 "이번 수주는 해외 종합병원급 의료기관의 위탁운영권을 따낸 국내 최초의 사례"라며 "한국의료의 우수성을 입증한 계기"라고 의미를 부여했다. 문형표 보건복지부 장관은 "세계 최고수준인 한국의료의 가치를 공유함으로써 UAE의 의료수준을 높이는 동시에 향후 국내 의료시스템의 해외 진출이 가속화되길 바란다"고 말했다.

자료: 데일리메디(2014.7.10)에서 발췌정리

### 사례 '의료 한류' 해외진출 길 넓어진다

앞으로 우리나라 의료인은 한국 면허로 아랍에미리트(UAE)에서 의료행위를 할 수 있게 된다. 의료 선진국들이 치열한 진출 경쟁을 벌이고 있는 중동의 관문인 UAE에서 우리나라 의료인 면허가 인정됨에 따라 앞으로 한국 의료인과 의료기관의 해외진출이 더욱 확대될 것으로 관측된다. 보건복지부는 22일 문형표 장관이 아부다비 현지에서 무기르 카미스 알카일리 아부다비보건청 의장과 이 같은 내용이 담긴 합의의사록에 서명했다고 밝혔다.

이에 따르면 아부다비보건청은 '면허관리규정(PQR)' 가운데 전문의 면허 기준을 연내 개정해 한국을 Tier2 국가에서 Tier1 국가로 승격할 계획이다. 현재 Tier1 국가로 분류되는 미국과 오스트리아 · 호주 등 13개 국가 의료인의 경우 자격증을 받은 국가에서 3년 이상 또는 서구의 인증된 의료기관에서 2년 이상의 임상 경험이 있으면 아부다비에서도 의료인 자격이 인정된다.

하지만 한국과 일본·싱가포르 등 Tier2 국가는 세계보건기구(WHO) 등재 의료기관이나 국제의료기관평가위원회(JCI)·캐나다·호주 등으로부터 인증받은 의료기관에서 8년 이상 임상경력을 쌓아야만 아부다비에서도 의료행위를 할 수 있다. 현재 세브란스병원 등 JCI 인증을 얻은 병원에서 임상 경력을 인정받아 해외로 진출한 우리나라 의료인은 10명 남짓으로 알려졌다.

정부는 현재 UAE 보건부와 아부다비보건청·두바이보건청 등으로 나뉜 UAE 내 의료인 면허관리 제도가 다음달 통합되면 UAE 전역에서 한국 의료인 면허가 인정될 될 것으로 예상했다. 아울러 현지에서 우리 의료인들의 임금도 Tier1 국가수준으로 올라갈 것으로 내다봤다.

문 장관은 "한국 의료의 우수성이 대내·외적으로 인정받으며 한국 의료의 세계화·미래화 꿈이 실현되고 있다"며 "그동안 우리나라 병원의 해외진출시 가장 큰 걸림돌이었던 면허 문제가 해결되면 한국 병원과 의료인의 해외진출은 더욱 탄력을 받게 될 것"이라고 전했다.

자료: 서울경제(2014.9.22)에서 발췌정리

### 3) 해외원조

보건의료의 중요성은 국경을 넘어 지구촌 모든 국가의 관심사이기도 하다. 하여 특히, 선진국일수록 저개발국 및 개발도상국에 대한 보건의료의 공적개발원조(Official Development Assistance: ODA) 사업을 꾸준히 확대하고 있다.6) 보건의료사업의 해외 원조는 개발도상국 국민들의 건강한 삶에 기여하는 인류애에 대한 실현이자 전염병 등 인류 생존에 지대한 영향을 미칠 수 있는 이슈에 대한 공동 대응이기도 한다. 최근의 HIV/AIDS, SARS, 말라리아 등이 그 예이다.

우리나라 또한 과거 그 혜택을 받고 오늘과 같은 보건의료 인프라를 구축할 수 있었다. 우리나라도 수원국에서 공여국의 위치로 변모하게 되었는데 2010년 OECD 개발원조위원회(Development Assistance Committee: DAC)에 가입하여

6) ODA의 주요 선진 공여국인 OECD회원국 중 2010년 기준으로 미국이 약 US$30,353백만달러로 가장 많고 다음으로 영국(US$13,053백만달러), 독일(US$12,985백만달러), 프랑스(US$12,915백만달러) 순으로 보고되고 있다. GNI 대비 순으로 보면 노르웨이가 1.10%로 가장 높은 수치를 보였으며, 그 다음으로는 스웨덴(0.97%), 덴마크(0.91%), 네덜란드(0.81%) 등이 0.8% 이상으로 높은 국가에 해당되는 것으로 보고되고 있다. 우리나라의 경우 0.12%를 기록하였다.

새로운 국제개발협력 패러다임 모색 논의를 이끌게되면서 ODA 규모의 확대 및 추진체계 개선과 재편을 위한 다양한 노력을 지속하고 있다. 이제 우리의 경제력과 국제무대에서의 위상에 걸맞는 해외지원 확대의 필요성이 높게 제기되고 있다.

우리나라의 보건의료 해외원조사업은 크게 정부지원사업(ODA)과 민간지원사업으로 구분되어 시행되고 있다.

먼저, 정부지원사업의 경우 지원 대상국의 변제 유무에 따라 다음과 같이 유상원조와 무상원조로 구별된다.

- **무상원조:** 외교부 산하 한국국제협력단(KOrea International Cooperation Agency: KOICA)과 보건복지부 산하 한국국제보건의료재단(KOrea Foundation for International Healthcare: KOFIH)에서 주로 수행되며 주요 사업으로 보건의료인프라 구축, 전문가 파견, 물자지원, 해외봉사단 파견, 해외재난복구, 연수생 초청, 개발조사, NGO지원, 북한 · 재외동포 및 외국인근로자 보건의료지원, 이종욱 기념사업 등이 있다.
- **유상원조:** 기획재정부 산하 한국수출입은행의 대외경제협력기금(EDCF)에서 담당하며 주로 개발사업차관, 기자재차관, 기타 사업 등이 있다. 개발도상국에서 경제개발 계획상 필요하나 상업적 차원에서 수행하기 어려운 일들에 집중되고 있다.

보건의료분야의 ODA사업과 관련하여 사업기획 및 관리, 의료서비스 제공체계 구축, 인력개발, 약품 및 물품 공급체계 구축, 재정 및 정보관리, 정책개발, 리더십 개발 및 교육훈련, 마케팅 및 환자만족 관리, 사업성과평가 및 관리 등에 의료경영인의 관심이 필요하다. ODA사업과 연계한 보건의료산업의 해외진출은 무궁무진한 블루오션이 될 전망이다.

## 제3절 의료경영의 방향

우리나라의 경우 대부분의 의료기관이 의원에서 시작하여 병원으로, 또 대형 병원으로 성장하였기에 의료기관 소유에 대한 관심이 매우 높은 편이다. 초기에 작은 조직의 운영에서 보여주었던 경영과 의료기술 및 자본이 하나였던 모습은 조직의 규모가 커지고 경영이 복잡해지고 중요해짐에 따라 점차 삼자가 분리되어 각자의 전문성을 제고하는 형태로 전개될 것을 요구받고 있다.

이와 더불어 과거의 급성기 치료중심의 의료에서 만성기 치료와 예방 및 건강관리중심으로의 의료변화와 함께 의료서비스의 제공영역 또한 의료기관중심의 급성기 시설케어(acute facility care)에서 만성기 시설케어(chronic facility care)와 홈케어(homecare)로, 이를 넘어 홈텔레케어(home telecare)와 궁극적으로 셀프케어(selfcare)로 확대될 것으로 전망되고 있다.

또한 거대의료자본의 투자는 확대될 것이며 현재와 같은 규제 속의 경쟁은 더욱 심화될 것이다. 현재와 같은 일률적 규제환경도 이원화되어 더욱 강력한 규제환경과 그렇지 않은 규제환경으로 나뉘어 양자가 무한경쟁을 하지 될 것이며 의료비의 재정 부담으로 인해 의료의 산업화와 상업화가 진전될 것이다. 영리의료법인과 민간의료보험의 확대가 대표적이다.

여기에 소득향상, 의료지식 학습, 정보통신기술의 발전 등에 의한 소비자 중심주의는 의료수급 간의 비대칭을 현격히 완하하면서 이에 걸맞은 의료의 모습을 요구하게 될 것이다.

이에 의료경영의 방향을 크게 다음과 같이 정리할 수 있다.

첫째, 다양한 비즈니스 기회에 부합한 경영전략을 수립하여야 한다. 고령화의 최대 성장 시장으로써 의료시장은 향후 커다란 기회를 맞이할 것이다. 앞에서 살펴본 바와 같이 위협요인도 많아 새로운 환경에 적응하지 못하는 의료기관의 입장에서는 큰 어려움이 있겠지만 또한 기회요인도 엄청날 것이다. 기존의 병원 중심의 의료시장(hospital-focused market) 외에 장기요양시장(long-term care market), 홈케어시장(homecare market), 자기건강시장(self-care market), 건강관리시장(health management market), 커뮤니티케어(community care) 등 다양한 비즈니스 모형이 나타날 것이며 기존 의료기관도 질적으로 커다란 변화를 경험하게 될 것이다.

둘째, 전문적 의료경영에 대한 수요가 더욱 확대될 것이다. 특히, 체계적인 전략경영(strategy management)과 성과경영(performance management), 품질경영(quality management), 투명경영(transparent management), 윤리경영(moral management)에 대한 관심과 요구가 급팽창할 것이다. 이는 전문경영인에 대한 수요와 함께 기존 경영인들이 경영과 경영마인드화에 대한 욕구 확대로 이어질 것이다.

셋째, 기존의 영합(zero-sum)게임에서 벗어나 상생(positive-sum)을 위한 경영으로 전환하여야 한다. 경쟁단위가 의료기관이 아닌 특정 질환예방, 진단 및 치료가 되어야 할 것이며, 경쟁의 목적도 단순한 비용감소의 경영에서 시간 대비 지불된 비용당 가치-품질의 향상의 경영으로 전환하여야 할 것이다. 모든 서비스를 낮은 의료기준에서 방어적 진료를 통해 제공하는 형태에서 탁월함과 전문성을 토대로 품질과 효율성을 측정하고 강화하며 의료사고를 제거하고 높은 표준을 설정하고 이를 충족하는 형태로 변화되어야 한다.[7] 사회적 경제와 공유경제의 도래는 이를 더욱 가속화시킬 것이다. 경쟁을 통한 부분의 최적화를 추구하는 환원주의에서 벗어나 협력을 통한 전체 최적화를 지향하는 전일주의에 기초한 경영으로 전환하여야 한다. 따라서 시스템 사고에 입각한 프로세스 중심경영을 지향해야 한다. 이를 위해서 학습하는 조직이 되어야 하며 그 중심에는 인간의 성장을 지속할 수 있는 문화를 형성하여야 한다. 인간을 기계가 아닌 유기체적 존재로 회복시켜야 한다.

넷째, 의료기관의 가치사슬이 전후방으로 확대된 강력한 네트워크 형성이 요구될 것이다. 공급자의 공급자에서부터 수요자의 수요자에 이르기까지 가치사슬

**7)** M. Porter and E. Teisberg, "Redefining Competition Health Care," *Harvard Business Review*, June 2004.

이 정렬되고 통합되어 정보가 왜곡없이 유통됨을 통해 탁월한 비용우위와 차별화를 도모하고자 할 것이다. 즉, 기술이나 생산능력의 획득, 시장접근의 용이성 및 새로운 시장의 창조, 재무적 위험 및 법제도적·정치적 위험의 최소화, 경쟁우위의 획득 및 강화 등 다양한 이유에서 의료조직의 네트워크는 확대 강화될 것이다. 또한 가치사슬은 국경을 넘어서 의료관광, 병원수출, 해외원조 및 원격진료 등에 있어 의료산업의 참여는 확대될 것이다.

다섯째, 의료에 있어 정보시스템을 적극 활용하여야 한다. 사물인터넷(Internet of Things: IoT), 인공지능, 빅데이터, e(u)-Health, 3D 프린팅 등은 변혁의 동인이면서 동시에 기반으로서 역할까지 포함하고 있어 보건의료부문을 혁신적으로 변화시킬 것으로 전망되고 있다.

오늘의 의료시장은 고객(customer), 경쟁(competition), 그리고 변화(change)라는 세 가지 강력한 외부압력에 어떻게 대처할 것인가에 대한 거부할 수 없는 질문 앞에 서있다 하겠다.

**생각해보기 GOOD TO GREAT, 좋은 기업을 넘어 위대한 기업으로**

좋은 것은 큰 것, 거대하고 위대한 것의 적이다. 그리고 거대하고 위대해지는 것이 그토록 드문 이유도 대개는 바로 그 때문이다. 거대하고 위대한 학교는 없다. 대개의 경우 좋은 학교들이 있기 때문이다. 거대하고 위대한 정부는 없다. 대개의 경우 좋은 정부가 있기 때문이다. 위대한 삶을 사는 사람은 아주 드물다. 대개의 경우 좋은 삶을 사는 것으로 만족하기 때문이다. 대다수의 회사들은 위대해지지 않는다. 바로 대부분의 회사들이 제법 좋기 때문이다. 그리고 그것이 그들의 주된 문제점이다.(중략)

나는 좋은 조직에서 위대한 조직으로의 도약이 쉽다거나, 모든 조직이 다 전환에 성공할 것이라고 말하고 있는 건 아니다. 이론상으로도 모두가 평균 이상이 되는 건 가능하지 않다. 그러나 나는 지금 좋은 조직을 위대한 조직으로 전환시키려고 애쓰는 사람들이 그 추진 과정에서 느끼는 고통이나 피곤함이 조직을 그저 평범한 상태에서 마냥 버둥거리도록 만드는 사람들의 고통이나 피곤함보다 결코 더하지 않다고 주장하고 있다.

자료: 짐 콜린스의 '좋은 기업을 넘어 위대한 기업으로'(2001)에서 발췌정리

### 사례 디자이너, 병원을 수술하다

20세기 세계 의료산업 '혁신'의 상징이자 명실상부한 '글로벌 넘버 원(one)'인 메이요클리닉이 요즘 미국 경영학계와 의료계에서 최고 혁신 스타로 다시 주목받고 있다. 지난 100여 년 동안 사실상 고정돼 있던 의료서비스 체계를 '파괴적 혁신'(disruptive innovation)이란 경영기법을 적용해 21세기 최첨단 모델로 바꾸겠다고 선언하고 이를 실행하고 있어서다.

메이요클리닉이 추진하는 '파괴적 혁신'의 심장부는 2008년 7월 출범한 혁신센터(Center for Innovation, 약칭 CFI)다. CFI는 모든 의료서비스 체계를 메이요의 '환자중심' 철학에 맞춰 개선하기 위한 내부 싱크탱크(연구소) 역할을 한다. CFI에서는 특이하게도 10명이 넘는 디자이너가 핵심 인력으로 근무하고 있다. 가만히 있어도 세계에서 최고·최상급 환자들이 몰려드는 메이요클리닉은 왜 서비스 혁신에 나선 걸까? 병원서비스 혁신과 디자인 사이에 무슨 관계가 있는 것일까?

CFI의 목표는 의료서비스 체계를 대대적으로 바꾼다는 것이다. 의료공급자(의사)와 소비자(환자)의 상호작용을 분석해 환자가 가장 좋은 경험을 하도록 의료서비스 체계를 획기적으로 개선한다는 야심 찬 계획이다. 과거 진료실 구조는 의사와 환자가 책상을 사이에 두고 마주보는 게 일반적이었으나, 지금은 의사와 환자가 테이블이나 소파에 앉아 진료를 진행한다. 의사가 컴퓨터 모니터만 들여다보며 환자를 진료하면 제대로 대화를 주고받기 어렵다는 관찰 결과에 따라 모니터도 검사 결과를 설명할 때만 의사와 환자가 함께 볼 수 있도록 배치함으로써 환자중심의 서비스혁신을 도모했다. 또한, CFI는 '병원의 모든 일을 환자중심으로 생각한 뒤 문제를 찾아내고 모든 것을 환자중심으로 새롭게 디자인한다'는 것을 핵심 개념으로 내걸었다. 수십년 동안 관행적으로 사용되던 모든 기구나 절차를 소비자 시각으로 접근해 개선점을 찾아내 진료 디자인을 바꾸었다.

CFI가 최근 개발한 어린이용 채혈 의자는 디자인적 사고를 반영한 대표적 혁신 사례다. 어린이 대부분은 채혈(採血) 때마다 공포감을 느끼며 심하게 운다. 이런 점을 감안해 채혈 때 어린이가 음악을 듣거나 영화를 감상할 수 있는 기기를 설치한 것이 채혈 의자다. 얼핏 사소해 보이지만 지금껏 어떤 병원도 이런 발상을 하지 못했다.

#### 파괴적 혁신으로 산업 변화를 선도

CFI는 최근 일종의 원격진료서비스인 'e컨설트'를 시작했다. 거리나 시간 때문에 직접 메이요를 방문하기 어려운 환자를 메이요클리닉 의사들이 화면으로 원격 협진한 뒤 48시간 이내에 진단과 처방을 내리는 서비스다. 물론 초기엔 '환자가 오지 않으면 메이요의 매출이 줄어들 수 있지 않겠느냐'는 내부 반발도 있었다. 스푸리어 이사는 "앞으로 10~20년 뒤 미국 내 의사 숫자가 절대 부족해질 것이라는 예측이 나오고 있다"며 "e컨설트는 의사 부족에 따른 의료산업의 구조적 변화를 대비하기 위한 파괴적 혁신 사례"라고 말했다. 환자나 보험사 입장에선 의료비 지출을 줄여 미국의 고질적인 의료보험제도 개선에 기여할 수 있고, 병원 입장에서도 e컨설트를 경험한 환자가 메이요의 잠재고객이 될 수 있다는 점에서 새로운 비즈니스 모델이 될 수 있다. 라루소 박사는 "우리의 임무는 '현재 상태(status quo)'를 깨는 것이며 이를 위해선 시대 흐름을 잘 살펴야 한다"고 말했다.

### 혁신의 사령탑 CFI

4년만에 4명에서 60명으로 디자이너부터 인류학자까지
다양한 분야 전문가 모여 100개 넘는 혁신 과제 추진

현재 CFI에는 60여 명이 근무한다. 2008년 7월 출범 당시 4명이었던 것을 감안하면 조직이 엄청나게 커진 셈이다. 특이하게도 CFI에는 산업·제품·그래픽 디자이너 14명을 비롯, 의사·간호사·통계학자·인류학자·분석가 등 다양한 분야의 전문가가 모여 있다. 스푸리어 이사는 "디자이너 채용 공고가 나면 의료 분야에서 특기를 살리겠다는 유명 디자인 스쿨 졸업자가 수천 명씩 지원한다"고 말했다. 현재 CFI는 진료실 개선 2차 작업, HAIL(Healthy Aging and Independent Living, 건강하고 독립적인 노후생활) 등 100개가 넘는 혁신 프로젝트를 동시 다발적으로 추진 중이다. 라루소 박사는 "좋은 혁신을 이끌어내려면 다양한 분야 전문가로 좋은 팀을 구성하는 게 중요하다. 특히 외부 전문가들은 기존 의료 종사자가 미처 생각하지 못했던 다양한 통찰력으로 혁신을 창출하고 있다"고 말했다. '다학제적(多學際的, multi-disciplinary) 협업'의 성공 여부는 팀워크에 달려 있다는 판단 아래 CFI는 훌륭한 개인이 아닌 좋은 팀에 보상을 준다. 스푸리어 이사는 "팀 업적에 대해 자부심을 느끼도록 하는 것이 훨씬 중요하다. 하나의 팀으로 훌륭한 업적을 달성했다는 징표로 신분증에 붙이는 작은 배지를 주는 것이 보상의 전부"라고 말했다.

### 열린 혁신으로 의료계 동반 혁신 추구

CFI 로비 테이블에는 어린이용 장난감이 놓여 있다. 같은 층에 있는 소아과 환자가 불쑥 찾아와도 내쫓지 않고 시간을 보내도록 한다. CFI는 더 많은 사람이 자유롭게 드나들 수 있도록 연내에 출입구 개방 공사를 벌일 예정이다. 대부분의 기업이 혁신 활동을 비밀스럽게 추진하고 혁신 담당 조직의 사무실을 외부에 공개하지 않는 것과는 완전히 정반대이다. 스푸리어 이사는 "조직에서 벌어지는 모든 문제는 소통의 잘못에서 시작된다"며 "외부인과 소통하는 건 새로운 혁신 아이디어를 얻는 좋은 창구이다"라고 말했다.

전 세계 병원과 의사들이 벤치마킹을 목적으로 많이 방문한다는 점을 감안해, CFI는 아예 매년 가을 혁신 사례 설명용 대형 콘퍼런스를 개최한다. 메이요클리닉이 쌓아온 노하우를 모든 이에게 공개해 의료계 전체의 '동반 혁신'을 유도한다는 오픈 이노베이션 정책의 기조 위에서다. 라루소 박사는 "CFI의 의료서비스 혁신은 메이요의 생

존을 위해서도 중요하지만 궁극적으로 국가적 · 세계적으로 의료서비스의 전반적 개선을 유도하는 게 목표"라고 말했다.

자료: 조선일보 위클리비즈(2012.5.5)에서 발췌정리

# Part 2 의료경영환경론



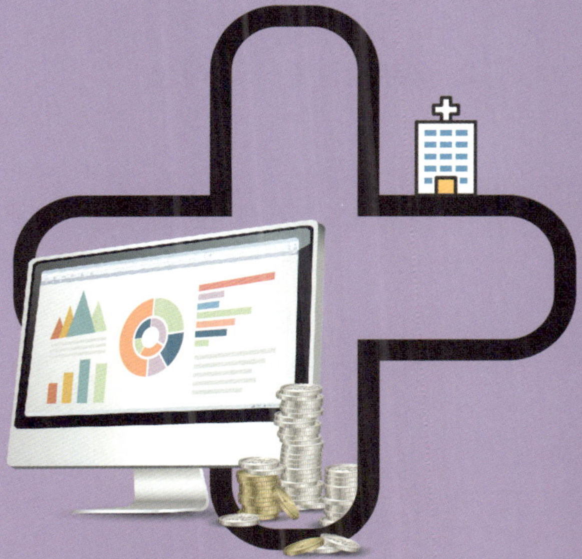

의료경영학
*Healthcare Management*

# Chapter 04 의료외부환경

조직 외부에서 오는 기회와 위협을 통찰해야 한다

## 제 1 절 외부환경분석

### 1. 외부환경분석의 개념

외부환경(external environment)의 분석은 조직의 외부에서 주어지는 기회(opportunity)나 위협(threat)을 이해하여, 기회는 이용하고 위협은 대비할 수 있는 전략을 수립하기 위하여 실시된다.

참고로 외부환경과 내부환경의 구분은 조직이 스스로 통제할 수 있는가의 여부에 따른다. 조직이 스스로 통제할 수 없다면 이는 외부환경에 해당한다.

### 2. 외부환경분석의 대상

주요 외부환경으로는 크게 거시환경과 미시환경이 있다. 거시환경을 사회적 환경이라고도 하는데 이에는 정치적/법적, 경제적, 사회/문화적, 기술적 환경이 포함된다. 미시환경은 과업환경 또는 산업환경이 이에 해당되며 이해관계자의 분석이 주된 내용이 된다.

- 거시환경(=사회적 환경): 조직의 단기적 활동에 직접적으로는 영향을 미치지 않지만 장기적으로 영향을 미치는 요소
- 미시환경(=과업환경, 산업): 조직활동과 의사결정에 직접적인 영향을 미치는 요소

의료조직과 관련된 주요 외부환경으로는 의료정책환경, 특히 의료재정과 의료조직, 즉 전달체계 등이 있다. 일반 기업과 달리 의료조직은 의료법과 의료정책, 건강보험수가 등이 경영효율화에 커다란 영향을 미치기 때문에 이에 대한 이해 또한 의료경영의 특징이라 하겠다.

## 제2절 우리나라 의료시스템

### 1. 우리나라 의료재정

#### 1) 개요

우리나라의 의료보험제도는 복지국가로의 진일보, 북한과의 체제경쟁, 유신정부의 위기, 중화학공업정책으로 인한 노동자 건강상태문제 등을 이유로 1977년 박정희 유신정부에 의해 처음 도입되었다.

제도의 원활한 운영 등의 필요성으로 인해 종업원 500인 이상 대기업 근로자를 우선 대상으로 하여 공무원, 교원, 중소기업 근로자로 확대하다가 1989년 농어민, 도시 자영업자를 포괄하면서 세계에서 유래 없이 12년이라는 짧은 기간만에 전국민 의료보험시대를 열게 되었다. 이로써 우리나라는 의료서비스를 생산하기 위한 재원확보의 핵심 수단으로 의료보험을 활용하는 의료시스템을 형성하게 되었다.

의료시스템에서 재정부분인 건강보험의 관리운영체계에 대한 이해는 곧 의료시스템 이해의 핵심이 된다. 먼저 보건복지부가 주관 행정기관이며, 국민건강보험공단(이하, 공단)이 건강보험의 자격관리, 보험료부과징수, 요양급여비용지급 등 전반적 관리운영업무를 총괄하고 있다. 보험가입자인 국민은 평소에 건강보험료를 공단에 납부하게 되며, 필요시 요양기관에서 의료서비스를 제공받고 의료비의 일부를 본인부담금의 명목으로 지불하게 된다. 그 나머지 부분에 대해서는 보험가입자에게 의료서비스를 제공한 요양기관이 건강보험심사평가원(이하, 심평원)에 비용청구를 하게 되면 심평원은 이를 심사·평가하고 그 결과를 공단에 통보하고 공단은 요양급여비용을 요양기관에 지급하게 된다.

**▌그림 4-1 ▌국민건강보험 관리운영체계**

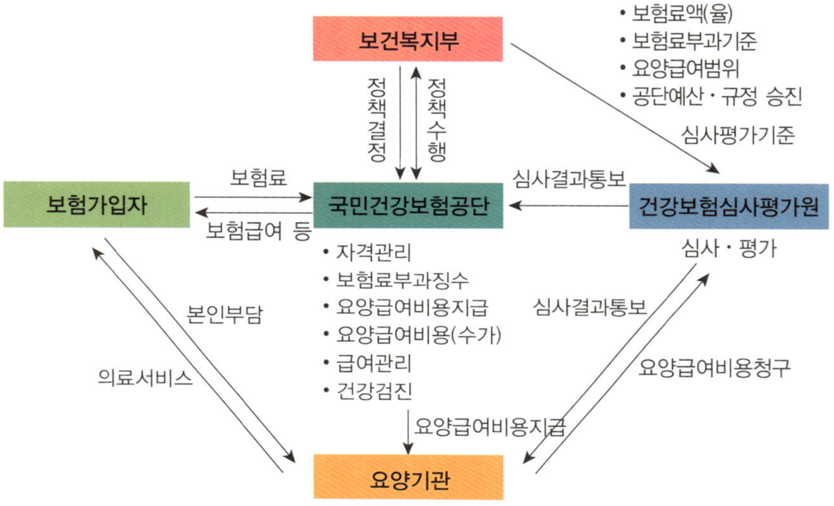


2018년 현재 건강보험 수입은 약 62.1조원, 지출은 약 62.3조원이다. 건강보험 재원은 대부분 보험료로 충당되며(88.6%) 나머지(11.4%)는 정부지원금으로 보조받는다. 정부지원금은 국민건강보험법(제108조)에 의거하여 보험료 예상수입의 20% 이내에서 결정되는데 일반회계로부터의 지원은 14%, 국민건강증진기금으로부터의 지원은 6%로 구성된다. 2018년 기준 실제 정부지원금은 7.1조원이며, 이는 국고(일반회계) 5.2조원(8.4%), 건강증진기금 1.9조원(3.1%)으로 구성되었다.

동년 전체 의료비재정에서 보험료가 차지하는 비중은 44% 수준이며, 이 부분과 정부의 조세보조금을 합쳐 공적 재원조달 비중이 55%가 된다. 그 나머지가 민간 재원조달 부분으로 44%를 형성하고 있는데 주요 항목으로는 본인부담금

**▮ 표 4-1 ▮ 연도별 건강보험 재정현황(단위: 조 원, %)**

| | 2009 | 2010 | 2011 | 2012 | 2013 | 2014 | 2015 | 2016 | 2017 | 2018 |
|---|---|---|---|---|---|---|---|---|---|---|
| **수입** | 31.2 | 33.6 | 38 | 41.8 | 45.2 | 48.5 | 52.4 | 55.7 | 58 | 62.1 |
| 보험수입 등 | 26.5 | 28.7 | 32.9 | 36.5 | 39.4 | 42.2 | 45.3 | 48.6 | 51.2 | 55 |
| 정부지원 | 4.7 | 4.9 | 5 | 5.4 | 5.8 | 6.3 | 7.1 | 7.1 | 6.8 | 7.1 |
| 국고 | 3.7 | 3.8 | 4.1 | 4.3 | 4.8 | 5.3 | 5.6 | 5.2 | 4.9 | 5.2 |
| 국민증진기금 | 1 | 1.1 | 0.9 | 1 | 1 | 1 | 1.5 | 1.9 | 1.9 | 1.9 |
| **지출** | 31.2 | 34.9 | 37.4 | 38.8 | 41.5 | 43.9 | 48.2 | 52.6 | 57.3 | 62.3 |
| 보험급여비 | 30.1 | 33.7 | 36.2 | 37.6 | 40.3 | 42.5 | 46.5 | 51.1 | 55.5 | 60.6 |
| 관리운영비 등 | 1 | 1.2 | 1.2 | 1.2 | 1.3 | 1.4 | 1.7 | 1.6 | 1.8 | 1.7 |
| **당기수지** | 0 | −1.3 | 0.6 | 3 | 3.6 | 4.6 | 4.2 | 3.1 | 0.7 | −0.2 |
| 누적수지 | 2.3 | 1 | 1.6 | 4.6 | 8.2 | 12.8 | 17 | 20.1 | 20.8 | 20.6 |
| 수지율(지출/수입) | 100 | 104 | 98 | 92.8 | 91.9 | 87.6 | 92 | 94.4 | 98.8 | 100.3 |

37% 등이 있다. 특히, 우리나라의 경우 전체 의료비 중에서 본인부담금이 차지하는 비중이 지나치게 높다는 특징이 있다. OECD국가의 평균수준은 23.9% 수준이나 선진국의 경우 10~15% 수준을 초과하지 않고 있으며 이 수치가 높을 경우 의료에로의 접근성을 크게 제약할 수 있음을 고려해볼 때 향후 정책적 대처가 필요하다 하겠다.

2017년 현재 우리나라 국민의료비 규모는 GDP 대비 7.6% 수준으로 OECD 평균수준인 8.9%에 비해 상대적으로 낮은 수준이며, 구매력평가지수(purchasing power parity: PPP)[1]로 환산한 1인당 국민의료비는 US$2,897로 미국의 US$10,209의 28.4% 수준일뿐 아니라 대부분이 선진국에 비해서도 낮은 수준이다.

한편 2009년을 기준으로 한 2016년 현재 1인당 의료비의 연평균 증가율은 5.7%로 OECD 평균인 1.4%에 비해 상대적으로 매우 높은 수준에 있다. 전체 국민의료비에서 공공부문이 차지하는 비중은 58.2%로 대부분의 선진국 수치인 80% 내외 수준에 비해 상대적으로 낮아 이에 대한 정책적 대처가 요구되고 있다.

1) 구매력평가지수란 특정 시점에서 국가들 간에 존재하는 상이한 가격수준(물가)의 차이를 제거함으로써 상이한 통화들의 구매력을 동일하게 하는 통화환산율을 의미한다.

**그림 4-2 우리나라 의료시스템과 재정흐름**

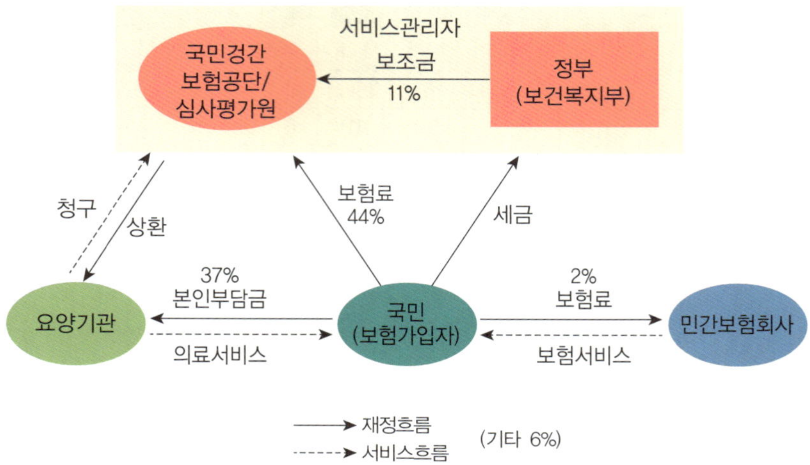


**표 4-2 주요 국가의 국민의료비 현황(2017년)**

| 구분 | 국민의료비/GDP(%) | 1인당 의료비 연평균 증가율 (2009~2016)(%) | 공공의료비/전체의료비(%) | 1인당 국민의료비 (USD PPP) |
|---|---|---|---|---|
| 미국 | 17.2 | 2.1 | 81.8 | 10,209 |
| 프랑스 | 11.5 | 0.9 | 83.0 | 4,902 |
| 독일 | 11.3 | 1.8 | 85.0 | 5,728 |
| 캐나다 | 10.4 | 1.1 | 70.1 | 4,826 |
| 네덜란드 | 10.1 | 1.0 | 81.3 | 5,386 |
| 스웨덴 | 10.9 | 0.9 | 83.6 | 5,511 |
| 영국 | 9.7 | 0.9 | 78.4 | 4,264 |
| 일본 | 10.7 | 1.8 | 84.2 | 4,717 |
| 한국 | 7.6 | 5.7 | 58.2 | 2,897 |
| OECD평균 | 8.9 | 1.4 | 73.5 | 4,069 |

주: 미국의 공공의료비는 2016년 기준
자료: OECD, OECD Health Statistics, 2018.

## 2) 우리나라의 건강보험료 부과

### (1) 건강보험의 적용대상

건강보험의 적용대상은 크게 직장가입자와 지역가입자로 구분하며 그 구성은 다음과 같다. 2016년말 현재 전체인구 중 97.1%가 건강보험에 가입하고 있으며 나머지인 2.9%가 공적부조인 의료급여의 혜택을 받고 있다. 직장가입자는 전체인구의 70.2%이며 27.0%가 지역가입자이다.

- 직장가입자: 사업장의 근로자 및 사용자, 공무원 및 교직원, 그리고 그 피부양자*

  * 피부양자란 직장가입자에 의하여 주로 생계를 유지하는 자로서 보수 또는 소득이 없는 자(직장가입자의 배우자, 직계존속(배우자의 직계존속 포함), 직계비속(배우자의 직계비속 포함) 및 그 배우자, 형제 · 자매를 포함)

- 지역가입자: 직장가입자를 제외한 자

**표 4-3 건강보험 적용인구 현황**

| 분류 | | 적용인구(천 명) | 비율(%) |
|---|---|---|---|
| 총계 | | 52,272 | 100.0 |
| 건강보험 | 계 | 50,763 | 97.1 |
| | 직장 | 36,675 | 70.2 |
| | 지역 | 14,089 | 27.0 |
| 의료급여 | | 1,509 | 2.9 |

### (2) 직장가입자 보험료 산정기준 및 부담비율

우리나라 건강보험 직장가입자의 보수월액보험료의 산정은 가입자의 보수월액에 2019년 1월 이후 보험료율인 6.46%를 곱하여 보험료를 산정한 후, 경감률 등을 적용하여 가입자 단위로 부과한다. 여기서 보수월액이란 동일사업장에서 당해연도에 지급받은 보수총액을 근무월수로 나눈 금액을 의미한다.

**직장가입자 건강보험료**(보수월액 기준)
건강보험료=보수월액×보험료율(6.46%)

부과된 건강보험료의 부담비율은 근로자의 경우 가입자와 사용자가 각각 50%씩 부담하여 공무원인 경우 사용자인 국가가 이를 부담한다. 한편, 사립학교 교원인 경우 사용자와 국가가 각각 30%와 20%씩 나누어 부담한다.

**표 4-4 직장가입자 건강보험료 부담비율**

| 구분 | 계 | 가입자부담 | 사용자부담 | 국가부담 |
|---|---|---|---|---|
| 근로자 | 6.46% | 3.23% | 3.23% | - |
| 공무원 | 6.46% | 3.23% | - | 3.23% |
| 사립학교교원 | 6.46% | 3.23% | 1.938%(30) | 1.292%(20) |

한편, 보수월액에 포함된 보수를 제외한 이자, 배당, 사업, 근로, 연금, 기타소득 등의 보수외 소득이 연 3,400만원이 초과하는 직장가입자의 경우 건강보험료를 추가로 납부하여야 하는데, 이 경우 소득월액 보험료는 보수외 소득에서 3,400만원을 공제한 나머지 금액을 12로 나누어 소득종류에 따른 금액비율로 곱해 산정한 소득월액 보험료를 부과한다.

**직장가입자 건강보험료**(소득월액 기준)
건강보험료=소득월액×{보험료율(6.46%)×50%}

### (3) 지역가입자 보험료 산정기준 및 부담비율

지역가입자의 건강보험료는 연소득 100만원 초과세대의 경우 가입자의 소득, 재산(전월세 포함), 자동차 등을 참작하여 정한 부과요소별 점수를 합산한 보험료 부과점수에 점수당 금액을 곱하여 보험료를 산정한 후, 경감률 등을 적용하여 세대단위로 부과한다. 참고로 연소득 100만원 이하 세대의 최저보험료는 13,500원이다.

■ 지역가입자 건강보험료(연소득 100만원 초과세대)

건강보험료 = 보험료 부과점수 × 점수당 금액(189.7원, 2019년도 기준)

■ 보험료 부과점수 기준

- 소득점수(97등급): 소득(이자, 배당, 사업, 근로, 연금, 기타)
- 재산점수(60등급): 토지, 건축물, 주택, 선박, 항공기, 전월세
- 자동차점수(11등급): 사용연수 9년 미만의 승용차 중 4천만원 이상이거나 배기량 1600cc 초과 승용차와 그 밖의 승용자동차만 부과

### (4) 본인부담금

우리나라 진료비 중 본인부담금은 크게 입원과 외래로 구분된다. 입원의 경우 총진료비의 20%인 정률제이며 외래는 다음과 같이 의료기관의 종별에 따라 차등 정률제를 기본으로 65세 이상 노인의 경우 요양급여비용 총액이 15,000원 이하이면 1,500원의 정액제를 도입하고 있다.

한편, 6세 미만 아동의 경우 외래는 성인 본인부담률의 70%를 적용하고 있으며 입원의 경우 요양급여비용의 10%를 부과하고 있다.

■ 입원시 본인부담금

총진료비의 20%

■ 외래시 본인부담금

- 상급종합병원: 진찰료 총액 + 나머지 진료비의 60%
- 종합병원: 요양급여비용 총액의 45%(읍 · 면지역), 50%(동지역)
- 병원: 요양급여비용 총액의 35%(읍 · 면지역), 40%(동지역)
- 의원: 요양급여비용 총액의 30%(단, 65세 이상 요양급여비용 총액이 15,000원 이하이면 1,500원)

■ 보건소, 보건지소, 보건진료소

- 요양급여비용이 12,000원 초과시 총액의 30%
- 요양급여비용이 12,000원 이하시 정액제 적용

약가는 요양급여비용 총액의 30%를 본인이 부담해야 한다. 한편, 경증질환자의 대형병원 이용을 줄이기 위해 감기 등 52개 경증질환의 경우 대형병원 외래진료 후 약국 요양급여비용의 본인부담률을 30%가 아닌 상급종합병원은 50%, 종합병원은 40%로 차등적용하고 있다.

- **약국:** 요양급여비용 총액의 30%(단, 65세 이상의 경우 요양급여비용 총액이 10,000원 이하이면 1,000원, 10,000원 초과~12,000원 이하이면 요양급여비용 총액의 20% 부담)

다음과 같은 산정 특례자의 경우 본인부담금을 경감하여 적용하고 있다.

- **산정특례자의 본인부담금 경감률**
  - 암 · 희귀난치질환 등록자: 입원 · 외래 · 약국 불문하고 등록일부터 5년간 본인부담 경감 적용
  - 등록 암환자 및 등록 중증화상환자: 총진료비의 5%(미등록 암환자 외래시: 총진료비의 20%)
  - 뇌혈관질환자 및 심장질환자 입원하여 정해진 수술 진료시: 수술당 최대 30일 동안 총진료비의 5%
  - 등록 희귀난치성질환자: 총진료비의 10%(미등록 희귀난치성질환자 외래시: 총진료비의 30~60%)

과도한 본인부담금으로 인해 의료기관 접근이 어려워지는 것을 막기 위하여 본인부담상한제를 운영하고 있다. 이는 연간 환자가 부담한 본인부담액이 81만원에서 580만원 사이의 상한액을 초과할 경우 초과분을 가입자에게 환급하는 제도로써 소득수준에 따라 다음과 같이 7단계로 차등 적용하고 있다.

- 본인부담 상한금액(2019년 기준)
  - 소득하위 10% 이하: 81만원(요양병원 입원일수 120일 초과시, 125만원)
  - 소득하위 10%(초과)~30%: 101만원(요양병원 입원일수 120일 초과시 157

만원)

- 소득하위 30%(초과)~50%: 152만원(요양병원 입원일수 120일 초과시 211만원)
- 소득하위 50%(초과)~70%: 280만원
- 소득하위 70%(초과)~80%: 350만원
- 소득하위 80%(초과)~90%: 430만원
- 소득하위 90%(초과): 580만원

### (5) 건강보험료 면제, 경감 종류 및 경감률

여행 · 업무 등으로 1개월 이상 국외에 체류하고 국내 거주 피부양자가 없는 경우 현역병 등으로 군복무, 교도소 기타 이에 준하는 시설에 수용된 자의 경우 건강보험료가 면제된다. 이와 함께 다음과 같은 사유에 해당하는 자는 건강보험료를 경감해주고 있다. 그 종류와 경감률은 다음과 같다.

■ 직장가입자(보수월액)의 경감률

- 국외근무자 경감: 가입자 보험료의 50%(국내에 피부양자가 있는 경우)
- 섬 · 벽지 경감: 가입자 보험료액의 50%
- 군인 경감: 가입자 보험료액의 20%
- 휴직자 경감: 가입자 보험료액의 50%(육아휴직자는 보수월액보헍료의 하한까지 경감)
- 임의계속가입자 경감: 가입자 보험료액의 50%
- 종류가 중복될 경우 최대 경감률은 50%임(육아휴직자는 예외)

■ 직장가입자(소득월액)의 경감률

- 섬 · 벽지 경감: 보험료액의 50%
- 군인 경감: 보험료액의 20%
- 사업장 화재 등 경감: 보험료액의 30%
- 경감 종류가 중복될 경우 최대 경감률은 50%임

■ 지역가입자의 경감률
- 섬 · 벽지: 50%
- 재해: 30~50%
- 농어촌: 22%
- 세대(노인, 장애인, 한부모가족 세대 등): 10~30%
- 경감 종류가 중복될 경우 최대 경감률은 50%임

## 3) 우리나라의 의료급여제도

### (1) 개요

1977년 12월 국가재정에서 취약계층에게 기본적 의료혜택을 제공하는 의료보호법이 최초로 탄생한 이후 2001년도에 이를 의료급여법으로 전면 개정하여 국고보조금 80%와 지방자치단체출연금 20%로 기금을 조성하여 운영하고 있다.

### (2) 급여대상 및 비용 부담

국민기초생활보장법에 의한 수급자 등을 대상으로 1, 2종으로 구분하여 1종 수급권자는 외래진료시 본인이 일부 부담하되 의료비 충당 등을 위해 사전에 매월 1인당 6,000원의 건강생활유지비를 지원하고 있으며, 입원진료의 경우 전액을 의료급여기금에서 부담하고 있다. 2종 수급권자는 입원 · 외래시 본인 일부 부담이 있다.

### (3) 의료급여 이용절차

의료급여를 이용하기 위해서는 수급권자가 제1차 의료급여기관에 의료급여를 우선 신청해야 한다. 다만, 응급환자, 분만, 희귀난치성 질환 또는 중증질환을 가진 자 등은 제2차 또는 제3차 의료급여기관에 의료급여 신청도 가능하다. 의료급여 수급권자가 제1차 의료급여기관 진료 중 제2차 또는 제3차 의료급여기관 진료가 필요한 경우 진료담당의사가 발급한 의료급여의뢰서를 받아 7일(공휴일 제외) 이내에 해당 의료급여기관에 제출하여야 한다.

각 단계별 의료급여기관은 다음과 같다.

**그림 4-3 단계별 의료급여 이용절차**

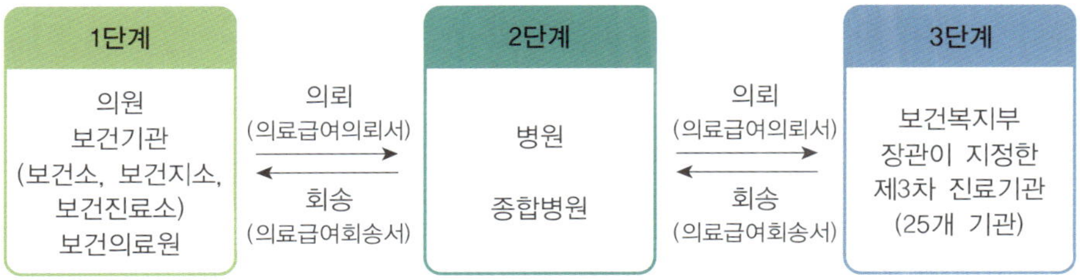


## 2. 우리나라 의료조직

2017년 기준으로 우리나라의 의료기관수는 총 91,545개소로 그 대부분이 민간에 의해 설립되었으며, 병상수를 기준으로 하였을 때에도 99.8%가 민간의료기관에 의해 제공되고 있다. 전체 의료기관 중 의원을 제외한 병원의 수는 2016년 기준 3,788개소로 약 4.2%를 차지하고 있으며 전체 병상수의 약 87.5%를 보유하고 있다.

한편, 2013년 현재 종합병원 및 병원의 평균재원일수는 각각 10.6일 및 12.7일, 병상이용률은 각각 86.0% 및 60.5%이다. 종합병원의 경우 병상수가 많을수록 평균재원일수는 줄고 병상이용률은 높다. 1,000병상 이상의 종합병원은 각각 7.9일 및 89.7%를 나타내고 있다.

**표 4-5 의료기관수 및 병상수**

| 구분 | 계 | | 공공 | | 민간 | |
|---|---|---|---|---|---|---|
| | 수 | 비율(%) | 수 | 비율(%) | 수 | 비율(%) |
| 기관수 | 31,545 | 100.0 | 221 | 0.2 | 91,324 | 99.8 |
| 병상수 | 701,599 | 100.0 | 64,385 | 9.2 | 637,214 | 90.8 |

2017년 현재 우리나라의 급성기 병상수는 인구 천명당 7.1병상으로 OECD 주요국 중에서 일본의 7.8병상 다음으로 많을 뿐 아니라 OECD 평균수준인 3.6병상에 비해서 월등히 많은 수치이다. 이에 비해 활동 의사수 및 간호사수는 각각 2.3명과 6.8명으로 가장 많은 병상을 보유한 일본에 비해서도 현저하게 적을 뿐 아니라 OECD 평균 수치를 모두 밑돌고 있다.

의료기관에서 활동하는 의사와 간호사 등 의료인의 수가 적음은 상대적으로 양질의 의료서비스를 받을 확률이 낮음을 의미하는데, 특히, 간호사수가 적음으로 인해 입원 시 보호자가 간병해야 하는 부담이 큼을 의미하기도 한다. 의료인의 수가 적음으로 인해 의료비를 줄일 수 있으나 그만큼 입원환경은 쾌적하지 않게 된다.

**표 4-6 OECD 주요국 의료자원 비교**

| 2017년 (인구 천명당) | 급성기 병상수 | 임상 의사수 | 임상 간호사수 |
|---|---|---|---|
| 미국 | 2.5 | 2.6 | 7.9 |
| 프랑스 | 3.1 | 3.1 | 10.5 |
| 독일 | 6.1 | 4.2 | 12.9 |
| 캐나다 | 2.0 | 2.6 | 9.9 |
| 네덜란드 | 3.2 | 3.5 | 10.6 |
| 스웨덴 | 2.2 | 4.3 | 11.1 |
| 영국 | 2.3 | 2.8 | 7.9 |
| 일본 | 7.8 | 2.4 | 11.3 |
| 한국 | 7.1 | 2.3 | 6.8 |
| OECD 평균 | 4.7 | 3.3 | 9.5 |

주: 미국의 임상 의사수는 2016년 자료, 미국의 급성기 병상수, 스웨덴의 임상 의사수 및 간호사수는 2015년 자료, 영국의 급성기 병상수는 2014년 자료

자료: OECD, OECD Health Statistics, 2018.

## 3. 우리나라 의료시스템의 특징

의료보험의 조기 확대는 우리나라 의료시스템의 성격과 의료경영계에 적지 않은 영향을 미치게 되었다.

첫째, 의료시스템 중 재정부분은 정부가 적극적으로 규제하는 정책을 취하였다. 정부의 재정적·행정적 준비가 미흡하여 정부의 부담을 최소화하기 위하여 의료서비스의 가격인 수가를 낮게 하여 국민의 의료보험료 부담을 적게 하였고 이로 인해 의료보험의 혜택도 좁게 한 이른바 '저수가-저부담-저급여'를 기본 골격으로 하여 설계하였다.

둘째, 의료시스템 중 전달체계는 민간중심으로 확대하였다. 의료보험의 시행으로 의료가격을 낮추는 계기를 만들어 국민의 의료기관 이용을 획기적으로 증가하게 하였다. 이 과정에서 급팽창하는 의료수요에 대응하기 위하여 민간의 의료기관 개설을 허용하면서 세계적으로도 과도한 민간 의료기관중심의 공급체계를 형성하게 되었다. 이와 함께 의료전달체계를 확립하지 못하여 의원에서 종합병원이 같은 환자를 놓고 경쟁하는 의료기관 간의 전방위적 경쟁을 유발하게 하였다.

셋째, '저수가-저부담-저급여'를 기본 형태로 한 의료보험정책은 많은 비급여 서비스를 양상하게 되었으며 민간 의료기관으로 하여금 수익보전을 위한 진료비 지불제도로 행위별 수가제를 선택하게 하였을 뿐만 아니라 국민에게는 높은 본인부담금을 부과하게 되었다.

넷째, 국가주도의 의료보험 조기 확대는 의료계가 자생적으로 성장할 수 있는 기회와 그 과정에서 습득해야 할 환자와의 친밀한 관계 설정과 의료계 스스로가 확립해야 했던 직업윤리 등에 대해 소홀했던 측면이 강했다고 볼 수 있다. 즉, 의료기관이 의료서비스를 생산하는 서비스 업종으로 고객인 환자를 어떻게 관리해야 하는지에 대한 인식과 노력이 부족했으며 이와 함께 의료경영에 대한 필요성도 상대적으로 저평가되면서 건실한 경영 노하우의 축적을 간과하는 모습을 보이기도 하였다. 따라서 향후 우리나라 의료계는 고객중심으로 거듭나야 할 과제를 안게 되었으며 이 과정에서 의료경영학이 적지 않은 기여를 하여야 할 것이다.

결과적으로 의료보험제도의 조기 확대는 우리나라의 의료시스템을 형식적으로는 공공성을 담보하게 하면서도 내용적으로 상당부분 시장성을 갖게 하는 이중적인 모습을 형성하게 하였다. 그 대표적인 예를 재정체계와 전달체계 측면에서 나누어 살펴보면 다음과 같다.

먼저, 재정체계 측면에서 전 국민 공적의료보험체계를 통해 의료의 평등주의를 강하게 추구하고 있음에도 불구하고 높은 본인부담금이나 낮은 급여범위는 의료의 접근성을 제한하는 결과를 가져오게 하였다. 또한 의료서비스의 가격은 정부가 철저히 통제하면서 진료비 지불제도는 가장 시장친화적인 행위별 수가제를 채택하여 수익확대를 위한 동기를 부여하고 있는 점 등을 들 수 있다.

또한 전달체계 측면에서 영리법인병원의 설립은 불허하면서 공공병원이 아닌 민간중심으로 전달체계를 구축한 점과 모든 의료기관은 의료보험환자를 반드시 받아야 하는 강제지정제를 통해 공공성을 유지하고 있으면서도 의료기관의 설립은 스스로가 결정하게 하는 점 등이 이에 해당한다고 볼 수 있다.

무엇보다도 돈이 없으면 병원을 갈 수 없다고 생각한다는 점이 의료서비스를 공적 상품이 아닌 사적 상품으로 생각하고 있음을 단적으로 나타낸다고 볼 수 있다.

**표 4-7 우리나라 의료정책의 이중적 특징**

| | 평등주의(공공성) | 능력주의(시장성) |
|---|---|---|
| 재정 측면 | 전국민 공적의료보험 | 높은 본인부담금, 낮은 급여범위 |
| | 수가의 정부 결정 | 행위별 수가제 |
| 전달체계 측면 | 영리법인 의료기관 불인정 | 민간중심 의료기관 설립 |
| | 요양기관 강제지정 | 자유로운 의료기관 설립지 결정 |

## 4. 의료제도가 의료경영에 미친 영향 및 평가

### 1) 의료제도가 의료경영에 미친 영향

의료보험제도의 확산속도와 기본구조에 대한 의료조직의 대응전략이 오늘날 의료경영 전반의 행태를 결정지었다고도 볼 수 있을 정도로 실로 막대한 영향을 미치게 되었다.

그 첫 번째는 의료보험도입 초기 관행수가의 70~80% 수준으로 책정된 저수가정책의 영향이다. 의료보험제도의 도입초기에 정부의 저수가정책은 그 수혜대상이 500인 이상 대기업에 한정되었기에 의료계에서는 수가가 큰 관심의 대상이 되지 못했다. 보험환자가 아닌 일반환자가 훨씬 많았었기 때문이다.

그러나 유래 없이 빠르게 전개된 의료보험의 단기간 전국민 확대는 의료경영 전반에 커다란 영향을 미치면서 보험규제를 벗어나기 위한 전략 마련이 경영전략의 핵심을 차지하게 되었다. 이는 크게 비보험분야의 개발과 진료방식의 변화를 통해 나타나게 되었는데 고가 첨단장치 위주의 비보험진료, 특진비, 병실료 차액, 과잉진료 및 검사, 유인수요 등이 그것이다.

두 번째로 의료보험의 급속한 확대에 따른 의료수요의 급팽창을 대처할 의료기관과 의사 등 의료공급자의 양산 또한 시급히 필요했다는 점이다. 이 역할을 민간이 담당하였고 의과대학이 크게 증설되면서 의료기관 간의 경쟁이 확대되었다. 여기에 거대 의료자본이 유입되어 대형 종합병원이 등장하여 고객지향적 의료를 천명하면서 우리나라 의료계가 자생적으로 습득하지 못했던 대고객과의 관계를 크게 변모시켜 놓았다.

더구나 확립되지 못한 의료전달체계는 개인의원에서부터 종합병원에 이르기까지 동일 환자를 놓고 무한경쟁을 벌이게 하는 대체재적 관계로 변모시키게 되었다. 선진국과 근본적으로 다른 의료기관 간의 무한경쟁은 과도한 전문의의 양산, 고가의료장비의 도입 등 고급의료를 부추겼으며 저임금의 전공의를 활용하여 비용절감을 통한 수익창출을 도모하는 등 의료기관의 비정상적 운영이 전개되면서 의료계가 위기 속에 봉착하게 되었다.

세 번째로는 제약자본에 의한 의료경영의 왜곡이다. 우리나라의 제약자본은 정부의 보호정책 속에 국제 진출보다 국내 판매에 치중하면서 확보해야 할 국제 경쟁력을 상실한 채 복제약 생산에 주력하면서 제조원가보다 높은 보험약가를 활용하여 의료기관 마케팅에 적극적으로 사용하는 모습을 빈번히 보이고 있다. 그 대표적인 예가 할증(덤), 할인, 리베이트, 랜딩비, 각종 보조금, 기여금 제공 등으로 이는 의료기관으로 하여금 과다 투약의 압력, 의사 및 환자의 자유로운 약품선택권을 침해하는 부작용으로 나타나게 되었다.

### 2) 의료정책의 전반적 평가

우리나라 의료정책의 장점은, 먼저 모든 국민이 의료보험 혜택을 받을 수 있도록 기획되어져 최소한 감기, 당뇨, 고혈압 등의 경질환은 대부분 보험급여로 치료될 수 있는 틀을 마련하였다는 점과 함께 비교적 저렴한 의료비를 통해 다른 나라에 비해 뒤처지지 않는 건강수준을 확보할 수 있게 되었다는 점 등을 들 수 있다.

이에 반해 단점으로는 의사의 비급여 의료행위의 비중이 지나치게 크며, 중질환자의 경우 높은 본인부담금을 지불해야 하는 문제점을 안고 있을 뿐 아니라 공급자의 이윤추구 행동의 규제가 어려워 의료자원이 더욱 비용유발적 방향으로 발전할 가능성이 크다는 점이다.

우리나라 건강보험제도의 특징은 한마디로 '저부담-저급여-저수가'로 통칭된다. 이는 전 국민이 의료보험 혜택을 골고루 받도록 한다는 평등주의에 입각하여 설계되었기 때문이나 30여 년 전의 상황을 고려하여 설계된 이후 경제의 눈부신 성장과 만성질환으로 질병구조가 변화된 이후에도 한 번도 그 틀이 변화되지 않았다는 측면에서 의료개혁의 필요성에 대한 공감대가 크게 형성되어 가고 있다.

따라서 경제성장단계에 걸맞은 합리적인 의료보험체계를 재설계하여 의료보험으로 보상받을 수 있는 질병과 치료를 확대하며 수혜자의 보험료 부담을 현실화하고 국가 또한 합리적인 수준에서 재정부담과 규제수준을 책정해야 할 필요성을 다각도로 검토하여야 한다.

## 사례 네덜란드 의료개혁, 국가는 의료보장… 보험운영은 철저히 민간에

지난달 네덜란드의 행정수도 헤이그시(市) 중심부에 있는 400병상 규모의 MCH 병원. 로비 한쪽 카페에서 쉬고 있는 헤니 크노키(76・여) 씨는 지난달 협심증으로 심장수술을 받은 환자다. 그는 수술 후 심장에 나쁜 영향을 미치는 콜레스테롤이 적게 들어간 식품을 자신이 가입한 의료보험회사가 제공한 할인 쿠폰으로 사 먹는 중이다. 이 쿠폰은 환자 스스로 심장병 재발 방지 노력을 하도록 하는 의료보험회사의 '환자 인센티브' 프로그램의 일환으로 환자에게 제공됐다. 환자가 병을 잘 관리해 병원에 가지 않으면 그만큼 의료비 지출을 줄일 수 있다고 판단한 의료보험사측의 아이디어였다.

네덜란드에서는 환자가 운동이나 생활습관 개선으로 주사제 등 고(高)비용 치료에서 벗어나도록 보험사측이 인센티브를 준다. 환자가 운동 프로그램에 들어가도록 가입비를 지원해주기도 한다. 또 당뇨병 환자가 운동 프로그램에 참여하여 체중을 줄이고 혈당 수치를 낮추면 보험료 할인 혜택을 주는 식이다. 대신 보험사는 고가(高價)의 치료비를 줄일 수 있다.

### 의료보험 운영은 민간회사에

다양한 환자 인센티브 프로그램들이 본격 도입된 것은 지난 2006년. 공(公)보험 형태의 의료보험조합과 사(私)보험 형태의 민간보험회사 의료보험을 각각 운영하다 민간보험회사로 단일화하면서였다.

유럽 일대에 파란을 불러온 이 개혁의 핵심은 보험회사끼리 경쟁을 붙여 환자에게 돌아가는 서비스 질은 올리고 전체 의료비는 줄이자는 것이었다. 다만 민간이 운영하는 의료보험에 전 국민이 의무적으로 가입하되, 기존과 같은 의료보험료를 내야 한다는 전제조건이 붙어 있었다. 정부는 민간 의료보험사가 환자들의 질환에 맞춘 다양한 의료보험 상품을 내놓도록 하는 대신, 법으로 질병 유무나 나이에 따라 의료보험 가입에 차별을 받지 않도록 했다.

또 보험료 지급 능력이 없는 저(低)소득층에게는 보험료를 지원해준다. 정부는 보험료 상한선을 제시해 보험회사들이 함부로 보험료를 인상하지 못하게 하는 감독 역할에 머물러 있다.

이로 인한 변화는 환자 자신들의 질병 치료에 유리한 조건의 의료보험을 보험회사와 협상을 통해 계약하는 것으로 나타났다. 심장병, 당뇨병, 만성 폐쇄성 폐질환자 등 280여 개의 환자 단체가 보험회사와 단체 계약을 맺었다.

폐질환 환자가 전자회사 '필립스' 직원이라면 회사가 계약한 의료보험과, 폐질환 환자 단체가 계약한 의료보험을 비교하여 자신에게 유리한 것을 고를 수 있다. 유일한 의료보험사인 정부(국민건강보험)가 정하는 대로 의료보험 적용을 받아야 하는 우리나라와 대조된다.

건강한 체격의 30대 초반 회사원 베커 씨는 보험료를 매달 60유로(한화 약 9만원)

를 내고 있다. 일반적으로 내는 보험료 80~100유로(15만원)에 비해 훨씬 적은 금액이다. 특별히 아픈 곳이 없자 이용 가능 병원을 20개로 제한하는 의료보험 상품을 계약한 덕분이다. 만약 베커 씨가 1년 동안 병원에 한 번도 안 간다면 최대 250유로(38만원)를 되돌려 받을 수도 있다.

네덜란드가 이 같은 방식을 도입한 가장 큰 이유는 의료비 지출을 줄이자는 데 있었다. 실제로 이 제도가 도입된 이후 2007년 전체 의료비 지출 규모가 예전에 비해 약 3% 내려갔다. 의료보험료는 보험회사끼리의 경쟁이 치열해지면서 최대 10%까지 내려갔다. 다른 선진국들이 인구 고령화 등으로 치솟는 의료비에 허덕이는 것과 비교된다.

이런 변화를 눈여겨본 각국의 의료 전문가들이 최근 네덜란드를 찾아오기 시작했다. 월스트리트저널 등 미국의 유수 언론사들도 지난해 말 네덜란드 의료개혁을 성공적으로 평가하는 내용의 기사를 보도했다. 사회주의식 의료제도를 운영해 오던 독일도 지난해 '의료보험자 경쟁 촉진' 법안을 통과시키며 네덜란드 식으로 방향을 틀고 있다.

네덜란드 의료보험회사들은 가입자 확보를 위해 치열한 판촉전을 펼친다. 24시간 콜센터를 운영하며 가입자들의 상담에 항시 응한다. 가입자에게 건강검진을 제공하고 질병 위험 요인이 발견되면 이를 관리하는 조언도 해준다. 혈압기・혈당 체크기 등 가정용 의료기기는 물론 헬스클럽 가입, 자전거・운동화 구입 등 건강에 좋은 활동을 할 때는 각종 할인 혜택을 제공한다.

보험회사들은 병원 컨설턴트 역할도 한다. 암・척추・관절 등 250여 개의 수술 분야에 우수 병원 리스트를 확보하여 가입자에게 가이드라인을 제시한다. 1년 3~4회 이와 같은 병원 정보가 담긴 책자를 가입자들에게 우송한다.

330만 명의 가입자를 확보해 업계 3~4위에 올라 있는 'CZ' 의료보험회사 마이크 리어(Mike Leer) 회장은 "의료개혁 첫해에 국민의 18%가 의료보험 가입 회사를 바꿨다"며 "네덜란드 사람들은 1년에 10유로(15,000원)만 절약돼도 의료보험회사를 바꾼다"고 말했다. 네덜란드에서는 누구나 이메일(e-mail) 한 통만으로도 의료보험회사를 바꿀 수 있게 돼있다. 실제로 2006년 초기에 120여 개이던 의료보험회사가 인수・합병되면서 2년 만에 20여 개로 줄었다. 상위 5개 회사가 전체 국민(1,650만명)의 90%를 보험가입자로 확보하고 있다.

가입자를 흡수하기 위한 보험회사들의 노력도 필사적이다. 360만 명의 가입자를 둔 업계 1~2위인 '아치미아'사(社)는 필립스(社)와 8개 병원 공동으로 '심장병 환자 원격 모니터링' 프로그램을 운영한다. 환자들에게 건강상에 문제가 생겼을 때 전화 상담이나 화상전화로 즉시 문제를 해결하는 방식이다. 이를 통해 불필요한 병원 방문이나 입원을 줄여 의료비를 줄이고, 환자들에게는 즉각적인 상담 서비스를 제공하는 전략이다.

어윈 루존 혁신담당 매니저는 "약 먹는 시간에 맞춰 문자 메시지를 보내 약을 먹게 하면 약을 안 먹어서 생기는 문제를 줄일 수 있다"며 "환자에게 다양한 서비스를 제공하지 않으면 살아남을 수 없다"고 말했다.

일부 의료보험 전문가들은 민간보험회사를 통한 경쟁은 종국에 의료비 상승을 불러올 것이라며 네덜란드 시스템이 장기적으로 성공할지 장담할 수 없다고 지적한다. 이에 대해 네덜란드 보건복지부 경제담당 프리도 크라넨(Frido Kraanen) 부이사관은 "환자와 소비자단체 임원이 보험회사 이사회 멤버의 30~40%를 맡고 있기 때문에 보험회사가 과다이익을 낼 수 없는 구조"라며 "의료비 상승은 있을 수 없는 일"이라고 설명했다.

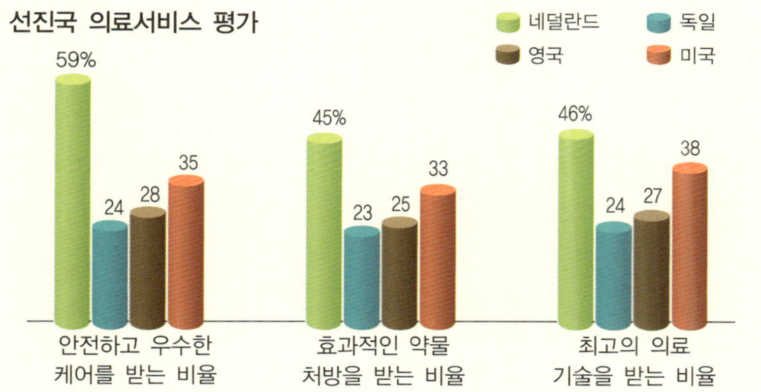


※ 각국의 의료정책을 평가하는 국제기구 '보편적 복지를 위한 기금'의 2007년 조사 결과

자료: 조선일보(2008.4.13)에서 발췌정리

# 제3절 우리나라 노인장기요양보험제도

## 1. 노인장기요양보험제도의 기초

### 1) 개요 및 목적

#### (1) 개요

고령사회의 도래와 경제발전, 핵가족화 등의 사회변화는 고령자 등 만성질환자나 돌봄이 필요한 사람들을 급속히 증가시켜 장기요양(Long-Term Care: LTC)의 필요성을 증폭시키고 있다. 노인성 질병의 경우 단기 치료가 어려운 만성질환인 경우가 대부분임에도 불구하고 급성기 기관인 병의원을 중심으로 의료서비스가 제공되어 치료효과성과 비용효율성 측면에서 적지 않은 한계를 노출하고 있다. 또한 돌봄의 경우도 가정에서 가족구성원중심으로 제공되어 가계의 경제적 부담뿐 아니라 구성원들의 일상적인 생활영위에도 어려움을 가중시켰다.

이렇게 노화 등으로 인해 거동이 불편한 사람에 대한 신체활동이나 일상가사활동을 지속적으로 지원하기 위해 2008년 7월 1일에 노인장기요양보험제도를 도입하였다. 이는 고령자의 질병이나 돌봄서비스의 제공을 급성기 기관이나 개인 및 가정중심에서 벗어나 만성기 기관과 사회 및 국가의 책임으로 함을 천명한 것이다.

본 제도는 65세 이상 고령이나 치매, 뇌혈관성 질환과 같은 노인성 질병 등으로 6개월 이상 혼자서 일상생활을 수행하기 어려운 노인 등에게 신체활동 또는 가사지원 등의 장기요양급여를 사회적 연대원리에 의해 제공하는 사회보험제도이다. 대부분의 국가에서 이러한 장기요양보장제도를 도입하고 있는데, 건강보험과 마찬가지로 사회보험과 조세로 그 재원을 마련하고 있다. 사회보험방식을 채택한 대표적인 국가로는 우리나라를 비롯해 독일, 일본 등이며 미국의 메디케어가 이에 속한다. 조세방식으로 운영되는 대표적 국가로는 영국, 캐나다, 스웨덴, 호주 등이며 미국의 메디케이드가 이에 해당한다.

#### (2) 목적

본 제도의 시행 목적은 일상생활을 혼자서 수행하기 어려운 노인이나 노인성 질환자 등에게 신체활동 또는 가사활동 등의 장기요양급여를 제공함으로써 노후의 건강증진, 생활안정 및 가족부담 경감을 통한 국민의 삶의 질을 향상함에 있다.

#### (3) 적용대상

장기요양보험 가입자는 건강보험 가입자와 동일하게 법률상 강제 가입해야 한다. 한편, 의료급여 수급권자는 건강보험과 마찬가지로 장기요양보험의 가입자에서도 제외되지만 국가 및 지방자치단체의 부담으로 장기요양보험의 적용대상이다.

### 2) 노인장기요양보험제도의 주요 특징

우리나라 노인장기요양보험제도는 다음과 같은 특징하에 설계·운영되고 있다.

첫째, 국민건강보험법에 기초한 건강보험제도와는 별도로 노인장기요양보험법에 기초한 제도로 도입·운영되고 있다.

둘째, 우리나라 장기요양보장제도는 사회보험방식을 근간으로 일부 공적부조방식을 가미한 형태로 설계·운영되고 있다.

셋째, 제도운영의 효율성을 도모하기 위하여 보험자 및 관리운영기관을 국민건강보험공단으로 일원화하고 있다.

넷째, 수급대상자에는 65세 이상의 노인 또는 노인성 질병을 가진 65세 미만의 자를 대상으로 하고 있어 이에 해당되지 않는 일반적인 장애인이 제외된 채 노인을 중심으로 운영되고 있다.

또한 노인장기요양보험은 기존의 국민건강보험 및 노인복지법상의 노인요양과 다음과 같은 차이가 있다. 먼저, 국민건강보험은 질환의 진단, 입원 및 외래 치료, 재활 등을 목적으로 주로 병·의원 및 약국에서 제공하는 서비스를 급여대상으로 하는 반면, 노인장기요양보험은 고령이나 노인성질병 등으로 인하여 혼자의 힘으로 일상생활을 영위하기 어려운 대상자에게 요양시설이나 재가기관을 통해 신체활동 또는 가사지원 등의 서비스를 제공하는 차이가 있다. 이와 함께 기존 노인복지법상의 노인요양은 국가나 지방자치단체가 주로 국민기초생활보장수급자 등 특정 저소득층에게 공적부조 방식의 서비스를 제공함에 반해, 노인장기요양보험법상 서비스는 사회보험에 입각해서 소득에 관계없이 요양필요도에 따라 장기요양 인정을 받은 자에게 제공하는 보다 보편적인 체계로 운영되고 있다.

### 3) 노인장기요양보험 재원

노인장기요양보험의 재원은 크게 가입자가 부담하는 장기요양보험료와 본인일부부담금 및 국가의 부담으로 구성된다.

#### (1) 장기요양보험료

장기요양보험의 보험료는 건강보험료액에 장기요양보험료율 8.51%(2019년도 기준)를 곱하여 부과 징수한다. 장기요양보험 가입가가 지역가입자인 경우 100% 본인이 부담하지만, 직장가입자인 경우 그 사용자와 국가·지방자치단체·사립학교가 각각 50%씩 분담한다.

- **장기요양보험료**=건강보험료율×8.51%
  - 지역가입자: 100% 본인 부담
  - 직장(공무원/근로자)가입자: 국가/사용자와 각각 50%씩 분담(단, 사립학교 교직원인 경우 당해 학교가 30%, 국가가 20% 분담)

### (2) 본인일부 부담금

수급대상자가 실제 요양서비스를 받은 시점에서 장기요양기관에 본인일부 부담금을 납부해야 한다. 그 기준은 다음과 같다.

- **재가급여:** 당해 장기요양급여비용×15%
- **시설급여:** 당해 장기요양급여비용×20%
- **비급여:** 식재료비, 이미용료 등은 전액 본인부담

단, 국민기초생활보장법에 의한 수급자는 전액 면제이며, 의료급여수급권자, 소득/재산 등 보건복지부장관이 정하여 고시하는 일정금액 이하의 저소득층은 본인일부 부담금을 50% 경감하고 있다.

### (3) 국가 부담

국가는 매년 예산의 범위 안에서 당해 연도 장기요양보험료 예상 수입액의 20%를 지원해야 하며 특히, 의료급여 수급권자에 대한 장기요양급여비용, 의사소견서 발급비용, 방문간호지시서 발급비용 중 공단이 부담해야 할 비용 및 관리운영비에 대해서는 전액을 국가 및 지방자치단체가 부담해야 한다.

- **국가 부담**=장기요양보험료 예상 수입액×20%

## 2. 장기요양 인정 및 이용

### 1) 신청 자격 및 급여 대상

장기요양 급여를 받을 수 있는 권리를 수급권이라 하는데 이를 받기 위해서는 먼저 신청자격을 갖추어야 하고 그 다음으로 인정 절차를 통과하여야 한다. 이

렇게 일정한 절차를 통과해 수급권을 부여받는 것을 장기요양인정이라 한다.

수급권의 신청자격은 장기요양보험 가입자 및 그 피부양자나 의료급여 수급권자 모두에게 부여되는 것이 아니라 다음의 조건을 모두 충족하여야 한다.

첫째, 65세 이상 노인 또는 64세 이하로서 치매, 중풍, 파킨슨병 등 노인성 질병이 있는 자

둘째, 6개월 이상의 기간 동안 혼자서 일상생활을 수행하기 어렵다고 장기요양등급 판정을 받은 경우

## 2) 등급판정 절차 및 인정조사

### (1) 등급판정 절차

장기요양인정을 받기 위한 등급판정은 다음의 절차를 따라 수행된다.

- 수급권자가 국민건강보험공단(지사별 장기요양센터)에 장기요양인정을 신청
- (신청서가 접수되면) 공단 직원이 방문하여 인정조사 실시
- (이를 토대로) 등급판정위원회에서 장기요양등급 판정
- 결과 통지
- 등급판정 결과 1~5등급 및 인지지원등급의 장기요양 인정을 받은 자는 장기요양인정서와 표준장기요양이용계획서 작성 후 장기요양 급여서비스 이용

**그림 4-5** 장기요양인정 신청절차

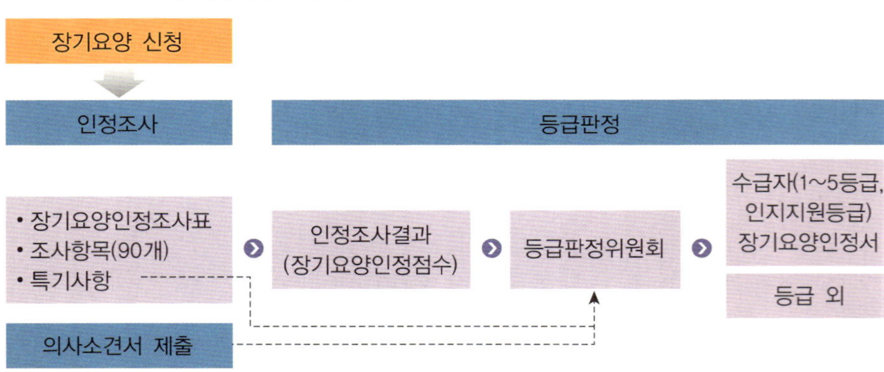

### (2) 인정조사

인정신청을 하게 되면 간호사, 사회복지사, 물리치료사 등으로 구성된 공단 소속의 장기요양 직원이 직접 방문하여 장기요양인정조사표에 따라 5개 영역인 신체기능, 인지기능, 행동변화, 간호처치 및 재활별로 총 52개 항목을 조사한다.

**| 표 4-8 | 장기요양 방문조사 영역 및 항목**

| 영역 | 항목 | | |
|---|---|---|---|
| 신체기능<br>(12항목) | • 옷 벗고 입기<br>• 식사하기<br>• 일어나 앉기<br>• 화장실 사용하기 | • 세수하기<br>• 목욕하기<br>• 옮겨앉기<br>• 대변 조절하기 | • 양치질 하기<br>• 체위변경하기<br>• 방밖으로 나오기<br>• 소변 조절하기 |
| 인지기능<br>(7항목) | • 단기 기억장치<br>• 날짜불일치<br>• 장소불인지<br>• 나이·생년월일 불인지 | • 지시 불인지<br>• 상황 판단력 감퇴<br>• 의사소통·전달 장애 | |
| 행동변화<br>(14항목) | • 망상<br>• 환각, 환청<br>• 슬픈상태, 울기도 함<br>• 불규칙 수면 주·야 혼돈<br>• 도움에 저항 | • 서성거림 안절부절 못함<br>• 길을 잃음<br>• 폭언, 위협행동<br>• 밖으로 나가려 함<br>• 의미없거나 부적절한 행동 | • 물건 망가트리기<br>• 돈·물건 감추기<br>• 부적절한 옷입기<br>• 대·소변불결행위 |
| 간호처치<br>(9항목) | • 기관지 절개관 간호<br>• 흡인<br>• 산소요법 | • 경관영향<br>• 욕창간호<br>• 암성통증간호 | • 도뇨관리<br>• 장루간호<br>• 투석간호 |
| 재활<br>(10항목) | 운동장애(4항목) | 관절제한(6항목) | |
| | • 우측 상지<br>• 좌측 상지<br>• 우측 하지<br>• 좌측 하지 | • 어깨관절<br>• 고관절<br>• 팔꿈치 관절<br>• 무릎관절 | • 손목 및 수지관절<br>• 발목관절 |

52개 조사항목별로 아래와 같은 판단에 따라 1~3점을 부여해 영역별 원점수를 계산하고 이를 영역별 100점 환산 점수로 환산한다. 다음으로 청결, 배설, 식사, 기능보조, 행동변화대응, 간접지원, 간호처치, 재활훈련의 8개 서비스군별 수형분석(tree regression analysis)[2)]에 적용하여 장기요양인정점수를 산정한 후 그

2) 수형분석이란 데이터마이닝 기법에 의하여 결과를 예측하거나 분류하고자 할 때 사용하는 통계적인 방법으로 서비스를 필요로 하는 신청인의 기능상태에 따라 필요한 서비스량을 예측하기 위해 사용한다.

총합으로 장기요양등급을 최종 판정하게 된다.

**■ 조사항목별 판단기준 및 척도**

- 1점=완전자립, 예, 있음, 운동장애 없음, 관절제한없음
- 2점=부분도움, 불완전운동장애, 한쪽관절제한
- 3점=완전도움, 완전운동장애, 양쪽관절제한

### 3) 등급판정 기준

장기요양등급을 판정하기 위해 등급판정위원회가 있으며 52개 항목조사를 통해 1~5등급 및 인지지원등급의 장기요양 인정을 받은 자는 급여이용 대상이 된다. 장기요양인정서와 표준장기요양이용계획서가 도달한 날부터 장기요양급여를 받을 수 있다. 장기요양인정에는 유효기간이 있는데 1등급의 경우 4년, 2~4등급의 경우 3년, 5등급 및 인지지원등급의 경우 2년이다. 갱신신청 결과 직전등급과 같은 등급으로 판정된 경우 연장된다. 한편, 장기요양인정점수가 45점 미만이면 등급외 판정을 받는다.

**표 4-9 장기요양등급별 인정점수 및 기능상태**

| 등급 | 심신의 기능상태 | 장기요양인정점수 |
|---|---|---|
| 1등급 | 일상생활에서 전적으로 다른 사람의 도움이 필요한 상태 | 95점 이상 |
| 2등급 | 일상생활에서 상당부분 다른 사람의 도움이 필요한 상태 | 75점 이상<br>95점 미만 |
| 3등급 | 일상생활에서 부분적으로 다른 사람의 도움이 필요한 상태 | 60점 이상<br>75점 미만 |
| 4등급 | 심신의 기능상태 장애로 일상생활에서 일정부분 다른 사람의 도움이 필요한 상태 | 51점 이상<br>60점 미만 |
| 5등급 | 치매(제2조에 따른 노인성질병으로 한정한다)환자 | 45점 이상<br>51점 미만 |
| 인지지원등급 | 치매(제2조에 따른 노인성질병으로 한정한다)환자 | 45점 미만 |

## 3. 급여 실시 및 종류

### 1) 급여 실시

1~5등급의 장기요양인정을 받은 자가 이용할 수 있는 서비스이자 장기요양보험의 혜택인 급여를 제공받는 시기는 장기요양인정서가 도달한 날로부터 바로 가능하다. 그러나 돌볼 가족이 없는 등 부득이한 사유가 있는 경우 장기요양인정신청서를 제출한 날부터도 급여를 받을 수도 있다.

### 2) 급여 종류

장기요양급여는 다음과 같이 재가급여, 시설급여 및 특별현금급여로 크게 세 가지로 구분할 수 있다.

#### (1) 재가급여

가정을 방문하여 신체 및 가사활동 지원, 목욕 및 간호 등 제공, 주·야간보호센터 이용, 복지용구 구입 및 대여하는 급여

- **방문요양**: 장기요양요원이 수급자의 가정 등을 방문하여 신체활동 및 가사활동 등을 지원하는 장기요양급여
- **방문목욕**: 장기요양요원이 목욕설비를 갖춘 차량을 이용하여 수급자의 가정을 방문하여 목욕을 제공하는 급여
- **방문간호**: 장기요양요원인 간호사 등이 의사, 한의사 또는 치과의사(구강위생에 한함)의 지시서에 따라 수급자의 가정 등을 방문하여 간호, 진료의 보조, 요양에 관한 상담 또는 구강위생 등을 제공하는 장기요양급여
- **주·야간보호**: 수급자를 하루 중 일정한 시간 동안 장기요양기관에 보호하여 신체활동 지원 및 심신기능의 유지 향상을 위한 교육·훈련 등을 제공하는 급여
- **단기보호**: 수급자를 월 15일 이내 기간 동안 장기요양기관에 브호하여 신체활동 지원 및 심신기능의 유지·향상을 위한 교육·훈련 등을 제공하는 장기요양급여

- 기타재가급여: 수급자의 일상생활·신체활동 지원에 필요한 용구를 제공하거나 가정을 방문하여 재활에 관한 지원 등을 제공하는 장기요양급여(시행령에서는 복지용구만을 규정)

### (2) 시설급여

노인의료복지시설(노인전문병원 제외)에 장기간 동안 입소하여 신체활동지원, 심신기능의 유지·향상을 위한 교육·훈련 등을 제공하는 요양급여

### (3) 특별현금급여

가족요양비, 특례요양비, 요양병원간병비로 구분

- 가족요양비: 장기요양기관이 현저히 부족한 지역(도서·벽지)에 거주하는 자, 천재지변 등으로 장기요양기관이 실시하는 장기요양급여 이용이 어렵다고 인정된 자, 신체·정신·성격 등의 사유로 가족 등이 장기요양을 받아야 하는 자에게 지급
- 특례요양비: 수급자가 장기요양기관으로 지정되지 않은 장기요양시설 등의 기관과 재가 또는 시설급여에 상당한 장기요양급여를 받은 경우 장기요양급여 비용의 일부를 지급
- 요양병원간병비: 수급자가 노인전문병원 또는 요양병원에 입원한 때에 장기요양에 사용되는 비용의 일부를 지급

참고로 방문요양, 방문목욕, 방문간호, 주야간보호 및 단기보호 급여를 이용하는 재가급여의 월한도액은 다음과 같다.

**표 4-10 재가급여 월한도액(2019년 1월 1일 기준)**

| 분류 | 1등급 | 2등급 | 3등급 | 4등급 | 5등급 | 인지지원등급 |
|---|---|---|---|---|---|---|
| 월한도액 (원) | 1,456,400 | 1,294,600 | 1,240,700 | 1,142,400 | 980,800 | 551,800 |

## 4. 장기요양기관

장기요양기관은 크게 광의와 협의로 분류할 수 있다.

### 1) 광의의 장기요양기관

광의의 장기요양기관은 장기요양서비스를 제공하는 기관을 총칭하는 것으로 이는 다음과 같은 기관들이 이에 해당한다.

#### (1) 요양병원: 의료법에서 규정

요양병원의 입원 대상은 노인성 질환자, 만성질환자, 외과적 수술 후 또는 상해 후 회복기간에 있는 자에 한한다.

#### (2) 노인복지시설: 노인복지법에서 규정

■ 노인주거복지시설

- **양로시설**: 노인을 입소시켜 급식과 그 밖에 일상생활에 필요한 편의를 제공함을 목적으로 하는 시설
- **노인공동생활가정**: 노인들에게 가정과 같은 주거여건과 급식, 그 밖에 일상생활에 필요한 편의를 제공함을 목적으로 하는 시설
- **노인복지주택**: 노인에게 주거시설을 분양 또는 임대하여 주거의 편의 · 생활지도 · 상담 및 안전관리 등 일상생활에 필요한 편의를 제공함을 목적으로 하는 시설

■ 노인의료복지시설

- **노인요양시설**: 치매 · 중풍 등 노인성질환 등으로 심신에 상당한 장애가 발생하여 도움을 필요로 하는 노인을 입소시켜 급식 · 요양과 그 밖에 일상생활에 필요한 편의를 제공함을 목적으로 하는 시설
- **노인요양공동생활가정**: 치매 · 중풍 등 노인성질환 등으로 심신에 상당한 장애가 발생하여 도움을 필요로 하는 노인에게 가정과 같은 주거여건과

급식 · 요양, 그 밖에 일상생활에 필요한 편의를 제공함을 목적으로 하는 시설

■ 노인여가복지시설

- **노인복지관**: 노인의 교양 · 취미생활 및 사회참여활동 등에 대한 각종 정보와 서비스를 제공하고, 건강증진 및 질병예방과 소득보장 · 재가복지, 그 밖에 노인의 복지증진에 필요한 서비스를 제공함을 목적으로 하는 시설
- **경로당**: 지역노인들이 자율적으로 친목도모 · 취미활동 · 공동작업장 운영 및 각종 정보교환과 기타 여가활동을 할 수 있도록 하는 장소를 제공함을 목적으로 하는 시설
- **노인교실**: 노인들에 대하여 사회활동 참여욕구를 충족시키기 위하여 건전한 취미생활 · 노인건강유지 · 소득보장 기타 일상생활과 관련한 학습프로그램을 제공함을 목적으로 하는 시설

■ 재가노인복지시설

- **방문요양서비스**: 가정에서 일상생활을 영위하고 있는 재가노인으로서 신체적 · 정신적 장애로 어려움을 겪고 있는 노인에게 필요한 각종 편의를 제공하여 지역사회 안에서 건전하고 안정된 노후를 영위하도록 하는 서비스
- **주 · 야간보호서비스**: 부득이한 사유로 가족의 보호를 받을 수 없는 심신이 허약한 노인과 장애노인을 주간 또는 야간 동안 보호시설에 입소시켜 필요한 각종 편의를 제공하여 이들의 생활안정과 심신기능의 유지 · 향상을 도모하고, 그 가족의 신체적 · 정신적 부담을 덜어주기 위한 서비스
- **단기보호서비스**: 부득이한 사유로 가족의 보호를 받을 수 없어 일시적으로 보호가 필요한 심신이 허약한 노인과 장애노인을 보호시설에 단기간 입소시켜 보호함으로써 노인 및 노인가정의 복지증진을 도모하기 위한 서비스
- **방문목욕서비스**: 목욕장비를 갖추고 재가노인을 방문하여 목욕을 제공하는 서비스
- **그 밖의 서비스**: 그 밖에 재가노인에게 제공하는 서비스로서 보건복지부령이 정하는 서비스

- 노인보호전문기관: 학대받는 노인의 발견 · 보호 · 치료 등을 신속히 처리하고 노인학대를 예방하기 위한 노인보호전문기관

## 2) 협의의 장기요양기관

노인장기요양보험법에서 규정한 것으로 재가장기요양기관과 시설장기요양기관을 협의의 장기요양기관이라 한다.

### (1) 재가장기요양기관과 시설장기요양기관: 노인장기요양보험법에서 규정

- 재가장기요양기관: 재가급여를 제공할 수 있는 장기요양기관(재가노인복지시설)
- 시설장기요양기관: 시설급여를 제공할 수 있는 장기요양기관(노인요양시설, 노인요양공동생활가정)

장기요양기관을 설치 · 운영하고자 한다면 먼저 보건복지부령으로 정하는 장기요양에 필요한 시설 및 인력을 갖추고 소재지 관할 구역의 시장 · 군수 · 구청장으로부터 지정을 받아야 한다.

**사례** **요양보험 안 되는 요양병원**

**의료서비스 필요한 중증 환자도 보험 적용되는 '시설'로 떠나**

장기요양보험제도의 시행으로 환자의 요양보호가 수월해졌지만 삶의 질은 어떻게 변했을까? 서울대병원 허대석(종양내과) 교수는 "노인 만성질환자는 가족이나 지역사회가 돌보는 게 바람직한데, 시설 위주로 정책을 시행하는 바람에 환자를 집에서 몰아내는 문제가 발생했다"고 지적한다. 2008년 요양보험제도 시행 전후 우후죽순으로 요양병원과 요양시설이 늘어났고, 입소하는 환자들도 급증했다. 그런데 요양병원과 요양시설은 구분이 모호하고 역할 분담도 제대로 안 돼 있다. 서울대 권순만 보건대학원 교수의 조사(2013)에 따르면 요양병원과 요양시설의 환자 구성이나 중증도 등에서 큰 차이가 없다. 충남의 한 요양병원에 입원 중인 치매환자 박모(67) 씨는 건강보험공단으로부터 장기요양보험 등급을 받았다. 요양시설에 갈 수도 있다. 박 씨는 "요양시설

에 가면 의사가 없어 불안해 요양병원에 왔다"고 말했다. 박 씨는 8인실에 머물며 공동간병인을 쓴다. 여기에 매달 약 50만원이 들어간다. 만약 박 씨가 요양시설에 있다면 이 비용을 지출하지 않아도 된다.

한국보건사회연구원이 2009~2012년 요양병원 환자를 분석했더니 32%(2013년 8만여 명)가 박 씨처럼 장기요양등급을 받은 것으로 나타났다. 요양시설이 아니라 요양병원에 있다는 이유로 장기요양보험 적용을 받지 못한다. 인제대 이기효 보건대학원 교수는 "요양병원끼리 또는 요양시설과 요양병원 간에 과당경쟁으로 인해 일부 요양병원이 환자의 부담금을 불법 면제해 요양시설에 가야 할 환자를 붙들어두는 '모럴 해저드(도덕적 해이)'가 발생하고 있다"고 지적했다. 서울시 북부병원 권용진 원장은 "병원은 주거시설이 아니라 중증이 아닌 경증질환 노인이 요양병원에서 장기간 입원해 있다가 생을 마감하는 일이 있어서는 안 된다. 요양시설이 이런 역할을 하도록 주거 기능을 강화하자"고 제안했다. 서울대병원 허대석 교수는 "일본이나 유럽처럼 재가(在家)서비스 중심으로 노인 요양의 틀을 바꿔야 하는데, 그러려면 지자체가 나서야 한다"고 말했다. 일본은 매년 지자체별로 의료계획을 수립하도록 의무화돼 있다. 요양시설과 병원의 연계방안, 재가서비스 계획 등 보건·의료·복지 연계방안이 여기에 담긴다.

자료: 중앙일보(2014.6.19)에서 발췌정리

## 제4절 의료산업의 이해

### 1. 의료산업의 범주 및 중요성

#### 1) 의료산업의 범주

의료산업(healthcare industry)은 인간의 생명과 육체적·정신적 건강에 직·간접적으로 영향을 미치는 재화 및 서비스를 생산·유통하는 산업으로 크게 의료서비스산업, 의약품산업 및 의료기기산업으로 구성되어 있다.

최근 생명공학기술과 정보통신기술 및 전자기계기술 등의 발전으로 인한 이의 융합 대상으로 의료산업이 떠오르면서 그 영역이 광범위하게 확대되고 있는 중이다.

**▌그림 4-6▐ 의료산업 범위**

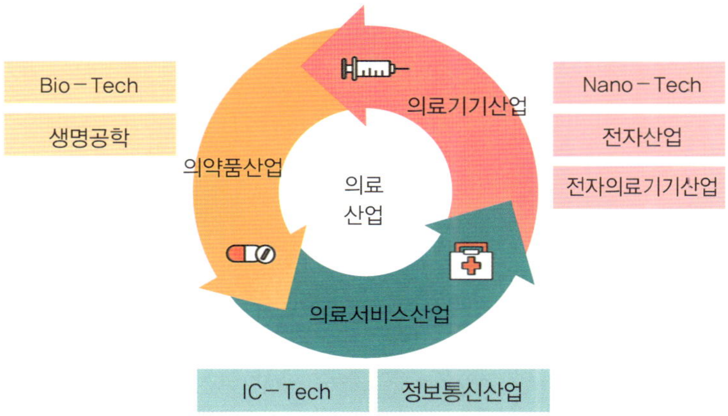


## 2) 의료산업의 중요성

의료산업은 건강 및 복지 측면에서의 중요성은 물론 경제적 측면에서 다음과 같은 중요성을 갖고 있다.

첫째, 의료산업은 21세기형 미래산업이다. 소득수준의 향상 및 고령화의 급속한 진전으로 인해 소비자의 욕구도 다양화되어지고 소비패턴이 고급화되고 있다. 보건 · 의료분야의 재화 및 서비스는 수요의 소득탄력성이 높기 때문에 향후 관련 재화 및 서비스의 수요는 더욱 확대되리라 예상할 수 있다.

둘째, 의료산업은 고부가가치형 고성장산업이다. 의료산업은 첨단기술을 토대로 한 지식집약형산업으로 부가가치 창출도가 다른 산업에 비해 현저히 높다. 또한 생명공학, 의공학 등 과학기술의 고도화에 따른 활발한 신장세가 전개될 전망이고 수요의 증대가 더욱 클 것으로 기대되고 있다.

셋째, 다른 산업부문에 대한 성장선도산업이다. 특정 산업에서의 수요 및 생산 증가는 직 · 간접적으로 다른 산업부문의 생산증가를 유발시키는데 의료산업의 경우 다른 산업부문에 대한 생산유발효과가 매우 커서 다른 산업부문의 성장을 주도해 나갈 수 있는 잠재력이 매우 큰 것으로 평가되고 있다.

## 2. 의료산업의 특성

의료산업은 국가 간에 차이는 적지 않지만 전통적으로 다음과 같은 5대 특징을 보이고 있다.

첫째, 의료산업은 의료서비스산업을 중심으로 의약산업과 의료기기산업 등이 강력하게 연계된 가치체계를 형성하고 있다.

둘째, 의료산업은 기술집약형산업으로 기술개발을 위해 장기간의 투자가 필요하며 투자 회수기간도 긴 산업적 특징을 갖는다.

셋째, 의료산업의 투자규모에 비해 기술개발 성공률이 낮으나 개발에 성공할 경우 독점이윤을 통한 막대한 이익을 창출할 수 있다.

넷째, 의료산업은 국민의 건강과 복지수준 향상과 직결되어 있어 여타 서비스에 비해 공익성을 강하게 요구하고 있다. 따라서 제품과 서비스의 안전성과 유효성검증 및 관리가 중요해 제도적 규제가 강한 산업이다.

다섯째, 의료산업은 기초기술의 의존도가 대단히 높은 산업이다.

**그림 4-7 | 의료산업의 가치체계**

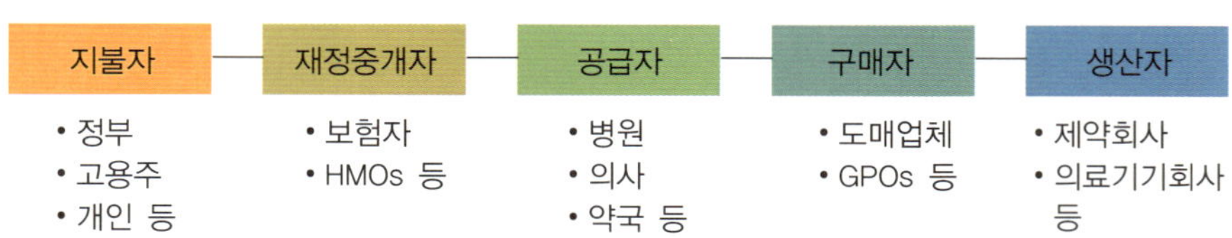


이외 의료산업은 다음과 같은 다양한 특징을 갖고 있다.

첫째, 공급측면에서 대부분의 국가에서 생산자와 보험자를 규제하기 위한 수단으로 주로 의료서비스 생산량의 조절과 비용통제를 사용하고 있다. 특히, 의료서비스가 공익이라는 측면에서 생산량을 조절하기 위하여 소수의 면허를 소지한 사람에게 시장에 참여할 수 있는 자격을 부여함을 통해 의료제공의 독점권을 행사하게 하고 있다. 이는 진입장벽으로 작용하여 경쟁을 통한 효율성 달성에 커다란 장애요인으로 작용하기도 한다. 이와 함께 이러한 장기간의 인위적인 개입은 항상 시장수요를 충족시킴에 있어 유연하게 대처하지 못하는 단점을 계속 부각시키고 있다.

둘째, 수요자 특성으로 의료서비스와 관련된 수급 간 정보의 비대칭성으로 말미암아 소비자가 의료서비스 구입과 관련된 의사결정에 거의 전적으로 서비스 공급자에게 의존하게 되고 결과적으로 공급자에 의한 유인수요의 형태가 강하게 발생하는 등 소비자의 구매력이 낮은 특징을 갖는다.

셋째, 의료시장의 특성과 관련해서는 제품산업에 비해 서비스산업은 인력에 의해 제공되는 특성상 국경 간 이동이 자유롭지 못하고 더욱이 의료서비스라는 전문성으로 인해 국제적 이동이 더욱 제한적인 특성을 갖는다. 따라서 국제경쟁에 상대적으로 열악한 환경 속에 놓여 있다.

넷째, 연관산업의 특성과 관련하여 사보험이 금지되어 있는 등 국가가 독점적으로 운영하는 건강보험에 의한 지배력이 강하게 작용하고 있으며 또한 상대적으로 가치사슬을 구성하고 있는 의사, 병원, 제약회사 등이 정보의 공유를 위하여 정보시스템을 활용하는 정도가 타 산업에 비해 현격히 낮은 모습을 보여주고 있다. 심지어 하나의 병원조직 안에서도 정보활용은 비효율적으로 처리되고 있다.

다섯째, 경영 특성과 관련하여 의료기관의 최고경영자를 의사로 국한하여 경영과 자본과 기술이 독립적으로 분리되어 있지 않음으로써 발생하는 비효율의 전형적인 모습을 보이고 있다. 또한 자본 투자의 증대와 퇴출에 따른 자본 환수 또한 상당히 제약적으로 규제받고 있어 능력 있고 적극적인 전문 경영활동 전개에도 그 한계가 있다.

여섯째, 의료서비스의 생산자로서 전문가의 특성을 보면 대부분의 의사들은 전공의, 수련의의 과정에서 지식 습득 과정상에 도제적인 관계가 강하게 작용하며 정부의 수가통제에 대해 상당수가 만족하지 못하는 특성을 보이고 있다.

## 3. 의료산업의 구조분석

의료산업의 구조를 분석하기 위하여 기업전략적 관점에서 파악한 산업구조모형인 포터(M. Porter)(1980)의 '5-Forces모형'을 살펴보고자 한다. 특정 산업에서 개별기업의 경쟁력을 결정하는 요소는 크게 두 가지로 그 첫째가 기업 간의 경쟁 양상을 결정하는 산업의 구조이며, 둘째가 그 산업에서 차지하는 특정 기업의 위상이다.

이러한 차이는 동일 산업에 속한다 할지라도 지속적인 수익성에 차이를 야기시키는데, 특히 산업구조는 산업 내 기업 간 경쟁 강도를 결정하여 투자결정 및 이익률에 영향을 미치는 다음과 같은 다섯 가지 요인에 의해 결정된다.

- 잠재적 진입기업의 위협(threat of potential entrants)
- 대체제의 위협(threat of substitute products or services)

**그림 4-8** 의료산업구조: Porter의 5-Forces모형

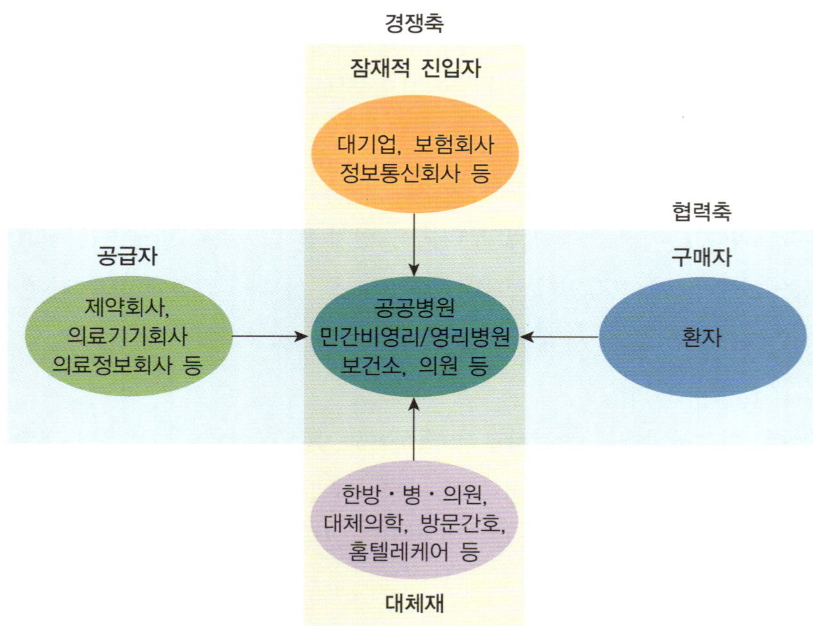


※ 산업-유사한 제품/서비스를 제공하는 일단의 (기업)집단

- 구매자의 교섭력(bargaining power of buyers)
- 공급자의 교섭력(bargaining power of suppliers)
- 기존 경쟁자 간의 경쟁 정도(rivalry)

포터(M. Porter)는 이상의 다섯 요인의 종합적인 강약에 의해 산업 내 잠재적인 이윤수준이 결정된다고 보았다. 즉, 각 요소의 힘이 강할 때 위협이 되고 반대인 경우 기회가 되기 때문에 각 요소의 강약에 영향을 미치는 요인을 살펴보는 것 또한 의미가 있다.

산업의 수익률은 세 가지 수평적인 경쟁과 두 가지 수직적인 경쟁 등 다섯 가지와의 경쟁에서 비롯된다고 하였다. 세 가지 수평적인 경쟁으로 기존 경쟁사들 간의 경쟁 정도(rivalry), 잠재적 진입자의 위협(threat of potential entrants) 및 대체재의 위협(threat of substitute products or services)이며 두 가지 수직적인 경쟁으로는 구매자의 협상력(bargaining power of buyers) 및 공급자의 교섭력(bargaining power of suppliers)을 포함하였다.

그 주요 내용은 다음과 같다.

### 1) 기존 경쟁사들 간의 경쟁 정도

먼저 산업 내 기존 기업과의 경쟁에 영향을 미치는 요인으로는 산업의 집중도, 경쟁기업과의 동질성 정도, 제품차별화 정도, 자본집약도 및 비용구조 등의 있을 수 있다.

- **산업의 집중도**: 동일 산업에 속하는 기업의 수와 그 개별기업의 규모를 말한다.
- **경쟁기업과의 동질성 정도**: 산업 내 기업들의 전략, 목표 및 구모 등의 상호 유사 정도를 나타낸다.
- **제품차별화 정도**: 높은 경우일수록 가격 이외에 광고나 신제품의 발매 등을 통해 수익률이 높을 확률이 많다.
- **자본집약도**: 거대한 생산설비가 필요한 산업일수록 자본집약도가 높다고 한다.
- **비용구조**: 일반적으로 고정비용과 가변비용의 비중을 비용구조라 한다.

개별 의료기관이 상대하고 있는 의료서비스산업 내의 경쟁자로는 공공병원, 민간비영리, 민간영리병원, 의원 및 보건소 등이 있다.

이들 간의 경쟁양상은 주로 경쟁 의료기관의 숫자와 규모 등의 산업집중도, 산업의 성장도, 경쟁 의료기관과의 동질성 여부, 의료서비스의 차별화 정도, 브랜드의 정체성, 자본집약도, 고정비용비율, 진입 및 퇴출장벽, 의료기관 변경에 따른 비용 등에 의해 좌우되고 있다.

현 우리나라 의료서비스산업은 경쟁 의료기관의 수가 많은 산업의 집중도가 낮고 산업의 성장도도 상대적으로 낮은 현상을 보이고 있다. 또한 경쟁 의료기관 간 및 서비스의 차별성도 상대적으로 낮다.

한편 자본의 집약 정도, 고정비용이 차지하는 비중, 진입 및 퇴출장벽은 상대적으로 높으며 질병의 경중과 관련이 깊지만 일반적으로 방문하던 의료기관을 그대로 방문하는 경향이 높아 의료기관 변경에 따른 비용은 상대적으로 낮다. 따라서 의료서비스산업 내 진출입에 규제가 있지만 일단 진입하고 나면 의료서비스의 특성으로 인한 이윤창출의 제약 등으로 말미암아 경쟁의료기관 간 서로 비슷한 특징을 나타내고 있다.

또한 현재 우리나라와 같이 의료전달체계가 그 기능을 다하지 못하고 있는 상황에서는 의료기관들은 의원에서 대형병원까지 전방위적 경쟁 상태에 놓여 있다고 할 수 있다. 특히 의원과 대형병원 사이에 끼여 있는 중소병원의 경우 그 차별적 기능이 퇴색되어 버려 전문병원 및 요양병원 등으로 기능 이전이 요구되고 있다.

### 2) 잠재적 진입자의 위협

잠재적 진입자와의 경쟁에 영향을 미치는 요인으로는 자본소요량, 규모의 경제, 절대적 비용우위, 제품차별화, 유통채널, 정부의 규제와 제도 및 기존사업자의 보복 등에 따라 영향을 받게 된다.

- **자본소요량**: 신규기업이 산업에 진입함에 필요한 투자액이 많을 경우 이는 진입장벽으로 존재함.

- **규모의 경제**: 자본집약적이거나 연구개발에 대한 투자가 대단위로 투입되는 경우 효율적 조업을 위해 대규모 투자가 필요함.
- **절대적 비용우위**: 이를 초기진입자 이익(first mover's advantage)이라 하는데 산업에 일찍 참여함으로써 얻게 되는 경험에 기초해 얻게 되는 이익을 말함.
- **제품차별화**: 제품차별화가 된 시장에서는 자신의 브랜드에 대한 투자에 많은 비용이 소요되므로 진입장벽으로 작용함.
- **유통채널**: 기존 기업이 강력한 유통망을 확보한 경우 새로운 제품은 유통망 확보에 어려움을 겪을 수밖에 없음.
- **정부의 규제와 제도**: 정부규제는 신규기업의 진입 저지에 있어 가장 효과적인 진입장벽임. 대외 통상에서 주요 논쟁이 불합리하고 불공정적인 규제 철폐에 주어지고 있음.
- **기존 사업자의 보복**: 신규 진입자에 대한 기존 사업자의 보복 가능성이 높을수록 진입장벽은 더욱 높아지게 됨.

개별 의료기관과 경쟁하게 될 잠재적 진입자로는 대기업, 보험회사, 정보통신회사 등이 있으며 이들과의 경쟁양상은 주로 자본투자 요구수준, 규모의 경제성 달성도, 비용우위도, 서비스의 차별화, 브랜드의 정체성, 유통경로의 확보 여부, 정부의 규제 및 제도, 진입에 따른 기존 의료기관의 보복 정도 및 전환비용 등에 따라 결정짓게 된다.

상대적으로 의료서비스산업은 자본투자의 요구수준 및 규모의 경제성이 높은 특성을 보임에 반해 초기진입자의 이익을 나타내는 절대적 비용우위 및 서비스 차별화는 낮은 수준을 보인다. 또한 브랜드 정체성, 의료기관 전환에 따른 비용, 정부의 규제가 높은 반면 용이한 유통경로의 확보와 신규 진입자에 따른 기존 의료기관의 보복 정도는 낮다 할 수 있다.

한편, 대기업의 경우 막대한 자본투자가 가능하다는 점에서, 정보통신회사의 경우 의료서비스 및 정보의 확산에 필요한 기술을 보유하고 있다는 점에서 기존 의료기관과 잠재적 경쟁관계에 놓이게 할 확률을 더욱 높게 한다.

### 3) 대체재의 위협

대체재의 존재 또한 산업의 가격결정에 지대한 영향을 미치는데 일반적으로 대체재가 존재하느냐와 함께 대체재와의 차별성에 따라 가격결정력이 달라진다.

의료기관의 대체재는 한방 · 병 · 의원, 대체의료서비스 제공자, 방문간호파견자, 홈텔레케어 제공자 등이 있으며 이들이 생산하는 서비스와 기존 의료기관이 생산하는 서비스 간 차별성의 정도에 따라 그 위협도가 차이나게 된다.

이들은 기존 의료기관이 급성질환과 시설위주로 의료서비스를 제공함에 반해 만성질환과 예방 및 가정중심의 의료서비스의 제공을 확대할 목표를 갖고 있는바 의료기관과의 경쟁이 더욱 치열해질 수 있을 것이다. 예를 들어, 조기퇴원환자의 증가, 의료기관을 다시 이용해야 하는 재진환자의 감소 및 자기 건강관리를 통한 의료서비스 수요의 감소 등은 대체재의 경쟁력을 더욱 높일 것으로 기대할 수 있다.

### 4) 구매자의 협상력

구매자의 협상력은 구매자가 가격에 얼마나 민감한가와 공급자에 대한 구매자의 상대적 협상능력에 따라 차이가 난다. 구매자의 협상능력을 확대시키기 위해서는 공급자의 크기가 작을수록, 공급자에 대한 정보력이 높을수록, 공급선 전환에 따른 비용이 적을수록, 수직적 통합 정도가 높을수록 커지게 된다.

개별 의료기관이 생산하는 의료서비스의 구매자로는 그 대부분이 환자이며 이들과는 구매자의 가격민감성, 그들의 수, 구매자에 대한 정보력, 구매자 전환에 따른 비용 등에 따라 협상력이 좌우된다.

현재 의료기관의 입장에서 보면 의료서비스 구매자(건강한 개인, 환자, 간병인, 또는 건강 전문인 등)는 건강보험수가로 인해 의료서비스의 가격에는 민감하지 않으며 또한 그 수가 많고 구매자 전환에 따른 비용이 거의 발생하지 않고 있어 구매자와의 협상력상 우위를 점하고 있다.

그러나 의료서비스 구매자는 인터넷의 확산에 따른 최대 수혜자로 향후 의료시장 발전의 원동력이라 할 수 있다. 인터넷을 중심으로 하는 정보통신기술은 소비자중심주의의 실현, 즉 새로운 소비자의 출현에도 커다란 기여를 하고 있다. 특히 인터넷은 구매자로 하여금 임상의의 진료결정 과정에 참여하게도 하며 진료서비스도 자신이 원하는 결과를 얻을 수 있도록 조정하는 역할을 점차 확대하여 부여하고 있다.

또한 소비자들은 인터넷을 통하여 정보 접근과 의사결정지원, 자신의 건강치료에 포함되어진 사람들과의 향상된 의사소통, 서비스 접근의 향상이라는 혜택을 구가하게 될 것이다. 따라서 의료기관의 입장에서 보면 인터넷의 진전에 따라 대구매자협상력은 현저히 떨어질 수밖에 없을 것이다. 따라서 의료기관은 새로운 소비자와 그들의 욕구 및 기대에 대해 깊게 이해해야 할 것이다.

### 5) 공급자의 협상력

공급자의 협상력은 구매자와의 협상력과 정반대의 현상에 의해 확대될 수 있다.

개별 의료기관의 공급자로는 제약회사, 의료기기회사, 의료재료 및 소비품회사 및 의료정보회사 등이 있으며 이들과의 협상력은 주로 공급자의 가격민감성, 공급자수, 공급자에 대한 정보력, 공급선 전환에 따른 비용 및 대체제품의 유무 등에 따라 차이가 발생한다.

현재 의료기관의 입장에서 보면 약가 등이 건강보험수가로 책정되어 있고 이 또한 실거래가로 상환하고 있는 관계로 공급자의 가격민감성이 높지 않다. 또한 의약품 및 의료기기 제품의 공급자와 대체제품이 많은 편이며 공급선 전환에 따른 비용도 높지 않은 수준이며 그들에 대한 정보력도 높다 하겠다. 무엇보다 의약품 및 의료기기는 제품의 가격보다 안전성으로 인해 계속 활용되는 경향이 짙기 때문에 상대적으로 공급자의 협상력은 상당히 낮다 할 수 있다.

그러나 인터넷의 확산은 의료기관으로 하여금 공급사슬을 형성하는 이들과의 관계를 더욱 공고하게 할 것으로 기대되어 이를 통해 얻게 되는 의료기관의 협상력은 더욱 강화될 것으로 전망된다.

한편, 정보통신기술의 발전은 공급사슬 간 정보의 왜곡으로써 발생하는 황소

채찍효과(bullwhip effect)를 크게 줄여나갈 것으로 기대되고 있어 이를 극대화하기 위하여 공급사슬에 참여하는 업체들 간에 공생을 위한 더욱 강화된 협력관계가 나타날 것으로 전망된다.

### 사례 '의료민영화 논란' 2라운드 돌입…서비스산업발전기본법 통과할까

**정부 · 여당 "경제활성화 위해 필요" vs 야당 "의료 · 교육 무차별 규제 풀려" 반대 이견 팽팽**

3년 가까이 국회에서 한 발짝도 내딛지 못한 서비스산업발전기본법이 입법화 작업에 본격 착수했다. 그러나 법제화되기까지 상당한 난항이 예고된다. 정부 · 여당은 연내 처리를 거듭 주장하지만 야당은 의료민영화의 전초전이라며 여전히 강하게 반대하고 있기 때문이다. 법안 통과를 위해서는 야당의 협조가 필수적이라 올해 내 통과는 불투명할 것으로 전망된다.

국회 기획재정위원회는 지난 4일 서비스산업법 관련 공청회를 열었다. 2012년 9월 정부가 발의한 이 법안은 최경환 부총리 겸 기획재정부 장관이 지난 8월 가장 처리가 시급한 9개 민생 법안 중 하나로 꼽으며 주목받아 왔다.

법안에 따르면 과거 '경제개발 5개년 계획'처럼 정부가 5년마다 서비스산업 발전 목표와 방향을 세우고 관련 연구개발 성과에 대해 정부 인증과 자금 · 세제지원이 이루어지도록 하는 것이 핵심 내용이다. 서비스업 창업과 해외 진출을 활성화하고자 정부가 중점 육성 산업을 선정하고 규제를 개선하는 한편 관련 특성화 학교와 연구센터를 만드는 내용도 담겨 있다.

이 법안은 의료영리화에 따른 의료비 폭등 우려와 골목상권을 침해할 수 있다는 야당의 반대에 부딪혀 표류하다 여야 합의로 지난달 14일 기재위 경제재정소위에 상정됐다. 하지만 이날 공청회에서는 여야가 여전히 법안 내용을 놓고 이견을 좁히지 못해 법안 통과까지 진통이 예상된다.

서비스산업발전기본법의 찬반입장은 크게 다음과 같이 대립하고 있는데, 정부 및 여당은 글로벌 경제화에 대한 효과적 대응, 규제적 성격 탈피한 진흥정책 법제화 필요, 수직적 단절경제에서 수평적 유입경제로 경제구조 한계 극복 등을 이유로 찬성하고 있으며 야당은 의료의 경우 산업진흥 측면보다 공공성 강화정책이 바람직하고, 중소상인, 영세 자영업자 지원정책 미포함, 서비스 산업개발업종의 특성과 차이가 미반영되어 있다는 이유를 들어 반대입장에 서 있다.

자료: 이투데이(2014.12.8)에서 발췌정리

# Chapter 05 의료내부환경

조직내부의 강점과 약점을 포착해야 한다
결국 승부는 강점을 갖고 하는 것이다

## 제1절 내부환경분석

### 1. 내부환경분석의 개념

외부환경의 분석을 통해 기회와 위협요인이 분석되었으면 조직은 기회요인을 살리고 위협요인을 줄일 수 있는 역량이 있는가를 파악해야 한다. 내부환경(internal environment)분석은 조직 내부에서 보유한 자원(resource)과 능력(capability)을 평가하여 자신의 강점(strength)과 약점(weakness)을 파악하고 분석하여 핵심역량(core competence)을 찾아 강화하기 위한 것이다.

일찍이 손자는 백번 싸워도 위태롭지 않기 위해서는 적도 알아야 하지만 무엇보다 자신을 알아야 한다고 하였다. 내부환경분석의 중요성을 갈파하였다고 하겠다.

일반적으로 내부환경을 분석하기 위해 다음과 같은 방법을 활용한다.

첫째로는 기능별 분석(functional analysis)으로 이는 생산, 인사, 재무, 마케팅, R&D 등 조직의 주요 기능에 대해 평가하는 방법이다. 조직의 강·약점을 파악하기 위한 간단하면서 고전적인 방법이라 하겠다. 엄밀히 말하면 분석방법이기보다는 분석대상이라 할 수 있다.

둘째로는 포터(M. Porter)의 가치사슬분석(value chain analysis)이 있다. 이는 조직 내부활동들 사이에 고객이 상품구입을 위해 기꺼이 지불하고자 하는 용의,

즉 가치를 창출하게 하는 활동을 체계적으로 찾는 방법이면서 동시에 이러한 가치를 창출하지 못하는 활동을 축소·제거하기 위한 방법이기도 하다. 포터는 경쟁자 간 가치사슬에서의 차이를 경쟁우위의 원천으로 보았다. 이는 앞서의 기능별 분석보다 진일보한 체계적 분석방법이라 하겠다.

## 2. 내부환경분석의 대상

내부환경분석의 주된 대상은 크게 조직문화(culture)와 조직구조(structure), 조직자원(resource)이 된다. 이는 조직이 사업을 실제 수행하게 하는 실체들로써 이들 각각의 강·약점을 파악하고 어떤 부분에 핵심역량이 있는지를 분석하는 것이 내부환경분석의 목적이 된다. 한편 이는 인간이 움직이는 것과 유사한데 조직문화는 정신에 비유된다면 조직구조는 신진대사가 일어나고 있는 몸이 되며 또한 조직자원은 음식에 해당한다고 할 수 있다.

- 조직문화: 기업의 구성원들에게 공유된 가정이자 가치이며 행동규범
- 조직구조: 명령전달체계, 의사소통경로
- 조직자원: 일반적으로 인적(man), 물적(material), 재무적(money) 자원 등으로 분류

이들은 내부환경분석의 주된 대상이자 경영전략 실천의 주된 수단이기도 하다.

**생각해보기** "당신은 당신의 일에 1만시간 쏟아부었나? 아니라면 성공을 말하지 말라"

글래드웰은 아웃라이어들의 성공 비결을 '1만시간 법칙'과 '마태복음 효과'로 요약한다. 1만시간은 어떤 분야에서 숙달되기 위해서 필요한 절대 시간이다. 하루 3시간씩, 일주일 꼬박, 10년을 보내야 확보되는 시간이다. 작곡가나 야구선수·소설가·스케이트 선수·피아니스트, 그밖에 어떤 분야에서든 이보다 적은 시간을 연습해 세계 수준의 전문가가 탄생한 경우를 발견하기 힘들다.

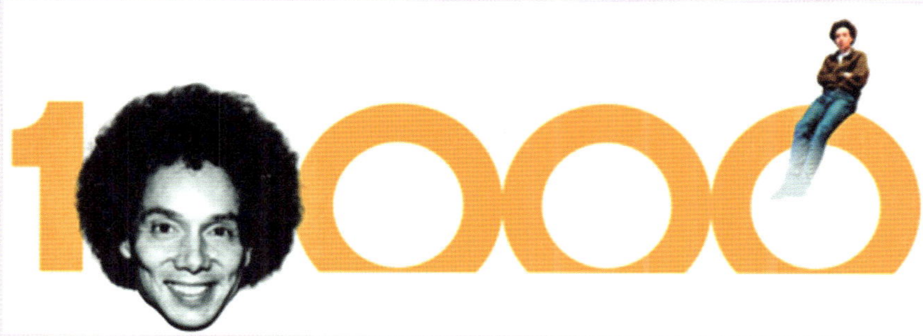

이 시간은 그러나 누구에게나 주어지지 않는다. '무릇 있는 자는 받아 풍족하게 되고 없는 자는 그 있는 것까지 빼앗기리라'고 적은 성경 마태복음의 법칙이 적용된다. 다시 말해 미래의 성공으로 이어지는 특별한 기회를 얻어낸 사람이 성공을 거두게 된다는 이야기다.

가령 캐나다의 스타 아이스하키 선수들의 생년월일을 보면 1, 2월생이 압도적으로 많다. 어렸을 때는 하루 퇴약볕이 다르기 때문에 빨리 태어난 아이들이 체격이 크고, 따라서 학교의 선수로 선발될 가능성이 높다. 그런데 한번 학교 선수로 선발되면 지역 대회 등 상위 대회 출전 기회가 많아지고, 아이스하키를 더 잘하게 되고, 더 많은 훈련 시간을 쌓는 부익부(富益富)의 선순환에 들어간다. 출발점의 작은 차이가 큰 차이를 낳는 기회로 이어지는 것이다.

## 제2절 조직문화

### 1. 조직문화의 개념과 중요성

#### 1) 개념

일반적으로 사회에서 문화(culture)란 그 구성원들에 의해 역사적으로 형성되어 공유되고 학습된 가치이자 규범이고 사고방식이자 관습이며 또한 행동방식 등을 통칭하는 것으로 이해되고 있다.

이와 유사하게 조직에서의 문화(organizational culture)는 특정 조직의 전체 구성원들 사이에 공유된 가정이자 가치로 행동규범을 의미한다. 이렇게 조직문화는 조직에서 보이지 않지만 절대적이고 고유한 비공식적 의식으로 개개인의 행동을 이끌 뿐 아니라 행동 그 자체를 형성하게 한다.

따라서 파란색의 조직문화를 갖고 있는 조직의 구성원들은 파랗게 되고 빨간색인 문화 속에서 구성원들은 빨갛게 변화하게 된다. 그것도 구성원들이 의식하든 의식하지 못하든 싫든 좋든 조직문화는 자신의 생각보다 빠르게 조직의 구성원들을 변화시키게 된다.

우리가 소위 '명문' 조직에 소속되고 싶어 하는 이유는 사실 높은 급여수준도 아니고 쾌적한 근무환경도 아닐 것이다. 세상을 향해 눈을 뜨게 하고 자신의 이상을 개발하게 하여 자신의 한계를 벗어나 자아를 실현함에 있어 그 어떤 조직보다 시행착오 없이, 효율적이고 효과적으로 이룰 수 있게 하는 그 '조직문화'를 보유하고 있기 때문일 것이다.

## 2) 중요성 및 조직문화의 관리

조직문화는 개인과 조직을 연결하고 구성원 간 상호작용을 촉진시키며 조직과 구성원을 하나로 통합하는 역할을 수행한다. 좋은 조직문화는 구성원 간 갈등의 소지를 줄여주고 협동심을 유발시켜 불필요한 조정을 감소시킴에 반해, 그렇지 못한 조직문화는 갈등을 증폭시키고 이직률을 높여 조직을 불안정하게 하는 등 어떤 조직문화를 갖고 있느냐에 따라 조직구성원들에게 강력한 영향을 미치게 된다.

이렇게 조직문화는 실체를 알 수도 없고 한마디로 정의할 수도 없지만 그 어떤 것보다 조직의 핵심을 농축한 독특성과 함께 조직의 노력과 성숙으로 학습되며 가꿀 수 있는 특징을 갖고 있다. 따라서 조직의 최고경영자는 조직에 침투하여 자리 잡고 있는 문화의 실체를 파악하고 이를 조직의 가치와 행동규범에 적합하도록 관리하여야 한다. 즉, 조직문화가 조직이 스스로를 정의하는 미션 및 그렇게 되기를 바라는 비전과 이를 달성하는 방법인 전략을 연결하여 전략 실천에 도움을 주는지를 판단해야 한다. 특히, 조직문화의 변화는 개인의 행동양식뿐 아니라 사업의 역할과 권한의 변화까지 수반하므로 큰 어려움이 따르고 다량의 계획과 시간을 필요로 한다. 그러나 조직문화는 조직의 비전을 실현하는 중차대한 역할을 수행하는 도구이기도 하기 때문에 이에 대한 관리 또한 대단히 중요하다.

조직문화의 유지 또는 변화를 위하여 최고경영자는 특히 다음에 유의하여야 한다.

첫째, 조직의 미션, 비전, 가치, 목표들을 자주 구두나 서면으로 구성원들에게 전달하며 이를 총괄적으로 담당하는 지지그룹인 가치창조자를 양성한다.

둘째, 경영정책을 미션, 비전, 가치에 부합하여 일관되게 추진하며 직원의 채용, 승진, 보상과 연계하여 직원의 행동규범이 되도록 하는 전파자의 역할을 수행한다.

셋째, 주기적으로 가치와 행동규범을 재검토하고 토론하며 이와 관련된 조직 내 여러 형태의 소집단 활동을 활성화시켜 문화 네트워크를 구축한다.

넷째, 의료시장의 개방에 대비하여 자신만의 편협한 조직문화에서 벗어나 외국 의료진 및 환자들의 이질적이고 다양한 문화에 대한 이해와 이를 행동규범화하는 새로운 조직문화 창조에 관심을 갖는다.

### 3) 구성요소

조직문화는 다양한 요소에 의해 구성된다. 특히, 구성원들이 공유하고 있는 가치와 신념, 리더십 스타일, 구성원의 개별적 특성, 관리운영제도와 시스템, 조직의 경영전략, 조직구조, 관리기술 등이 복잡하게 연계되고 숙성되면서 조직문화를 형성하게 된다.

이처럼 조직문화는 소수의 요인에 의해서 형성되지도 않을 뿐만 아니라 또 그러한 요인에 의해서 변화되지도 않는다. 즉, 조직의 총체적 역량의 결정체를 조직문화라고 할 수 있다.

▌그림 5-1▌조직문화의 구성요소

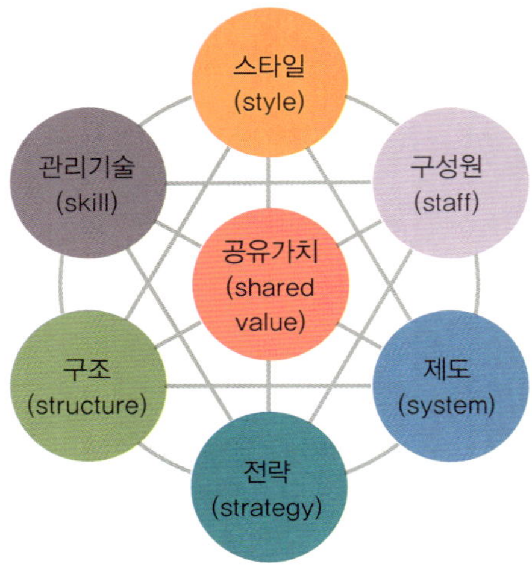


## 2. 의료조직윤리와 사회적 책임

### 1) 의료조직의 윤리

윤리(ethics)란 인간행위의 옳고 그름, 선악, 도덕적인 것과 비도덕적인 것을 구분시켜 주는 가치판단기준의 체계로써, 조직경영이라는 상황에서 나타나는 이러한 문제에 대한 규범적 판단기준과 도덕적 가치와 관련된 조직의 행동과 의사결정기준을 조직윤리(organizational ethics)라고 한다.

특히, 의료조직은 의료서비스라는 상품에 대한 수급 간 정보의 비대칭으로 인해 공급자가 소비자의 대리인으로서 높은 윤리의식을 갖고 행동할 것을 강하게 요청받아왔다. 최근 들어 태아 성별감별, 낙태 등 비인간적 의술, 시험관 수정 및 말기환자에 대한 연명치료, 안락사 등 생명윤리, 장기이식, 성전환 등 인간의 생명과 관련된 많은 문제들에 대한 가치판단에 논란이 증폭되면서 의료조직의 윤리경영에 대한 필요성이 더욱 강하게 제기되고 있다.

## 2) 의료조직의 사회적 책임

### (1) 사회적 책임의 필요성

오늘날 기업도 존속하고 지속적으로 성장하기 위하여 경제적 목적 외에 사회적 책임이라는 비경제적 목적도 동시에 추구해야 한다는 논리가 크게 등장하고 있다. 이는 인간이 숨을 쉬지 않으면 죽게 되지만 그렇다고 숨을 쉬기 위해 살 수만은 없다는 것과 일맥상통한다.

기업의 존재 목적을 경제적 이윤추구라는 단일목적에만 집중할 경우 고객의 호의적 태도의 획득 및 유지, 쾌적한 내부 노동조건의 유지, 푸른 환경 유지 등 중장기적이고 급하지 않은 일에 대한 초점이 흐려져 조직의 지속적 성장에 커다란 제약이 됨을 수많은 사례를 통해 확인할 수 있다.

따라서 이윤추구의 경제적 목표보다 최상위 목표의 필요성이 제기되고 있으며 이를 통해 비경제적 목표에 대한 정당성을 부여하고 경제적 목표와 비경제적 목표의 균형 있는 통합을 추진하고자 하는 노력이 폭넓게 시도되고 있다.

이를 반영하여 영리기업의 경우 사회적 책임에 대한 높은 의식을 갖지 못하면 오랜 기간 존속하기 어렵고 비영리기업의 경우 시장적 가치를 강조하지 못하면 파이가 줄어드는 문제를 경험하게 되었다. 즉, 시장기능을 활용하지 않고서는 빵의 크기를 키울 수 없으며 분배기능을 활용하지 않고서는 지속적으로 생산할 수 없다는 것이다. 이를 해결하기 위한 방안이 영리조직의 경우 사회적 책임의 강조라면 비영리조직의 경우는 사회적 기업(social enterprise, social business) 등이 그것이다. 이와 함께 무질서한 사익추구의 자유방임적 자본주의에 비해 공정성이 매우 강조되고 제3의 자본주의라고 불리는 공동체 · 창조적 · 인간중심적 · 이타적 자본주의 논쟁들이 또한 그것이라 하겠다.

### (2) 사회적 책임의 개념

의료조직 또한 사회적 책임을 추구하고 실현해야 할 의무가 있다. 의료조직의 사회적 책임(social responsibility)이란 안전하고 양질의 의료서비스의 생산이라는 고유의 책임과 함께 직원의 복지, 노사관계, 지역사회의 공공보건과 예방활동, 정부관계뿐 아니라 자선활동, 환경과 에너지문제에 이르기까지 폭넓고 다양하다.

의료조직은 전통적으로 효율성보다 형평성을 지향하고 생산자보다 시혜자로서의 역할을 강조해왔지만 현대에 들어 양자 간의 균형적 가치를 담보하면 저비용-고품질을 통한 지속적 성장을 도모해야 하는 요구에 직면하고 있다. 의료조직의 사회적 책임은 의료의 공공성 강조라는 역사적 정당성을 넘어 저비용-고품질의 실현이라는 타당성도 확보해야 함에 놓이고 있다. 따라서 사회로 하여금 사회적 책임을 다하도록 위탁받은 역할을 담당하지 못하는 의료조직은 사회적으로 존속할 수 없도록 하여야 한다. 그럼에도 불구하고 존립하게 한다면 이는 사회적으로 불행한 일이 될 것이다.

### (3) 사회참여활동의 유형

코틀러(P. Kotler)는 조직이 법률이나 윤리적 기준에 의한 강제가 아닌 임의의 경영활동과 내부 자원의 기부활동을 통해 삶의 질과 환경문제 등을 포괄한 지역사회의 복지를 향상시키는 의무를 조직의 사회적 책임이라 정의하면서 다음과 같은 6가지 유형의 사회참여 활동을 소개하고 있다.[1)]

첫째는 공익캠페인(cause promotions)으로, 이는 특정 사회문제에 대한 대중의 인식과 관심을 확산시키거나 이에 대한 참여, 기금 모금, 자원봉사자 모집을 장려하기 위해 조직이 기금, 현물기증, 기타 조직자산을 제공하는 것을 말한다. 그 한 예로 존슨앤드존슨(Johnson & Johnson)은 지역사회에서 간호인력의 부족이라는 사회문제를 개선하기 위하여 '간호업의 미래를 위한 캠페인'을 전개하면서 기금마련과 모금활동을 통해 간호전문학교와 간호업무환경 개선 등의 지원과 간호인력 확보를 위한 각종 안내문과 취업 홍보물 등을 게재하고 있다.

둘째는 공익연계마케팅(cause-related marketing)으로, 이는 조직이 특정 상품의 판매에 따른 수익의 일정 부분을 특정 사회문제의 해결을 위한 기부금으로

1) P. Kotler and N. Lee(남문희 역), 필립 코틀러의 CSR 마케팅, 리더스북, 2008.

제공하는 것을 말한다. 그 한 예로 폴 뉴먼(Paul Newman)은 뉴먼스 오운(Newman's Own) 상품들의 순이익금 및 로열티 수입 전액을 교육과 자선 용도로 기부하고 있다.

셋째는 사회마케팅(social marketing)으로, 이는 공공의 건강, 안전, 환경 또는 사회복지의 개선을 목표로 조직이 행동 변화 캠페인을 개발, 실천, 지원하는 것을 말한다. 공익캠페인이 대중의 관심을 집중시킴에 초점을 둠에 반해 사회마케팅은 행동변화에 집중하는 차이가 있다. 그 대표적인 예로 패스트푸드 업체인 서브웨이(Subway)는 자신이 개발한 지방 함량이 6그램 이하인 7가지 종류의 샌드위치를 '세븐 언더 식스(Seven Under Six)'라는 저지방 메뉴에 대한 홍보를 통해 심장질환 및 발작을 예방하기 위한 캠페인을 집중적으로 전개하고 있다.

넷째는 사회공헌활동(philanthropy)으로, 이는 특정 자선단체나 사회문제에 조직이 직접 현금을 기부하거나 물품 등의 현물 기증, 특정 노하우나 기술을 제공하는 것을 말한다. 그 대표적인 예는 1999년에 시작된 콘아그라 푸즈(ConAgra Foods)의 '기아 어린이를 위한 급식(Feeding Children Better: FCB)' 사업으로 다년간 수백만 달러가 투입된 미국 최대의 기업 사회공헌활동으로 보고되고 있다.

다섯째는 지역사회 자원봉사(community volunteering)로, 이는 지역사회의 특정 문제를 개선하는 활동에 직원들이 스스로 참여하고 기부 및 봉사할 수 있도록 조직이 지원하고 권장하는 사회참여방식을 말한다. 그 대표적인 예로 포드자동차(Ford Motors) 직원들의 지역사회 자원봉사를 위한 연간 16시간의 유급휴가의 제공 및 '사랑의 집짓기 운동'을 통해 빈곤층을 위한 무료 주택 건설 공사에 자원봉사자로의 참여 등이 있다.

여섯째는 사회책임 경영활동(socially responsible business practices)으로, 이는 조직이 지역사회의 복지개선과 환경보호에 기여하는 경영 및 투자활동을 말한다. 그 한 예로 시스코시스템(Cisco Systems)의 혁신적 에너지 절약 기술을 적용한 본사 건물 설계, 아프리카 코카콜라(Cock-Cola) 직원들을 대상으로 시작된 에이즈 예방 및 근절 프로그램의 전개활동, 나이키(Nike)의 환경을 고려한 상품 혁신 등 수없이 많은 활동들이 전개되고 있다.

## 3) 의료조직의 윤리경영

### (1) 윤리경영의 개념

윤리경영(moral management)이란 조직의 사회적 · 법적 · 경제적 책임을 수행하는 것은 물론 사회적 통념으로 기대되는 윤리적 책임까지도 준수하며 경영하는 것이라 말할 수 있다. 그러나 이보다 더욱 중요한 점은 윤리경영이 그저 윤리적 · 사회적 책임과 신념 등을 훼손하지 않는다는 소극적 규정에서 벗어나 보다 적극적으로 공공의 이익 추구가 조직의 존속과 귀결되도록 만드는 경영을 지칭해야 한다는 점이다.

따라서 윤리경영에 대한 인식은 이를 실천하는 조직으로 하여금 조직의 미션을 뚜렷하게 부각시키게 하여 보상의 내 · 외부 원천들을 보다 수월하게 확보하는 데 강력한 영향을 미친다는 점을 명심하여야 한다. 윤리경영 없이 조직의 장기적 존속은 그 자체가 불가능하다 하겠다.

### (2) 윤리경영을 위한 제도화 방안[2)]

의료조직의 윤리경영을 위해 다음과 같은 제도적 장치를 마련할 필요가 있다. 먼저, 윤리헌장(ethical codes of conduct)을 제정하여 실천한다. 윤리헌장은 조직의 미션을 분명히 하는 것에서부터 시작된다. 즉, 존재의 이유가 윤리적이어야 한다는 뜻이다. 이는 구성원 모두에게 광범위하게 수용되어질 수 있어야 하며 구체적인 규정보다 윤리적 접근과 해결이라는 기본취지에 입각하여 적극적인 관점에서 윤리적 행위를 촉진할 수 있는 것들이 포함되도록 하는 것이 바람직하다.

또한 이를 조직 전반에 확산할 윤리교육의 실시가 필요하다. 이의 주요 내용은 윤리규정의 내용을 전달하기보다 윤리의식 함양이 환자의 안전과 만족에 어떠한 영향을 미치고 어떠한 사회공헌활동을 전개함이 조직의 이미지 제고와 경쟁력 강화에 기여하는지 등을 소개하고 이에 대한 아이디어를 창출하도록 함이 바람직하다.

---

2) 신유근, 인간존중의 경영, 다산출판사, 2005.

이와 함께 윤리위원회를 설치하여 조직시스템이 윤리경영을 원활히 수용할 수 있도록 운영하며 그 정도를 평가하도록 한다. 특히, 의료조직만의 일시적 의료봉사활동에서 벗어난 의료조직과 지역사회가 함께 기획하고 참여하며 또 조직의 마케팅전략과 연계된 상생적 사회공헌활동의 전개가 필요하다.

이렇게 윤리적인 미션은 조직의 비전이나 전략목표로 구체화되어 지역사회와 함께 하고 마케팅전략과 연계된 사회공헌활동을 통하여 조직활성화, 인적자원개발 등의 경영성과에 기여하게 된다.

한편, 대한병원협회는 병원윤리강령을 제정하여 회원 병원들의 윤리경영을 선도하고 있다.

**▌그림 5-2 ▌대한병원협회의 병원윤리강령**

우리 병원인은 **인간생명의 존엄성**을 인식하고
**박애와 봉사정신**으로, 우리의 강령을 다음과 같이 다짐한다.

윤리강령

병원은, 의료가 제1의 의무임을 인식하고 모든 환자에게 최선의 진료를 제공한다.

병원은, 항시 구급진료 태세를 완비하고 사랑과 정성으로 환자를 보호한다.

병원은, 직원의 인화와 협동적 노력으로 친절하고 윤리적인 진료분위기를 조성한다.

병원은, 부단한 연구와 교육훈련으로 의료발전에 기여하고 환자의 신뢰를 높인다.

병원은, 진료환경을 청결히 유지하고 감염 및 화재예방 등 안전관리에 주의의무를 다한다.

병원은, 관계법규를 준수하고 모든 거래행위를 공정무사하게 처리한다.

병원은, 환자진료의 비밀을 지키고 환자의 신앙적 관습을 존중한다.

병원은, 유관기관 및 단체와 상호협력하고 지역사회주민의 보건증진에 노력한다.

병원은, 도의적이며 적정한 홍보활동을 하고 타병원을 비방하거나 환자유인행위를 하지 않는다.

병원은, 환자관리, 시설장비 및 진료활동면에서 과학적이고 객관적인 표준을 유지 향상 시킨다.

사단법인 대한병원협회
Korean Hospital Association

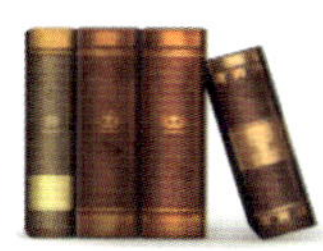

# 제3절 조직구조

## 1. 조직구조의 개념과 구성요소

### 1) 개념

조직구조(organizational structure)란 일을 실행하기 위해 필요한 활동과 사람들을 특정한 형식으로 묶는 것으로 직무와 업무프로세스를 결정한다. 이러한 조직구조는 조직 내 명령전달과 정보흐름의 체계이자 의사소통과 동기부여의 경로로써 수립된 전략을 실행하는 데 중요한 역할을 수행한다.

따라서 조직구조는 조직의 내·외부 환경분석을 통해 조직의 비전 및 목표를 실현할 전략을 뒷받침해주는 역할을 담당하므로 조직자원의 낭비를 제거하기 위해서는 환경과 전략과 조직구조는 일렬로 정렬되어야 한다.

### 2) 구성요소

조직구조는 과업의 분화와 권한배분, 공식화의 정도에 따라 결정된다.

- 과업분화: 조직목표 달성을 위해 필요한 업무들을 할당하는 방법
- 권한배분: 업무의 어느 정도를 담당자의 재량에 맡길 것인가를 정하는 방법
- 공식화: 업무수행을 위해 필요한 규정/절차를 명시하는 방법

#### (1) 과업분화

과업분화는 조직이 여러 전문화된 업무와 부서를 형성해 가는 과정인 수평적 분화(horizontal differentiation)와 상하관계를 가지고 이루어지는 수직적 분화(vertical differentiation)로 구분할 수 있다.

다시 수평적 분화는 분업의 원리에 따라 일을 세분화하여 담당자에게 할당·배분하는 직무(역할)전문화(job or role specialization)와 직무전문화로 세분화된 일을 유사직무들로 집단화시키는 부문화(departmentalization)로 구분할 수 있다.

수직적 분화는 명령계층을 이루는 권한과 역할의 피라미드체계인 계층(hierarchy) 또는 지위와 개인이 담당하고 있는 역할에 대해 부여된 지위인 직위(position)가 있다.

수직적 · 수평적 분화에 따른 조직구조의 모습은 고층구조(tall structure)와 평면구조(flat structure)가 있다. 경영계층의 수가 적을수록 평면구조틀 띤다. 경영계층의 수가 얼마나 적어야 하는가를 나타내는 실제 사례로 역사상 가장 오래되고 가장 규모가 크며 가장 성공적인 조직으로 평가를 받고 있는 가톨릭교회가 있다. 최상층의 교황과 최하층의 사제 사이에 권한과 책임을 갖춘 계층은 오직 하나, 주교만이 있음은 시사하는 바가 적지 않다. 즉, 바람직한 조직구조는 경영계층의 수를 가능한 한 가장 적게 하여 명령계통을 최소로 단축해야 한다. 경영계층이 추가될 때마다 조직의 공통의 방향과 상호이해를 달성하는 것은 더더욱 어려워진다.

### (2) 권한배분

권한배분 또는 권한이양(delegation of authority)은 조직에서의 권한이 위에서 아래로 어떻게 배분 · 분포되어 있는가 하는 정도 및 양태를 나타낸 것으로 크게 집권화(centralization)와 분권화(decentralization)가 있다. 집권화는 조직의 의사결정 및 통제권한이 상층부에 집중되어 있는 구조임에 반해 분권화는 여러 계층에 대폭 위양되어 있는 구조를 말한다.

### (3) 공식화

공식화(formalization)는 조직 내 업무의 표준화 및 구체화 정도로 직무수행에 관해 언제, 무엇을, 어떻게 수행해야 하는가 하는 행위를 미리 규정한 정도를 나타낸다. 명시적 공식화(explicit formalization)와 암묵적 공식화(implicit formalization)로 구분된다. 공식화가 명시적인 조직일수록 직무기술서(job description), 규칙, 표준화된 절차 등이 문서화되어 운영된다.

## 2. 병원조직의 구성요소

### 1) 조직목적

병원조직의 목적은 병원의 사회적 역할과 경영목적을 조직구성원의 노력과 자원의 조직화를 통해 가장 효율적이고 효과적으로 달성하는 것이다.

병원조직의 구성원은 크게 진료인력, 관리사무인력, 기술인력, 기능인력 및 기타 전문인력으로 구성되어 있다.

- 진료인력: 의사, 간호사, 조산사, 약사, 의료기사, 영양사, 의무기록사 등
- 관리사무인력: 관리자, 사무원, 사무보조원 등
- 기술인력: 의공, 건축, 기계, 전기, 통신기술사 등
- 기능인력: 간호조무사, 청소, 세척, 운전, 조리, 배식, 영안, 교환, 목공, 보일러공, 정원사, 경비, 노무인력
- 기타 전문인력: 임상심리학자, 물리학자, 의공학자, 경영학자, 법학자 등

### 2) 주요 조직부문

의료기관의 주요 조직부문은 크게 진료부문, 진료지원부문 및 경영관리부문으로 구분할 수 있다.

**그림 5-3 의료기관의 주요 조직부문**

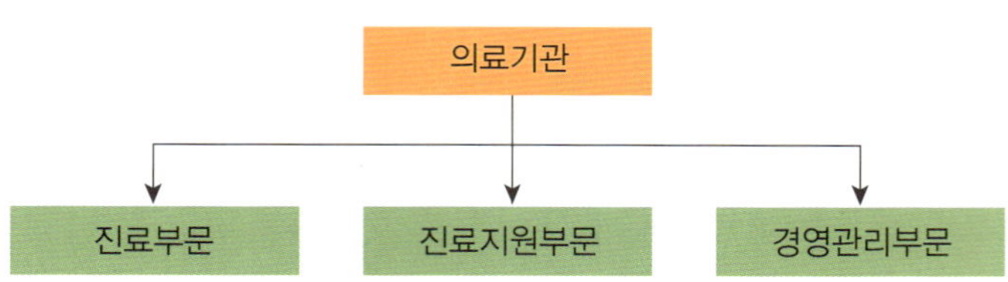


#### (1) 진료부문

진료부문은 환자진료를 통해 질병의 예방, 조기발견, 검사, 진단, 치료, 재활에 이르기까지 일련의 진료 및 건강관련 활동이 진행되는 곳이다. 진료과목은 그

기능에 따라 크게 치료중심과 진단중심으로 나누어 볼 수 있다.

- **치료중심:** 내과(소화기내과, 순환기내과, 호흡기내과, 내분비내과, 신장내과, 혈액종양내과, 감염내과, 류마티스내과, 알레르기내과), 외과(정형외과, 신경외과, 성형외과, 흉부외과), 산부인과, 소아청소년과, 이비인후과, 비뇨기과, 정신건강의학과, 신경과, 가정의학과, 재활의학과, 치과
- **진단중심:** 방사선과(치료방사선과, 진단방사선과), 마취통증의학과, 진단검사의학과, 병리과(조직병리, 세포병리, 신장병리, 이식병리, 면역병리검사, 전자현미경검사, 분자병리검사, 부검), 응급의학과, 영상의학과, 핵의학과

### (2) 진료지원부문

대표적인 진료지원부문으로는 간호과, 약제과, 의무기록과 및 영양과 등이 있다.

- **간호과:** 의사의 진단과 치료행위를 지원하며 환자 및 환자보호자에 대한 교육과 병원생활을 안내, 지원
- **약제과:** 의사로부터 처방된 외래 및 입원환자의 의약품을 조제, 투약업무를 담당
- **의무기록과:** 환자의 병력과 의사의 진료 내력을 기록 · 관리하며 이와 관련된 각종 통계를 기록 · 관리
- **영양과:** 환자의 식단표를 작성하고 조리 · 급식하며 환자의 영양 지도 및 상담업무 담당

### (3) 경영관리부문

경영관리부문은 크게 고객인 환자와 직접 접촉해야 하는 일선 경영관리기능과 이들 부문을 지원하는 이선 경영관리기능인 라인기능(line function) 및 스탭기능(staff function)으로 분류할 수 있다.

주요 일선 경영관리기능으로는 다음과 같다. 먼저 원무관리는 주로 환자와 의료진 및 의료기관 간에 의료서비스가 원활하게 제공되고 받을 수 있도록 환자의 진료 접수와 진료비 지불기능을 처리하여 의료기관으로 하여금 적정 수익을 확

보할 수 있도록 조정하고 지원하는 역할을 수행한다. 주요 업무로는 외래환자와 입원환자의 입·퇴원을 관리하는 환자관리와 진료비관리가 있다. 본 업무들은 병원의 고유업무로 병원의 규모가 작았을 때는 병원사무관리, 즉 원무관리의 대부분을 차지하였었다.

이선 경영관리기능으로는 크게 총무, 인사, 시설, 경리 및 구매기능이 있다. 이와 함께 일·이선 경영관리기능을 지원하는 스탭기능으로 기획, 홍보, 정보전략, 교육연구 및 품질관리기능이 있다.

- **일선 경영관리기능**: 원무(외래, 입원, 보험), 건강검진, 부대사업(장례식장, 식당, 매점, 주차장 등)
- **이선 경영관리기능**: 총무, 인사, 시설, 경리, 구매
- **스탭기능**: 기획, 홍보, 정보전략, 교육연구, 품질관리

## 3. 의료조직구조의 형태

조직구조의 형태는 조직의 문화, 규모, 상품, 지리, 조직원 등 조직의 처한 환경과 조건에 따라 적합하게 선택되어져야 한다. 일반적으로 의료조직구조 또한 기능중심적(function-focused) 조직구조와 프로세스중심적(process-focused) 조직구조로 나눌 수 있으며 기능중심적 조직구조에는 라인조직, 라인스탭조직, 기능조직, 사업부조직 등이 있으며 프로세스중심적 조직구조에는 전략사업단위, 매트릭스조직 등이 있다.

### 1) 기능중심적 조직구조

#### (1) 라인조직

라인조직(line organization)은 초보적인 조직형태로 과업의 분화나 부문화가 미약한 군대식조직 형태라 할 수 있다. 규모가 작은 조직에서 활용하며 명령계통이 뚜렷하여 빠른 의사결정과 강력하고 신속한 추진력 및 효율성 제고 등이

강점인 반면 경영환경이 불확실하거나 조직의 규모가 커질수록 적응에 한계가 있다.

**▌그림 5-4▐ 라인조직**

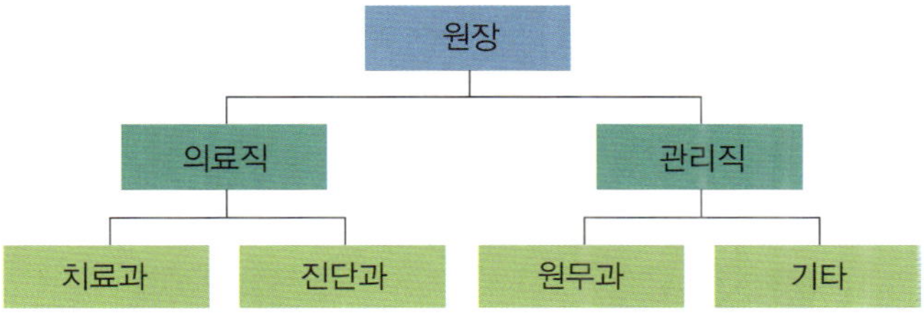


### (2) 라인스탭조직

조직의 규모가 커지고 생산하는 상품이 많아질 경우 최고의사결정자를 지원할 스탭으로서 기능이 요구된다. 라인스탭조직(line staff organization)은 경영관리기능의 복잡화에 대응하기 위해 만들어진 조직구조로 라인조직의 추진력과 효율화, 스탭의 전문화를 결합시킨 구조이다. 그러나 이들 간 권한배분에 문제점이 있어 운영의 묘가 필요하다.

**▌그림 5-5▐ 라인스탭조직**

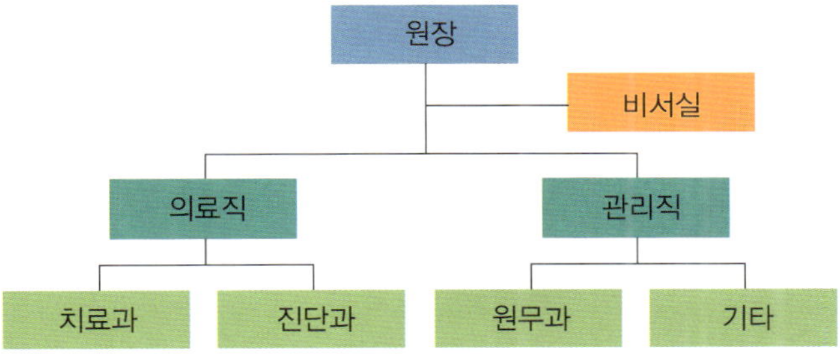


### (3) 사업부조직

사업부조직(divisional organization)은 전통적인 기능적이고 집단적인 형태와 달리 사업부단위로 분화하여 각 단위별로 자율적으로 운영하는 분권적이며 유연성을 지향하는 조직구조이다. 사업부별로 책임경영과 독립채산제를 실시할 수 있어 강한 동기부여를 기대할 수 있으며 경영환경이 불안정할 때 효과적이나 사업부별 통제조정을 위한 대규모 스탭조직의 운영, 사업부별 과당경쟁, 중복투자 등의 문제가 발생할 수 있다.

**그림 5-6 사업부조직**

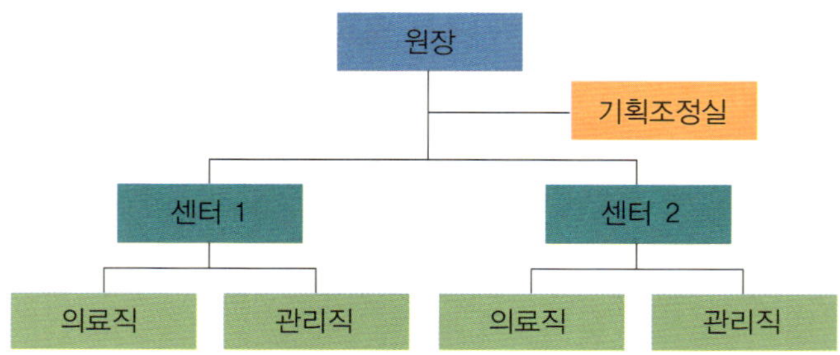


## 2) 프로세스중심적 조직구조

### (1) 프로젝트조직

프로젝트조직(project organization)은 일명 태스크포스(task force)라고도 하는데, 전통적인 기능중심적 조직들인 라인조직, 라인스탭조직 및 사업부조직의 보완조직이다. 즉, 특정 프로젝트를 달성하기 위하여 해당 조직에서 파견된 구성원으로 조직된 임시조직으로 목표달성 후 본래 조직으로 되돌아가게 된다. 특정 목적 달성에 유연하고 효과적으로 대처할 수 있으나 최고경영자의 전폭적 지원

**그림 5-7 프로젝트조직**

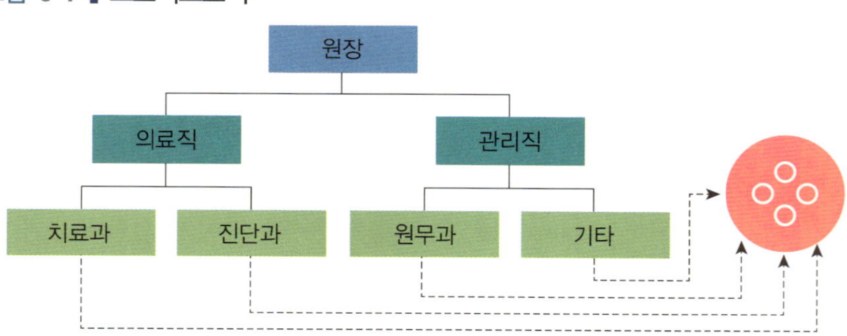

이 없으면 한시적이라는 이유로 추진력에 한계가 있을 수 있다.

### (2) 매트릭스조직

매트릭스조직(matrix organization)은 라인 또는 라인스탭조직의 효율성과 사업부조직의 유연성을 결합한 조직구조로 조직구성원이 기능부서에 소속됨과 동시에 프로젝트팀에도 소속되는 조직이다. 따라서 이중지휘체계로 인해 역할모호성이 발생할 수 있으며 의사결정이 복잡할 수 있으나 환경변화에 유연하게 대처하고 직원의 능력을 최대로 활용할 수 있다는 장점이 있다.

**그림 5-8** 매트릭스조직

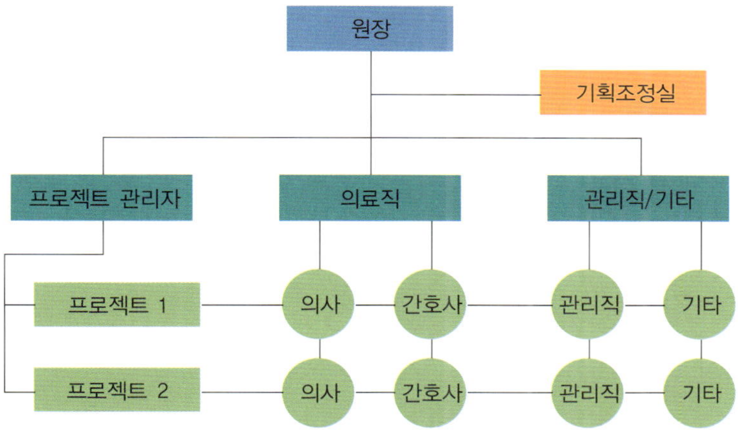


### (3) 팀조직

팀조직(team organization)은 기존 조직 내 거의 모든 기능중심의 하위단위들을 고객중심, 주제중심, 과제중심의 팀으로 재편한 조직이다. 이는 전통적 조직구조에 비해 수평조직화와 간소화 및 상호의존형의 조직구조로 팀장을 중심으로 팀원 모두에게 최대한의 자율권을 부여하여 운영하게 된다. 따라서 팀장의 리더십이 중요하며 팀원은 독자적으로 업무를 수행할 전문능력을 확보하여야 원활하게 운영되는 특징을 갖는다.

▌그림 5-9▐ 팀조직

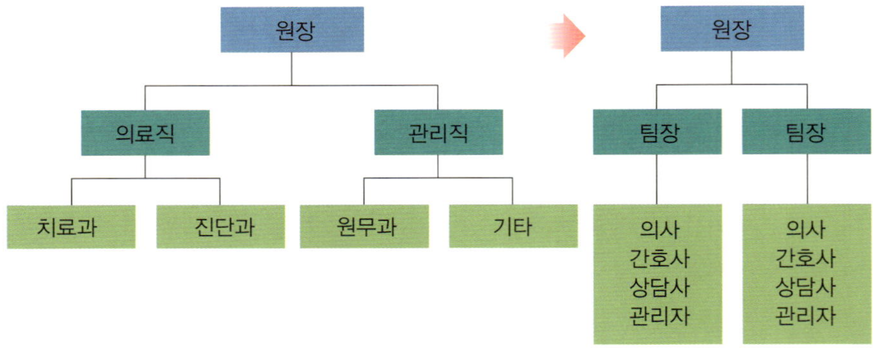


## 제4절 조직자원

### 1. 조직자원의 개념과 종류

#### 1) 조직자원의 개념

조직자원(organizational resource)이란 조직이 제품이나 서비스를 생산하기 위해 투입되는 요소들을 말하며 자신이 보유하고 있는 자산, 능력, 지식, 정보 등을 포함한다.

병원이 의료서비스를 생산하기 위해서는 의사, 간호사 등 인적자원이 필요하고 병원 건물과 진료에 필요한 의료기기, 의약품, 침대 등 물적자원이 필요하며 이들을 구입하기 위한 금융자원이 또한 필요하다. 이러한 자원들은 전통적으로 여전히 중요하지만 현대에는 소비자가 원하는 양질의 의료서비스를 지속적으로 공급하기 위하여 병원경영과 소비자에 관한 지식 등의 정보자원, 새로운 양질의 의료서비스를 개발할 수 있는 기술 및 특허권과 같은 기술자원 등 눈에 보이지 않는 무형자원의 가치가 새롭게 부각되고 있다.

## 2) 조직자원의 중요성

조직자원을 충분히 확보하지 못한 병원의 경우 정상적인 의료서비스의 생산은 차질을 빚거나 불가능할 수밖에 없을 것이다. 특정 전문분야의 의사를 확보하지 못했으면 그와 관련된 의료서비스는 제공할 수 없게 된다. 또한 환율상승으로 인해 X-ray 필름을 구입하지 못했다면 X-ray 검사를 할 수가 없게 되고 노사분규로 인해 파업상태에 돌입한 경우 환자를 받을 수 없는 상태까지 이르게 된다. 유능한 전문경영인을 확보하지 못했거나 은행에서 필수자금을 빌리지 못한 경우 경영 상태는 악화될 수밖에 없을 것이다.

한편, 동일한 병원 건물 속에 동수의 의료진이 있다고 하여도 특정 병원을 소비자가 선호하는 이유는 바로 그 병원이 갖고 있는 무형자산, 즉 병원의 명성과 브랜드, 의료진이 보유하고 있는 질 높은 의료기술 및 오랜 경험, 환자에게 친절한 병원문화 등의 차이에 기인하기 때문이다.

이와 같이 유형자원을 확보하지 못할 경우 의료서비스의 생산 자체가 불가능할 수 있어 의료조직으로써 존재할 수도 없게 될 수 있다. 이에 반해 무형자원은 유형자원에 비해 경쟁자가 쉽게 모방하거나 대체하기 어려우며 희소성이 크기 때문에 막대한 부가가치의 생산을 통해 조직을 격상시켜준다는 점에서 오늘날 그 중요성이 더욱 크게 부각되고 있다.

따라서 어떻게 유·무형의 조직자원을 확보하고 이를 최적으로 배분하고 활용하는가는 조직의 생존과 지속적 성장의 근본이며 경쟁우위에 원천이 된다.

## 3) 조직자원의 종류

### (1) 일반적 분류

일반적으로 조직자원을 인적자원(man), 물적자원(material), 금융자원(money), 정보자원, 기술자원 등으로 분류한다.

### (2) 가시성 정도에 따른 분류

조직자원은 가시성의 유무에 따라 유형자원(tangible resource)과 무형자원(intangible resource)으로 분류한다.

- **유형자원**: 사람, 건물 및 시설, 토지, 의료장비, 의약품, 진료재료 등
- **무형자원**: 정보, 지식, 문화, 조직구조, 리더십, 비전, 명성, 이미지, 브랜드 등

### (3) 기능적 분류

조직자원은 기능에 따라 마케팅자원, 재무적 자원, 연구개발, 생산 · 제조 · 물류자원, 인적자원, 정보시스템자원 등으로 분류된다.

## 4) 자원의 양과 활용능력

기존의 조직자원을 이해하는 관점은 주로 외부상황과 조직이 보유한 조직자원과의 적합성을 중시하는 경향이 강했다. 이로 인해 조직자원을 많이 보유할수록 경쟁우위를 확보할 수 있다고 믿었던 반면 최근 들어 조직자원의 양적 관점에서 벗어나 조직자원의 활용능력(resourcefulness)을 강조하는 방향으로 선회하고 있다. 즉, 얼마나 많은 자원을 갖고 있는가가 아닌, 가진 자원을 얼마나 잘 활용하는가에 초점이 주어지고 있다. 따라서 조직자원을 다른 조직보다 차별적이고 우월적으로 활용할 수 있는 능력, 이른바 핵심역량을 파악하고 구축하고자 함에 많은 관심이 모여지고 있다.

## 5) 조직자원의 핵심역량

핵심역량(core competence)이란 경쟁조직에 비해 특별히 뛰어난 능력으로 차별적 우위를 확보하게 해주는 자신만의 자원 및 이의 활용능력을 말한다. 이는 경쟁자가 쉽게 모방하지 못해야 하며 유용하고 희소한 특성을 가져야 한다. 따라서 경쟁조직도 보유하고 있거나 일반적인 조직자원은 핵심역량이라고 할 수 없다.

예를 들어, 의료조직의 경우 무통증 성형수술은 서비스의 특징을 나타낸 것으

로 이러한 서비스의 생산을 가능하게 하는 것, 이를테면 절개와 봉합에 특별한 기술을 보유하고 있다면 이것이 핵심역량이 된다. 이 기술을 통해 성형수술뿐 아니라 이를 활용한 다른 유형의 서비스의 생산도 가능하게 된다. 이렇게 경쟁조직과 차별화되고 다양한 응용제품 및 서비스의 생산을 가능하게 하는 자신만이 보유한 근본적 능력을 핵심역량이라 한다.

핵심역량은 반드시 생산기술, 연구개발, 마케팅, 브랜드 등 특정 자원 및 능력뿐 아니라 이를 잘 활용하거나 경쟁조직에 비해 빨리 모방하거나 습득할 수 있는 능력 또한 핵심역량이 될 수 있다.

핵심역량이 갖추어야 할 조건으로 핵심역량은 경쟁조직이 제공해주지 않는 차별적이고 탁월한 효용을 소비자에게 제공해주어야 한다. 아무리 좋은 서비스의 제공이라도 다른 병원도 이미 제공하고 있다면 이는 핵심역량이 될 수 없다. 다른 병원과 비슷한 의료서비스의 품질, 병원직원의 친절, 병원시설의 청결 등은 그 어느 하나도 핵심역량이라 할 수 없다.

또한 핵심역량은 특정 제품과 서비스가 아닌 다양한 제품과 서비스의 원천(기술 및 능력)으로 관리 가능하여야 한다. 핵심역량 또한 조직의 자원으로 관리 가능하기 위해서는 그저 최상의 의료서비스로 규정되어서는 안 될 것이다. 구체적으로 어떤 기술을 말하며 이는 누가 보유하고 있는지까지 명확하게 파악되어야 관리가 가능할 것이다.

따라서 핵심역량을 관리하기 위해서는 다음과 같은 조건들이 필요하다.

첫째, 핵심역량이 무엇인지 파악하여야 한다. 이는 제품 및 서비스로부터 출발하여 경쟁우위가 있는 개별기술과 그렇지 못한 개별기술을 구별하며 개별기술을 구성하는 기술 및 지식의 내용을 구체적으로 파악하여 누가 보유하고 있는지를 명시화해야 한다. 이때 특히 주의할 점은 다른 조직과 비교하여 분명한 차별성이 있는지를 주지할 필요가 있다.

둘째, 핵심역량이 될 수 있는지를 가르는 중요한 기준 중에 하나가 조직 비전과의 정합성의 정도이다. 다른 조직과 분명한 차이를 나타내는 능력을 보유하였다 하더라도 조직이 지향하는 바와 그 궤를 같이 하지 않는다면 핵심역량이 될 수 없다.

셋째, 핵심역량의 파악을 위해 최고경영자 등 관리자로서 역할이 상당히 중요하다. 핵심역량의 파악은 그 자체가 조직의 핵심인력의 파악과 직결될 수 있으므로 구성원의 저항이 있을 수 있어 결코 쉽지 않은 작업이 될 수 있다. 따라서 강한 추진력과 구성원의 협력이 필수적으로 요구된다.

넷째, 핵심역량의 구축은 오랜 시간이 소요되고 조금씩 꾸준히 축적되는 학습과정이기 때문에 강한 인내심이 요구된다. 따라서 성공적인 핵심역량의 파악을 위해서는 안정적이고 지속적인 관심과 재정적 지원이 필요하다.

삼성그룹이 병원산업에 성공적으로 진출하였다고 평가받는 이유 중에 하나는 삼성이 비즈니스 영역에서 구축한 제일주의에 대한 기업문화와 고객만족을 최우선시하는 가치 등의 핵심역량을 병원산업에서도 그대로 발휘하였기 때문일 것이다. 이렇듯 핵심역량은 영리영역이든 비영리영역이든 조직이 의도한대로 두각을 발휘할 수 있다는 측면에서 경쟁원천이 되고 있다.

## 2. 리더십

### 1) 리더와 리더십의 개념

어떠한 조직이나 집단에도 이를 이끌어가며 중요사안에 대해 최종 의사결정을 내리는 사람이 존재하기 마련이다. 이렇듯 조직 및 집단의 목표를 달성하기 위해 다른 구성원들에게 영향을 미치는 사람을 리더(leader)라 한다. 이에 반해 리더의 영향을 받아 따르는 사람을 추종자(followers) 또는 부하(subordinates)라고 한다.

리더십(leadership)이란 리더가 특정한 상황에서 다른 구성원들로 하여금 조직 및 집단의 공동목표를 달성하는 데 필요한 행위를 하도록 영향을 미치는 과정 또는 능력을 말한다.

### 2) 경영자의 중요성과 의무

리더십은 병원장, 즉 경영자가 발휘하는 것이고 일차적으로 경영자만이 달성할 수 있는 일이다. 조직의 정신은 곧 경영자의 정신이고 조직의 목표와 성과는 경영자의 목표이자 성과이다. 그러한 측면에서 조직은 경영자의 고민을 먹고 사는 존재이기 때문에 경영자는 기업의 가장 값비싼 자원이라 할 수 있다. 이를 두고 드러커(P. Drucker)는 조직에서 경영자의 리더십이 없다면 모든 생산요소는 결코 생산물이 될 수 없다고 하였다. 경영자의 자질과 능력이 조직의 생존과 성공 그 자체를 결정한다고 보았다.

경영자는 조직에서 거의 유일하게 현재와 미래를 동시에 살고 있는 존재이며 또한 조직의 성공을 위해 다음과 같은 근원적인 문제에 대해 스스로 질문하고 스스로 답해야 하는 사람이기도 하다. 이를 의무로 받아들이는 자를 경영자라 한다.[3)]

첫째, 우리가 하는 사업은 무엇인가?

둘째, 누가 고객인가?

셋째, 고객은 무엇을 구입하는가?

넷째, 고객이 가치있는 것으로 생각하는 것은 무엇인가?

다섯째, 앞으로 우리의 사업은 어떻게 될 것인가?

마지막으로, 우리의 사업은 무엇이어야만 하는가?

첫 번째 질문의 답은 공급자가 아닌 소비자가 결정한다. 따라서 철저하게 고객과 시장의 관점에서 답을 찾아야 한다.

두 번째 질문은 누가 실질적인 고객이고 잠재적인 고객인가를 정의하는 것이며, 그들이 어디에 있으며 어떤 구매 방법을 갖고 있는지 분석하는 것이다. 또한 그들에게 어떻게 접근할 수 있는가를 찾는 것이다.

세 번째 질문은 고객이 의료서비스를 구입한다고 생각한다면 병의원이 경쟁

3) P. Drucker(이재규 역), 경영의 실제, 한국경제신문, 2006.

상대가 될 것이고 건강을 구입한다고 생각한다면 한방병원부터 헬스센터, 휴양지, 스포츠, 식품업까지도 포함될 것이다. 이 질문은 시장과 경쟁의 개념을 다시 생각하게 한다.

네 번째 질문은 가장 어려운 질문이 될 것이다. 어떤 고객은 가격이 가장 중요한 가치일 수도 있으며 또 다른 고객은 품질일 수도 있으며 애프터서비스일 수도 있다. 이렇게 고객마다 생각하는 가치는 각양각색일 수 있음을 잊지 말아야 한다.

다섯 번째 질문은 미래변화에 대한 포착과 관련이 있다. 고령화, 경제성장, 소득수준향상, 시장잠재력, 건강에 대한 기호의 변화와 유행, 경쟁구조의 변화, 의료기술혁신의 출현, 고객의 미충족욕구 등이 이에 영향을 미친다.

마지막의 질문은 우리가 하는 사업이 제대로 된 사업인가 또는 우리의 사업을 바꾸어야 하는가와 관련이 있다. 종합병원의 경우 현재와 같이 모든 진료과목을 포괄해야 하는가, 급성질환에 치중해야 하는가에서부터 의료서비스만을 생산해야 하는가, 국내에서만 운영하여야 하는가 등의 물음이 포함될 수 있다.

### 3) 경영자의 직무

경영자의 첫 번째 직무는 바로 조직을 경영하는 것이다. 이와 함께 경영자는 중간경영자를 관리하여야 하며 또한 근로자와 그들의 작업을 관리하여야 한다. 이 세 가지 기능이 균형을 맞추고 또 조화를 이루도록 하는 것을 경영자의 정적 균형 임무라 하였으며, 또 의사결정 때마다 현재 필요한 사항과 미래에 필요한 사항들 사이에 균형과 조화를 이루는 것도 필요한데 이를 동적 균형이라 하였다.

이상의 균형감을 바탕으로 경영자는 다음과 같은 다섯 가지 기본활동을 수행함이 필요하다.[4)]

첫째, 경영자는 목표를 수립하여야 한다. 무엇이 목표가 되어야 하는지에 대해서부터 하위목표를 정하고 이를 부하들에게 전달하여야 한다.

---

4) P. Drucker(이재규 역), 앞의 책

둘째, 경영자는 조직을 만들어야 한다. 할 일을 분류하고 이를 관리 가능한 활동으로 구분하고 이를 관리 가능한 직무로 분리하고 이들을 모아 조직구조를 만들고 수행할 사람을 선발하여야 한다.

셋째, 경영자는 동기를 부여하고 커뮤니케이션을 하여야 한다. 수행할 팀을 구성하고 인센티브와 보상을 지급하며 승진을 실시하고 상하 간에 끊임없는 쌍방향 커뮤니케이션을 통해 실천하여야 한다.

넷째, 경영자는 성과를 평가 측정하여야 한다. 평가척도를 만들고 측정하여야 한다. 이 과정에서의 핵심은 개인이 직무를 수행하도록 자기통제를 도와주는 것이지 결코 지배하거나 벌을 주기 위함이 아님을 잊지 말아야 한다.

다섯째, 경영자는 부하를 육성하여야 한다. 최고의 성공조직은 신입직원을 성장시켜 수십년 후 자신의 조직의 최고경영자도 키워내는 조직이다.

## 4) 리더십이론

리더십이론은 초기의 리더의 특성과 자질에 대한 연구에서 시작되어 리더십 행위이론과 리더십 상황이론을 거쳐 최근에 이르고 있다.

### (1) 리더십 특성이론

리더십 특성이론(traits theory)은 리더십 초기이론으로 효과적 리더들이 보유하고 있는 선천적이든 후천적이든 일련의 공통적 특성 · 특질 · 자질을 규명하려는 이론이다. 이른바 '될성부른 나무는 떡잎부터 알아본다'는 인식에 기초하고 있다.

초창기 리더십 연구는 주로 역사상 위대한 인물의 타고난 자질을 중점적으로 연구한 리더십 위인이론(great man theory of leadership)이 대표적이다. 주요 특성으로 육체적 · 정신적 에너지, 목표의식과 지식능력, 친근감, 탁월한 품성, 기술적 우월성, 과단성, 높은 지능, 신념, 지배성, 자신감, 직무관련 지식 등이 소개되기도 하였다.

그러나 그 특성들이 무제한적이며 특성 간에 연관성도 적었고 무엇보다 특성과 리더십 간 효과성에 대한 일관성 결여가 이론으로 자리잡기에는 한계가 있었다.

그럼에도 불구하고 남다른 특성이 효과적 리더십의 발휘에 매우 중요한 역할을 하고 있음에는 공감대를 형성하고 있어 최근 다시 각광받고 있다. 최근의 흐름은 리더의 특성과 자질을 개발하는 대신 미래 환경변화에 능동적으로 대응할 수 있는 리더십 역량(leadership competence)을 강화하는데 초점을 두고 있다.

### (2) 리더십 행위이론

리더십 행위이론(behavioral theory of leadership)은 유능한 리더와 그렇지 않은 리더 간에는 행동유형에 차이가 존재한다고 보고 유능한 리더의 행동유형을 파악하여 효과적인 리더십모형으로 설명하고자 하였다. 이에 대한 초기 연구는 주로 정치지도자의 형태에서 시작하였으나 기업조직에 획일적으로 적용하기에 한계점을 드러내기도 하였다. 주요 연구는 다음과 같다.

- 오하이오 주립대학의 리더십 행위이론: 리더의 행동을 크게 종업원에 대한 배려(consideration)의 많고 적음과 업무주도(initiating structure)의 많고 적음에 따라 네 가지 형태로 분류하고 종업원에 대한 많은 배려와 업무에 대한 주도가 클수록 효과적인 리더십으로 보았다.
- 미시건 대학의 리더십 행위이론: 리더십을 종업원중심적(employee-centered)과 생산중심적(production-centered) 구분해 리더십효과를 조사한 결과 종업원지향적 리더십이 효과적이라 결론내렸다.
- 블레이크(R. R. Blake)와 모튼(J. S. Mouton)의 리더십 행위이론: 사람에 대한 관심(concern for people)과 업무에 대한 관심(concern for production)을 두 축으로 1~9로 등급을 매긴 바둑판 형태 리더십유형(managerial grid)을 소개하여 모두 9인 리더십 스타일을 가장 이상적인 리더십으로 결론지었다.

### (3) 리더십 상황이론

리더십 상황이론(contingency theory of leadership)은 어떤 리더의 스타일이

어떤 상황에서 적합한가를 밝히는 이론으로 모든 상황이나 조건에 적합한 최적의 리더십 특성이나 행동유형은 존재하지 않으며 최적의 유형은 상황에 따라 다르다고 강조하였다. 대표적 연구는 다음과 같다.

- **피들러(F. E. Fiedler)의 상황 모델**: 최초로 상황적 리더십이론으로 리더와 구성원의 관계(leader-member relations), 종업원들의 업무구조화(task structure), 리더의 지위에 부여된 권력(leader position power)에 따라 여덟 가지 상황을 설정하여 그에 따라 업무중심적 리더십과 인간중심적 리더십이라는 두 가지 리더십유형을 제시했다.
- **허쉬(P. Hersey)와 블랜차드(K. Blanchard)의 상황리더십이론**: 업무지향적 행동(task behavior), 인간관계적 행동(relationship behavior), 하급자의 준비정도(follower readiness)에 따라 지시형, 지도형, 참여형, 위임형이라는 네 가지 리더십유형을 제시했다.

## 5) 최근 리더십이론

최근의 다양한 사업환경은 그 수만큼 다양하고 성공적인 리더십유형을 소개하고 있다. 비록 모든 사업환경을 관통하는 지배이론은 부재하지단 이는 그 만큼 리더십의 본질을 파악하기 어려움에 대한 반증이기도 할 것이다.

### (1) 변혁적 리더십

변혁적 리더십(transformational leadership)은 리더가 부하로 하여금 자신의 이익을 초월하고 조직 이익에 관심을 갖고 공헌하도록 고무시키며 자신의 발전에도 노력하도록 하는 리더십을 말한다.

### (2) 네오카리스마적 리더십

네오카리스마적 리더십(neo-charismatic leadership)은 뚜렷한 비전을 제시하고 이를 실현하기 위해 위험을 감수하도록 추종자에게 극대 몰입을 끌어내는 데 초점을 둔 리더십을 말한다. 남과 다른 기발하고 새로운 행동을 실행에 옮김에 주저하지 않는다.

### (3) 감성적 리더십

감성적 리더십(emotional leadership)은 지적 · 기술적 능력은 리더의 필요조건일 뿐 충분조건으로 리더의 감성을 중요히 여기는 리더십이다. 차가운 지성과 함께 뜨거운 가슴도 있어야 하며 과장 없이 겸손하며 야망을 갖되 이를 조직을 위해 사용하며 실패는 자신의 탓으로, 성공은 타인과 외부요인 및 행운이라는 여유를 보이는 리더십을 말한다. 감성역량의 배양이 중요하다.

### (4) 자율적 리더십

자율적 리더십(self leadership)은 자기 스스로 자신을 리드하는 리더십으로 자신과 팀의 목표를 스스로 설정하고 업무수행과 결과에 대해 팀성원 간 격려를 통해 자기강화를 도모하며 자기관찰과 자기평가 및 비판을 실시하며 성과목표에 대한 기대수준을 더욱 높게 올리도록 하는 자기기대 등을 주요 내용으로 한다.

### (5) 서번트 리더십

서번트 리더십(servant leadership)은 구성원이 잠재력을 발휘할 수 있도록 도와주고 이끌어주는 리더십으로 공동목표 달성을 위해 정신적 · 육체적으로 지치지 않게 환경을 조성하고 도움을 주는 리더십을 말한다. 특히 서번트 리더는 구성원의 의견을 경청하고 공감하며 치유하기 위해 노력하며 부하의 성장과 공동체 형성을 위해 노력하는 특성을 나타낸다.

### (6) 글로벌 리더십

글로벌 리더십(global leadership)은 글로벌 차원에서 사업의 전략적 방향을 설정하고 구성원을 조정하고 배치할 수 있는 통합역량을 갖추고 시장, 고객, 구성원의 사회 · 문화적으로 다양한 욕구를 충족시키는 리더십을 말한다. 글로벌 리더가 갖추어야 할 자질로는 탐험가와 같은 호기심, 다원성의 수용능력, 믿음을 줄 수 있는 인성, 사업과 조직에 대한 통찰력 등이 요구된다.

#### (7) 상호보완적 리더십

상호보완적 리더십(complementary leadership)은 여러 명의 리더가 팀을 이루어 조직을 지휘하는 리더십으로 크게 업무(task) 보완, 전문기술(expertise) 보완, 인지적(cognitive) 보완, 역할(role) 보완을 주요 내용으로 한다. 상호보완적 리더십이 성공하기 위해서는 공동 비전과 비경쟁적 인센티브제, 신속하고 조화로운 커뮤니케이션, 상호신뢰가 밑바탕이 되어야 한다.

현행 법체계하에서는 병원의 경우 상호보완의 공동리더십을 통해 의사인 병원장은 전략적 비전을 제시하고 큰 그림을 그리는 최고경영자(Chief Executive Officer: CEO)로, 전문 경영담당자는 최고운영책임자(Chief Operating Officer: COO)로 병원 내·외부의 일을 각각 맡아 처리함이 대안이 된다.

## 3. 갈등관리

### 1) 개념 및 중요성

갈등(conflict)이란 사람, 집단, 조직과 같은 사회적 주체 간에 이해관계가 충돌하여 서로 적대시하거나 대립하는 과정을 말한다. 특히 조직 내 상호 의존적인 두 집단이 상충되는 이해관계로 인해 서로 적대시하거나 대립하는 과정 또는 상태를 집단 간 갈등(intergroup conflict)이라고 한다.

갈등은 조직 운영, 성과 및 경영목표달성에 악영향을 미치기 때문에 이에 대한 관리가 중요하다.

### 2) 원인

집단 간 갈등의 원인으로는 먼저 집단 간 담당해야 할 업무로써의 역할, 목표, 과업, 책임 등이 명료하지 않을 때 발생한다. 이와 함께 자신의 집단이 다른 집단보다 권력이나 지위가 높거나 낮다는 인식이 강할 때 발생한다. 또 각 집단이 지향하는 가치에 차이가 클 때 갈등이 유발하기도 하는데, 특히 인력, 자금, 공간 및 설비 등의 자원이 희소할 경우, 부서 간의 벽이 높을수록, 차별적 보상관행이 심할수록 커지게 된다. 무엇보다 한 집단의 구성원이나 집단이 자신의 의도대로 다른 개인이나 집단으로 하여금 어떤 행동을 하도록 할 수 있는 능력인 권력(power)을 보유하고 있기 때문에 발생하게 된다.

집단 간 권력은 어떤 집단의 필수적 활동이 다른 특정 집단의 활동에 의존하게 될 때 발생하게 되는데, 특히 특정 집단이 환경의 불확실성을 감소시킬 능력을 가지고 있거나 특정 집단의 업무가 타 집단에 비해 높은 업무중심성을 가질 때, 특정 집단의 업무가 대체가능성이 낮고 필수불가결한 업무로 구성될 때 더욱 커지게 된다.

의료조직은 높은 전문성을 보유한 다수의 직종들이 모여 의료서비스라는 단일상품을 생산함에 있어 특정 집단에 대한 업무의존성이 다른 조직에 비해 과도하게 높은 조직적 특성을 나타내고 있다. 따라서 여타 조직에 비해 집단 간 갈등을 관리해야 할 필요성이 높다 하겠다.

### 3) 관리방안[5)]

집단 간 갈등을 관리하고 조정하기 위해서는 우선 갈등의 원인을 규명하고 이에 맞는 해결방식과 대안을 모색하는 것이 순서이다. 해결방안의 모색으로 크게 전략적 관리, 조직개발(Organization Development: OD)기법 및 골드랫(A. Goldratt)의 갈등해결지침 등을 활용한다.

#### (1) 전략적 관리 활용

집단 간 갈등을 조정 · 관리하기 위한 전략적 관리방안으로는 다음과 같은 방법들을 활용한다.

5) 신유근, 앞의 책

첫째, 상위목표(superordinate goal)를 도입하는 것이 필요하다. 상위목표란 집단 간 협동에 의해서만 달성 가능한 목표로 팀제의 도입과 연계하여 활용한다. 이를 효과적으로 시행하기 위해서는 달성을 위한 공헌 정도가 평가기준이 되어야하며 이에 기초해 보상이 공정히 이루어짐이 중요하다.

둘째, 수직적 또는 위계적 조정(vertical coordination)을 실시한다. 이는 조직계층의 상하관계를 통해 이루어지는 조정으로 이를 위해 상임위원회, 조정실 같은 조정기구를 설치하거나 공식적 권한을 가진 통합관리자를 도입하거나 갈등의 요소를 사전에 방지하기 위한 계획 등을 수립한다.

셋째, 여유자원(slack resources)을 조성하여 한 집단의 자원통제로 다른 집단에 미치는 능력을 가능한 한 줄이는 완충장치역할을 하게 한다.

넷째, 협상전략을 활용한 수평적 조정(horizontal coordination)을 시도한다. 수평적 조정은 수직적 조정과 달리 동일계층의 구성원 또는 부서 간에 이루어지는 조정으로 협상당사자 모두에게 이익이 되는 타결을 기대하여 시도된다.

다섯째, 작업순서를 변경하거나 상호의존적 단위작업을 하나의 부서로 통합하는 등 작업의 흐름을 재편성하거나 개선한다.

여섯째, 상호인사를 교류하거나 중립적 제3자로 하여금 협상과 설득을 하는 연결직위(liaison position)를 부여한다.

일곱째, 집단 리더에 의한 사적 상호작용을 촉진하도록 하거나 실시간으로 정보를 주고받도록 하는 정보기술을 활용할 수도 있다.

### (2) 조직개발기법의 활용

조직개발이란 조직의 생산성과 구성원의 삶의 질 등 조직의 내부 능력을 효과적이고 효율적으로 개발하는 과정 또는 활동을 말한다.

집단 간 갈등의 조정관리를 위해 조직개발에서는 인간중심의 변화를 강조하는데 조직개발 전문가를 활용하여 변화담당자와 가치창조자의 역할을 수행하도록 하고 있다. 주요 기법으로 감수성훈련(sensitivity training), 대면회합(confrontation meeting), 제3자 개입(third-party intervention), 집단간 거울기법(intergroup mirroring), 집단간 팀구축법(intergroup building), 설문조사 피드백(survey feedback) 등이 있다.

- **감수성훈련**: 리더가 없는 자유롭고 개방적인 집단훈련을 통해 자신, 타인, 그 관계에 대한 이해를 제고
- **대면회합**: 갈등 집단 간 얼굴을 맞대고 수용 가능한 문제해결안 찾는 기법
- **제3자 개입**: 권고 · 지도 등의 매개와 중재역할을 수행
- **집단간 거울기법**: 다른 여러 집단 대표들이 특정 집단에 대한 인식을 전달
- **집단간 팀구축법**: 개인 간 팀구축법이 조직으로 확장된 형태
- **설문조사 피드백**: 집단 · 조직체의 문제를 해결하도록 조사결과를 피드백

### (3) 시스템 사고에 입각한 갈등 해결방안

골드랫(A. Goldratt)은 자신의 딸 애프랫(Efrat Goldratt)과 함께 저술한 『The Choice(2010)』에서 갈등을 해결하기 위한 사고와 선택의 지혜를 전하고 있다.

그는 자신이 제안한 명확하게 사고하고 선택에 입각하게 될 때 충만한 삶도 가능하다고 강조하고 있다. 골드랫은 이를 위해 다음과 같은 네 가지 걸림돌을 제거해야 한다고 보았다.

그 첫 번째는 현실은 복잡하다는 인식을 극복해야 한다. 모든 상황은 이외로 단순한데 여기서 단순함이란 근본 원인이 적다는 것을 의미한다. 즉, 원인은 수렴되며 현실은 조화롭다는 것으로 이는 뉴턴의 내재적 단순함을 믿음으로써 극복할 수 있다고 보았다. 여기서 내재적 단순함(inherent simplicity)이란 두 개 이상의 결과가 공통의 원인에 의해 초래되는 것으로 원인이 수렴됨을 의미한다.

내재적 단순함을 믿는다는 것은 어떠한 의미있는 원인에 대해서도 최소한 두 개 이상의 다른 결과가 있다는 것을 확신하는 것으로 항상 동일한 원인에 의해 파생된 다른 결과를 찾아봐야 한다. 이것이 갈등을 해결하게 하는 실마리가 된다.

만약 이를 발견할 수 없다면 세상을 너무 좁게 생각하고 있는 것으로 시스템 사고가 이 한계를 극복하는 데 도움을 준다. 현실을 복잡하게 이해하고 있는 것

으로 이로 인해 복잡한 해결책을 제시하면 결코 잘 돌아갈 리가 없다. 실제 모든 현상들이 아무리 복잡하여도 이해하고 나면 놀라울 정도로 단순하다.

두 번째는 갈등은 어쩔 수 없다는 인식을 극복해야 한다. 모든 갈등은 제거될 수 있는데 이는 갈등의 맨 밑에 깔린 근본 가정의 점검을 통해 제거될 수 있다고 강조하였다.

앞에서 이야기한 현실은 매우 적은 요소들에 의해 지배되고 있다는 내재적 단순함을 어떠한 상황에서도 맞는다고 믿으며 용기와 의지는 저절로 따라온다. 내재적 단순함에 대한 믿음은 문제의 맨 밑에 깔린 잘못된 가정을 제거함으로써 근본 갈등을 포함한 모든 갈등을 해결하게 한다. 따라서 내재적 단순함에 대한 믿음을 통해 근본 갈등을 찾아야 한다.

한편, 모든 관계에는 항상 조화가 존재한다. 자연은 스스로 조화를 이룬다는 말은 모순이 없다는 것이다. 이 뜻은 갈등이 없다는 것이 아니라 갈등을 다루는 방식에 문제가 있다는 것이다. 즉, 타협(win-lose)이 갈등을 처리하는 유일한 길이라고 생각하지 말아야 한다는 뜻이다. 타협에 의존하는 한 결코 맨 밑에 존재하는 잘못된 가정을 제거하는 방법을 찾지 못한다는 것이다. 타협은 승패 접근법으로 승패로 처리되는 상황은 너그러워지기보다 자기방어적이 되어 결과가 만족스럽지 않으면 그렇게 만든 남을 탓하게 된다. 이 경험이 누적되면 갈등상황이 찾아오면 자연스럽게 남을 탓하는 습관에 빠지게 됨을 경계해야 한다.

따라서 갈등은 그 근본 원인이 되는 가정을 찾아 해결하려 들어야 윈윈(win-win) 접근으로 나갈 수 있다. 실제 그러한 해결책이 있느냐는 중요하지 않다. 중요한 것은 그것이 존재한다는 신념을 갖고 갈등을 해결하겠다고 접근하는 태도라 할 수 있다.

세 번째는 남을 탓하는 습관을 극복해야 한다. 사람은 선하며 항상 윈윈 해결책이 있다고 믿어야 한다. 그렇게 하면 상대에게 더 큰 몫이 돌아가는 윈윈 해결책을 찾을 수 있다. 갈등의 해결을 타협으로 마무리 짓지 말 것을 강조하였다. 타협은 결국 둘다 만족스럽지 못한 관계 속에 놓이게 할 뿐이다.

내재적 단순함에 대한 믿음을 갖게 되면 어떤 사람과도 조화롭게 어울릴 수 있다. 진짜 문제는 직관이나 머리가 부족한 것이 아니라 남을 탓하는 버릇 때문에 자신의 능력을 제대로 활용하지 못하는 것이다.

네 번째로 모든 것을 다 안다는 생각을 극복해야 한다. 어떤 경우든 항상 개선과 비약적인 도약의 기회는 늘 열려있음을 강조하였다.

# Part 3 의료경영투입론



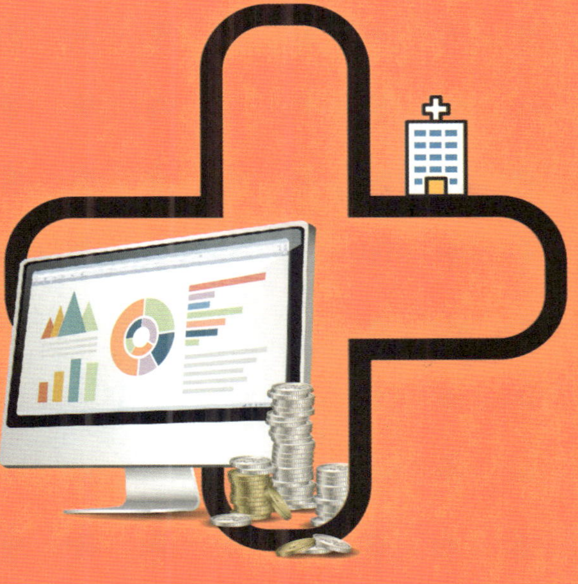

# Chapter 06 미션, 비전 그리고 전략

같은 꿈을 꾸게 하라. 그리고 가슴 설레게 하라

## 제1절 미션과 비전

하나의 조직이 사회에서 왜 존재하여야 하며 어떤 가치를 창출해야 하는가에 대한 뚜렷한 정의만큼 내적 에너지를 창출하는 것이 없을 것이다. 조직의 정체성을 명확히 하는 것은 이를 통해 조직이 향후 해야 할 비전을 수립할 수 있고 이를 실천할 전략을 도출할 수 있으며 궁극적으로 조직구성원 하나하나의 행동을 규정하고 구체화할 수 있을 것이다.

따라서 조직의 생존을 위한 전략은 미션과 비전이라는 방향성을 통해 수립되며 미션과 비전 또한 역사성과 상황성에 의해 규정되기 때문에 이를 지향적 전략이라 하여 큰 틀의 전략이 된다.

본장에서는 미션에 대한 이해를 토대로 조직의 전략적 계획을 수립하는 과정을 살펴보고자 한다.

**그림 6-1 전략적 계획과정**

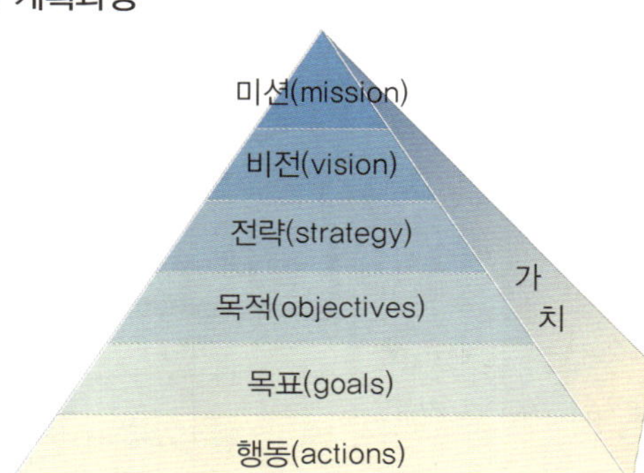

미션(mission)
비전(vision)
전략(strategy)
목적(objectives)
목표(goals)
행동(actions)
가치

## 1. 미션의 개념과 미션 선언문

### 1) 미션의 개념

미션(mission)이란 조직이 존재하는 목적과 이유를 서술한 것이다. 즉, 조직이 무엇을 해야 하며 누구를 위해야 하는지의 조직이 지향하는 최고의 목적이자 가치를 나타낸다. 미션은 조직이 존재하는 한 불변하는 영구적 성격을 갖고 있으며 조직 비전에 대한 준거의 틀을 형성하게 된다.

특히 의료기관은 사회적 가치와 경제적인 가치의 양립을 동시에 추구해야 하는 특수성으로 인한 가치관의 충돌을 확고한 미션을 통해 근본적으로 해결하여야 한다. 이렇게 미션은 다양하고 복잡한 의료조직의 내부관계를 조직이 존재하는 동안 하나의 지향점을 갖도록 통일시키고 정렬시켜 조직의 역량을 결집시키는 가장 근원적인 역할을 수행한다. 미션은 모든 직원들이 자신의 노력을 가장 중요한 우선순위에 집중하는 것을 돕는다.

### 2) 미션 선언문의 특징과 작성

미션은 다음과 같은 주요 특징을 갖고 있다.

- 폭넓게 정의된 목적서
- 영속성 유지(새로운 기술, 인구통계학적 경향, 그 외 정당한 이유들에 의해 변화될 수 있다)
- 조직의 유일성 강조
- 서비스와 시장에 의해서 운영 범위 확인

미션을 명확하게 서술하기 위하여 다음과 같은 주제와 관련된 질문에 대한 핵심 단어를 도출하면서 이를 통해 작성한다.

- 고객: 누가 우리의 고객인가?
- 제공할 핵심서비스: 우리는 어떤 의료서비스를 제공할 것인가?

- 제공할 서비스의 지역적 범위: 우리는 어떤 지역을 주 대상으로 하는가?
- 제공할 가치: 우리가 제공하고자 하는 가치는 무엇인가?
- 명확한 철학: 우리는 어떤 철학, 신념, 가치, 포부 등을 갖고 의료서비스를 제공할 것인가?
- 핵심적인 차별화 요소: 우리는 제공하는 의료서비스는 다른 의료기관과 명확히 어떤 점에서 차이가 있는가?

참고로 세계적 의료기관으로 알려진 미국 메이요클리닉(Mayo Clinic)의 미션은 '통합적 의료, 교육과 연구를 통해 매일 모든 환자에게 최상의 의료를 제공하는 것'이며 텍사스 대학의 엠디 앤더슨(M. D. Anderson) 암센터는 '환자진료와 연구 및 예방을 통합한 탁월한 프로그램과 학부생, 대학원생, 수련의, 전문가, 직원 및 공공을 위한 교육을 통해서 텍사스와 미국 및 전 세계에서 암을 제거하는 것'이다.

이렇듯 병원의 미션은 일반적으로 생명존중의 정신, 최상의 진료, 교육, 연구, 인류의 건강한 삶에 기여 등을 주요 내용으로 하고 있다.

## 2. 비전의 개념과 역할

### 1) 비전의 개념

비전(vision)이란 조직이 달성하고자 하는 미래상이자 도달할 가능성을 가진 중장기적 꿈으로써 '무엇을 창조하기를 원하는가'에 대한 조직의 답이다. 즉, 비전은 조직이 되고자 하는 바를 나타낸 전략의 추상적 표현이라 할 수 있다. 따라서 조직은 비전을 통해 조직구성원들에게 조직이 지향하는 전반적인 방향을 확인시키고 바람직한 미래의 모습을 공감시켜 자연스럽게 함께 이동할 수 있게 하는 역할을 수행한다. 이러한 측면에서 조직의 비전은 개인 비전의 합이자 공유된 공동체 의식을 말한다.

효과적인 비전이 되기 위해서는 이상적이어야 하며 독특해야 할 뿐만 아니라 미래지향적이어야 하며 또한 상상할 수 있도록 해야 한다. 비전이 이상의 역할을 효과적으로 수행하기 위해서는 다음과 같은 성격이 비전선언문에 포함되어야 한다.

- 미래에 대한 희망
- 변화와 우수성에 대한 필요
- 영감과 감성에 자극
- 직원우선주의 선언
- 기억할만한 지침으로써의 역할

진료와 교육, 연구를 병행해야 할 대학병원의 비전은 주로 다음과 같이 표현되고 있다.

- 세계적 경쟁력을 가진 최우수 진료, 교육, 연구기관
- 최상의 진료를 구현하는 환자중심의 선도병원
- 신뢰받는 병원
- 최적의 의료를 제공하는 병원

참고로 엠디 앤더슨(M. D. Anderson) 암센터의 비전은 "우리는 최고의 직원들과 연구중심의 환자진료 및 탁월한 과학에 기초해 세계 최고의 암센터가 될 것이다. 우리는 암의 역사를 만들고 있다"이다.

## 2) 비전의 역할 및 비전경영

### (1) 비전의 역할

일반적으로 비전은 다양한 이해관계자들의 요구와 필요를 반영하여 설정되는데 일단 설정된 비전은 조직의 전략방향을 결정하고 사업단위의 전략수립과 실천을 조직 전체의 틀 속에서 조정하고 통합하는 역할을 수행하게 된다.

따라서 명확한 공유 비전 설정은 다음과 같은 강점을 발휘하게 한다. 먼저, 의료조직 전반에 걸쳐 목표의식과 의미를 부여하여 전략방향과 행동기준을 일관성 있도록 한다. 또한, 모든 조직원에게 동기부여와 참여의식을 유발함으로써 스스로 통제하는 자율적 구성원이 되게 한다.

이렇게 현실성 있고 간단명료한 비전의 설정은 조직이 끊임없이 혁신에 도전하도록 하는 원동력이자 진정한 헌신을 이끌어 낼 수 있는 역할도 수행한다. 이는 조직의 입장에서 커다란 경쟁원천을 보유하게 하는 것을 말한다.

### (2) 비전경영의 개념

조직이 독자적 경영비전을 창출하고 조직의 내·외 환경에 주체적으로 작용하여 새로운 미래를 창조하고 공유하려는 경영활동을 비전경영(vision management)이라 한다. 의료조직에서 비전경영은 경영자가 핵심이념을 철저하게 지킴으로써 높은 수준의 야망을 실현시키는 원동력이 될 뿐만 아니라 내·외부의 이해관계자들에게 희망과 신뢰감을 심어줄 수 있다.

**사례**

**시립병원 미션도 없고, 비전도 없고…침몰 이유**
**진단결과, 지역민 의료서비스 욕구 파악이 최우선**

시립병원의 경영악화는 미션과 비전 부재가 가장 큰 원인으로 분석됐다. 따라서, 시립병원들은 병원 지역민이 원하는 의료서비스를 파악해 미션으로 설정하는 작업이 최우선 과제로 떠올랐다.

서울시 공공보건의료지원단 이건세 단장은 "정부에서도 공공의료에 관해 자신있게 무엇이 필요하다는 답을 내리지 못하고 있다"면서 "취약계층의 요구와 시민들이 가지고 있는 문제를 분석해 이를 해결할 수 있는 병원으로 만들어가야 한다"고 주문했다.

그러면서 이 단장은 동경도 도립병원의 성공사례를 꺼냈다. 동경도 도립병원은 지난 2001년 수립된 마스터플랜을 기본으로 5년 단위의 개혁 실행프로그램을 추진한 결과 현재 흑자구조의 변화된 병원이다.

이때 마스터플랜의 가장 기본 작업은 '도립병원 기본 역할의 정의'를 내리는 일이었다. 정의를 내린 후엔 도민의 요구에 대응하는 의료분야 병원을 정립해 나갔다. 동경 내 위치한 각 개별 병원들은 생활습관병, 응급, 정신과, 소아, 난치병, 노인 등 특수진료를 전문으로 하는 병원들로 탈바꿈됐다.

이 단장은 "전문화 특화된 병원별 공공의료서비스를 발굴하고 제공해야 한다"면서 "지역 내 의료사각지대를 찾고, 해소해야 할 전략을 모색해야 한다"고 강조했다. 실제로 2001년 시작된 도립병원 개혁 마스터플랜은 도립병원 기능중복 등 비효율을 없애고 도민에 대한 총체적 의료서비스 향상에 목표를 뒀다. 이로 인해 병원별 기능을 재편·정리할 수 있었던 것이다.

서울시립병원에서도 노인, 정신, 아동과 관련해 보다 전문적 진료를 시행하는 기관이 있지만 지향의 수준에 그치고 있어 기능중복을 피하는 전문병원으로 거듭나야 한다는 의견을 덧붙였다.

자료: 메디파나뉴스(2012.10.11)에서 발췌정리

## 제2절 전략적 계획

### 1. 핵심가치 그리고 전략

#### 1) 핵심가치

핵심가치(core value)는 조직의 철학, 원칙 및 이상을 정의한 것으로 조직과 사람들이 지지하는 기본적인 원리를 말한다. 흔히 윤리적이고 사회적인 책임을 강조하며 조직의 정신을 대표한다.

효과적인 핵심가치의 선정은, 첫째 모든 구성원들에게 동기부여를 하고 그들을 이끌게 하며, 둘째 내·외부 고객들에게 고품질의 진료로써 응답하게 하며, 셋째 주요 이해관계자들의 입장에서 조직과 다른 조직들을 구별하게 하고, 넷째 모든 사람들이 아는 조직의 중요한 무언가를 나타내게 한다.

이렇게 사명, 비전과 함께 조직을 유일하게 만드는 핵심가치가 명확히 정립되어 구성원들 사이에 전달되고 이해되어 있다면 이는 조직 스스로가 비전 달성을 향하여 움직이고 있으며 궁극적으로 미션을 실현하기 위한 최소한의 토대를 마련하였다고 하겠다.

주로 의료조직의 핵심가치로 진료, 연구 및 교육에 대한 본연의 자세, 경영중시, 공동체 사고, 미래지향적 문화에 관한 가치를 중시함을 볼 수 있다.

- 환자중심의 진료, 나눔과 배려, 정직과 신뢰
- 창의적인 연구와 교육
- 경영관리 의식강화, 사실 및 성과중시
- 명랑한 직장 분위기, 상호신뢰와 화합, 공동체중심 사고
- 미래지향적 자세, 새로운 의료문화

참고로 메이요클리닉(Mayo Clinic)의 핵심가치는 '환자의 필요를 최우선으로 한다'로써 이를 위해 진료, 교육, 연구, 상호존중, 품질에 대한 약속, 작업환경, 사회에 대한 책임, 재무 측면에서 각각 핵심원칙들을 명시하고 있다. 특히 재무 측면에서 운영원칙을 부(wealth)를 창출하기 위해서가 아니라 현재와 미래의 필요를 위한 충분한 재무적 수익을 얻기 위해서라고 서술하고 있다.

엠디 앤더슨(M. D. Anderson) 암센터의 경우 진료, 통합, 발견을 3대 핵심가치로 선정하였다. 그 주요 내용으로, 첫째 모든 사람을 위한 진료환경의 창조, 환자와 동료 직원의 관심에 민감하며 항상 서로 존중하고 친절하며 팀워크와 하나 됨을 촉진하고 장려하며, 둘째 동료와 봉사하는 사람들에게 신뢰를 받도록 함께 일하며, 스스로 우리의 가치를 준수하도록 의무화하며 자주 솔직하게 열린 마음으로 의사소통하며 신뢰의 환경을 조성하며, 셋째 창조성을 북돋우고 새로운 지식을 추구하며 서로 문제를 확인하고 해결하도록 도우며 개인적 성장을 추구하고 그렇게 하도록 서로 도우며 학습과 창조와 새로운 아이디어를 장려한다.

### 2) 전략

전략(strategy)은 조직의 비전을 어떻게 달성할 것인가를 구체화한 것이다. 앞서의 미션, 비전, 가치는 조직의 현 상황 및 기본적인 신념과 철학을 바탕으로 한 전략의 출발점이 된다.

외부환경분석을 통해 자신에게 미치는 기회와 위협요인을 파악하여 무엇을

해야 하는가를 분석하고 또 내부환경분석을 통해 자신의 강점과 약점요인을 파악하여 무엇을 할 수 있는가를 도출하였다면 전략은 이에 대한 물음에 답을 찾는 과정이 된다. 즉, 전략은 어떻게 하면 자신의 강점을 활용하여 외부의 기회를 활용하고 위협을 회피할 수 있는지를, 또 어떻게 하면 자신의 약점을 최소화하여 외부의 기회를 활용하고 위협을 회피할 수 있는지에 대한 답을 찾는 과정이라 할 수 있다.[1] 이렇게 조직이 해야 하고, 할 수 있고, 또 원하는, 바로 그 답을 찾는 것이 전략수립의 핵심이다.

## 2. 목적, 목표 그리고 활동

### 1) 목적

목적(objective)은 3~5년 동안 노력을 기울여 달성하고자 하는 최종상태나 결과를 나타내는 것으로 미션과 비전 달성을 위해 더 명확하고 구체적인 방향을 제공하는 역할을 한다. 특히 목적은 비전 달성을 위한 핵심 성공요인들과 관련이 있도록 전략적으로 설정되어야 한다.

전략적 목적의 주요 특징으로는, 첫째 미션을 달성하기 위해 중요한 성공요인들과 관련이 있게 설정되어야 하며, 둘째 중요한 성공요인들과 개별목적을 수행하는 집단들과 연결해야 하며, 셋째 전략적 목적의 수는 최대 10개 이내로 제한되어져야 하며, 넷째 전략적 목적은 지도자들에 의해 명확해져야 하지만 조직 내 모든 사람들에 의해 쉽게 이해될 수 있고, 인정될 수 있는 조건들로 정해져야 한다.

### 2) 목표

목표(goal)는 각 목적에 대해 통상 1~2년의 단기간 계획을 수립하는 것으로 이는 측정가능하며 현실적이어야 하며 실행가능하게 설정되어야 한다.

---

1) 이를 SWOT(Strength-Weakness-Opportunity-Threat)분석이라고 한다.

### 3) 활동

활동(action)은 각 목표를 달성하기 위한 구체적인 과업을 의미한다. 활동이 이루어지기 위해서는 책임과 의무 및 시간을 명확히 책정한다.

참고로 엠디 앤더슨(M. D. Anderson) 암센터의 경우 2005~2010년간의 목적과 전략으로 크게 환자진료, 연구, 교육, 예방, 직원, 협력, 자원으로 구분하면서 "환자진료의 탁월성, 가치, 안전과 효율성을 강화하며, 현재 연구프로그램의 품질을 강화하고 미래 우선프로그램을 개발하며, 학부와 대학원 학위 과정과 박사 후 수련프로그램의 품질과 결과를 강화하며, 위험평가와 예방, 암의 조기 검사 연구를 확대하고 그 결과물을 배포하는 전략을 개발하고, 미션지향적인 대내외 협력을 증강시키고, 자원을 보호하고 강화한다"이다.

## 제3절 경영전략

### 1. 경쟁과 전략

본서 제1장에서 위험보상을 확보하여야 조직이 존속할 수 있으며 그 충분조건이 성과의 창출이라 하였다. 그러나 조직이 소기의 성과를 창출하기 위해서는 다른 조직과 경쟁구도를 어떻게 형성하는가에 달려있다.

경쟁구도를 형성하는 관점에는 크게 두 가지가 있다. 첫 번째 관점은 다른 조직과의 경쟁에서 이겨서 유리한 위치를 확보하여야 한다는 것이다. 즉, 경쟁우위를 확보해야 한다는 시각이다. 또 다른 관점은 다른 조직과 경쟁 그 자체를 할 필요가 없는 상황을 창출해야 한다는 시각이다. 이른바 경쟁을 멈추어야 한다는 주장이다.

■ 관점 1: 경쟁에서 이겨야

■ 관점 2: 경쟁을 멈춰야

▌그림 6-2 ▌경쟁에 관한 시각

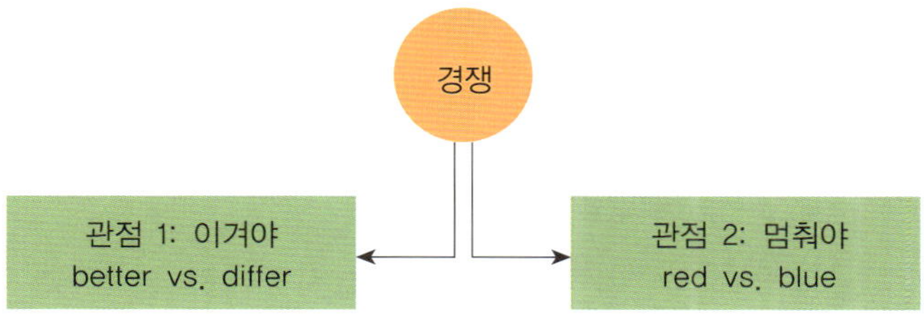


### 1) 관점 1: 경쟁에서 이겨야

경쟁에서 이기기 위해서는, 첫째 경쟁자와 유사한 활동들을 경쟁자보다 더 우수하게 실행하는 능력을 보유하거나, 둘째 경쟁자의 활동과 다른 활동을 수행하거나 유사한 활동이라 하더라도 경쟁자와 다른 방식으로 수행할 수 있어야 한다. 전자를 운영의 효과성(operational effectiveness)이라고 하며, 후자를 전략적 포지셔닝(strategic positioning)이라 한다.

낭비를 줄이고 신기술을 채택하며 직원에게 동기를 부여하고 특정 활동을 통찰력 있게 운영하는 등 같은 투입요소로 더 많은 성과를 창출하려는 운영의 효과성은 절대적인 개선을 이룰 수 있으나 경쟁자에 의해 빠르게 모방되고 시장의 경쟁이 하나로 수렴되기 때문에 저수익의 고통에 시달리게 된다. 따라서 독특한 가치결합을 제공하고자 하는 차별적 활동들의 집합으로 경쟁전략을 수립하여야 한다. 즉, 전략의 핵심은 같은 활동을 경쟁자와 다르게 수행하거나 다른 활동을 수행하는데 있다.[2)]

- **운영의 효과성**: 동일한 일을 경쟁자와 동일한 방식으로 행하나 경쟁자보다 뛰어나게 처리하는 것을 말한다.
- **전략적 포지셔닝**: 동일한 일을 경쟁자와 다른 방식으로 일을 처리함으로써 고객에게 독특한 형태의 가치를 제공하는 것으로 근본적으로 원가우위(cost

2) M. Porter, "What is Strategy?", *Harvard Business Review*, Nov.-Dec., 1996.

leadership)와 차별화(differentiation)가 있다.

### 2) 관점 2: 경쟁을 멈추야

조직이 존속하기 위해서는 반드시 경쟁에서 이겨야만 하는 것은 아니다. 경쟁이 없는 새로운 시장을 창출하는 것도 존속을 가능하게 하는데 이를 블루오션 전략(blue ocean strategy)이라고 한다.

조직이 새로운 시장을 창출하지 않고 기존의 시장에서 경쟁자와 유사한 전략을 구사할 경우 결국 효율성경쟁 또는 가격경쟁으로 인해 큰 이익을 낼 수 없을 뿐 아니라 시장 전체가 공멸할 수도 있다. 이렇게 기존의 시장을 경쟁이 치열하다는 의미에서 레드오션(red ocean)이라 하고 새롭게 창출한 시장을 경쟁 없이 광범위하게 열려있다는 의미에서 블루오션이라고 한다.

- **레드오션**: 오늘날 존재하는 모든 산업으로 이미 세상에 알려진 시장공간
- **블루오션**: 현재 존재하지 않는 모든 산업으로 미개척 시장공간

**표 6-1 블루오션과 레드오션 비교**

| 레드오션전략 | 블루오션전략 |
|---|---|
| • 기존 시장공간 안에서 경쟁<br>• 경쟁자 이기기<br>• 기존 수요시장을 공략<br>• 가치와 비용 가운데 양자택일<br>• 차별화나 저가전략 가운데 하나를 택해 조직 전체 활동체계를 정렬 | • 경쟁자 없는 새 시장공간 창출<br>• 경쟁을 무의미하게<br>• 새 수요창출 및 장악<br>• 가치 · 비용 둘 다 선택<br>• 차별화나 저가전략을 동시에 추구하도록 조직 전체 활동체계를 정렬 |

자료: W. Kim and R. Mauborgne, "Blue Ocean Strategy," *Harvard Business Review*, Oct., 2004.

레드오션전략이 기존 시장공간 안에서 경쟁자를 이기기 위한 전략이라면, 블루오션전략은 경쟁자가 없는 새로운 시장공간을 창출하여 경쟁을 무의미하게 하는 전략을 말한다.

품질은 올리면서 동시에 원가를 낮추자는 가치혁신(value innovation) 이론에 기반을 두고 있는 블루오션전략은 경쟁이 없는 시장을 찾아내기 위한 도구로 전략

캔버스(strategy canvas)와 액션 프레임워크(action framework or ERRC framework)를 활용한다.

전략 캔버스는 해당 산업의 경쟁요소를 가로축으로 하고 해당 조직의 경쟁수준을 세로축으로 하여 조직의 전략을 하나의 꺾은선 그래프 형태로 나타나도록 한다. 이를 통해 다른 조직의 전략과 차별화되는 전략을 도출할 수 있도록 한다.

또한 시장에서 당연한 것으로 받아들이는 요소 가운데 제거해야 할 제거(eliminate)요소와 품질 또는 서비스의 기준을 업계의 표준 이하로 내려야 할 감소(reduce)요소, 업계가 아직 한 번도 제공하지 못한 것 중 창조해야 할 창조(create)요소 및 업계의 표준 이상으로 올려야 할 증가(raise)요소를 찾아 고객이 진정으로 원하는 것이 무엇인지를 밝혀내어 소비자 가치요소를 재구성하는 전략, 즉 새로운 가치곡선을 도출한다.

이는 블루오션 관점에서 블루오션의 근원과 지속적인 고실적의 근원을 찾는 최상의 분석단위는 기업도 산업도 아닌 시장창출을 위한 경영실행과 결정을 의미하는 전략적 이동(strategic move)이 되어야 함을 나타낸다. 이러한 시각은 레드오션에 빠져 성장기회를 잃어버린 조직들에게 시사하는 바가 크다 하겠다.[3)]

**▌그림 6-3 ▌블루오션 도구들**

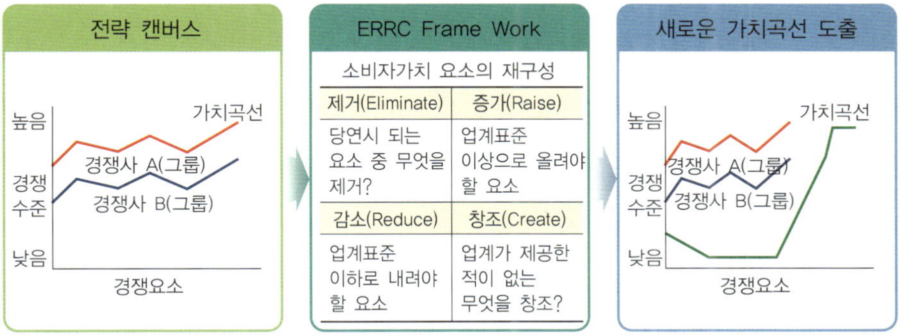


자료: W. Kim and R. Mauborgne(강해구 역), 블루오션전략, 교보문고, 2005.

---

3) W. Kim and R. Mauborgne(강혜구 역), 블루오션전략, 교보문고, 2005.

## 2. 전략의 개념과 중요성

### 1) 전략의 개념

전략(strategy)은 원래 군사용어로 '군대(stratos)'를 '이끈다(ag)'라는 그리스어 strategos에서 유래되었다. 이는 적군을 격퇴하기 위해 자신의 부대를 조직하고 훈련하는 장군의 계획을 의미하였다. 오늘날에는 국가, 기업, 병원 등의 조직이 경쟁우위를 갖기 위해 방향과 목적을 수립하고 이를 달성하기 위해 자원을 배분하는 전반적인 계획을 말한다. 즉, 전략은 조직의 생존과 지속적 성장을 위해 환경변화에 적응하기 위한 목표를 정하고 자원배분의 우선순위(what to do vs. what not to do)를 정하는 것이다.

따라서 성공적인 전략은 외부환경이 주는 기회와 위협요인을 파악하여 내부환경인 자신의 강점과 약점을 이에 적합시키는 것에서부터 비롯된다.

한편 전략은 특정 기능분야나 시장에서 성과를 높이는 계획인 전술(tactic)의 상위개념으로 흔히 전쟁을 전략에, 전투를 전술에 비유하기도 한다.

### 2) 전략의 중요성

비전은 근본적으로 조직이 한 번도 가보지 않은 곳을 가고자 하는 속성을 갖고 있기 때문에 전략 또한 과거에 시도해본 경험이 적은 것이 일반적이다. 따라서 전략수립에는 위험을 동반할 수밖에 없기 때문에 얼마나 유익한 전략을 수립하였고 이를 달성할 수 있는가는 곧 조직의 생존과 지속적 성장에 절대적인 영향을 미치게 된다.

## 3. 전략의 수준[4)]

조직차원에서 결정되어진 전략, 즉 조직전략은 조직의 위계수준에 따라 지

4) L. E. Swayne, W. J. Duncan and P. M. Ginter, *Strategic Management of Health Care Organizations* Blackwell, 2006.

향전략, 적응전략, 시장진입전략, 경쟁전략 및 실행전략과 같이 다양하게 전개된다.

## 1) 지향전략

지향전략(directional strategy)은 조직의 존재이유인 미션과 달성가능한 미래상인 비전을 포함하는 광범위하고 상위 개념의 전략으로 조직의 현 상황 및 조직이 지향해야 할 기본적인 신념과 철학을 바탕으로 한 전략의 출발점이다. 이는 조직의 가치를 구체화하고, 달성하고자 하는 중장기적이고 포괄적인 목표를 설정한다.

## 2) 적응전략

기업전략(corporate strategy)이라고도 하는 적응전략(adaptive strategy)은 지향전략을 보다 구체화한 것으로 조직의 비전을 달성하기 위한 첫 번째 수단을 제공한다. 즉, 조직의 비전에 따라 조직의 범위를 확장할 것인지, 축소 또는 유지할 것인지와 함께 이를 어떻게 구체화할 것인지를 결정한다.

- **확장전략**: 현 사업과의 관련 및 비관련 분야로의 다각화, 수직 또는 수평적 통합, 전·후방으로의 수직계열화, 시장 및 상품 개발, 침투 등이 있다.
  - **수평적 통합**: 수개의 경쟁적 또는 협력적 병원 간의 인수, 합병, 제휴를 의미. 이는 핵심서비스, 자산의 공동소유, 중앙집중적인 관리를 공유하는 다병원체계로 나타남
  - **수직적 통합**: 보험자, 의원, 의사 등 의료가치사슬상 다른 주체 간의 합병 또는 제휴를 의미
  - **통합된 전달 네트워크**: 병원과 진료의 연속선상에 존재하는 다른 공급자와 함께 협력하여 의료서비스를 제공하고자 하는 조합 또는 통합을 의미
- **유지전략**: 현 사업 내에서 품질, 효율성, 상품 및 서비스 개선 등이 있다.
- **축소전략**: 사업부문의 분할 및 매각, 청산, 투자회수, 비용삭감 및 구조조정

등이 있다.

### 3) 시장진입전략

시장진입전략(market entry strategy)은 구매, 협력, 내부적인 개발을 통해서 전략범위의 확장 및 유지를 실시하는 것으로 시장에 접근 및 진입을 위한 수단을 제공한다.

- **구매전략(purchase strategy)**: 조직, 직원 및 상품 등의 인수(acquisition), 계약을 통한 자산의 획득 등의 면허(licensing), 벤처투자(venture capital investment) 등
- **협력전략(cooperation strategy)**: 조직 간의 합병(merger), 파트너십의 공식적 형성을 통한 연합(alliance) 및 합작회사설립(joint venture) 등
- **개발전략(development strategy)**: 내부자원을 통한 상품개발(internal development)과 내부창업(internal venture) 등

### 4) 경쟁전략

경쟁전략(competitive strategy)은 시장 내에서 다른 조직과 비교하여 조직이 어떻게 경쟁하느냐를 나타내는 전략적 포지셔닝(strategic positioning)을 결정하는 것이다. 경쟁전략을 수립하기 위해서는 경쟁우위요소와 경쟁범위를 결정하여야 한다.

경쟁우위요소는 크게 원가요소와 차별화요소가 있으며, 경쟁범위로는 전체시장(market wide)을 상대로 경쟁을 할지, 좁은 특정 시장(specific, well-defined 'niche' market)을 상대로 경쟁을 할지를 포함한다. 일반적으로, 첫째 전체 시장을 상대로 낮은 원가를 무기로 박리다매를 취한 원가우위(cost leadership)전략과, 둘째 독특성에 입각한 차별화(differentiation)전략이 있으며, 셋째 특정 시장을 상대로 한 집중화(focus)전략이 있다. 포터(M. Porter)는 이 세 가지를 본원적 전략(generic strategies)이라 하였다. 이렇게 원가우위나 차별화에 서도록 하는

모든 것을 혁신(innovation)이라고도 한다.

포터(M. Porter)는 시장점유율이 높을수록 투자수익률이 높을 것이라는 기존의 통념이 실제와 차이가 있음을 분석하면서 시장점유율이 높지 않아도 차별화에 의해 투자수익률이 높을 수 있음을 밝혀냈다. 이와 함께 원가우위와 차별화에도 입각하지 않은 어정쩡한 기업의 투자수익률이 가장 낮았음을 지적하면서 이상의 전략에 입각함이 산업 내에서 평균 이상의 성과를 올릴 수 있다고 강조하였다.

**| 그림 6-4 | 경쟁전략 매트릭스**

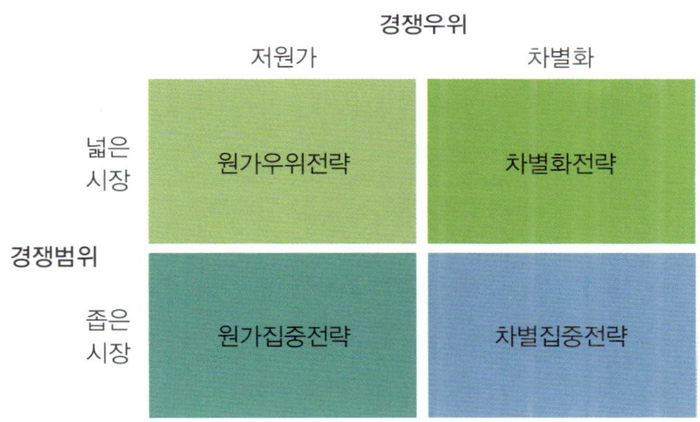


자료: M. Porter, The *Competitive Advantage of Nations*, NY: Free Press, 1990.

보스톤컨설팅그룹(BCG)은 다각화된 사업을 관리하기 위한 개념으로 사업의 포트폴리오를 평가하는 BCG 매트릭스(BCG matrix)를 소개하였다. 이는 특히, 실무자에게 사업의 상대적인 위치를 파악할 수 있고 자원의 배분을 결정짓는 데 유용하게 활용되고 있다. 분석방법은 현 상황을 시장점유율과 성장정도로 측정한 후 그 높·낮음에 따라 다음과 같이 네 가지 유형으로 분류한다.

- **스타 사업**: 시장점유율과 성장정도가 모두 높아 조직의 꽃에 해당하는 사업으로 성장에 필요한 투자를 자급자족할 수 있는 사업군
- **물음표 사업**: 시장점유율은 낮지만 성장정도는 높아 포기하기에는 아깝고 성장시키기 위해서는 많은 투자가 필요한 문제아인 사업군

- 젖소 사업: 시장점유율이 높은데 성장정도는 낮아 경쟁자가 쉽게 뛰어들지 않아 안정적으로 수익이 가능한 사업군
- 개 사업: 시장점유율도 성장정도도 낮아 비관적인 사업군

BCG 매트릭스는 젖소 사업에서 남아도는 자금을 물음표 사업에 투자하여 스타로 키울 것과 개 사업을 퇴출할 것을 사업전략으로 제시하고 있다.

**그림 6-5 BCG 매트릭스**

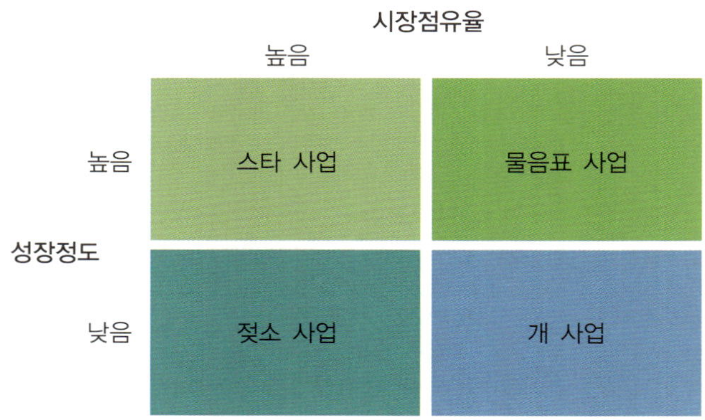


## 5) 실행전략

실행전략(implementation strategy)은 수립된 경쟁전략에 근거하여 이를 실행할 구체적인 전략으로 기능전략(functional strategy)이라고도 한다.

실행전략은 크게 의료조직의 핵심활동으로 고객에게 가치를 전달하는 서비스 전달활동과 이를 지원하는 지원활동으로 구분할 수 있으며 실행전략의 수립은 운영, 마케팅, 조직인사, 재무 등 각 활동별로 고객에게 가치를 창출할 수 있는 능력, 즉 경쟁조직과 비교해 자신의 강점과 약점을 찾아 이를 명확히 하는 것에서부터 시작된다.

앞 장에서 살펴본 바와 같이 서비스 전달활동으로 서비스 전(pre-service), 서비스 중(point-of-service), 서비스 후(after-service) 활동이 있으며, 지원활동으

로는 조직문화(organizational culture), 조직구조(organizational structure) 및 전략적 자원(strategic resources) 등이 있다.

### 사례 원장이 원하는 슈퍼맨 같은 직원은 없다!

**중소병원 규모 됐을 땐 경영전략도 달라져야**

대부분의 중소병원장은 자신의 병원 내부문화, 특히 커뮤니케이션에 대해서 우수하지는 않지만 나쁘지 않다고 생각한다. 이는 자신들이 이뤄온 성공 사례와 병원 성장을 근거로 하는 자신감의 표현이기도 하고, 직원들이 특별한 불만불평 없이 자신의 말을 잘 따르기 때문이다.

하지만 직원들은 '원장님은 독재자' 혹은 '독단적이고 직원들의 생각은 고려하지 않는 사람'이거나 '좋은 원장 흉내를 내는 사람' 등 부정적으로 인식하는 경우가 더 많다.

개원할 때부터 중소병원으로 성장시키기까지 원장은 병원의 인사, 노무, 기획, 마케팅 등 모든 분야를 경험했기 때문에 담당 직원들보다 더 잘 알고 있을 가능성도 있다. 하지만 중소병원 정도의 규모가 됐을 때는 의원과 다른 경영전략을 구사해야 한다는 게 전문가들의 하나 같은 조언이다.

하나닥터스넷 박병상 대표는 중소병원장들은 임기 2년의 임명직인 대학병원장들과 다르다고 말한다. 오랫동안 병원을 경영해 왔기 때문에 '원맨컴퍼니'인 경우가 많지만 이는 작은 병원에 어울리는 기법이다. 박 대표는 "원장은 자신과 같이 슈퍼맨 같은 직원을 원하지만, 그런 직원은 흔하지 않다"며 "원장이 만들고 싶은 병원이나 원하는 직원을 양성하려면 병원 내부문화와 커뮤니케이션이 무엇보다 중요하다"고 강조한다.

또한, "내부문화 중 중요한 것으로 의사소통을 꼽는 사람이 많다. 원장과 직원들이 어떤 형태의 의사소통을 하느냐는 문화를 가늠하는 핵심적인 잣대가 될 수 있다"고 조언한다.

직원 존중이나 민주적인 커뮤니케이션은 중소병원에도 매우 중요한 문제다. 혼자 결정하는 것에 익숙한 중소병원장이 직원들과 어떤 방식으로 소통해야 하는지 잘 알지 못하고, 소통이 병원 내부에 활력을 넘치도록 하는 데 있어 중요한 요소라는 것조차 인지하지 못하는 사람도 많은 것이 현실이다.

엘리오앤컴퍼니 성만석 상무는 내부 의사소통을 활성화하기 전 반드시 갖춰야 할 것이 있다고 강조한다. 원장이 구성원들에게 일관된 메시지를 전달해야 한다는 주장이다. 성 상무는 "메시지 중 가장 중요한 것은 병원의 미션, 비전 이를 수행할 때 지켜야 할 원칙"이라며 "병원의 미래와 자신의 미래를 위해 무엇을 해야 할지 구성원에게 지속적으로 알려야 한다"고 말한다.

자료: 메디칼업저버(2014.9.25)에서 발췌정리

# 제4절 전략결정의 대안

## 1. 가격구조와[5] 의료경영전략[6]

다수의 공급자와 수요자가 존재하는 시장의 경우 공급자는 가격을 선도하는 역할보다는 시장에서 정해진 가격을 따라하는 가격수용자로서 역할하게 된다. 따라서 공급자는 이윤을 극대화하기 위하여 생산성 향상 등 자신의 능력을 통해 원가를 낮추려는 동인을 갖게 된다.

이때 이윤을 나타내는 시가와 원가의 차이는 공급자의 몫이 되는데 원가를 절감하기 위한 전략을 원가우위(cost comparative)전략이라고 한다. 이는 조직이 경쟁자들보다 지속적인 비용우위를 확보하여 낮은 가격으로 시장점유율을 확보하여 높은 이윤을 확보하는 전략이다. 원가우위를 확보하기 위해서는 규모의 경제성 확보, 경험축적, 원가통제, 고비용 거래의 회피, 우수한 기술, 양질의 투입

**그림 6-6** 전략과 가격구조

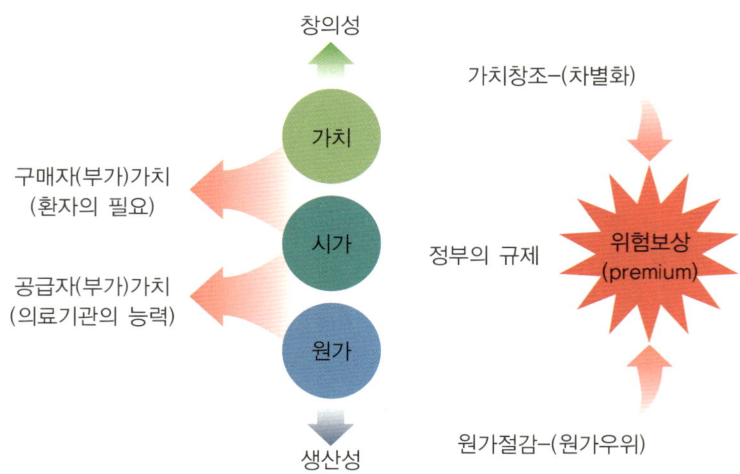


5) 윤석철, 경영학의 진리체계, 경문사, 2002.
6) M. Porter(김경묵 · 김연성 역), 경쟁론, 세종연구원, 2002.

물, 잘 훈련된 직원, 효과적인 관리구조 등을 통해 가능해진다.

또 가치와 시가의 차이는 소비자의 필요에 의해 얻어지는 구매자의 몫이 된다. 따라서 공급자는 소비자가 자사의 제품과 서비스로부터 얻게 되는 가치를 증대시키기 위해 창의적으로 노력하게 되는데 이를 차별화(differentiation)전략이라고 한다. 이는 조직이 경쟁자들보다 서비스, 품질, 디자인, 이미지, 상표 등 모든 면에서 독특하고 뛰어난 가치를 제공함을 통해 우위를 점하는 전략이다. 차별화의 결과 가격에 둔감해진 고객에게 높은 가격을 책정해 평균 이상의 수익을 올리게 된다.

**표 6-2 본원적 경쟁전략 비교**

| | 원가절감 | 가치창조 |
|---|---|---|
| 시장포화도 | 낮다 | 높다 |
| 경쟁강도 | 낮다 | 높다 |
| 소비자욕구 | 단순 | 다양/고급 |
| 방법 | 우수한 기술, 양질의 투입물,<br>잘 훈련된 직원, 효과적 관리구조,<br>공정표준화 · 합리화를 통한<br>능률과 품질향상 등 | 소비자 필요 · 기호파악 |
| 전략 | 원가우위 | 차별화<br>• 다양성에 기초한 차별화(종합병원)<br>• 욕구에 기초한 차별화(전문병원)<br>• 접근에 기초한 차별화(일차진료) |

## 2. 경쟁우위 평가기준과 선정단계

경쟁우위의 전략을 선정하기 위하여 먼저 자신의 강점과 약점을 확인하여야 하며, 그 각각의 강 · 약점에 대해 경쟁적 적합성(competitive relevance)을 평가해야 한다. 마지막으로 경쟁우위요소와 경쟁열위요소를 찾아 경쟁우위요소에 집중하여야 한다. 그 구체적인 단계는 다음과 같다.

첫 단계는, 조직의 가치체인에서 각 활동별로 자신의 강점과 약점을 파악하는 단계이다. 즉, 서비스전달과 관련하여, 조직의 문화와 관련하여, 조직의 구조와 관련하여, 조직의 자원과 관련하여 경쟁조직에 비해 자신이 보유한 강점과 약점을 명확히 파악하여야 한다. 조직 내부의 강점과 약점을 확인하는 것은 내부환경분석에서와 같이 의료전략수립의 필수적인 절차이다.

둘째 단계는, 파악된 강점과 약점의 경쟁력, 즉 경쟁력 적합성을 평가하는 것이다. 오늘날과 같이 급변하는 환경 속에서 자신이 보유한 강점이 경쟁자에 의해 쉽게 모방되어 빠르게 약점으로 변화하게 된다. 따라서 자신의 강·약점이 어느 정도 경쟁력이 있는지를 평가하여야 한다. 경쟁우위의 확보는 경쟁자에 비해 어느 정도 희귀하거나 풍부한 자원이나 특별한 역량과 능력 등을 보유하였느냐의 정도에 따라 평가되어질 수 있다.

- **역량**(competencies): 개인에 누적된 지식 및 기술
- **능력**(capabilities): 우수한 자원과 독특한 역량을 보유한 정도 또는 방법

조직의 강점은 가치(value) 있어야 하고, 희귀(rare)해야 하며, 모방(limitable)이 어려워야 하고, 경쟁우위를 창조하기 위해 지속적(sustainable)이어야 비로소 강점이라 할 수 있다.

따라서 다음과 같은 물음을 통해 자신의 강점이 과연 경쟁력을 보유하고 있는지 평가할 수 있다.

- **가치**: 조직이 보유한 자원, 역량 및 능력은 고객에게 가치가 있는 것인가?(예/아니오)
- **희귀성**: 조직이 보유한 자원, 역량 및 능력은 경쟁자에 비해 유일하게 소유하고 있는가?(예/아니오)
- **모방성**: 조직이 보유한 자원, 역량 및 능력은 모방되기 쉬운가?(예/아니오)
- **지속가능성**: 조직이 보유한 자원, 역량 및 능력은 시간이 지난 후에도 유지될 수 있는가?(예/아니오)

이상의 질문에서 높은 가치를 갖고 있고 희귀하며 쉽게 모방되지 않으며 오래

지속될 수 있는 자원과 역량 및 능력을 보유하였다면 이는 강력한 경쟁우위에 있는 장점이라 하겠다. 반대로 가치가 낮고 흔하며 모방하기 쉽고 오래 지속하지 못할 자원, 역량 및 능력을 보유하였다면 이는 가장 큰 단점이 될 것이다.

셋째 단계는, 평가된 결과를 통해 경쟁우위적 요소를 확인하고 이에 자신의 자원과 역량 및 능력을 집중하는 것이다.

**그림 6-7 경쟁우위 성장단계**

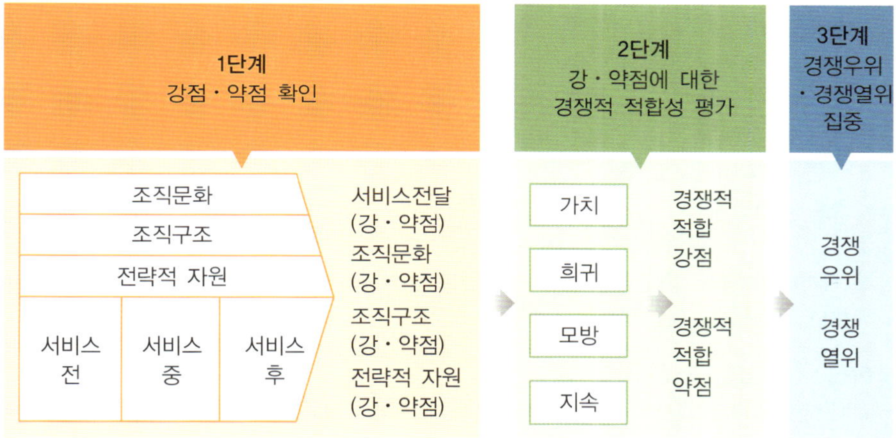


자료: L. E. Swayne, W. J. Duncan and P. M. Ginter, *Strategic Management of Health Care Orga-nizations*, Blackwell, 2006.

### 사례 병원도 혁신만이 살길이다 … 혁신에 나서는 대형병원

병원업계가 초유의 경영난을 맞았다. 열악해진 경영환경으로 대부분 병원장은 운영의 어려움을 토로한다. 환자에게는 이로운 정책이지만 병원에게는 불리한 급여적용 확대도 시행됐다. 민간기업이 오래 전 도입한 전사 혁신이 병원에게도 요구되기 시작했다. 서울아산병원과 삼성서울병원 중심으로 전사 혁신조직을 운영, 본격적인 혁신에 나섰다.

국내 병원은 지난 수년간 외형을 늘리는 데 집중했다. 1,000병상 규모를 넘어 2,000병상 규모까지 확대했다. 암병원 건립 등 전문병동 신설도 잇따라 추진했다. 이처럼 병원들이 앞다퉈 외형을 키웠지만 최근 몇 년간 환자수가 급감하면서 수익을 걱정해야 하는 상황에 처했다.

**의료서비스 등 병원 전사 혁신 요구**

경영환경이 어려워지면서 병원은 혁신을 요구받기 시작했다. 그 중 대표적인 게 의료서비스 혁신이다. 높은 문턱을 갖고 병원경영을 한다는 것은 불가능하기 때문이다. 의사중심의 의료서비스를 환자중심으로 전환하고, 병원을 찾는 방문자 동선을 효율화하는 작업들이 필요해졌다.

정보통신기술(ICT)을 활용한 스마트 병원화도 혁신의 한 영역으로 요구됐다. 키오스크 기반으로 환자가 언제 어디서 쉽게 관련 정보를 찾게 하는 것은 기본이고 퇴원환자나 외래진료환자가 집에서도 병원에 있는 것처럼 지속적인 관리가 가능하도록 서비스 체계를 갖춰야 한다.

비용절감도 혁신의 한 축이다. 수익이 줄어든 만큼 비용절감도 요구되기 시작한 것이다. 기존 병원장은 외형을 늘리는 의사결정만 했을 뿐 비용을 줄이는 것은 추진하지 못했다. 민간 기업에서 오래 전부터 프로세스 혁신으로 비용을 절감하는 노력이 이제야 도입된 셈이다.

기존 역량 기반으로 새로운 수익 확보 방안도 마련해야 한다. 전사 혁신으로 병원 스스로 강점이 무엇인지를 파악, 이에 맞는 비즈니스 모델을 수립해야 한다. 대표적인 것이 연구중심병원 전환이다. 줄어든 환자수에 따른 수익감소를 연구 결과를 사업화해 대체해야 한다. 병원경영 전문 컨설턴트는 "병원 경영환경이 극도로 악화돼 전사 혁신으로 대책을 마련하지 않으면 존폐 위기가 올 수도 있다"고 우려했다.

**아산 · 삼성병원, 혁신 조직 구성**

대형 병원을 중심으로 국내 병원도 전사 혁신에 나섰다. 아직은 초기단계다. 대표적으로 서울아산병원은 지난해 이노베이션디자인센터(IDC)를 신설했다. IDC는 환자에서 가족으로, 병원에서 일상생활로, 질병에 걸린 기간에서 삶 전반으로 케어서비스를 확장하는 것을 목표로 한다. 메이요클리닉의 이노베이션센터를 모델로 했다.

IDC는 고객경험을 창조하는 것을 핵심업무로 한다. 병원 내 존재하는 다양한 문제에 대한 혁신적 솔루션을 도출해 실행한다. 병원의 다양한 고객경험은 모두 IDC 업무 대상이 된다.

하루 1만 명이 넘는 환자와 8,000명의 의료진 · 직원 간 공감대를 만들 수 있도록 서비스 디자인을 혁신한다. 서울아산병원 관계자는 "IDC는 작은 것 하나에서 출발해 결실을 맺을 수 있도록 촉매제 역할을 할 것"이라며 "전사 이노베이션 활동의 지원자 역할을 하고 있다"고 말했다.

삼성서울병원도 미래혁신센터를 상반기 신설했다. 조직 구성을 완료하고 혁신 대상과 센터 기능을 수립하고 있다. 내년부터는 삼성서울병원의 전사 혁신센터로서 본격적인 업무를 시작한다. 삼성서울병원 관계자는 "혁신센터 기능을 수립하기 위해 많은 고민을 하고 있다"고 전했다.

분당서울대병원은 경영혁신실을 두고 전사 혁신을 추진한다. 대표적인 혁신활동은

6시그마 운동 진행이다. 6시그마 기반으로 차별화된 고객경험을 제공할 수 있도록 하고 있다. 표준진료를 적용, 의료서비스 수준도 높인다.

비용절감을 위한 혁신은 아직 본격적으로 적용하지 못하고 있다. 병원경영 전문 컨설턴트는 "다양한 영역으로 나눠져 있는 병원 프론트 대상으로 통일된 비용절감 방안을 수립하기는 어렵다"며 "개별로 비용절감 방안을 마련했다 하더라도 효과가 적고, 오히려 해당 직종의 불만으로만 이어질 뿐"이라고 설명했다. 연구중심병원 전환은 가천대길병원, 서울대병원, 연세대세브란스병원 중심으로 활발히 이루어지고 있다.

자료: 전자신문(2014.10.8)에서 발췌정리

# Chapter 07 의료자원관리

의료경영 성공의 핵심은 첫째도, 둘째도, 셋째도 사람이다

## 제 1 절 의료인적자원관리

### 1. 의료인적자원관리의 개념과 활동

#### 1) 의료인적자원관리 개념

드러커(P. Drucker)는 병원을 인간이 만든 조직 중 가장 복잡한 조직이라고 말한 적이 있다. 그만큼 조직을 움직이는 사람에 대한 이해와 중요성이 여타 조직에 비해 어렵고 복잡하다 하겠다. 그래서 병원경영 성공의 핵심을 첫째도 사람이고, 둘째도 사람이고, 셋째도 사람이라고도 할 정도로 인사활동이 중요하다.

특히 지식사회의 도래는 지식의 중요성과 함께 지식창출의 핵심인 사람에 대한 가치를 그 어느 때보다 배가시키고 있다. 병원조직은 지식에 의해 움직이는 대표적인 조직체로 인사활동은 그 어느 부분보다 중요하고 필수적이다.

본절에서는 병원의 운영에 필수적인 4대 자원인 인적(man), 물적(material), 금융(money) 및 지식정보(knowledge and information)자원 중 인적자원에 대해 알아보고자 한다.

인사활동의 궁극적인 목적은 모든 근로자로 하여금 경영자적 비전을 갖게 하는 것이며 이를 위해 직무만족, 조직몰입, 이직률, 개인성과 등과 같은 개인의 목표를 이윤, 생산성, 근로생활의 질 등과 같은 조직의 목표와 균형될 수 있도록 하는 조직효과성(Organizational Effectiveness: OE)을 제고하여야 한다.

▌그림 7-1 ▌인사활동의 목적

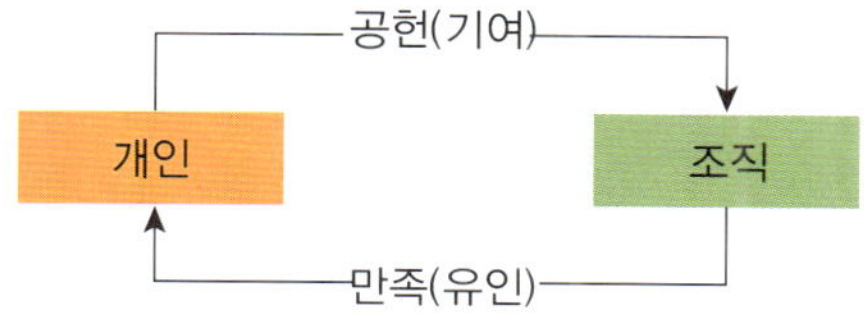


인사활동은 크게 조직 내 구성원의 개별관계를 관리하는 인적자원관리(Human Resources Management: HRM) 활동과 집단적 관계를 관리하는 노사관계관리(Labor Relations Management: LRM) 활동을 포함한다.

- 인적자원관리: 양질의 인적자원을 효과적으로 확보하여 교육훈련시켜 적시적소에 배치하는 활동
- 노사관계관리: 조직의 경영진과 노동자단체인 노동조합이나 노사협의회가 원만한 관계를 유지하도록 하기 위한 활동

▌그림 7-2 ▌인사활동의 종류

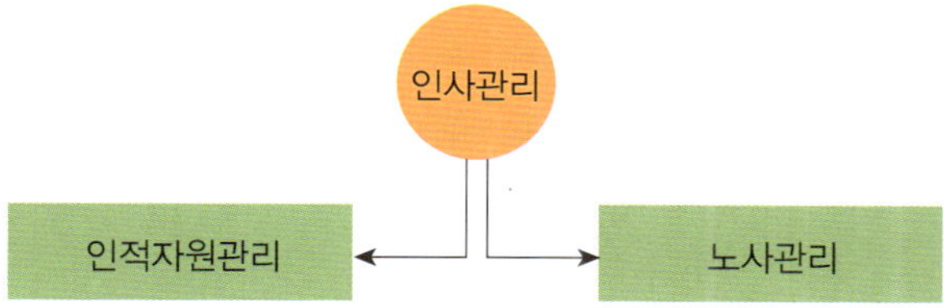


## 2) 의료인적자원관리활동

인적자원관리활동은 크게 다섯 가지로 이루어져 있다. 먼저 필요한 능력을 갖춘 인력을 확보(acquisition)하고, 이들을 교육훈련시키고, 경력(development)을 개발하며, 인사고과와 직무평가를 포함한 평가(evaluation)를 실시하며, 조직의 공헌에 대한 대가를 제공하는 보상(compensation)관리를 하며, 그 결과에 따라 조직에 남거나 이직하는 유지(maintenance)관리활동을 전개한다.

▌그림 7-3▌인적자원관리 과정

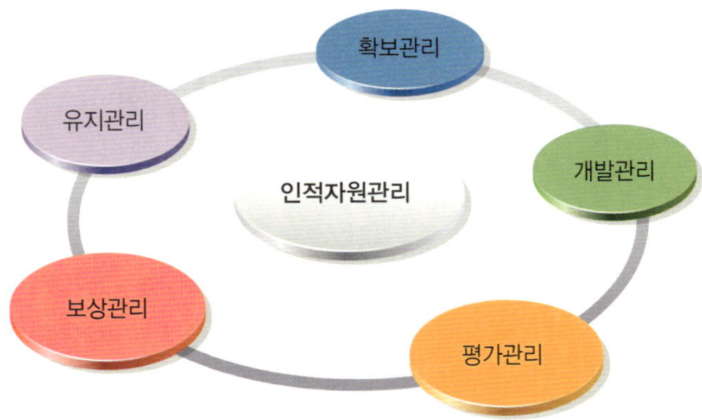


### (1) 확보관리

조직의 인적자원관리는 조직목표를 달성하는 데 필요한 역량을 갖춘 인적자원을 확보(acquisition)하는 활동에서부터 시작되는데 크게 두 단계를 거치게 된다.

먼저, 어떠한 능력의 인적자원이 언제, 어느 정도 필요한지에 대해 파악하는 인력확보계획을 우선적으로 수립한다. 이를 위해 직무분석(job analysis)을 하게 되는데 이는 과학적이고 체계적인 인적자원관리활동의 시작이자 기초가 된다.

다음으로 모집(recruitment)과 선발(selection)의 채용 과정을 거친다. 필요인력의 모집원천을 조직 내·외부의 어디에서 찾느냐에 따라 내부모집과 외부모집으로 나눌 수 있다. 최근에는 인턴사원제 및 추천제를 선호하는 조직이 늘고 있으며 전문화된 고급인력확보를 위해 전문회사에 의뢰하는 헤드헌팅(head-hunting)제를 활용하거나 채용에 따른 시간과 비용의 부담을 줄이기 위해 확보활동 전체를 전문회사에 아웃소싱(outsouring)하는 조직도 점차 확대되고 있다.

모집과정이 마무리되면 적임자를 선정하는 선발이 이루어진다. 선발과정으로는 주로 서류심사(screening)와 면접(interview)이 혼용되고 있다.

### (2) 개발관리

개발(development)관리란 확보된 인적자원이 자신이 담당한 직무를 효율적으로 수행할 수 있도록 개개인의 잠재능력을 개발하게 하는 활동으로 '교육훈련(education and training)'과 '경력개발(career development)' 등이 프함된다.

먼저 교육훈련은 교육내용에 따라 일반교육훈련과 직무훈련이 있으며, 직무훈련은 직무현장에서 직무전문가에 의해 직접 실시되느냐 그렇지 않느냐에 따라 직무현장 교육훈련(On the Job Training: OJT)과 강의 등을 통해 이루어지는 직무현장외 교육훈련(Off the Job Training: Off JT)으로 나누어진다. 또한 교육훈련의 효과를 제고하기 위해 계층별로 신입사원교육, 중간관리자교육 및 최고경영자교육 등이 실시되고 있다.

다음으로 경력개발은 조직구성원의 개별목표를 조직목표와 균형적으로 달성할 수 있도록 개인의 직무경험, 인생행로 등의 경력을 개발하는 활동을 말한다. 따라서 경력개발프로그램(Career Development Program: CDP)은 조직 내에서 개인의 욕구를 충족시켜 줌을 통해 근로의욕을 고취하며 궁극적으로 조직의 성과가 향상되도록 개발되어야 한다. 최근에는 많은 조직들이 외부 교육기관과 연계한 사내대학의 설립, 외부위탁교육 제공 등을 통해 경력개발을 장려하고 있다.

### (3) 평가관리

평가(evaluation)관리는 확보한 인적자원이 직무를 얼마나 성공적으로 수행하고 있는가를 평가하는 업적평가(performance appraisal)와 개별직무의 상대적 중요성과 난이도 등을 평가하는 직무평가(job evaluation)가 있다.

현대의 모든 조직에서 평가의 결과는 임금, 승진, 포상, 해고 등에 기준을 제공하는 기초자료로 활용하고 있다. 평가함에 있어 모두를 만족시키는 평가기준이 존재하지 않으며 상벌의 이중적 속성을 갖고 있는 만큼 그 부작용을 최소화함에 신중해야 하며 또한 공정하게 이루어져야 한다.

### (4) 보상관리

공정한 평가의 결과가 확보되고 개발된 인적자원에게 조직에 공헌한 대가로 보상(compensation)이 지급된다. 보상의 기본원칙이 조직목표 달성을 위한 지속적인 동기부여인 만큼 보상의 수준, 보상의 방법을 설정함에 있어 공평성을 보장할 수 있어야 한다.

일반적인 보상의 방법으로는 크게 금전적 보상과 비금전적 보상이 있으며 주요 내용은 다음과 같다.

- **금전적 보상:** 임금(기본급, 수당, 상여금으로 구성)
- **비금전적 보상:** 사회적 인정, 명예(명의, 명인 칭호부여) 승진, 복리후생, 경력개발프로그램, 임파워먼트(empowerment), 실행, 안정성 등

### (5) 유지관리

유지(maintenance)관리는 조직 내 인적자원이 최대한으로 역량을 발휘하며 지속적으로 조직에 기여할 수 있도록 하는 활동을 말한다. 주요 내용으로는 크게 인적자원을 계속 조직 내에 보유하는 승진(promotion) 및 전근(transfer)과 조직 내에 보유하지 않는 이직(turnover)이 포함된다. 특히 인적자원의 잦은 이직은 유능한 인적자원의 손실뿐 아니라 확보 및 개발과 관련된 많은 비용의 수반, 조직 일체감 훼손 등 조직성과에 부정적 영향을 미칠 수 있어 이에 대한 관리가 중요하다.

- **승진:** 상위 서열의 직무로 옮기는 것
- **전근:** 동일 또는 유사 서열의 다른 직무로 옮기는 것
- **이직:** 조직의 내부에서 외부로의 이동

### 사례 "중소병원 경영개선 1순위 '인력관리' 중요성 인식"

**비의료직종 상대적 박탈감 주의 및 정확한 책임과 권한 부여**

높은 이직률에 따른 인력 불안정성은 중소병원들의 오래된 고민이다. 병원 인력은 의료의 질과 직결된다는 점에서 높은 이직률은 경영난의 주범으로 꼽히기 때문이다. 따라서 중소병원에서도 인력관리의 중요성을 깨닫고 핵심인재를 육성하는 전략적 인사관리시스템이 구축돼야 한다는 목소리가 높다. 물론 개별병원만의 노력이 아닌 정책적 지원을 통한 제도변화도 동반돼야 한다. 병원경영 전문가들은 중소병원 경영개선의 첫 단계는 인력관리의 중요성을 인식하는 일부터 시작해야 한다고 강조했다.

먼저 병원은 다양한 직종으로 구성돼있다는 점을 인식하고 경영자 차원에서 전략적 인사관리시스템에 대한 필요성을 인지하는 일이 선행돼야 한다. 상대적으로 의료직종 중심의 인사관리로 흐를 수 있는 가능성이 높아 비의료직종의 박탈감은 주인의식 결여로 이어질 수 있어서다. 주인의식 결여가 위험한 점은 악순환의 시작이라는 데 있다. 조직애착도가 떨어진 직원들은 업무역량을 높이지 않고, 경영자 입장에선 직원 무능으로 결부시키기 때문에 투자를 소홀히 하게 된다. 인력관리 악순환의 시작인 것이다.

또한 의사결정시스템의 투명화도 개선돼야 할 문제점이다. 중소병원의 행정구조에선 보고시스템이 명확하지 않아 기존 위계구조를 벗어나 의사결정이 즉흥적으로 이루어지는 상황이 많이 발생한다. 따라서 조직구조와 보고체계에 의한 상호 간 의사소통 체계는 조직 내 상호 간 약속인 만큼 이를 통해 의견이 수렴되는 의사결정시스템이 확보돼야 한다. 그래야만 의사결정에 신뢰가 생기고 직원만족도에 영향을 미치는 조직신뢰도를 높일 수 있다.

이와 함께 정확한 업무분담에 따른 책임과 권한을 명확하게 만드는 일도 이루어져야 한다. 1인 다업무인 경우가 많지만 그 중에서도 주업무와 부업무를 명확히 나누고 그 과정에 책임과 권한을 줘야 한다는 것이다.

프라임코어컨설팅 이영신 대표는 "모든 권한과 책임이 경영자에게 집중돼 있고, 부서장들은 단순한 역할에 한정돼 부서장이 부서원을 대상으로 아무런 역할을 하지 못하는 경우가 있다"면서 "업무별로 적정한 권한위임을 통해 업무효율성을 높여야 한다"고 조언했다. 아울러 병원은 전문직종이 대부분을 차지하고, 환자들에게 양질의 의료서비스를 제공하기 위해선 지속적 교육도 이루어져야 한다고 설명했다. 물론 이직이라는 함정이 있지만 이를 극복하지 않고선 역량은 더욱 낮아질 수밖에 없다.

이 대표는 "직원교육에 대한 연간 계획을 수립해 직원들의 참여를 유도하고, 적극적 참여가 직원이 수행해야 하는 업무 중 하나로 인식될 수 있게 만들어야 한다"며 "교육 시행 후엔 이를 현장에 반영할 수 있는 다양한 아이디어를 제공할 수 있도록 해 선순환의 관계를 가져가야 한다"고 말했다.

자료: 메디파나뉴스(2013.4.11)에서 발췌정리

## 2. 의료인적자원관리 특성

병원의 가장 독특한 특성은 일차적으로 의료서비스의 생산·전달에 있어 공공성을 실현해야 하는 것과 함께 이차적으로 이를 지속적으로 생산하기 위해 수익성을 달성해야 하는 다목적성을 갖는 조직체라는 점이다. 따라서 양자의 차별적인 목적을 실현하기 위해 병원은 의료진과 비의료진으로 구성된 매우 전문적이고 이질적인 사람들의 집단으로 구성되어 있으면서 양자가 서로 조화를 이루어야 하는 특성을 갖고 있다.

### 1) 의료조직 인력구성의 특성

병원의 인적자원은 매우 다양한 분야의 전문가들로 구성되어 있는 노동집약적 조직으로 이들이 의료서비스를 생산하는 과정에서 긴밀히 협력해야 하는 특성을 갖고 있다. 인적자원관리 측면에서 볼 때 병원은 '배타적 의존성'이 강한 노동집약적 조직으로 규정할 수 있다.

전문성의 다양성은 전문성 정도에 따라 의존적 관계를 형성하게 하였으며 이로 인해 전문직종 간 배타성 또한 높게 자리잡게 되었다. 따라서 병원 인적자원관리의 핵심은 배타적 의존성을 갖는 노동집약적 조직이 어떻게 고유목적을 효

**그림 7-4 의료조직 인력구성의 특성**

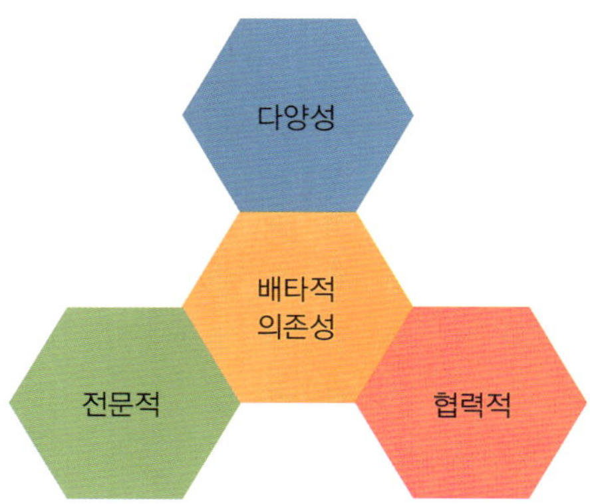

과적으로 달성하도록 하느냐로 요약될 수 있다.

그러나 흥미롭게도 이러한 인적자원의 조정과 통솔을 위해서는 무엇보다 강력한 리더십이 요구되는데 오늘날 우리나라 병원경영관리자 중에서 가장 전문성이 취약한 분야가 병원 최고경영자이며 가장 부족한 경영관리기술이 리더십이다.

의료조직 인력구성의 특성을 보다 자세히 살펴보면 다음과 같다.

첫째, 병원의 인력은 강한 전문성을 갖고 있다. 대표적인 인력은 의료진으로, 이에 포함되는 직종은 의사, 간호사, 약사, 의료기사, 의무기록사 등이 해당된다.

둘째, 병원의 인력은 다양하게 구성되어 있다. 진료인력, 경영관리 및 사무인력, 기술인력, 기타 전문인력뿐 아니라 단순기능인력까지 다양하게 구성되어 있다.

- **진료인력**: 의사, 간호사, 조산사, 약사, 의료기사, 영양사, 의무기록사 등
- **경영관리 및 사무인력**: 원장, 관리자, 사무원, 사무보조원 등
- **기술인력**: 의공, 건축, 기계, 전기, 통신기술사 등
- **기타 전문인력**: 임상심리학자, 물리학자, 의공학자, 경영학자, 법학자 등
- **기능인력**: 간호조무사, 청소, 세척, 운전, 조리, 배식, 영안, 교환, 목공, 보일러공, 정원사, 경비, 노무인력 등

셋째, 병원의 인력은 서로 협력적 관계를 형성한다. 의료서비스 생산과정에 여러 복잡한 전환과정이 필요하기 때문에 전문직종 간 높은 상호의존성이 존재하며 또한 이들끼리 고도의 유기적 협력과 지원이 필요하다.

### 2) 의료인적자원관리의 특수성

인력구성의 특성으로 인해 의료인적자원관리는 다음과 같은 특수성이 있다.

첫째, 직종별로 동기부여의 방식과 내용이 달리 적용될 필요성이 높다. 직종 간 상이한 욕구로 인해 동기부여 또한 개별화전략이 필요하다.

둘째, 직종별로 통제와 조정이 달리 적용될 필요성이 높다. 또한 동일직종이더라도 개인의 고유 업무차원과 병원조직 전체 차원에서 자율적이면서 통제적이

고, 독재적이면서 민주적으로 관리되기도 하여야 한다.

셋째, 직종 간 갈등의 소지가 많아 이에 대한 관리가 중요하다.

넷째, 조직의 최고경영관리자로서 절대권한을 행사할 수 없는 경우가 많다. 이로 인해 주요 의사결정이 결론에 도출되기까지 오랜 시간이 소요되기도 하며 결론에 도달하기도 어려운 경우가 많다.

다섯째, 대량생산체제 및 기계화된 생산과정이 곤란하다. 따라서 생산된 서비스의 품질관리 및 업적평가 또한 어려움이 크다.

결론적으로 의료인적자원관리에는 여타 조직에 비해 높은 비효율이 존재한다. 이러한 비효율을 제거하는 방법으로 리더십의 중요성과 함께 다양한 직종과 높은 전문성에 따른 고용관리, 자격관리, 임금관리, 인사고과 등 별도 관리방안의 마련이 필요하다.

## 3. 의사관리

### 1) 의사관리의 특수성

의료인적자원관리의 또 다른 특수성은 의사를 중심으로 한 의료인에 대한 관리이다. 특히, 조직에서 의사는 가장 전문성을 보유한 직원으로 의료조직의 핵심 근로자이며 정부의 규제 속에서 배출되기 때문에 인력확보에 제약이 있으며, 또한 권리와 의무가 법으로 규정되는 특수성을 갖고 있어 이들의 관리가 의료조직이 당면하는 가장 어려운 문제 중에 하나이다.

의료법에서는 의료인과 의료기관의 장은 의료의 질을 높이고 병원감염을 예방하며 의료기술을 발전시키는 등 환자에게 최선의 의료서비스를 제공하기 위하여 노력하여야 할 의무가 있으며 또한 정당한 사유 없이 진료 등을 거부하지 못하며, 특히 응급환자에게는 최선의 처치를 하여야 한다고 적시하고 있다.

## 2) 의사관리 방안

### (1) 일반적 의사관리 방안

오늘날 어떤 조직이든 전문직 직원을 보유하는 곳에서는 이들을 어떻게 관리하는 것이 효과적인지에 대한 경영관리 실험들이 이어지고 있다.

현재까지 논의되는 주요 내용은 전문직 직원, 의료조직의 경우 의사는 조직 내에서 임무수행에 상당한 재량권을 갖고 있을 뿐만 아니라 탁월한 의료기술에 대한 보유는 필수적이며 조직의 사기와 혁신, 진보를 향상시키는 데 지대한 영향을 미치는 등 근로자라고 할 수도 없고 그렇다고 경영자도 아닌 성격을 갖는 독특한 존재라는 사실을 인정할 필요가 있다.

그러나 중요한 점은 장인정신에 충만한 의사로 머물게 하여서는 안 된다는 점이다. 일반적으로 전문가들은 스스로 기준을 세우고 자신의 일에만 몰두하지만 조직 자체의 성장에는 관심이 적고 조직에서 자신의 영역을 확대하려고 하는 특성을 갖는다. 이렇게 기능적인 업무 그 자체가 목적이 되어 조직의 목적에 부합되지 않을 때 조직은 위험에 처하게 된다.

따라서 이들의 전문가적 갈망을 적절히 견제하지 않으면 조직의 힘은 분산되게 된다. 이를 방지할 효과적인 방안이 일반근로자처럼 직접적 통제를 통한 관리보다 스스로 관리할 수 있도록 하는 경영자적 비전을 갖도록 하는 것이다. 즉, 보다 높은 의료기술수준을 책정하고 신기술 개발을 위해 스스로가 자율적으로 노력하되 조직 전체의 공동목표를 향해 일관성 있게 지향하도록 관리하여야 한다. 이를 위해 일반관리자로서의 승진과 금전적 보상 외에도 전문가로서 자긍심을 고취시키며 명의와 같은 명예로운 직위를 수여받거나 자신이 하는 일에 자신감을 갖고 최고를 추구할 수 있도록 권한을 위양하며 주도권을 행사하게 하는 임파워먼트(empowerment)를 부여함이 필요하다.

이때 가장 중요한 점은 이들에게 제공되는 인센티브는 철저히 조직에 기여하는 공헌에 비례하여야 한다는 것이다. 이들의 직무목표는 전문직업의 목표와 함께 조직의 목표가 최대한 포함되도록 설정되어야 한다. 다시 말해 이들에게 최대한의 경영자적 비전을 제공하여 이것이 자신의 업무와 조직에 미치는 영향 사이에 직접적인 연결고리 역할을 하도록 하여야 한다.

일심동체의 경영체 확립에 기여하지 않을 경우 특별한 통제를 가하기 어려운 점이 전문직 관리의 한계이기 때문에 이에 참여하는 경우에만 조직이 보유한 다양한 자원을 배분하여 그 전문성을 고취시켜주는 것이 필요하다. 따라서 이들에게 조직이 무엇을 원하는지 알게하며 이해시키는 것이 중요하다.

이를 위해 조직관리의 다양한 참여기회를 제공하여 관리의 객체에서 주체로 인식하도록 해야 한다. 이 방법은 경영자가 잘 알지 못하는 전문적 과제를 자신이 통제하려 할 때 발생하는 오류를 최소화시키는 방법이 되기도 한다. 그렇게 되면 스스로 자신의 업무를 조직의 목표달성에 자연스럽게 일치시키도록 노력할 것이다.

### (2) 변화참여 방안

리(T. H. Lee)와 코스그로브(T. Cosgrove)는 의학과 기술이 비약적으로 발전하고 있지만 의료산업이 다른 모든 산업에서 핵심이라 간주하고 있는 고객요구에 제대로 대응하고 있지 못함을 지적하고 있다. 이를 해결하기 위한 방안으로 개별의사중심으로 구성된 조직을 팀 위주로 재편해 환자에게 초점을 맞추는 '급진적 개혁'의 필요성을 강조하고 있다.

그러나 의사들은 위의 개혁으로 인해 자율성의 훼손과 존경심 및 수입이 감소될 것을 우려하여 이를 수용하지 않으려 하는 경향이 강하다. 이러한 의사들이 모두 현장에서 은퇴할 때까지 기다릴 수 없기에 변화에 참여할 수 있도록 유인하지 않으면 의료개혁은 실패할 수밖에 없다.

따라서 이들은 의사들이 의료서비스의 개선과정에 효과적으로 참여하게 하기 위해 다음과 같은 네 가지 동기부여 방안을 고르게 활용할 것을 제시하고 있다.

첫째, 공동의 목표에 동참하도록 유도하는 것이다. 이는 의사들이 수용하게 될 모든 변화의 핵심은 환자들이 겪고 있는 고통에 초점을 맞춤으로써 환자서비스의 개선에 있음을 다시금 강조한다. 예를 들어 의사의 자율성 포기는 굴복이 아니라 환자의 권익을 지켜주는 고결하고 겸손한 행위라는 마음가짐을 갖도록 도와야 한다. 환자의 권익을 개선하기에 현실은 여전히 불충분하며 이를 개선하기 위해 공동의 목표설정과 함께 행동해야 한다는 공감대를 구축해야 한다.

둘째, 의사 개인적 이익도 충족시킴이 필요하다 보았다. 금전적 인센티브와 고용안정이 이에 해당하나 이러한 인센티브를 활용할 때는 주의가 필요하다. 주요 내용으로는 단일 목표에 큰 금액을 연동시키지 말 것이며 금전적 인센티브를 비용 감소와 연동시키지 말고 협업과 팀워크에 기반을 둘 것을 강조하고 있다. 비용 감소와 연동할 경우 그 기여분을 어떻게 배분할지에 대해 이해관계가 충돌할 소지가 클 수 있다. 참고로 메이요클리닉과 클리블랜드클리닉의 경우 의사들에게 고정급만을 지급할 뿐 성과에 바탕을 둔 보너스는 지급하지 않고 있다.

셋째, 전문가로서 의사들이 동료 간 존경심에 민감함을 활용하도록 하였다. 의사 개인별 진료품질과 그 결과를 동료들에게 적나라하게 노출하는 것으로 이를 통해 품질을 희생하지 않고 비용을 절감할 수 있다고 보았다. 이 경우 가장 중요한 사안은 투명한 데이터 공유이며 이는 철저히 협력진료를 위해 활용되어야 함을 강조하였다.

마지막으로 조직의 전통을 수용하게 하는 것도 개혁에 참여를 촉진할 수 있다. 그 전제는 존경받는 조직의 전통이 있어야 한다. 최고 병원으로써의 자부심, 환자에게 존경받는 문화, 상호 존중하고 협력하는 의사 등 어떠한 측면이든 존중할만한 조직이어서 그 일원이 되는 것에 대한 자긍심이 있을 때 개혁으로의 참여는 보다 용이해진다.

### (3) 의사협력 방안

액설로드(R. Axelrod)는『협력의 진화(The Evolution of Cooperation, 2009)』에서 '텃포탯(Tit for Tat)'이라는 협력을 이끌어낼 수 있는 흥미로운 결과를 제시하고 있다. 텃포탯은 우선 협력으로 시작하여 다음부터는 상대의 대응 방식을 그대로 따라하는 단순한 전략으로 협력을 거부하는 이기주의자로 가득찬 상황일지라도 적절한 조건이 충족되면 협력이 일어날 수 있음을 보여주고 있다.

이를 위해서는 다음과 같은 정책 방안들이 필요하다.

첫째, 개인들이 미래 다시 만날 가능성이 충분히 커 상호작용이 오랫동안 지속되게 할 때 호혜주의에 입각하여 행위하게 된다. 상호작용의 빈도와 지속성을 강화하기 위해서 어떤 하나의 쟁점을 작게 나눌 필요가 있다. 이는 매우 중요한 한두 차례의 큰 선택보다 상대적으로 덜 중요한 작은 선택을 여러 번 하게 할 수 있는 기회를 만들어 호혜주의에 입각하도록 조치하는 것이다.

둘째, 서로에 대한 배려와 호혜주의를 가르치라는 것이다. 이는 이기적인 태도뿐 아니라 무조건적인 도덕적 태도 또한 협력 증진에 도움이 되지 않음을 인식시키는 것이다. 서로에 대한 배려를 가르쳐 신사적으로 행동하게 하고 상대가 배반하더라도 도덕적 태도에 입각해 배반하지 않는 것이 아닌 즉각적으로 배반하는 것이 상대로부터 보다 용이하게 협력을 이끌어낼 수 있음을 주지시켜야 한다.

둘째, 보수 자체를 바꾸라는 것으로 현재 배반하면서 얻는 이득이 장기적 협력보다 작도록 보수체계를 설정한다면 협력은 지속적으로 일어날 수 있다.

넷째, 인식능력을 높이라는 것이다. 상호 협력을 제고하기 위해서는 앞에서 강조한 교육만으로 부족하다는 것이다. 이와 함께 과거에 상호작용했던 상대를 알아보고 그가 어떤 행동을 취했었는지를 인식하는 능력의 개선이 필요하다는 것이다. 이를 위해 투명한 정보공개와 공정한 평판이 소통될 수 있는 구조를 마련해야 할 것이다.

의사결정상황은 내가 얻었을 때 상대가 잃는 경합적(zero-sum) 상황만 존재하는 것이 아님에도 불구하고 경쟁에만 입각해 의사결정을 한다. 실제 의사결정상황은 경합적 상황보다 비경합적(non zero-sum) 상황일 때가 훨씬 많을 수 있다. 이는 내가 얻는 것과 상관없이 상대도 얻는 상황을 말한다.

따라서 이러한 상황일 때에는 협력이 보다 큰 이득을 창출한다. 즉, 모두에게 상생(win-win)이 되는 해가 있다는 말이다. 이런 경우는 상대의 성공을 질투할 필요가 없으며 영악하게 굴 필요가 없다. 왜냐하면 상대의 성공이 내가 성공하기 위한 전제조건이 되기 때문에 자신의 의도를 가능하면 분명하고 간단하게 드러내는 것이 주효하다.

한편, 노왁(M. Nowark)은 '세상을 지배하는 다섯 가지 협력의 법칙'이라는 부제를 단 저서 『초협력자(Supercooperators, 2012)』에서 죄수의 딜레마라는 마수에서 벗어나 협력을 도모하기 위해 다음과 같은 다섯 가지 방법을 제안하였다.

- **혈연 선택**(kin selection): 부모 자식과 같은 혈연관계
- **직접 상호성**(direct reciprocity): 내가 누군가를 도우면 그 누군가가 나를 도울 가능성이 높아진다
- **간접 상호성**(indirect reciprocity): 내가 누군가를 도우면 이를 본 누군가가 나를 도울 가능성이 높아진다
- **그래프 선택**(graph selection)
- **집단 선택**(group selection)

첫 번째 혈연 선택을 제외하고 나머지는 의료조직에서 협력을 촉진하기 위해 활용할 수 있는 내용들이다.

직접 상호성은 '주고받는 원칙'을 말하는 것으로 대표적인 예가 맞대응이라 할 수 있는 팃포탯이다. 상대가 협력하면 나 또한 협력하고 상대가 그렇지 않으면 나 또한 그렇지 않게 대응함을 말한다. 이는 즉각적인 보복과 함께 관대한 수용을 상대의 행태와 결부시켜 행하는 것으로 무조건 참아주거나 어떤 일이 있어도 계속 벌을 주는 정책보다 효과적으로 협력을 유도할 수 있다.

이러한 직접 상호성이 작동하기 위해서는 지금의 친절이 다음의 친절로 이어질 수 있는 기회가 지속적으로 존재하는 상황이어야 한다. 따라서 양측이 지속적으로 접촉해야 하는 소집단 공동체가 존재할 때 보다 잘 작동한다.

간접 상호성은 직접 상호성과 달리 당사자 간이 아닌 이를 안 제3자에 의해 이루어지는 상호성으로 이의 극대화하기 위해서는 선한 일을 한 사람에 대한 소문, 잡담 등의 평판이 잘 작동하는 투명한 정보공개 정책이 필요하다.

그래프 선택은 유유상종이라 할 수 있는 네트워크 상호성(network reciprocity)을 말하는 것으로 협력하는 사람끼리 네트워크를 형성하게 하면 서로 도움을 줄 수 있어 협력을 촉진할 수 있다.

집단 선택은 개인 차원과 달리 집단 차원에서는 협력하는 집단이 유리한 특성을 보임을 의미한다. 협력을 개인적 차원에 맡겨두면 협력하지 않는 다수에 의해 그 의도가 좌절되지만 소수라 할지라도 집단을 형성하면 협력하지 않는 다수의 집단 속에서도 이를 촉진시킬 수 있다. 따라서 공동체 의식과 협동심에 대한 강조는 협력하는 집단을 형성하게 하여 협력을 촉진함에 매우 중요한 역할을 하게 된다. 따라서 협력이 잘 일어나기 위해서는 집단 내 사람수가 적고 집단수가 많을수록 유리하기 때문에 커뮤니티를 활성화함이 필요하다.

## 4. 노사관계관리

### 1) 개념

노사관계(labor relations)는 그 수준에 따라 크게 산업수준에서의 노사관계(industrial labor relations)와 조직수준에서의 노사관계(company labor relations)로 구분할 수 있다. 산업수준에서의 노사관계는 정부와 산업차원에서 연합된 노동조합단체 및 경영자단체 간의 관계를 나타내며 의료부문에서는 전국보건의료산업노동조합이 있다. 한편, 조직수준에서의 노사관계는 개별조직의 경영진과 노동조합과의 관계를 말한다.

기본적으로 노사관계는 제품 및 서비스의 생산적 관점에서 상호 협력관계를 형성하나 창출된 이윤의 분배적 관점에서는 상호 대립관계에 놓이게 되는 양면적 속성을 동시에 갖게 된다. 즉, 노사관계는 함께 빵을 크게 키우기 위해 협력해야 하는 관계인 동시에 키운 빵을 나누는 대립관계이기도 하다. 이때 중요한 점은 먼저 협력하고 후에 대립한다는 선후관계를 명확히 확립해야 한다는 점이다.

노사관계관리(labor relations management)란 이와 관련된 활동으로 조직의 지속적 성장을 위하여 양자 간의 협력적이고 동반자적인 관계 형성을 위한 관리를 뜻한다.

## 2) 중요성

과거 노사관계의 불균형은 분배구조의 악화를 초래하여 대립적 노사관계를 형성하게 되었다. 이는 근로자의 삶의 질을 저하시키며 조직 및 산업경쟁력을 약화시켰을 뿐 아니라 궁극적으로 국가의 경제사회적 성장 및 발전에도 적지 않은 악영향을 미치게 되었다.

최근 들어 노사관계의 안정은 산업 및 조직경쟁력 강화의 핵심적인 기반이라는 인식이 자리잡으면서 양자 간의 공존공영을 추구하는 새로운 노사관계의 형성을 위해 활발한 논의가 진행 중에 있다. 특히 복지국가위기론 속에서 노동이 최고의 복지라는 인식이 확산됨에 따라 협력적 노사관계의 정착은 저출산 · 고령화시대에 더욱더 요구되고 있다.

바람직한 노사관계를 형성하기 위하여 여러 방법들이 소개되고 있는데 그 중에서 노사협의회 등을 통한 미국과 영국의 단체교섭(collective bargaining)과 독일의 노조경영참가(worker participation)제도가 대표적이다.

- 단체교섭제도: 노사가 상호 대등한 입장에서 임금 및 기타 노동조건에 관한 협약을 체결하고 관리할 수 있는 제도
- 노조의 경영참가제도: 노조가 사용자의 고유영역이었던 제반 의사결정, 자본의 출자 및 성과의 배분 등 경영의사결정에 공동으로 참가하는 제도

**사례** **가천대 길병원, 양보와 배려 노사문화 확산을 위한 사회적 책임 실천운동 참여**

가천대 길병원(병원장 이근)은 15일 암센터 다학제 회의실에서 인천시 노사민정협의회 주최로 '양보와 배려 노사문화 확산을 위한 사회적책임 실천운동 선언식'을 개최했다. 노사민정협의회를 대표해 한국노총인천지역본부의장, 중부지방고용노동청장, 인천경영자총협회 상임부회장 등이 참석했으며 가천대 길병원장과 가천대 길병원 노동조합 위원장 등 병원 임직원들이 참석했다.

인천시 노사민정협의회는 노사가 상호 신뢰를 통해 협력적 노사관계와 질서를 구축하고, 원활한 소통을 통해 일하기 좋은 환경 구축과 근로의욕을 고취하고자 관내 기업을 대상으로 사회적책임 실천운동을 전개하고 있다.

가천대 길병원은 사회적책임을 실천하고 있는 사업장으로서, 노사민정협의회의 실천운동에 적극적으로 동참하기로 했다. 가천대 길병원은 2010년 무기계약직을 정규직으로 전환하고, 모범직원 해외연수 등을 실시하는 등 노사가 협력적 관계를 유지해 왔다. 특히 올해는 병원의 신경영 동참 차원에서 노동조합이 임금 인상을 양보하고, 병원은 조합의 결단에 화답하고자 격려금을 지급하는 등 노사가 소통과 화합을 통한 상생문화를 만들어가고 있다.

이근 병원장은 "직원들의 목소리에 귀를 열고 경청해야 생산력도 높아지고 어려울 땐 서로 돕고, 좋은 건 함께 나누자는 생각으로 전직원이 일하고 있다"며 "인천 시민이 키워준 병원으로서 이를 잊지 않고 사회적책임을 다할 것"이라고 말했다. 한국노총인천지역본부 박병만 의장은 "국민경제가 어려운 상황에서 노사문화를 잘 발전시켜줘 감사하고, 앞으로도 형식에 얽매이지 말고 지속발전에 기여할 수 있기를 기대한다"고 말했다.

자료: 아주경제(2013.11.18)에서 발췌정리

## 제2절 의료물적자원관리

병원의 대표적인 물적자원은 크게 병원건물 · 토지 등의 부동산을 포함한 '시설'과 컴퓨터단층촬영장치(Computer Tomography: CT), 핵자기공명영상장치(Magnetic Resonance Imaging: MRI) 등의 의료기기와 기계 · 설비, 의약품과 진료재료, 저장품, 의료부대물품 등과 같은 의료소모품, 급식재료 등의 '장비 및 기타 공급물'로 분류되어진다.

물적자원관리의 핵심 주제는 물적자원의 물류관리와 구매관리이다.

# 1. 물류관리

## 1) 물류관리의 개념 및 중요성

21세기는 병원을 포함해 기업의 미래를 결정짓는 핵심요소로 물류의 가치를 높게 평가하고 있다. 이는 경영의 발달로 인하여 기업의 이윤원이 초기의 제조기능에서 판매기능을 거쳐 오늘날의 유통기능으로 확대되고 있음과 함께 고객관계의 최적화가 조직의 가치창출에 직접적으로 영향을 미치고 있기 때문이다. 이렇게 고객관계를 최적화하기 위해서는 고객이 원하는 제품과 서비스를 신속하고 만족스럽게 전달할 수 있는 물류체계를 우선적으로 갖추어야 한다.

특히, 병원의 경우 3대 원가요인이 인건비, 관리비와 재료비로써 인건비의 절감이 쉽지 않은 현실에서 비용절감을 통한 병원경영 효율화의 주 대상은 물류에 대한 관리비와 재료비로써 물류를 어떻게 관리할 것인가는 오늘날 의료경영의 주된 관심사가 되고 있다.

물류관리(logistics management)란 필요 물품의 품목과 양을 결정하고 이를 구매한 후 재고 및 창고관리를 거쳐 필요 부서에 배송 · 공급하고 건강보험공단에 신청할 수가를 산정하며 이를 사용하고 폐기하는 것에 이르는 물품의 병원 내 전체 흐름의 관리를 말한다. 따라서 물류관리의 목적은 원하는 물품을, 적기에, 최적의 비용으로 매번 제공하는 이른바 'in full, on time, every time'에 있다.

병원은 물류관리기능을 어떻게 수행하느냐에 따라 환자에게 안정적이고 가치있는 의료서비스의 제공 자체를 담보할 수 있어 인적자원과 함께 양대 핵심 하부구조를 형성한다.

## 2) 병원물류관리의 특징

병원물류관리의 특징은 다음과 같다.

첫째, 필요물품의 범위가 무척 다양한 다품종 체제로써 소량으로 주문해야 하는 경우가 많아 주문단가가 비싸다.

둘째, 포장과 유통기한 및 보관온도 등 물품의 보관 시 별도의 안전사항을 준수하여야 한다.

셋째, 물품을 필요로 하는 사람과 부서가 다양하며 이에 따른 물품중앙창고, 각 부서의 창고 외에 검사실, 수술실, 진료실, 병동, 영양과 급식 등 저장장소 또한 다양하다.

넷째, 수요발생의 불확실함에도 불구하고 재고부족이 발생하지 않도록 매일 확인하여야 한다.

다섯째, 물품의 재사용 및 폐기 시에도 오염제거를 위해 멸균, 세척 등 각별한 처리가 필요하다.

여섯째, 물품의 이동은 물론 세척, 조립, 멸균 등 관리의 전문성이 필요하다.

일반 조직에 비해 병원에서의 물류관리는 이처럼 복잡하고 비용발생적이나 그만큼 비용절감을 위한 노력이 다각도로 전개될 가능성 또한 높은 특성을 갖고 있다.

## 2. 구매관리

### 1) 구매관리의 개념 및 중요성

구매(purchasing)란 대가를 지불하고 물품을 취득하여 이를 필요로 하는 부문에 제공하는 기능을 말하며, 이를 계획하고 실행하며 평가 · 통제하는 과정을 구매관리(purchasing management)라 한다.

병원 원가 중 가장 절감효과가 큰 영역이 재료비이며 재료비의 절감을 실제로 가능하게 하는 가장 중요한 항목이 구매이다. 구매의 비효율적 관리는 재료비 절감효과 상쇄는 물론 구매 차질로 인한 진료수익 감소와 진료의 품질 저하까지 파급되는 문제점을 안고 있다. 따라서 어느 선진국이든 구매관리의 효율화를 위해 막대한 투자와 전략을 수립하고 있으며 병원정보화의 분야 중에서 가장 관심이 높은 분야가 구매관리분야이다.

### 2) 병원구매관리의 특징

공동구매(Group Purchasing: GP)는 다수의 조직이 협력하여 필요 물품을 공동으로 구매하는 것으로 독자적인 구매에 비해 가격협상력을 강화하여 구매단가를 낮출 수 있고 구매관련 비용을 절감할 수 있을 뿐만 아니라 물품관리의 합리화 및 병원 간 협력을 증진할 수 있는 등 경영효율화를 도모할 수 있어 선진국에서는 활성화되어 있는 구매형태이다.

## 3. 공급사슬관리

### 1) SCM 개념

오늘날 유통 및 유통정보화의 선진국인 미국을 필두로 유통개혁의 방향이 SCM의 확산으로 모아지고 있다.

공급사슬관리 또는 공급망관리(Supply Chain Management: SCM)는 원료공급자에서 고객까지 공급사슬 간의 정보, 물자, 현금의 흐름에 대해 디지털기술을 활용하여 총체적 관점에서 사슬 간의 인터페이스(interface)를 통합적으로 관리함으로써 효율성을 극대화하는 전략적 유통관리기법이다. 원재료 공급자로부터 사용자에 이르기까지 전 공급사슬을 하나의 통합된 시스템으로 관리하기 위한 협력체계의 구축을 목적으로 하는 SCM은 의약품부문에서는 EHCR(Efficient Healthcare Consumer Response) 등으로 불리고 있다.[1)]

이처럼 SCM이 최근 들어 주목을 받고 있는 이유는 다음과 같다.

첫째, 경영의 발달로 조직의 이윤원이 초기의 제조기능에서 판대기능을 거쳐 오늘날의 유통기능으로 이동하고 있다.

둘째, 최근의 세계 경제동향인 국가 간의 경제통합 및 세계화의 지향은 물리적으로 기존의 물류 및 유통범위를 질적으로 확대 변모시키고 있다.

---

1) 이견직 · 정영호 · 김재용, 의약산업의 공급망관리(SCM) 도입방안연구, 한국보건사회연구원, 2001.

셋째, 소비자의 욕구 및 성향이 다양화되고 반응시간이 급속히 짧아지고 있다.

넷째, 특히 보건의료부문에 있어 전자상거래 및 e-비즈니스 활동에 가장 적합한 부문이 유통 및 물류부문이다.

## 2) SCM 핵심요인 및 기대효과

SCM의 성공을 위한 세 가지 핵심요인은 다음과 같다.

첫째는, 공급측면에서 공급동기화로 제품수요에 존재하는 변동의 원인을 파악할 뿐 아니라 이를 예측가능하도록 하여 이에 적절히 대응하는 것을 말한다. 이를 달성하기 위해 공급업체의 통합, 공정운영의 신뢰성 제고, 동기화 생산, 연속재고보충시스템(Continuous Replenishment Programs: CRP), 크로스도킹(cross docking) 물류시스템 및 자동발주시스템(Computer Assisted Ordering: CAO)의 도입이 필요하다.

둘째는, 수요측면에서 카테고리관리(Category Management: CM)로 이는 특정 제품군(category)을 중심으로 제조업체와 유통업체가 협력을 통해 공동의 수요를 창출해내는 과정이다.

마지막으로, 기술측면에서의 혁신으로 전자문서교환(Electronic Data Interchange: EDI), 전자자금이체(Electronic Fund Transfer: EFT), 바코드 및 DB관리, 활동기준원가관리(Activity Based Costing: ABC)[2] 등의 구축 여부에 있다.

SCM을 통한 기대효과는 다음과 같다.

첫째, 재고의 감소를 도모할 수 있다. 특히, 부품 부족수를 70~90% 정도 감소시킬 수 있는 것으로 분석되고 있다.

둘째, 업무절차의 간소화와 시간단축이 가능하다. 특히, 구매 처리상에서 발생하는 비용의 40~60% 정도를 감소시킬 수 있으며 문서처리비용 또한 70~90%

---

2) 기존의 전통적인 원가계산 방식이었던 인건비, 원자재구매비, 감가상각비 등의 기준에서 벗어나 활동별로 원가를 집계하고 각 활동별 원가발생 요인을 규명함으로써 보다 정확하고 합리적인 원가계산을 하는 시스템을 말한다.

정도 감소할 수 있는 것으로 보고되어지고 있다.

셋째, 부가가치가 없는 작업을 제거할 수 있다. 특히, 제품개발주기를 30~60% 향상시킬 수 있는 것으로 나타난다.

## 제3절 의료금융자원관리

### 1. 의료재무관리

#### 1) 개념

의료조직의 의료서비스 생산확대는 기본적으로 인적자원인 사람과 재무자원인 돈의 추가적인 투입이 필요하게 된다.

의료재무관리(healthcare finance management)는 병원이 보유하고 있는 금융자원(financial resource), 즉 자본의 조달(financing)과 운용인 투자(investment)와 관련된 제반 활동을 말한다.

- 자본조달: 필요자본을 어디(타인 또는 자기)에서 어느 정도를 빌릴 것인가와 관련된 활동으로 최적자본구조를 달성함이 목적
- 자본운용: 조달된 자본을 어디에다 어느 정도를 투자할 것인가와 관련된 활동으로 최적자산구조를 달성함이 목적

그림 7-5 재무관리 구성

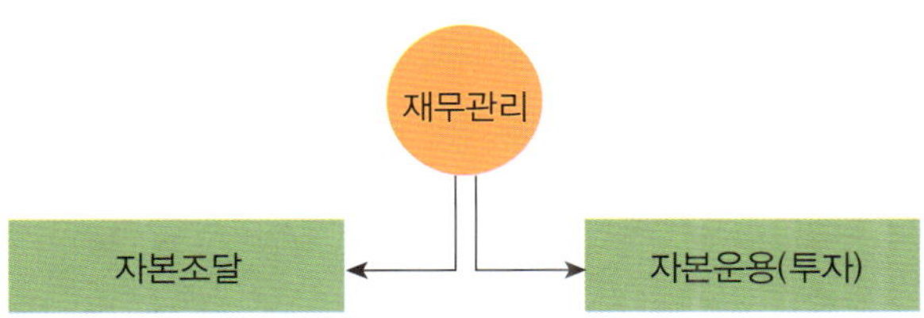

## 2) 자본조달활동

의료조직에 있어 자본조달활동은 자본금(capital), 부채(debit)와 잉여금(earning)의 활용에 초점이 주어지고 있다.

병원 운영에 필요한 자본을 조달하는 방법은 크게 주식발행으로 조달한 자기자본(즉, 자본)과 채권발행으로 차입한 타인자본(즉, 부채)으로 구성되는데, 일반적으로 기업경영에서는 이 둘의 합을 기업이 통제하고 있는 기업 내 모든 자원인 '자산(asset)'의 가치, 즉 기업가치(corporate value)라고 한다.

주식과 채권으로 구성되는 자산은 주식을 보유한 자를 주주(share holder)라고 하며, 채권을 보유한 자를 채권자라고 하므로 기업가치는 주주의 가치와 채권자(bond holder)의 가치의 합으로 표현된다.

- **기업가치(자산)** = 자기자본(자본) + 타인자본(부채)
- **기업가치** = 주주의 가치 + 채권자의 가치

자기자본은 원리금에 대한 지급 의무가 없이 발행되므로 자본이라 하는데 우리나라 병원의 경우 법인은 모두 비영리로 규제되어 있어 주식발생을 통한 자기자본의 조달은 법으로 금지되어 있다. 따라서 병원의 중요한 자본조달 방안은 타인자본과 잉여금이며 타인자본의 경우 차입 시 정해진 이자율을 지급하고 만기 시 원금을 상환해야 하므로 부채라 한다.

부채는 크게 채권의 발행을 통한 부분과 금융기관의 차입을 통한 방법으로 구분할 수 있다. 현재 우리나라의 경우 병원에서 사용될 수 있는 자본은 금융기관에서의 차입금과 병원의 운영을 통해 벌어들인 잉여금이 그 대부분을 차지하고 있어 의료기관의 경영난을 극복하고 의료서비스의 경쟁력을 강화하기 위해 '의료채권법' 제정을 통한 의료채권 발행 허가에 대한 논의가 활발하게 진행되고 있다. 그러나 이는 의료양극화를 부추기며 대형병원 중심의 의료전달체계의 왜곡현상을 더욱 가속화시킬 것이라는 반대 목소리도 만만치 않게 제기되고 있다.

한편 그 외 자본의 획득은 외부로부터의 기부금이 있을 수 있으나 우리나라 병원의 경우 그 비중이 극히 미미하다. 따라서 재무관리 측면에서 볼 때 자본획득의 주류를 형성하고 있는 금융기관을 통한 차입의 경우 다른 자본획득수단에 비해 비싼 이자를 부담해야 하기 때문에 그 만큼의 수익을 벌어들여야 하며, 그 외 내부잉여금을 활용하는 경우에도 최소한 그규모만큼의 영리적 운영은 병원의 생존을 위해서 불가피하다 하겠다.

### 3) 자본운용활동

병원이 자본을 조달하는 이유는 이를 통해 환자진료에 필요한 자산을 구입하기 위해서이다. 병원의 자산은 1년 안에 현금화하기 쉬운가에 따라 유동자산(current assets)과 고정자산(non-current assets)으로 구분된다.

- **유동자산**: 현금, 미수금, 약품, 진료소모품 등
- **고정자산**: 건물, 의료장비 등

유동자산과 고정자산을 어떤 비율로 보유하느냐도 병원 이익에 큰 영향을 미친다. 자산을 소모하는 것을 비용(expense)이라 하는데 유동자산을 소모하여 발생하는 비용은 일반적으로 변동비(variable cost)적 성격이 강하며, 고정자산을 소모하여 발생하는 비용은 고정비(fixed cost)적 성격이 강하다. 예를 들어, 변동비는 생산량, 즉 진료환자수가 많을수록 증가하는데 그 대표적인 비용이 약품비이다. 고정비는 진료환자수와 관계없이 기간에 따라 일정하게 지출되는 것으로 의료장비를 사용함으로써 발생하는 감가상각비가 대표적이다.

따라서 우리나라와 같은 행위별 수가제하에서 진료의 양인 진료환자수 크기에 따라 유동자산을 상대적으로 많이 보유할수록 유리할 수도 또는 불리할 수도 있어 병원경영수지에 영향을 미치게 된다. 일반적으로 진료환자수가 많아 고정

자산을 많이 활용하는 병원일수록 변동비에 대한 부담이 적어 이익이 크게 나는 경향이 있다.

## 2. 의료회계관리

### 1) 회계 개념과 종류

경제실체의 이해관계자가 경제활동에 관한 합리적인 판단이나 의사결정을 할 수 있도록 그 실체에 관한 유용한 경제적 정보를 식별·측정·전달하는 과정을 회계(accounting)라 한다.

의료조직의 경우 의료기관회계의 투명성을 확보하기 위해서 2002년 3월 30일 의료법 개정을 통해 의료기관 회계기준에 대한 법률적 근거를 마련하였다. 동법 제62조는 의료기관의 개설자가 준수하여야 하는 의료기관 회계기준을 정함으로써 의료기관 회계기준 규칙을 제정하였다. 이에 따라 100병상 이상의 종합병원의 개설자는 의료기관 회계기준을 준수하여야 한다.

의료기관의 회계 또한 크게 정부, 노동조합, 세무서, 거래처, 소비자, 평가기관, 학계, 단체 등 외부 이해관계자를 위한 재무회계(financial accounting)와 내부 이해관계자를 위한 관리회계(management accounting) 및 국세청 등에 대해 소득신고 및 세금납부를 위한 세무회계(tax accounting)로 구분된다.

### 2) 회계의 목적과 재무제표

외부보고를 위한 재무회계의 기본적 목적은 병원의 재무상태와 운영성과, 이익잉여금 및 현금흐름에 관한 정보를 제공하는 것인데 이를 위하여 각각 대차대조표(Balance Sheet: B/S) 또는 재무상태표(statement of financial position)[3], 손익계산서(Income Statement: I/S), 기본금변동계산서(statement of appropriated

---

[3] 국제회계기준(IFRS)에서는 기존의 대차대조표라는 명칭 대신 재무상태표라는 명칭을 사용한다.

retained earnings or statement of change in fund balances) 및 현금흐름표(statement of cash flows)와 같은 재무제표(financial statements)의 작성이 요구된다.

기업과 같은 영리조직의 경우는 이익잉여금처분계산서를 작성하는데 법인병원의 경우 이익잉여금을 처분할 수 없기 때문에 이를 대신하여 기본금변동계산서를 작성하게 된다. 단, 개인병원은 영리조직이기 때문에 이를 작성할 필요가 없다.

의료조직의 장은 매 회계연도 종료일부터 3월 이내에 대차대조표와 그 부속명세서, 손익계산서와 그 부속명세서, 기본금변동계산서, 현금흐름표를 첨부한 결산서를 의료기관 회계기준시스템(Hospital Accounting Standards system: HAS)을 통해 보건복지부 장관에게 제출해야 할 의무를 가진다.[4] 이에 따라 2017년 말 기준으로 상급종합병원 43개소, 종합병원 293개소인 총 336개소가 제출대상이다.

- **대차대조표(또는 재무상태표)**: 일정시점의 자산・부채 및 자본의 상태, 즉 재무상태를 나타내는 재무제표
- **손익계산서**: 일정기간 동안 모든 수익과 비용의 상태, 즉 경영성과를 나타내는 재무제표
- **기본금변동계산서**: 기본금과 이익잉여금의 변동 및 수정 등 처분내역을 나타내는 재무제표
- **현금흐름표**: 일정기간 동안 현금의 유입과 유출에 관한 정보를 나타내는 재무제표

참고로 의료조직의 수익은 발생원천에 따라 입원수익과 외래수익을 주 내용으로 하는 의료수익과 의료부대수익과 이자수익을 주 내용으로 하는 의료외수익, 특별이익 등으로 구분되며 비용은 인건비, 재료비, 관리비를 주 내용으로 하는 의료비용과 의료부대비용과 이자비용을 주 내용으로 하는 의료외비용, 특별

4) http://has.khidi.or.kr/index.jsp 참조

손실, 법인세비용 등이 있다.

주요 이익 또는 손실의 개념은 다음과 같다.

- **경상이익(경상손실)** = 의료이익 + 의료외수익 − 의료외비용
- **법인세차감전순이익(순손실)** = 경상이익(경상손실) + 특별이익 − 특별손실
- **당기순이익(순손실)** = 법인세차감전순이익(순손실) − 법인세비용

한편, 내부보고를 위한 관리회계의 기본적 목적은 내부경영자의 경영의사결정에 필요한 정보를 제공하는 것으로 주로 원가정보를 이용하기 때문에 관리회계는 원가회계와 유사한 특징을 갖는다.

**표 7-1 대차대조표(또는 재무상태표) 구성요소**

대차대조표(또는 재무상태표)

○○병원 20○○년 12월 31일 현재 (단위: 원)

| 차변 | 대변 |
|---|---|
| 자산<br>1. 유동자산<br>1) 당좌자산(현금 등)<br>2) 재고자산(약품 등)<br>2. 고정자산<br>1) 투자자산(금융상품 등)<br>2) 유형자산(토지 등)<br>3) 무형자산(영업권 등) | 부채<br>1. 유동부채(매입채무 등)<br>2. 고정부채(장기차입금 등)<br>자본<br>1. 자본금(법인자본금 등)<br>2. 자본잉여금<br>3. 이익잉여금 |
| 자산총계 | 부채와 자본총계 |

**표 7-2** 손익계산서 구성요소

손익계산서

○○병원 20○○년 1월 1일 ~ 20○○년 12월 31일 (단위: 원)

| 계정과목 |
| --- |
| 1. 의료수익 |
| 1) 입원수익 |
| 2) 외래수익 |
| 2. 의료비용 |
| 1) 인건비(급여 등) |
| 2) 재료비(약품비, 진료재료비 등) |
| 3) 관리비(복리후생비, 여비교통비 등) |
| 3. 의료이익(손실) |
| 4. 의료외수익 |
| 1) 의료부대수익 |
| 2) 이자수익 |
| 5. 의료외비용 |
| 1) 의료부대비용 |
| 2) 이자비용 |
| 6. 경상이익(손실) |
| 7. 특별이익 |
| 8. 특별손실 |
| 9. 법인세차감전순이익(순손실) |
| 10. 법인세비용 |
| 11. 당기순이익(순손실) |

### 3) 의료기관 회계의 특징

병원도 영리조직과 마찬가지로 서비스를 제공하고 그 대가로 수익을 획득한다는 측면에서 병원회계는 영리회계와 유사하게 발생주의원칙을 적용하거나 감가상각회계를 실시하는 등의 회계처리 과정을 거치게 된다. 즉, 의료기관은 상법이 아닌 특별법으로 성립된 비영리법인이지만 의료업은 법인세법상 수익사업에 해당되어 다른 비영리조직과 달리 영리회계를 적용하고 있다.

그러나 병원 고유의 공공적 측면의 강조로 인해 비영리조직으로 분류되고 있어 다음과 같은 회계적 특징을 갖고 있다.[5)]

첫째, 건강보험관리공단 등 제3자 단체를 통해 지급되는 의료수익의 비중이

5) 최만규, 병원회계학, 보문각, 2004.

크다. 따라서 부당하게 삭감되거나 지급이 지연되지 않도록 관리하여야 한다.

둘째, 진료행위와 동시에 수납되지 않은 진료수익인 진료미수금관리가 중요하다. 이는 건강보험에 의해 제도적으로 후불처리가 될 수밖에 없는 보험자부담분의 미수금과 환자의 경제적 사정에 의한 환자부담분 미수금이 있다. 회수되지 못하는 불량미수금은 대손처리되어 경영에 부담으로 남게 된다.

셋째, 개인병원을 제외한 법인병원은 모두 비영리조직이기 때문에 배당 등 지분에 관한 회계가 없으며 이익 중 법인세를 제외한 나머지는 전액 병원에 유보하여야 하므로 이익잉여금처분계산서를 작성할 필요가 없다.

넷째, 병원에서 제공되는 대부분의 상품은 전문가에 의한 서비스이기 때문에 의료수가 책정에 기초가 되는 의료원가계산이 쉽지 않다.

다섯째, 병원의 경우 배당과 함께 영리조직으로부터 투자가 허용되지 않기 때문에 투자가 있더라도 이를 의료외 수익인 기부금수입으로 처리하여야 한다.

# 제4절 의료정보자원관리

## 1. 병원정보시스템의 개념과 유형

### 1) 병원정보의 중요성

병원정보는 환자의 의무기록 등 단순한 사실을 기록한 자료(data)에서부터 평균재원일부, 평균진료비 등 경영관리정보와 표준진료지침을 통해 의료사고와 재원일수를 감소하려 하는 정보(information) 및 고도의 의료기술과 지식(knowledge)에 이르기까지 다양하다.[6)]

6) 참고로 자료에 의미가 부여되면 정보라 하고, 여기에 행동까지 연계되어질 경우 지식이라 할 수 있다.

특히, 병원은 인간의 생명을 취급하는 본원적 목적을 갖고 있으며 병원정보는 병원에서 인간이 판단하고 의사결정을 내리고 행동을 수반할 때 그 방향을 정하도록 도와주는 결정적 역할을 수행한다. 그러나 병원정보는 안전한 환자진료와 고품질의 의료서비스 생산을 위한 정보관리가 필수적임에도 불구하고 필요정보가 없거나 부족한 경우의 정보의 불확실성(uncertainty)과 함께 정보의 모호성으로 인한 다양하고 상충적인 해석의 가능성이 높은 다의성(equivocality)의 성격이 강해 정보와 정보관리는 그 어떤 조직보다 엄격하게 관리되어야 한다.

병원정보관리의 중요성은 다음과 같이 요약된다.

첫째, 환자정보의 대내외 보안 확보가 중요하다. 환자의 의무기록 및 병력정보의 불법유출은 개인의 사생활 및 사회생활에 심각한 침해를 초래할 수 있어 이에 대한 병원 내부의 기밀유지 혹은 외부유출에 대한 보안이 철저해야 한다.

둘째, 24시간 365일 안정적으로 운영되어야 한다. 병원정보시스템이 마비되면 정보시스템의 마비뿐만 아니라 의료시스템 자체에 영향을 줄 수 있기 때문에 시스템의 정지가 절대 발생하지 않는 고성능시스템이 필요하다.

셋째, 정보의 전달과 갱신이 신속하게 이루어져야 한다. 특히, 촌각을 다투는 응급처방의 경우는 말할 것도 없으며 진료에 피드백되는 시간이 빠를수록 신속한 진료를 기대할 수 있어 서비스품질에 큰 영향을 미친다.

넷째, 정확하게 정보가 전달되어야 한다. 특히, 이미지 데이터의 경우 전달 자체를 정확하게 하는 것도 중요하지만 그 내용을 정확하게 전달하는 것이 매우 중요하다.

다섯째, 환자의 대기시간 단축을 통해 환자만족에 큰 역할을 수행해야 하며, 효과적인 자료관리와 공간의 효율적 활용을 도모하는 등 병원의 경쟁력 제고에 광범위하게 기여한다.

### 2) 병원정보시스템 개념

병원정보시스템(Hospital Information System: HIS)은 병원이 의료 및 경영관리업무에 있어 정보이용자와 컴퓨터를 결합시켜 조직구성원의 성과를 높이고,

나아가 병원조직의 전체 성과를 향상시키는 것을 목적으로 구축되는 통합된 시스템을 말한다.

병원정보시스템의 목적은 서류가 없고(paperless), 의무기록지가 없으며(chartless), 처방전이 없고(slipless), 필름이 없는(filmless) 이른바 '4-less' 병원을 만드는 것이다. 이를 통해 환자진료를 위한 제한된 자원의 효율적 사용과 환자서비스의 질적 향상, 연구지원 및 교육지원의 역할을 수행하는 것에 있다.

### 3) 병원정보시스템 유형

병원정보시스템은 크게 조직 내 정보시스템과 조직 간 정보시스템으로 구분할 수 있다. 병원을 중심으로 한 조직 내 정보시스템은 크게 병원경영정보시스템(Hospital Management Information System: HMIS)과 임상정보시스템(Clinical Information System: CIS)으로 구분할 수 있으며, 조직 간 정보시스템으로 e-Health, SCM(Supply Chain Management), CRM(Customer Relationship Management) 등을 들 수 있다.

**그림 7-6** **병원정보시스템의 유형**

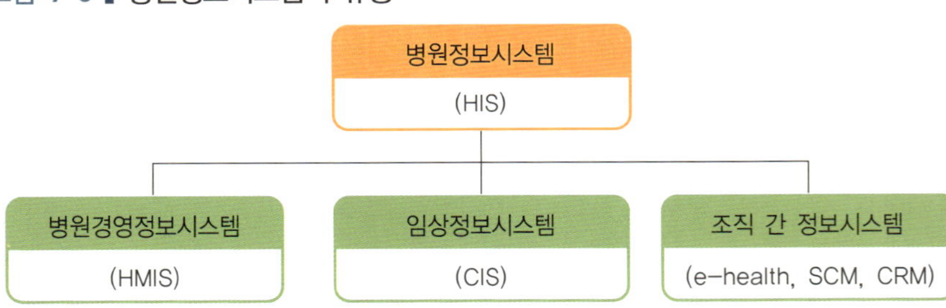


이를 다시 병원정보시스템의 목적에 부합되도록 재분류하였을 경우 핵심 정보시스템으로 전사적 자원관리(Enterprise Resource Planning: ERP), 데이터웨어하우스(Data Warehouse: DW), 전자의무기록(Electronic Medical Record: EMR), 처방전달시스템(Order Communication System: OCS), 팍스(Picture Archiving and Communication System: PACS), POC(Point Of Care) 등이 있다.

### (1) 병원경영정보시스템

병원경영정보시스템은 병원의 경영관리와 운영을 지원하는 정보시스템으로 ERP/DW 등이 대표적이다.

- ERP: IT 자원을 이용하여 원무, 보험, 인사, 회계, 구매 등 전 부문에 걸쳐 있는 경영자원을 하나의 시스템으로 통합하는 시스템을 구축함으로써 생산성을 극대화하려는 리엔지니어링 기법
- DW: 병원 내에서 산재된 수년간의 진료 과정에서 축적된 내·외부 데이터를 진료, 환자, 통계, 경영관리 등 주제별로 분류하여 시간중심으로 저장해 놓는 데이터 저장고

### (2) 임상정보시스템

임상정보시스템은 환자의 진료를 지원하는 정보시스템으로 EMR, OCS, PACS, POC 등이 대표적이다.

- EMR: 환자의 의무기록지에 포함된 의사처방과 다양한 형식으로 기술된 진료기록(문자와 이미지로 결합된 임상자료)을 전산매체에 저장하여 저장된 의료정보를 컴퓨터를 통해 사용자가 쉽게 접근하고 활용할 수 있도록 지원하는 시스템으로 병원정보화의 핵심역할 수행
- OCS: 의사의 처방을 인력이나 기계적인 방법에 의존하지 않고 컴퓨터를 이용해 신속·정확하게 진료 지원부서에 전달하는 시스템
- PACS: 각종 의료 영상 촬영장치로 촬영한 의료 영상들을 디지털화하여 하드디스크와 같은 저장매체에 저장하여 네트워크를 통해 각 단말기로 진찰실, 병동 등에서 환자의 영상을 조회할 수 있는 시스템
- POC: 스마트폰, 태블릿 PC 등을 이용하여 의료진이 진료현장에서 직접 환자정보를 입력하거나 처방전을 발급하는 시스템

### (3) 조직 간 정보시스템

대표적인 외부조직으로는 환자, 제약회사 및 의료기기회사 등을 포함한 공급

자, 보험자 및 정책담당자 등이 있다. 이들과 의료조직 간의 대표적인 정보시스템으로는 다음과 같은 것들이 있다. 이들은 협의로 정보시스템이라고 지칭할 수도 있으나 광의로는 그러한 취지에 입각한 경영이념을 말하기도 한다.

- e-Health: 조직 간 보건의료자료, 정보 및 서비스의 전자적 교환
- SCM: 원재료 공급자에서 최종 소비자까지 비즈니스 프로세스를 통합하여 현금흐름과 정보흐름을 최적화하고자 하는 경영방식으로 'in full, on time, every time'을 지향
- CRM: 조직이 보유하고 있는 모든 고객 데이터를 수집 · 통합 · 가공 · 분석하여 고객 개개인의 특성에 맞게 마케팅활동을 평가 · 수행하는 일련의 과정

**그림 7-7 | HIS 목표 및 구성요소**

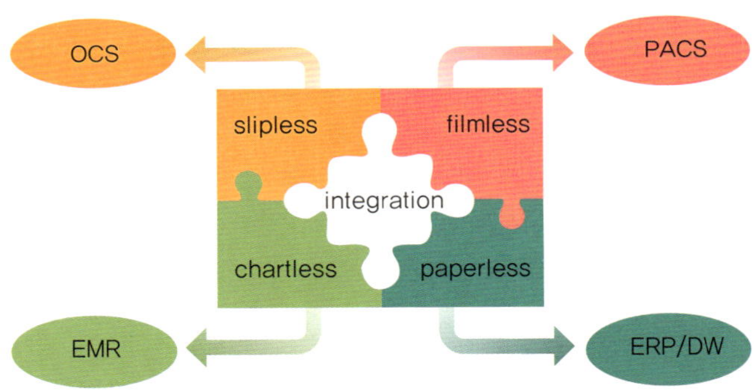


### (4) 기타

그 외 다음과 같은 정보시스템 및 정보처리 방법들이 있다.

- 지식관리시스템(Knowledge Management System: KMS): 조직이나 기업의 지식자원의 가치를 극대화하기 위한 통합적인 지식관리 프로세스를 지원하는 시스템
- EIS(Executive Information System): 조직의 (최고)경영자들이 그들의 경영기능을 수행하고 경영목적을 달성하는 데 필요한 경영의 주요 정보를 정확 · 신속 및 손쉽게(그래프, 표) 접근할 수 있도록 지원하는 시스템
- CDSS(Clinical Decision Support System): 의학적 의사결정을 컴퓨터가 직 ·

간접적으로 지원하는 시스템

- OLAP(On-Line Analytical Processing): 데이터웨어하우스(DW)에 있는 다량의 데이터를 분석하기 위한 도구
- DM(Data Mining): DW로부터 경영과 임상에 필요한 지식과 정보를 찾아내는 일련의 방법론

## 2. e-Health와 u-Health

### 1) e-Health 개념 및 모형

#### (1) e-Health 개념

인터넷과 유전자기술의 발전은 보건의료부문을 혁신적으로 변화시킬 것으로 전망되고 있다. 특히 인터넷으로 대변되는 정보통신기술을 이용하여 의료정보나 의료서비스를 전달하는 모든 활동을 의미하는 e-Health는 보건의료와 인터넷이 결합하여 파생시킨 보건의료의 새로운 패러다임이다.

즉, e-Health는, 첫째 정보기술 특히 인터넷을 수단으로 하여, 둘째 소비자, 공급자, 보험자, 학자, 정책입안자 등 이해관계자들을 대상으로, 셋째 보다 소비자중심적인, 의사결정지원을 위한, 때와 장소를 가리지 않는 보건의료정보 및 서비스를 제공하여, 넷째 의료의 질 향상, 정보 및 프로세스 접근성 향상, 비용절감 효과, 관련산업발전, 대외경쟁력 강화 등을 꾀하고자 하며, 다섯째 무엇보다도 보건의료와 인터넷과의 만남으로 인해 기존 보건의료분야에 산업적 측면이 강조된 새로운 패러다임이 도입된 것이라고 할 수 있다.

#### (2) e-Health 모형

e-Health 모형은 크게 대상에 따른 모형과 기능에 따른 모형으로 구분할 수 있다.

대상에 따른 e-Health 모형으로는 다음과 같은 것이 있다. e-Health는 소비

자중심주의의 강화와 진료의 새로운 차원을 제시하면서 새로운 사업모형을 제시하고 있다.

- **사업(business) e-Health 모형**: 관리운영업무, 보험청구, 상거래와 유통 등 사업영역에서의 비용절감 등을 위한 수평적이고 수직적인 상호 연계와 통합을 추구하는 모형
- **임상(clinical) e-Health 모형**: 전자 건강자료의 축적, 전송, 분석과 의료로봇 등을 통한 의료서비스의 전자적 전달 등 임상진료와 관련된 모형
- **소비자(consumer) e-Health 모형**: 건강과 관련된 활동에 소비자 또는 환자가 직접적으로 참여하여 소비자중심주의를 강화하는 모형

다음으로 기능에 따른 e-Health 모형으로 다음과 같은 것이 있다.

- **content e-Health 모형**: 인터넷을 통한 건강정보의 제공, 정보탐색지원, 건강행태변화와 향상된 의사결정 및 원거리 학습 및 훈련 등 지원
- **community e-Health 모형**: 환자, 보호자, 의료서비스 제공자, 간병인 등 상호 메시지 및 정보교환을 통해 의사소통을 하거나 정보교환, 정서적 후원 및 커뮤니티 구축 등 지원
- **commerce e-Health 모형**: 온라인 약국, 전자시장 등 전자상거래와 쇼핑을 포함
- **connectivity e-Health 모형**: 보건의료시장에 속하는 여러 참여자를 연결하는 것이 주된 기능으로 건강보험 등 업무효율화, 서비스의 질 향상, 의료비절감의 효과를 도모
- **care e-Health 모형**: 인터넷을 통한 건강관리 및 질병관리를 목적으로 자가진료, 진료조정 및 정보교환관련, 전자건강기록, 임상의사결정 공유, 전문가 시스템, 질병관리, 원격진료 및 원격건강 등 지원

따라서 e-Health는 의료기관의 3대 가치사슬을 최적화시키는 역할을 수행함을 통해 의료기관의 핵심역량을 창출하게 하며 궁극적으로 지속적 경쟁우위를

확보함에 최적의 대안으로 자리매김할 것이다. 즉, 사업(business) e-Health를 통해 비용우위를 도모하고 임상(clinical) e-Health를 통해 제공하는 의료서비스의 가치를 제고하여 고객의 구매가 지속되도록 하며 소비자(customer) e-Health를 통해 의료서비스의 이미지와 병원서비스의 만족도를 제고하여 재구매를 증가하고 이탈고객을 최소화하도록 노력하고자 할 때 해당 의료기관은 여타 경쟁 의료기관에 비해 경쟁우위를 선점할 수 있다. e-Health는 이상의 가치를 제고함에 실제적이고 강력한 역할을 수행할 것이다.

**▌그림 7-8▐ 의료 가치사슬과 e-health**

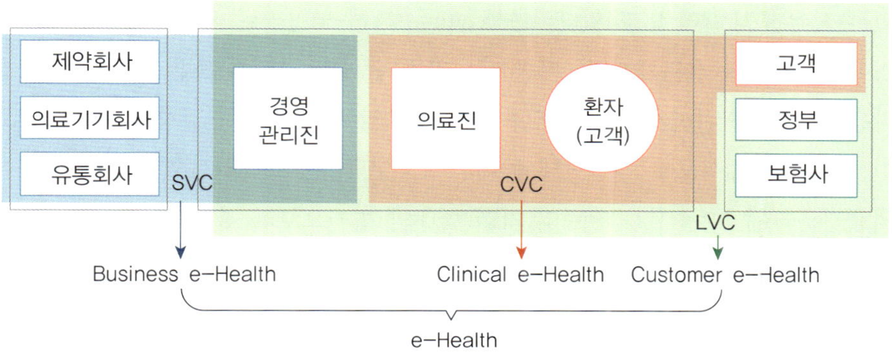


## 2) u-Health 개념 및 의의

### (1) u-Health의 개념

u-health란 유비쿼터스 IT기술을 활용하여 예방, 진단, 치료 및 사후관리 등의 보건의료서비스를 이용하는 것으로 확대된 e-Health로 이해할 수 있다. 여기서 '유비쿼터스(ubiquitous)'란 '언제 어디서나 존재한다', '도처에 널려 있다'란 의미로써 유비쿼터스 IT는 모든 물리공간에 보이지 않는 컴퓨터를 심어 모든 사물과 대상이 지능화되고 전자공간에 연결돼 서로 정보를 주고받는 공간을 만드는 개념으로 사용자가 컴퓨터나 네트워크를 의식하지 않고 장소에 관계없이 자유롭게 네트워크에 접속할 수 있는 환경을 의미한다. 그 특징으로는 모든 컴퓨터는

서로 연결되어야 하고(connected devices), 이용자 눈에 보이지 않아야 하며(invisible), 언제 어디서나 사용가능해야 하며(computing everywhere), 현실세계의 사물과 환경 속으로 스며들어 일상생활에 통합되어야 함(calm & silent technology)을 지향하고 있는 컴퓨터과학(computer science)의 영역에서 진행되거나 논의되고 있는 기술혁신의 모든 내용을 언급하고 있다.

### (2) u-Health의 의의

u-Health가 커다란 관심을 받고 있는 주요 이유는 다음과 같다.

첫째로, u-Health는 고령화시대에 급팽창하고 있는 보건의료비를 절감할 수 있는 실천적 대안이 되고 있다. u-Health는 특히 노인들로 하여금 보건의료서비스에 보다 쉽게 접근하게 할 뿐만 아니라 공급자와 사회적 또는 임상적인 상호작용을 더욱 빈번하게 한다. 또한 만성병을 앓고 있거나 건강상태가 악화되고 있는 환자를 대상으로 건강상태에 대한 보다 밀접한 모니터링을 가능하게 하여 의료전문가에 의한 적시 진료의 기회 확대와 병원으로의 불필요한 방문을 줄일 수 있다.

이와 함께 병원 환자의 조기퇴원을 유도할 수 있을 뿐만 아니라 값비싼 너싱홈(nursing home) 등 장기요양시설(long term care facility)에 거주하는 환자 중 집에서도 요양이 가능한 환자를 이송시킬 수 있어 자원의 효율적 활용이 가능해진다.

둘째로, u-Health는 환자, 특히 노인의 경우 자신이 거주하는 집에서 인간의 존엄성과 독립성을 유지하면서, 일상적인 삶을 영위하면서 기관의 진료와 돌봄(care)에 접근할 수 있을 뿐만 아니라 무엇보다 의료서비스의 영속성을 유지할 수 있다는 측면에서 삶의 질 향상에 절대적인 영향을 미칠 수 있다.

셋째로, 가족의 수발부담을 경감하여 경제활동에 참여할 수 있는 기회를 확대할 수 있을 뿐 아니라 가족 갈등의 감소에 긍정적 영향을 미칠 수 있다.

넷째로, u-Health는 다양한 수준과 유형의 서비스를 상품으로 제공할 수 있어 소비자와 서비스제공자의 자기결정권을 높이고 이를 통한 자원배분의 효율성을 제고할 수 있다.

다섯째로, u-Health는 여성 노인의 문제 해결에도 영향을 미칠 수 있다. 노인 환자의 경우 남성보다 여성의 평균수명이 길어 중노인의 경우 대부분이 과부인 여성인 관계로 이는 여성의 문제, 특히 임금수준과 사회적 지위가 낮은 여성의 문제를 해결하는 방법이 되기도 한다. 미국의 경우 가정간호를 신청하는 사람의 80%가 평균 나이 82세인 독거 여성 노인이다.

마지막으로 우리나라가 보유하고 있는 정보통신인프라를 극대화할 수 있다는 측면에서 활용가능성이 높다. 특히, 향후 고령사회 대책으로써 노인의 건강수준 유지 및 향상과 관련해 대단히 유익하다. 더구나 고령사회의 주역들이 자동차산업과 주택산업, 그리고 영화산업을 발전시킨 베이비붐 세대임을 감안할 때 u-Health의 중요성은 배가 된다.

### 사례 헬스케어 분야로 눈 돌리는 IT 기업들… 왜?

네이버, 삼성전자, KT 등 IT 대기업이 각자의 강점을 살려 스마트 헬스케어 산업에 뛰어들고 있다. 이들이 관심을 갖는 분야는 조금씩 다르다. 4,200만 회원, 모바일 1일 방문자수 3,000만을 자랑하는 데이터 사업자인 네이버는 클라우드에, 삼성은 모바일을 활용한 건강관리서비스, KT는 모바일 진단서비스에 집중하고 있다.

15일 코엑스에서 KIMES 행사 일환으로 열린 '스마트 헬스케어 종합지원센터 구축' 세미나에서 네이버 등이 준비 중인 헬스케어서비스 사업의 일부가 소개됐다.

**네이버, 병원 데이터 보관에 눈길**

네이버는 병원들의 데이터에 관심을 쏟고 있다. 그동안 병원 내부 데이터는 외부에 보관할 수 없었다. 그런데 지난 2016년 8월 의료법 개정으로 병원 내 모든 시스템 클라우드를 사용할 수 있게 됐다. 사실 네이버는 오래 전부터 이 사업에 관심을 두고 있었다. 이에 의료법 개정이 되기 전인 2009년 자회사인 '네이버 비즈니스 플랫폼(NPS)'을 설립했고, 2016년 법이 개정되자 곧 서비스 제공에 들어갔다. 네이버 측은 병원들이 데이터를 내부보다 외부에 저장하는 것이 훨씬 이익이라고 목소리를 높인다. NPS 류재준 이사는 2015년 미국 기준 전체 해킹 중 21%가 의료기관이었다며, 우리나라도 크게 다르지 않다고 강조한다. 류 이사는 "일선 의료기관에 대한 정부의 해킹 현황 파악과 관리감독이 부실하다"며 "많은 병원이 웹사이트와 모바일 페이지 해킹을 당하고 있고, 해킹을 당한 사실 자체를 모르고 있기도 하다"고 발표했다. 네이버가 제공하는 클라우드서비스는 비싸거나, 보안에 약하지 않고, 느리지 않다는 게 류 이사의 주장이다. 병원 상황에 맞는 클라우드 사용량에 맞는 서버를 사용할 수 있고, 트래픽 증가 시 서버를 증가하거나 줄일 수 있어 더 저렴하다는 것이다. 또 병원이 전산장비를 운용하려면 수많은 장비와 사람, 유지보수비용이 필요하지만, 클라우드를 사용하면 운영자만 필요하다고 강조했다. 류 이사는 "네이버 클라우드는 학습을 통한 글로벌 최고 수준의 보안을 유지하고 있고, 단 한번의 공격도 허용하지 않았다"며 "속도 또한 느리지 않고, 안정성 확보를 위해 병원 전용회선과 회선 이중화를 구성했다. 또 누구나 쉽게 서비스를 사용하고 관리할 수 있도록 관리도구를 웹으로 제공하고 있다"고 설명했다.

**삼성, 모바일로 영국에서 원격진료서비스 제공**

삼성전자는 오랫동안 애정을 쏟아온 모바일 헬스에 집중하는 모습이다. 2017년 삼성헬스(ver 6)가 등장하기 전에는 사용자의 활동이나 영양 등을 체크하는 기능에 그쳤다. 하지만 이번 서비스에는 운동, 음식, 카페인, 혈압 등을 모니터링할 수 있도록 업그레이드했다. 또 전문가 서비스와 소셜 경쟁을 통한 서비스 등을 추가했다. 눈에 띄는 것은 원격진료를 할 수 있는 기능이다. 이날 발표자로 나선 삼성전자 무선사업부 백금화 과장은 "전문가 서비스 중 원격상담이나 건강 Q&A는 영국에서 헬스케어 기업인 바빌론과 손잡고 서비스를 제공하고 있다"며 "사용자가 더 재미있게 사용할 수 있도록 경쟁할 수 있는 친구에게 도전할 수 있는 '투게더'와 주변의 여러 사람과 경쟁할 수 있는 '챌린지'기능을 넣었다"고 소개했다. 친구와 함께  또는 도전할 수 있는 기능 등이 추가됐다. 또 "건강검진을 받은 사람이 동의를 하면 카톡으로 받아 삼성헬스에 저장되고, 언제든지 자신의 기록을 볼 수 있도록 하고 있다"며 "이 서비스는 메디에이지와 진행하고 있다"고 말했다.

삼성전자는 모바일을 플랫폼으로 서비스 확장을 꾀하고 있는 모양새다. 그 예로 운동을 하면 보험료를 할인해주는 서비스인데, 고객의 동기부여를 위해 애니핏(Anyfit)과 연계해 가입자의 걸음수에 따라 보험료를 할인해주고, 7대 질병이 발생해도 혜택받을 수 있는 보험상품을 삼성화재와 출시한 것이다. 명상 앱 전문업체와 협력으로 명상관리 프로그램도 제공하고 있다.

또 미국, 호주 등 영어권 국가에서 마음을 차분하게 하는 영상과 수면에 도움을 주는 명상관리 프로그램도 제공하고 있다. 이 서비스는 명상 앱 전문업체 '캄(Calm)'과의 협업을 통해 진행된다.

**KT, 모바일 진단기기 강점 살려 사업 준비**

KT는 모바일 진단기기의 강점으로 사업을 추진 중이다. 소량의 혈액과 소변으로 (협심증이나 심근경색, 당뇨병, 전립선암 등을 빠르게 진단할 수 있는 모바일 진단 솔루션을 가동하고 있는 것이다. 또 진단기기와 연동해 시간, 장소에 구애받지 않고 환자 차트를 구성하는 의료정보시트템(Mobile EMR)을 구현하고 있다. 이 시스템은 HL7, DICOM 등 국제표준을 준수하고 12개 다국어를 지원하며 기기 연동이 쉬운 개방형 플랫폼이 강점이다. KT는 카자흐스탄, 러시아, 필리핀, 방글라데시 등 6개국에 디지털 헬스케어 솔루션 및 플랫폼(m-Hospital)을 구축하는 글로벌 사업을 추진하고 있다. 또 지난해는 분당서울대병원과 의사가 부족한 모스크바 러시안 레일웨이즈 제1 중앙병원에서 KT 디지털헬스케어 솔루션, 즉 혈액검사기, 혈당기, 모바일 초음파기기, 디지털 청진기 등을 활용해 원격진료를 진행한 바 있다.

자료: 메디칼업저버(http://www.monews.co.kr)

## 사례 병·의원 경영 솔루션도 이젠 모바일로 해결

모바일기기의 장점들은 현대인들의 생활뿐만 아니라 업무환경도 급격히 변화시키고 있다. 이는 의료계에서도 마찬가지인데 최근 의료계 대부분에서 스마트폰, 태블릿 등 모바일기기를 활용해 진료에 이용하거나, 환자 만족을 높여주는 일에 활용하고 있다.

일례로 기존에는 컴퓨터에서 구현되던 EMR(전자의무기록, Electronic Medical Record), OCS(처방전달시스템, Order Communication System), PACS(의료영상저장전송시스템, Picture Archiving Communication System) 등과 같은 시스템들은 물론 환자와의 커뮤니케이션까지도 모바일기기를 통해 활용이 가능하게 되었다.

이 중에서도 스마트폰, 태블릿PC와 같은 모바일기기의 등장으로 의료 전자차트를 포함한 병·의원 경영 솔루션 분야에 변화가 두드러지게 나타나고 있다. 과거와 달리 모바일기기를 활용해 의료진은 병원이 아니더라도 언제 어디서나 환자정보를 확인할 수 있어 의료서비스를 제공하는 의료인들에게도 쉽고 편리한 업무환경을 만들어준다.

이 솔루션이 개발되기 전 병원이나 의원에서는 환자가 의료기관 방문 시 직접 안내데스크에서 종이차트에 개인정보를 기록해 접수를 하고 의사는 해당 종이차트에 진료 및 검사 결과를 기록해야 했다. 환자가 해당 의료기관을 재방문할 경우 의사, 간호사 등 의료진은 환자와 관련된 종이차트를 찾아야 하는 불편이 있었고, 환자에 대한 처방, X-ray 등 관련 처치에 대한 의료정보를 따로 보관 및 관리해야 했다.

이후 의료기관 대부분은 종이차트를 없애며 EMR, OCS, PACS 등 다양한 의료정보 솔루션을 운영해 왔다. IT기술을 통한 의료정보 솔루션은 병원 간 중복진료를 줄여 환자들의 편의를 높였고, 임상 데이터 축적을 통해 의료기술 발전에도 기여했다. 또 병원경영 측면에서도 운영비용과 시간을 줄이고 효율성을 높였다.

최근에는 기존의 솔루션을 개선해 과거보다 발전된 의료정보 솔루션을 모바일과 접목해 운영하는데 주력하고 있다. 현재 많은 병·의원에서 사용하고 있는 솔루션은 EMR, OCS, PACS 등 의료정보 솔루션을 제공하는 것은 물론 환자접수, 진료, 검사,

청구, 수납 등을 모든 과정을 의료기관 내 PC에서 뿐만 아니라 스마트폰, 태블릿PC와 같은 모바일기기에서 조작 및 관리가 가능하다.

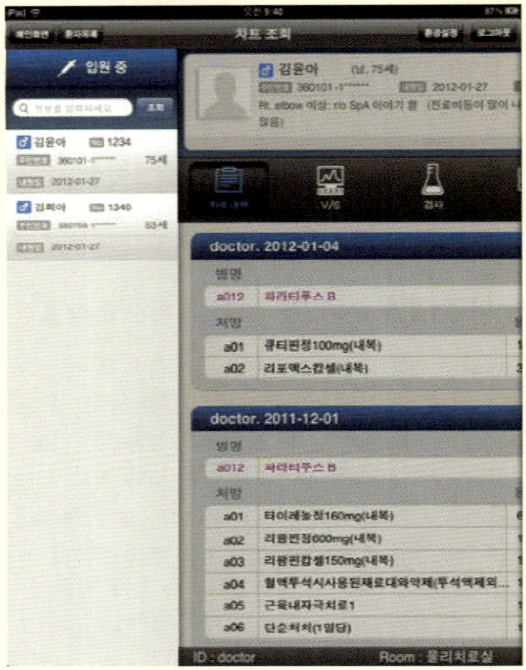


스마트폰, 태블릿PC의 보급 확산은 과거 의료기관에서 사용하던 종이차트를 '모바일차트'로 바꾸고 있다. 다양한 병·의원 경영 솔루션이 스마트폰, 태블릿PC 등 모바일 기기에서 구현이 가능해지면서 의료진이 모바일기기로 언제 어디서나 진료일정 확인, 상담문의, 차트조회, 이미지 확인, 대기현황, 청구현황 등을 확인할 수 있게 됐다. 이와 함께 의사가 자신의 진료실 PC에서만 볼 수 있던 진료내역 등 정보를 외부에 있어도 언제 어디서나 확인할 수 있고 메모도 가능해 향상된 의료서비스를 제공할 수 있다.

또 의료진뿐만 아니라 해당 솔루션의 환자용 프로그램을 환자가 직접 모바일기기를 통해 이용할 경우에 병원 예약, 현재 병원 대기 인원수, 건강정보 등을 확인해볼 수 있게 됐다.

자료: ITdail(2014.7.1)에서 발췌정리

## 3. 사물인터넷, 의료인공지능과 3D 프린팅

### 1) 사물인터넷

#### (1) 사물인터넷의 개념

수년 전부터 사물인터넷(Internet of Things: IoT)이 주목받고 있다. 사물인터넷이란 각종 사물에 센서와 통신기능을 내장하여 실시간으로 데이터를 인터넷으로 주고받는 기술이나 환경을 말한다.

사물인터넷을 구성하는 기기의 개수는 조사기관마다 차이가 있는데 정보기술 조사 및 자문회사인 가트너(Gartner)에 의하면 2009년까지 사물인터넷 기술을 사용하는 사물의 개수는 9억 개였으나 오는 2020년까지 260억~2,000억 개의 기기가 서로 연결되는 IoT 세상이 구현될 것으로 전망하고 있다. 이 수치는 지구상의 모든 사람에 대해 한 사람당 평균 3~25대가 넘는 기기를 의미한다고 한다.

#### (2) 사물인터넷의 중요성

사물인터넷이 중요한 이유는 사물들이 모두 자신을 구별할 수 있는 유일한 아이피(Internet Protocol: IP)를 가지게 됨에 따라 모든 사물이 모든 사람과 연결될 수 있다는 점에 있다. 이로 인해 사물인터넷 기기는 온도, 빛, 압력, 소리와 움직임 등의 변화를 알아낼 수 있어 세상에서 어떤 일이 일어나고 있는지에 대한 사용자의 눈과 귀 역할을 할 수 있다. 또 이와 같이 많은 사물이 연결되면 인터넷을 통해 방대한 데이터가 모이게 되는데 이를 빅데이터(big data)라 하며 이의 활용도는 상상을 초월한다 할 것이다.

리프킨(J. Rifkin)은 경제생활과 사회생활의 사실상 거의 모든 측면에서 시시각각 실시간으로 빅데이터가 공급되어 3차 산업혁명인 공유경제의 촉매역할을 할 한계비용 제로 현상이 보다 현실적으로 다가올 것이라고 전망하였다. 즉, 리프킨은 사물인터넷이 희소성에 기초한 경제를 서서히 풍요의 경제로 이전시킴에 매우 중요한 역할을 할 것으로 분석하였다. 이는 리프킨이 주장한 산업혁명의 세 가지 인프라인 에너지와 커뮤니케이션 및 물류의 모든 측면에서 사물인터넷은 변화를 미칠 것으로 보았다.

### (3) 사물인터넷의 활용 및 문제

사물인터넷은 소매점에 설치된 센서를 통해 소비자가 어떤 상품을 보고 구매하는지 여부 등 소비자행동 방식을 파악할 것이고 구매된 제품이 어떻게 재사용되는지 등을 모니터링하는 것은 쉽게 예상할 수 있다. 그 외 소음공해의 추적, 도로 교통량, 인도의 보행밀도, 남은 주차공간, 가로등 밝기 자동조절, 화재경보, 지표면 밀도 및 진동감지 등 조기경보, 야생동물의 이동경로, 수질변화, 식량생산 및 배송, 꽃가루 확산정도 등 그 어떤 것도 가능할 것이라고 그리 어렵지 않게 전망할 수 있다.

의료와 보건분야 또한 사물인터넷은 적극 활용될 것이다. 인체에 센서 부착으로 심박동수, 맥박, 체온 등 생체기능 모니터링과 스마트폰을 통한 건강 모니터링은 이미 가능한 일이 되었다.

최윤섭(2014)은 개인 유전정보 검사를 통한 질병 예측, 신생아의 유전 질환의 임신 전 판단, 고객의 유전자에 호소하는 맞춤 광고마케팅, 센서달린 약을 통해 복용 여부 추적, 혈당 측정용 콘택트렌즈, 구글 글래스를 쓰고 수술과 CT 스캔을 하는 의사, IBM의 슈퍼컴퓨터를 활용한 암진료 등 건강에 대한 인간의 관심은 이상의 것들을 실현하고자 하는 방향으로 진행할 것을 믿어 의심치 않는다.

사물인터넷은 개인의 사생활을 침해할 것이라는 우려가 심각하게 제기되고 있다. 사생활 보호와 관련된 정보보안의 문제는 생성된 데이터의 소유권과 보호와 관련된 책임소재 등은 여전히 심각한 사회문제로 제기될 것이다.

한편, 이와 관련하여 배타적인 사생활의 시대에서 벗어나 협력적인 투명성의 시대로 전환할 것이라는 전망도 있다. 향후 인류는 확대된 수평적 · 개방적 · 협력적 네트워크 사회에서 사생활에 대해 그리 큰 흥미를 느끼지 않을 수 있다는 지적도 함께 생각해볼 문제이다.

### 사례 '길고 긴 진료대기 이제 안녕'… 병원에 스며드는 사물인터넷(IoT)

호흡기 염증의 진료차 대형병원을 찾은 K 씨. 병원에 도착하자마자 핸드폰에 푸시 알림으로 환영메시지가 떴다. 동시에 진료과 접수도 자동으로 완료되어 병원 내 진료실 위치가 안내되었다. 모바일 앱에서 진료대기 순서를 확인하니 아직 시간적 여유가 있어 병원에 조성된 공원에서 치유의 시간을 가질 수 있었다. 30분 뒤 K 씨의 진료 차례가 되었다는 알림이 울렸다. 복잡한 병원구조였지만 실내 내비게이션의 안내로 금방 진료실을 찾을 수 있었다. 진료비는 모바일로 결제되었고 K 씨는 편안한 마음으로 거처로 돌아갈 수 있었다.

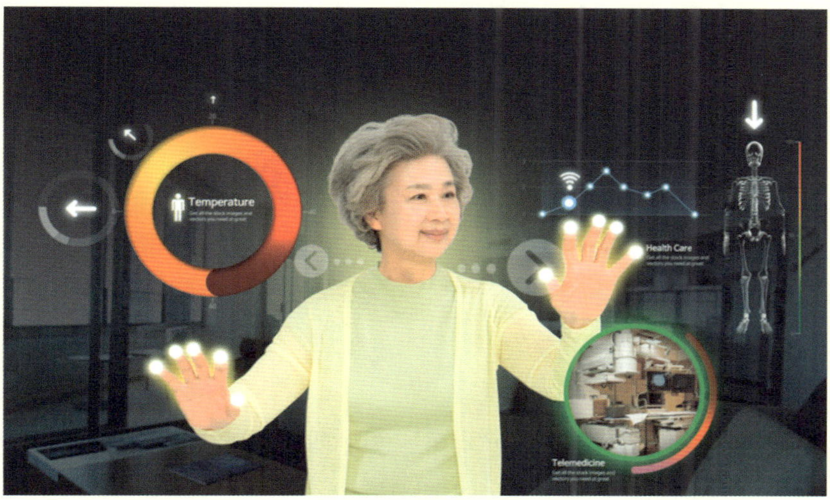


IoT는 사물인터넷(Internet of Things)의 약어로 각종 사물에 센서와 통신기능을 내장하여 무선통신을 통해 각종 사물을 연결하는 기술이다. 2020년이 되면 거의 200억대에 가까운 기기가 인터넷에 연결될 것으로 전망되며, 공장, 도시, 일상생활의 각종 것들과 접목되어 그동안 SF영화에서나 등장했던 상상을 현실로 이루는데 일조하고 있다. 특히 IoT가 병원과 접목했을 경우 전문가들은 의료수준의 전반적 업그레이드를 기대하고 있다. 국내 일부 대형병원도 병원서비스에 IoT를 도입해 '스마트병원'으로서의 도약을 시작했다. 기존에 오랜 시간이 필요하던 접수·대기·결제과정을 단축, 방문객의 불편을 줄이고 업무효율성을 극대화하는 효과가 기대되고 있다.

강북삼성병원은 기존에 운영하던 모바일앱 서비스를 IoT기반 모바일앱 서비스로 리뉴얼했다. ▲생체인증 로그인 ▲진료일정 자동 안내 ▲진료과 길안내 ▲대기없는 진료과 접수 ▲모바일 결제 ▲진료 대기현황 실시간 조회 ▲원내 처방전 조제현황 조회 ▲원외 처방전 출력 조회 ▲자동출차서비스 등 환자 경험에 따른 편리한 기능을 제공한다. 해당 앱은 앱스토어에서 누구나 다운로드받을 수 있으며 이후 모바일앱에서 실손보험청구, 처방전 약국전송, 제증명 발행 등도 오픈될 예정이다.

부산대병원은 이미 3년 전부터 환자 및 보호자의 편의를 위한 진료+길안내 앱인 'HeNA(Healthcare indoor Navigation)'를 오픈했다. 해당 앱의 핵심 원리인 '비콘 위치 기반 솔루션'은 병원 곳곳에 설치된 비컨이 블루투스로 스마트폰과 연결되어 GPS 를 받을 수 없는 장소에서도 정확한 현위치 파악이 가능하게 한다. 내비게이션은 물론 환자 동선 파악이 가능하여 환자 및 병원 관계자, 병원 내 장비의 총체적 관리까지 확대 적용될 예정이다.

최병관 교수(부산대학교병원 의료정보센터장)는 "현재는 Iot가 진료접수 과정 단계까지 접목된 상황이지만, 환자의 수액, 소변량의 실시간 모니터링, 모션 감지 센서로 환자의 낙상, 욕창을 방지하는 등 앞으로의 적용방안은 무궁무진하다"며 "IoT, 빅데이터, 클라우드 등 신기술을 결합한 통합서비스로 발전시켜 미래형 스마트 헬스케어 서비스 제공에 기여할 것"이라고 전했다.

자료: 매경헬스(2019.4.2)에서 발췌정리

## 2) 의료인공지능

### (1) 의료인공지능의 개념

2016년 이세돌과 알파고(AlphaGo)라는 인간과 기계의 세기적 격돌은 인공지능과 구글(Google)을 단숨에 세계적 관심의 대상으로 만들어버렸다. 인공지능(Artificial Intelligence: AI)이란 인간의 뇌와 같은 지능을 가진 컴퓨터 또는 이를 실현하기 위한 시스템 및 요소기술로써 학습, 문제해결, 패턴인식 등과 같이 인간지능의 인지 문제를 해결하는 데 주력하는 컴퓨터공학 분야이다.

사물인터넷(IoT)과 SNS(Social Network Service) 등에 기반한 빅데이터의 축적과 사람처럼 지식을 쌓을 수 있는 인공신경망(artificial neural network) 기반의 기계학습(machine learning) 기술인 딥러닝(deep learning)의 발전으로 인공지능 시장이 급성장하고 있다.

인공지능의 성능은 학습하는 데이터의 양과 질에 달려 있는데, 최근 의료 데이터가 두 배로 증가하는 데 소요되는 시간이 1950년대 50년에 비해 2020년에는 0.2년이 걸릴 것으로 전망되고 있다. 이렇게 폭발적으로 증가하는 의료

빅데이터와 예측 일관성과 확장성 및 정확성을 갖춘 딥러닝 기술의 만남은 의료 인공지능 시장의 급팽창을 예견하고 있다. 세계적인 시장분석 전문업체인 Alliedmarketresearch(2018)는 세계 인공지능 헬스케어 시장이 2016년 14.4억달러에서 2023년 227.9억달러로 48.7%의 연평균성장률을 나타낼 것으로 전망하였으며, Frost&Sullivan(2015) 또한 2015년 8.1억달러에서 2021년 66.6억달러로 빠른 성장세를 보일 것으로 예측하고 있다.

### (2) 의료인공지능의 중요성

의료인공지능은 질병진단 또는 예측에 있어 학습, 추론, 지각, 이해 등 인간의 지능을 수행하도록 개발된 기술로 IBM 왓슨(Watson)이 가장 대표적인 예이다. '왓슨 포 온콜로지(Watson for Oncology)'는 IBM이 개발한 의료용 인공지능 클라우드 기반 플랫폼으로 암환자 데이터를 입력하면 과거 임상 사례를 비롯해 선진 의료기관의 자체 제작 문헌과 290종의 의학저널, 200종의 교과서, 1,200만 쪽에 달하는 전문자료를 바탕으로 '강력 추천', '추천' 및 '비추천' 등 3가지로 나눠 치료방법을 의료진에게 제시한다.[7)]

인공지능기술을 접목한 의료기술은 EMR 및 의료데이터, 의료 및 병리영상 및 시그널 모니터링 의료기기에 접목하여 새로운 진료법을 찾고 이를 효과적으로 적용함에 우선적인 관심사가 주어지고 있다. 의료인공지능으로 활용할 수 있는 영역은 크게 다음과 같은 분야가 있다.[8)]

---

**7)** 2016년 가천대학교 길병원에 암진단 '왓슨 포 온콜로지(Watson for Oncology)'가 도입되었고, 2017년 암환자의 종양세포와 유전자 염기서열을 분석해 맞춤형 치료법을 추천하는 '왓슨 포 지노믹스(Watson for Genomics)'가 부산대학교 병원에 도입되었다. 이외 대구 가톨릭대병원, 계명대동산병원, 건양대병원, 조선대병원, 전남대병원 등 도두 7개 병원이 왓슨을 도입했다. 2017년 12월 가천대 길병원이 도입 1주년 심포지엄에서 발표한 의견 일치율은 56% 수준으로, IBM과 미국 메모리얼 슬로언 케터링 암센터가 소개하는 대장암 등 5개 암에서 91~100%의 일치율보다 크게 떨어진다. 인종적 특성 등에 따른 차이라고 설명하기도 하나, 애초부터 훈련용 데이터를 검증용으로 사용하는 등 성능이 과장되었다는 의견도 있다.

식품의약품안전처는 2017년 말 '빅데이터 및 인공지능기술이 적용된 의료기기의 허가·심사 가이드라인'을 발표하면서 왓슨을 '비의료기기'로 분류했다.

**8)** 한국보건산업진흥원, 인공지능(AI) 기반 의료기기 현황 및 이슈(1)(2), 2019 참조

- **진료:** 의료데이터 등의 복합정보로부터 환자진단, 수술, 치료수행
- **의약개발:** 빅데이터 분석으로 부작용이나 약리기전을 예측분석하고 최적화된 임상시험 도출
- **의료서비스:** 개인별 유전자정보와 결합한 정밀의료 및 ICT와 결합한 스마트 의료
- **의료정보:** 보건의료에 관련된 데이터를 수집 및 새로운 정보생성

의료인공지능의 활용으로 다음과 같은 효과를 기대할 수 있다.

- 문서나 수치형태의 전자의무기록(EMR)의 빠르고 정확한 진단을 통한 환자 맞춤형 진료
- 시계열의 생체신호의 분석 및 새로운 치료법 찾기
- 의료영상의 품질개선 및 새로운 정보추출
- 병변의 탐지나 진단, 질병 사전예측 및 예방
- 유전체 데이터 등을 이용하여 질환 확인 및 진단
- 데이터 패턴분석을 통한 진단속도와 정확성 향상
- 의료목적의 신체 착용형 센서를 통해 시그널 정보 획득, 실시간 대응 및 24시간 모니터링
- 의료진 부족 문제 해결(특히, 영상의학과 전문의, 응급판독 전문의 등)

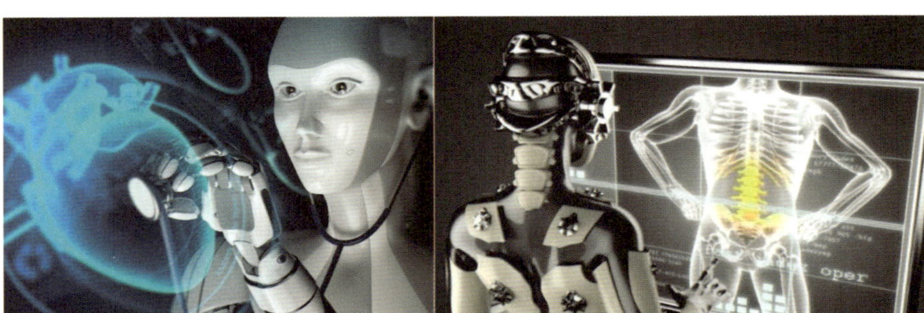

**의료인공지능 예시**

이미지 출처: gettyimagesbank(www.gettyimagesbank.com)

한편, 의료인공지능의 활성화를 위해서 사전에 해결해야 할 문제들도 많다. 그 대표적인 것이 의료자료와 관련된 것이다. 의료인공지능은 의료빅데이터의 활용을 토대로 하고 있어 개인정보보호법, 생명윤리와 안전에 관한 특별법, 데이터 소유 및 관리 권한 등 다양한 법적 이슈에 대한 대책이 필요하다. 이와 함께 의료기기 허가, 신의료기술평가, 보험급여 결정 등은 시장활성화에 핵심 관건이 되고 있다.

### 사례 의료업계 미래 전략 키워드는 '빅데이터 · AI'

**의료업계, 바이오헬스산업 육성 활발**

첨단 IT와 바이오기술을 결합한 바이오헬스케어 시대가 열렸다.

의료계에서 차세대 의료환경을 구축하기 위한 빅데이터, 인공지능(AI) 등의 연구가 활발하다. 4차 산업혁명 시대에 맞춰 의료빅데이터와 인공지능을 기반으로 한 첨단의료기기, 신약개발, 정밀의료분야에서의 글로벌 경쟁력을 높이기 위한 움직임이다. 정부는 5월 발표한 '바이오헬스산업 혁신전략'에서 현재 연 2조 6,000억원 수준인 바이오헬스 분야 연구개발투자를 2025년까지 4조원 이상으로 확대하겠다고 밝혔다. 이에 맞춰 의료계도 빅데이터, 인공지능 등과 관련된 연구개발에 적극 나서고 있다. 지난해 빅데이터 분야 대학ICT연구센터 지원사업 기관으로 선정된 서울대 의료빅데이터연구센터에는 현재 8개 대학, 5개 의료기관의 교수 · 의료진 · 연구원들이 손을 잡고 있다. 7월 5일에는 서울대병원에서 심포지엄을 열어 산업현장에서의 활용사례, 성공 스타트업의 기술, 대기업이 바라보는 인공지능 시장에 대한 의견과 기술을 발표할 예정이다.

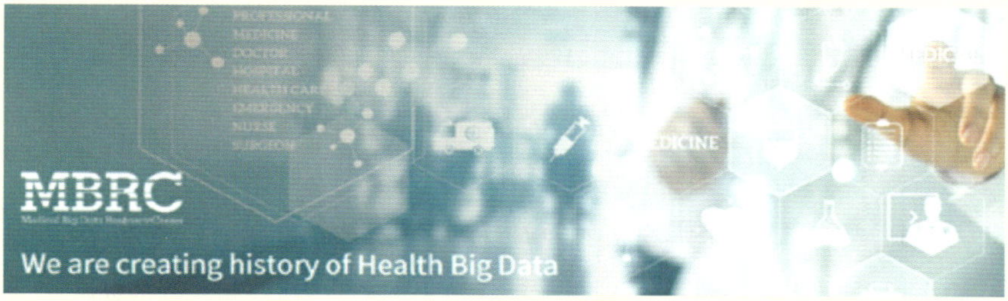


8개 대학 5개 의료기관의 교수와 의료진, 연구원들이 협력해 의료 빅데이터 분야를 연구개발하는 서울대 의료빅데이터연구센터(MBRC).

2017년 세워진 서울아산병원 헬스이노베이션 빅데이터센터는 과학기술정보통신부와 한국정보화진흥원(NIA)이 지정한 '빅데이터 전문센터'다. 환자맞춤형 의료서비스를 제공하기 위한 연구활동과 의료빅데이터 활용이 필요한 기업과 기관을 지원하는 오픈이노베이션 플랫폼으로 병원과 기업의 가교 역할을 하고 있다. 이곳에서는 지난해 11월부터 5개월여에 결쳐 CT, MRI, 병리영상 등 각종 의료 데이터를 인공지능으로 진단하는 알고리즘을 만드는 '의료 인공지능 개발 콘테스트'도 개최했다.

이대서울병원 첨단의생명연구원은 4월에 '보건의료 빅데이터의 연계 활용 강화 심포지엄'을 열고 보건의료 각 분야에서 빅데이터가 활용되는 사례와 연구활동을 강화할 수 있는 방안을 논의했다.

비만특화 의료기관 365mc는 5월부터 수술실에 적용한 인공지능 지방흡입 시스템을 2019 메디컬 AI포럼에서 소개해 주목을 받았다. 마이크로소프트와 함께 개발한 이 시스템은 집도의의 수술 동작을 모션캡처 기술로 저장한 뒤, 이를 인공지능을 통해 빅데이터 형태로 분석해 의료진에게 최적의 동작을 제시하고, 수술 결과를 예측하는 프로그램이다. 4월에는 BK메디칼 그룹과 싱가포르에 인공지능 지방흡입시스템을 기반으로 한 '비만 특화 병원' 설립을 위한 업무협약도 체결했다.

자료: 동아일보(2019.6.24)에서 발췌정리

## 3) 3D 프린팅

### (1) 3D 프린팅이란?

2014년 일본에서 3D 프린터로 찍어낸 권총을 제조하여 소지하고 있던 대학 직원이 경찰에 체포되는 사건이 있었다. 문제는 그 총이 격발되었다는 점에서 사회에 미친 충격은 컸었다.

3D 프린팅(3 dimension printing)이란 3차원의 도면을 바탕으로 연속적인 계층의 물질을 뿌리면서 3차원의 물체를 만들어내는 제조기술을 말한다. 이때 플라스틱, 금속, 왁스, 종이, 고무 등 다양한 재료들이 사용된다.

3D 프린팅은 사물인터넷 경제에 동반된 제조모델로 사물인터넷과 함께 실로 획기적인 사회경제적 변화를 초래할 것으로 전망되고 있다. 3D 프린팅이 가능하다는 것은 이제 소비자가 생산을 직접 담당함을 의미하는 것으로 전통적인 제조모델은 생산자, 유통자, 소비자가 서로 분절되어 구분됨에 반해 본 제조모델은 생산자가 소비자가 되는 모델로써 유통자가 사라지는 모델이다.

이러한 제조모델이 파생시킬 사회경제적 현상을 상상할 수 있을 것인가? 현대 경제학과 경영학이 다시 쓰여져야 할 것이다. 삶의 행태와 사회현상도 전반적으로 변화될 것이다. 가히 예측불가라 할 수 있다.

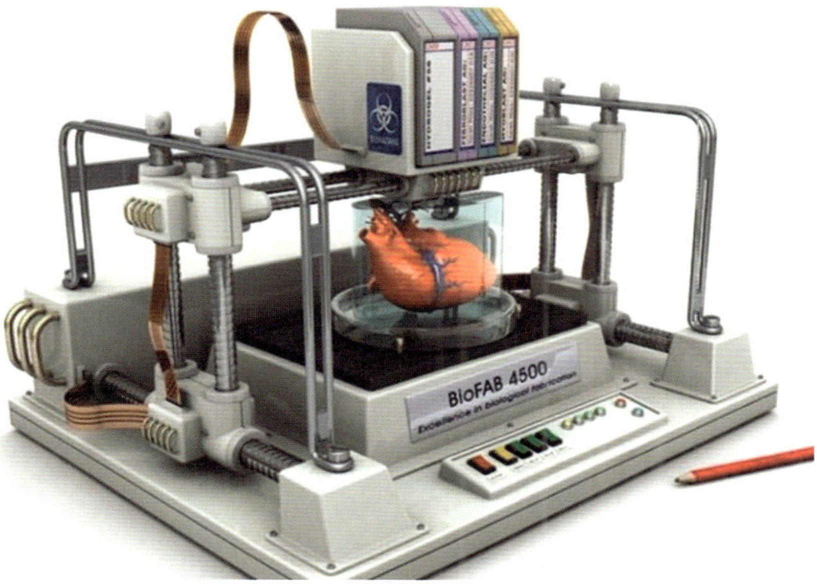


3D 프린터로 인공장기 만드는 모습

### (2) 3D 프린팅의 중요성

리프킨(J. Rifkin)은 3D 프린팅은 한계비용이 거의 들지 않는 사회로의 이행을 촉진시켜 공유경제의 확산에 기폭제 역할을 할 것으로 보았다. 이는 사물인터넷과 함께 3차 산업혁명의 핵심이며 다음과 같은 측면에서 자본주의 시대의 대량생산체계를 협력 시대의 대중생산체계로 변화시킬 것으로 전망하였다.

첫째, 3차원의 도면을 프로그래밍하고 출력하는 데 사용한 소프트웨어를 만드는 것 외에 제조에 있어 인간이 관여하는 부분이 거의 없다. 인간은 현재와 같은 제조 노동에서 상당부분 해방되어 삶의 질을 위한 활동으로 전환할 수 있다.

둘째, 제조과정이 전통적 공장제조의 삭감과정과 달리 적층방식이어서 제조에 낭비가 없다.

셋째, 예비 부품의 출력이 가능해 설비 교체비용이 최소화된다. 또 최소비용으로 맞춤형 생산이 가능하다. 하나를 생산하나 수만 개를 생산하나 생산단가가 같다.

넷째, 내구성과 재활용을 중시하며 무공해적 재료로 지속가능한 생산체제가 가능하다.

다섯째, 3차 산업혁명 인프라가 갖춰진 곳이면 어디서든 제조가능하다. 이는 프린팅이라는 취미생활의 하위문화가 새로운 경제 패러다임으로 승격함을 의미한다.

여섯째, 마케팅 및 물류비용이 격감한다.

이렇게 3D 프린팅은 지역공동체에 살면서 지속가능 개발이 가능한 글로벌 협력적 공유사회를 창출시킬 것으로 기대된다.

### (3) 3D 프린팅과 의료

3D 프린팅은 이미 의료혁신의 시대를 열어가고 있다. 치아 보철물, 맞춤형 보청기, 맞춤 인공 턱뼈, 두개골, 의족과 의수, 기관지 부목 등 각종 인공관절 및 장기 등 저렴하면서도 자신의 신체에 꼭맞는 맞춤형 인체물들을 생산하고 있다.

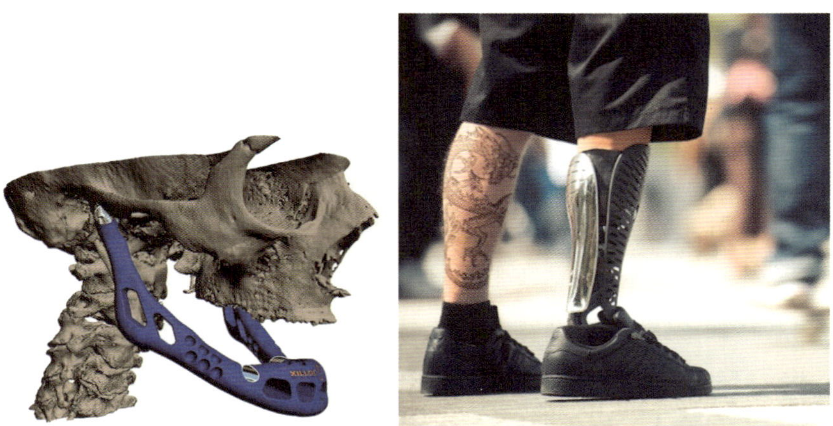

3D 프린터로 만든 티타늄 턱뼈(왼쪽)와 맞춤형 의족(오른쪽)

뿐만 아니라 수술환자와 같은 인체를 제작하여 사전 수술을 시행해봄으로써 의료사고도 줄일 수 있을 뿐 아니라 의료교육으로도 활용되어 실제 인체를 실습하는 효과를 낳고 있는 등 그 활용분야는 실로 무궁무진할 것이다.

**사례** **로봇치료 · 3D 프린트 … 대학병원, 미래를 연다**

최첨단 의료기술이 국내 병원에도 속속 등장하고 있다. 대형 대학병원들 사이의 경쟁이 날로 심해지면서 최첨단 의료장비, 기술, 수술법 도입이 가속화되는 양상을 보인다.

의료기술 발전 속도를 가장 직접적으로 느낄 수 있는 분야는 바로 로봇이다. 단순히 사람의 수술을 대신하는 것을 뛰어넘어 다양한 분야의 의료 행위를 정밀화하는 데 기여하고 있다.

수술 중 자기공명영상(I-MRI) 장치가 대표적이다. 연세대 세브란스병원이 도입한 I-MRI는 뇌수술 중 뇌병변이 정확하게 절제됐는지를 실시간 확인할 수 있는 장비이다. 이전까지는 수술 전에 종양의 크기와 위치를 확인하고, 수술 후에 다시 영상을 찍어봐야 했다. 하지만 I-MRI를 이용하면 병변 부위가 정확하게 절제됐는지, 혹시라도 남아 있는 부위가 있는지를 정확히 알 수 있다. 덕분에 한번에 종양이 깔끔하게 제거되지 않아도 곧바로 재조치가 가능하다. 장종희 세브란스병원 신경외과 교수는 "정상 뇌와 종양의 경계가 명확하지 않은 부위를 수술할 때도 정확도를 높일 수 있는 기계다"라고 설명했다.

최첨단 3차원(3D) 프린트 기술을 의료현장에 접목하는 시도도 늘고 있다. 3D 프린트는 컴퓨터에서 3차원으로 제작된 설계도면대로 실제 제품을 찍어내는 기계다. 일반 문서 출력 프린터의 3차원 버전으로서 3D 프린트 기술은 주로 성형외과에서 이용돼 왔다. 골절환자의 뼈 단면을 맞추는 수술, 양악수술 전에 모의수술에 이용됐다.

최근에는 3D 프린트 기술로 만든 인공기관을 인체 안에 집어넣는 프로젝트도 진행됐다. 포스텍 조동우 기계공학과 교수와 서울성모병원의 이종원 성형외과 교수, 김성원 이비인후과 교수팀은 태어날 때부터 코와 콧구멍이 없었던 몽골 소년 네르구이 바람사이 군(6)의 인공 코에 3D 프린트 기술로 만든 '맞춤형 인공 콧구멍 · 기도 지지대(Nostril Retainer)'를 넣어 성공적으로 안착시켰다.

자료: 동아일보(2014.12.17)에서 발췌정리

## 4. 병원정보시스템 구축효과

의료조직에서 환자의 진료 및 관리운영과 관련된 정보의 정확한 창출과 신속한 활용은 의료조직의 다양한 이해관계자에게 다음과 같은 긍정적인 영향을 미치게 된다.

첫째, 의료진은 환자의 진료와 관련된 정보를 바탕으로 빠르고 정확한 진료의 사결정을 수립할 수 있다. 이를 통해 환자 진료의 품질을 높일 수 있으며 자신의 의료기술수준을 제고함에도 커다란 영향을 미친다. 특히, 근거중심의학(evidence-based medicine)의 실현과 의료사고 없는 안전한 의료서비스 제공의 가능성을 더욱 높이게 되었다.

둘째, 환자 또한 양질의 의료서비스를 기대할 수 있으며 자료를 찾는 동안 대기할 필요가 없어 대기시간이 단축되어 진료의 만족도를 향상시킬 수 있다. 특히, 진료 과정에 참여할 수 있고 스스로 건강을 관리할 수 있는 토대를 마련하게 되었다.

셋째, 경영관리진은 관리운영의 부담을 줄일 수 있어 보다 핵심적인 업무에 집중할 수 있게 되었으며 인력의 효율적 배치와 효과적인 자료관리 및 자료저장 공간의 효율적 활용이 가능하게 되었다.

넷째, 의료조직과 공급업자, 유통업자 및 협력 의료조직 간, 또 이를 넘어 환자까지 포함하는 가치사슬을 형성하여 원활한 자료공유를 통해 가치시스템 전반의 비효율을 제거할 수 있다. 이를 통해 네트워크 구축을 보다 확대할 수 있으며 네트워크 참여를 통해 경쟁력을 더욱 강화시킬 수 있게 되었다.

**사례 심평원, 빅데이터로 병원 경영정보 공유 추진**

건강보험심사평가원이 빅데이터를 이용해 의료기관에 지역별 의료서비스 수요와 공급현황을 제공할 수 있도록 하겠다고 밝혔다. 심평원은 21일 미래창조과학부, 한국정보화진흥원과 공동으로 국민·의료기관에 맞춤형 정보를 제공하기 위해 '진료정보제공', '의료경영지원', '의료산업지원' 등 3가지 분야에 대해 서비스를 할 계획이라고 전했다.

이 중 진료정보제공서비스는 국민이 궁금한 병명이나 증상이 있을 경우 의료데이터 등 분석된 자료를 토대로 해당 상병의 평균진료기간과 진료비용 등의 정보를 얻을 수 있도록 하는 것이다.

요양기관을 대상으로 제공되는 의료경영지원서비스는 요양기관 간 비교, 병원평가, 타기관 운영정보, 지역별・기관별 처방 등의 정보공개를 통해 병원경영을 지원하는 것은 물론 의료서비스의 품질 향상을 유도한다는 방침이다.

예를 들면 수도권에서 개인병원을 운영하다가 지방으로 내려가 개원하려고 할 때 해당 지역의 의료서비스 수요나 병원정보를 제공함으로써 개원병원의 규모 등에 참고할 수 있도록 하겠다는 것이다. 특히 본인 병원의 통계는 물론 다른 의사들의 처방내역을 공유함으로써 의료질 향상을 도모한다는 계획이다.

심평원은 이를 통해 의료사각지대를 해소하고 의사들에게는 개원시장 진입 초기 어려움을 덜어줌으로써 안정적인 정착을 꾀할 수 있을 것으로 기대하고 있다. 의료산업지원서비스는 제약, 의료기기 등 의료산업계의 정보를 바탕으로 처방약 재고현황, 의료기기 보급현황 등 정보를 제공한다.

심평원 진료정보분석실 강평원 실장은 "컨설팅 결과를 참고해 올해 사업화를 추진하고 국민행복시대에 맞는 맞춤형 보건의료 정보 제공을 지속적으로 확대해 나갈 것"이라고 설명했다.

자료: 청년의사(2014.1.21)에서 발췌정리

### 사례 병・의원・약국 이용 내용 등 '건강정보 공공데이터' 개방

약 1,600억 건의 건강정보가 개인정보보호 대책 마련 후 공공데이터로 활용된다. 행정자치부(이하 행자부)는 국무총리 소속 '공공데이터 전략위원회' 의결을 거쳐 이런 내용이 담긴'국가 중점개방 데이터 개방계획'을 30일 발표했다.

그동안 공공기관은 자체적으로 개방할 데이터를 선정했기 때문에 정작 국민이 원하는 데이터와 수준 차이가 크고, 소관 분야・소주제별로 개방, 이용에도 어려움을 겪어왔다. 이에 따라 정부는 국민 손으로 개방할 데이터를 직접 고르고, 대분류 수준의 데이터를 패키지로 개방하는 '데이터 빅뱅 프로젝트'를 추진하는 것이다. 특히 발표계획에 따르면 병・의원・약국 이용내역, 건강검진결과 등 전 국민의 1,600억 건의 건강정보도 개인정보보호 대책 마련 후 활용된다. 구체적으로 나의 진료 및 투약현황 확인, 맞춤형 주치의서비스, 타병원 진료내역 확인을 통한 의료비용 절감, 신약연구비용 절감 등 의료분야 전반에 변화가 일어날 것으로 보인다.

행정자치부 정재근 차관은 "개방 즉시 민간에서 활용가능한 수준의 고가치・고수요 데이터를 지속적으로 개방해 나갈 것이다. 아울러 데이터 개방이 창업으르 이어지도록 아이디어 발굴부터 사업화까지 일괄 지원체계를 마련할 것이다"라고 말했다.

자료: 메디컬투데이(2014.12.31)에서 발췌정리

# 4 의료경영운영론

**Part**



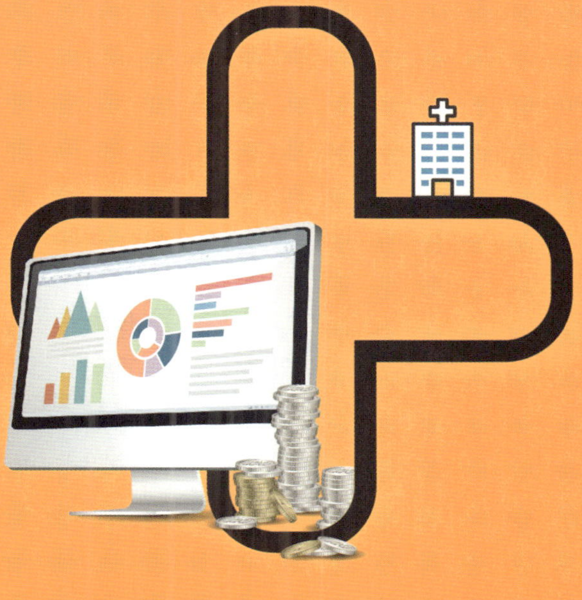

Chapter

# 08 의료프로세스관리

이해할 수 있고 관리할 수 있는 경영의 최소단위, 바로 프로세스다

## 제1절 프로세스의 개념과 구조

### 1. 프로세스의 개념과 기본흐름

#### 1) 프로세스의 개념

현재 자신이 속한 의료조직에서 그 어떤 직원을 임의로 선정하여 당신이 담당하고 있는 핵심프로세스 및 이와 연관된 앞뒤 프로세스는 무엇이며, 이의 책임자는 누구이며, 그 프로세스는 고객에게 어떤 가치를 부여하며, 이를 측정할 수 있는지를 물어본다고 가정해보자. 이를 즉석에서 이야기할 직원은 몇 명이나 될까? 아니 병원의 최고경영자는 이에 대해 어느 정도 알고 있을까?

이 물음이 어렵다면 자신이 담당하고 있는 프로세스의 시작과 끝은 평균 어느 정도의 시간이 소요되며 이는 경쟁자와 비교하여 어떤 수준에 있는지를 물어본다고 하자. 아마 쉽게 자신의 업무를 명쾌하게 파악하고 있는 직원을 만나기는 쉽지 않을 수도 있을 것이다.

이상의 질문은 이는 단지 의료조직을 구성하고 있는 구성원들이 자신이 속한 조직을 위해 어떤 일을 하고 있으며 그 현황과 문제점에 어느 정도 관심을 갖고 있는지를 묻고 있는 질문에 불과하다.

한편, 자신의 조직이 왜 사회에 존재해야 하며, 고객은 누구이며, 그들에게 어떤 가치를 제공해야 하는지는 영리와 비영리의 여부를 떠나 병원이냐 아니냐의 여부를 떠나 존재적 가치와 관련된 물음이 되기도 한다. 즉, 조직의 존립 그 자

체가 가치가 있어야 하며 이를 인식하고 있는 것을 경영이 살아있는 조직이라 할 수 있을 것이다.

본장에서는 경영이 살아있는 조직은 어떤 조직인가에 대해 이야기하고자 한다. 본서는 간략하게 경영을 '조직이 의도한 일을 되도록 하는 활동'이라 하였다. 이를 결정하는 것이 일하는 방식을 뜻하는 프로세스이다. 프로세스는 크게 두 가지 측면에서 이야기된다.

먼저 전통적 의미에서 프로세스(process)는 투입요소를 받아서 고객에게 가치 있는 성과를 창출하기 위해 정의된 구조화되고 측정가능한 활동의 집합을 말한다. 이를 해머(M. Hammer)와 챔피(J. Champy)는 '한 가지 이상의 투입을 통해 소비자에게 가치있는 결과물을 만들어내는 활동의 집합'이라 하였다.

다음으로 경영학적 의미에서 프로세스는 고객만족을 위해 조직시스템의 가치창출 활동이 효율적으로 정렬된 흐름을 뜻한다. 즉, 프로세스는 조직시스템이 가치를 창출하는 방식으로 궁극적인 목적은 고객만족이다.

프로세스는 고객만족과 고객가치를 창출하기 위해 조직이 일하는 방식을 의미한다. 따라서 프로세스의 가치는 바로 제품 및 서비스를 고객의 손에 전달함으로써 발생하기 때문에 프로세스를 설계할 때, 첫째 고객이 무엇을 원하며, 둘째 고객에게 어떤 가치를 제공할 것인가를 먼저 결정하여야 한다. 의료서비스 그 자체가 곧 프로세스이다. 따라서 의료경영은 의료서비스의 생산 및 소비와 직·간접적으로 관련된 활동들에 대한 관리로써 프로세스에 대한 이해가 그 무엇보다 중요하다.

### 2) 프로세스의 기본흐름

프로세스의 기본흐름을 나타내기 위해 SIPOC 모델을 활용한다. 이는 프로세스의 성과에 영향을 미치는 변수들을 개괄적으로 파악하기 위한 다이어그램으로 각 약자들이 의미하는 바는 다음과 같다.

- **공급자(Supplier)**: 투입물을 공급해주는 사람 또는 조직
- **투입물(Input)**: 공급자가 제공하는 인적·물적·금융·정보자원

- 프로세스(Process): 투입물인 각종 자원을 산출물로 변형시키는 일련의 활동
- 산출물(Output): 프로세스에서 생산되는 결과물
- 고객(Customer): 산출물을 제공받는 사람 또는 조직

참고로 SIPOC 모델에서 산출물은 품질이나 생산성을 측정하는 대상이 되며, 고객은 산출물에 대한 만족을 평가하는 주체가 된다.

SIPOC를 작성하면 먼저 복잡한 프로세스를 간단하고 시각적인 구조로 한눈에 볼 수 있어 프로세스관리 활동의 초점을 유지할 수 있다. 또한 프로세스 투입물의 공급자와 산출물의 고객이 누구인지 명확히 내·외부 사람들에게 쉽게 이해시킬 수 있는 이점들이 있다. 이를 통해 어느 프로세스를 집중 개선할 것이며 어디에 자원을 집중할 것인지를 분명히 하게 된다.

일반적으로 의료기관의 SIPOC는 다음과 같다. 의료기관은 의과대학에서 배출한 의사와 간호사, 제약회사 및 의료기기회사에서 생산한 약품 및 의료장비, 보험사의 보험상품 등을 통해 핵심 산출물인 치료를 생산하여 고객인 환자에게 제공하게 된다.

**▌그림 8-1 ▌의료조직의 SIPOC 예시**

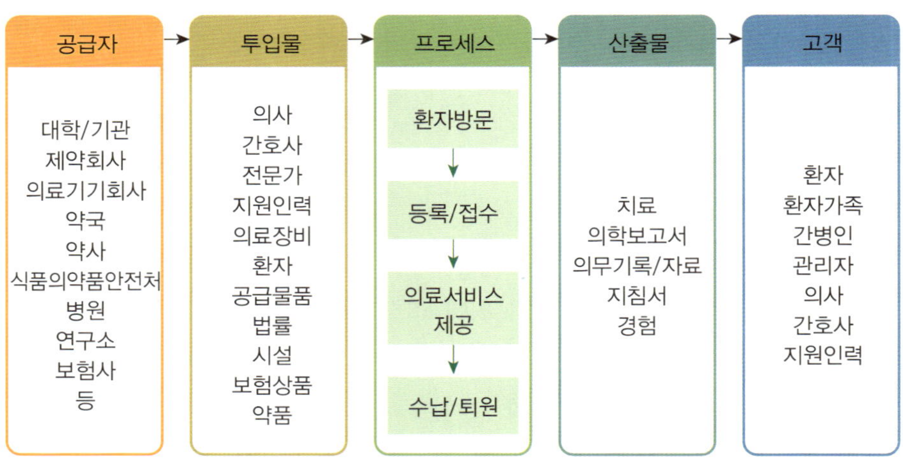


자료: B. E. Trusko, C. Pexton, H. J. Harrington and P. Gupta, *Improving Healthcare Quality and Cost with Six Sigma*, FT Press, 2007.

## 2. 프로세스 계층

### 1) 프로세스 계층구조

프로세스는 전체 조직차원에서부터 개인의 업무활동에 이르기까지 다양한 계층을 형성하고 있다.

조직차원에서 가장 큰 프로세스를 가치사슬(value chain)이라고 하며 메가 프로세스(mega process) 또는 핵심 프로세스(core process)라고도 한다. 가치사슬의 하위 프로세스를 프로세스 그룹(process group)인 비즈니스 프로세스(business process)라고 하며 그 밑으로 프로세스, 하위 프로세스(sub process), 하위 하위 프로세스(sub sub process) 등이 존재하게 된다. 이렇게 분석되는 가치사슬의 복잡성에 따라 여러 층의 하위 프로세스가 있을 수 있다. 분석이 필요없는 가장 하위수준의 프로세스를 활동(activity)이라고 한다.

▌그림 8-2 ▌ 프로세스의 계층구조

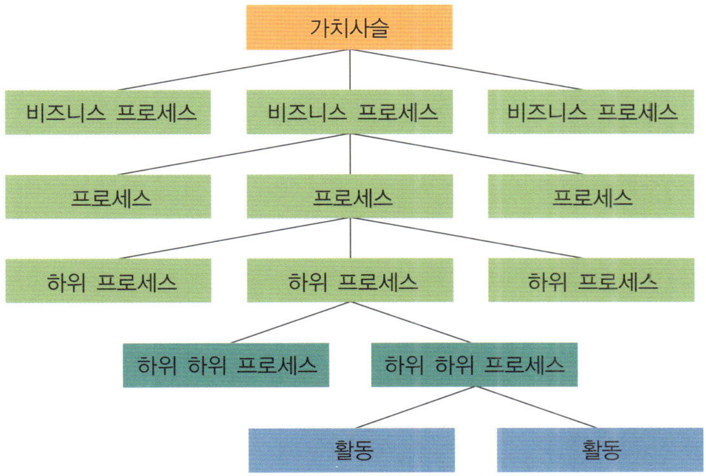


자료: P. Harman, Business Process Change: *A Guide for Business Managers and BPM and Six Sigma Professionals*, Morgan Kaufmann Publishers, 2007.

### 2) 의료조직의 메가 프로세스[1)]

고객에게 가치를 창출함에 직·간접적으로 관련된 일련의 활동, 즉 프로세스의 연계를 가치사슬이라 한다. 따라서 가치사슬을 조직의 가장 상위수준의 프로세스로써 메가 프로세스라고도 한다.

일반적으로 가치사슬은 크게 핵심 프로세스(main process)와 지원 프로세스(supportive process)로 구분되며 그 구체적인 내용은 다음과 같다.

- **핵심 프로세스**: 외부 고객을 위한 서비스·제품에 직접 개입하여 가치를 전달하는 활동들의 집합
  - 고객관계 프로세스
  - 주문충족 프로세스
  - 공급자관계 프로세스
  - 서비스·제품개발 프로세스
- **지원 프로세스**
  - 핵심 프로세스에 중요한 자원을 제공하고 관리하는 활동들의 집합

가치사슬을 의료조직에 맞게 변환시키면 다음과 같이 정리가능하다.

첫째, 고객관계 프로세스는 환자관계 프로세스를 말하며 외부 고객을 인식하고 그들과 관계를 맺어 환자의 방문을 촉진하는 마케팅 프로세스를 포함한다.

둘째, 주문충족 프로세스는 임상진료 프로세스를 말하며 의료서비스를 생산하여 고객에게 전달하는 데 필요한 활동이 포함된다.

셋째, 공급자관계 프로세스는 제약회사와 의료기기회사 등과의 관계 프로세스를 말하며 의약품, 의료장비 및 기기, 진료재료 및 소모품, 정보 등을 공급하는 업체를 선정하고 이러한 장비와 공급물들이 적시에 효율적으로 조직 내로 흐르도록 하는 활동을 포함한다.

넷째, 서비스개발 프로세스는 신의료기술 및 서비스 연구개발 프로세스를 말

---

1) L. J. Krajewski, L. P. Ritzman and M. K. Malhotra, Operations Management, Prentice-Hall, 2009.

하며 새로운 의료서비스를 설계하거나 개발하는 프로세스를 포함한다.

## 제2절 프로세스 혁신과 사고

### 1. 프로세스와 경영혁신

#### 1) 프로세스 혁신

고객만족, 가치창출, 효율, 성과 등 모든 측면에서 가장 최적화된 프로세스를 베스트 프랙티스(best practice)라고 한다. 베스트 프랙티스와 현 프로세스와의 차이를 좁혀가는 것이 프로세스의 개선 및 혁신활동이 된다. 고객에게 더 좋은 가치를 더 나은 방법으로 제공하기 위해 조직시스템의 모든 구성요소들의 상호작용 구조를 혁신하는 것을 프로세스 혁신(process innovation)이라 한다.

효과적인 프로세스 혁신을 위해서 다음의 사항을 고려하여야 한다.

먼저, 프로세스는 고객에서 출발하여 실행의 반대방향으로 설계해야 한다. 프로세스는 고객만족이라는 조직시스템의 목적을 달성하기 위해 존재하는 것이다. 따라서 조직이 만들어놓은 것을 고객에게 밀어내는 것이 아니라 고객의 요구를 받아서 이를 충족시키기 위한 활동을 수행해야 한다.

또한, 프로세스는 고객만족이라는 목적달성을 위해 사람, 부서, 기능들 간의 유기적인 흐름으로 형성되어야 한다. 그러나 프로세스상에 존재하는 이러한 하위 단위들은 개별적인 역할과 책임이 따로 설정되어 있어 연계에 적지 않은 한계로 작용하고 있다. 이러한 관리의 부재는 궁극적으로 프로세스의 목적을 달성하지 못하게 하는 가장 큰 문제점이기 때문에 연결지점에서의 완벽한 관리방안의 마련이 프로세스 혁신의 최대 관건이 되고 있다.

### 2) 프로세스 통합의 이점

프로세스와 관련된 핵심 개념 중 하나가 프로세스의 통합이다. 즉, 여러 작업이나 기능을 하나로 통합하는 것이다. 프로세스를 통합하면 다음과 같은 이점이 있다.

첫째, 담당업무의 책임자가 업무 전체의 모습을 알게 되고 관심을 가질 수 있다.

둘째, 부서 간 이동이 차단됨을 통한 실수나 지연, 재작업을 감소시킬 수 있다.

셋째, 프로세스의 관리비용이 감소한다. 정시에 결함 없이 제품과 서비스를 생산하고 전달할 수 있다.

넷째, 소수의 인원만으로도 팀을 구성할 수 있어 업무에 대한 책임소재가 분명해지고 성과관리가 용이한 장점이 있다.

### 3) 프로세스 혁신 방법

그러면 이러한 일을 어떻게 추진해야 하는가?

먼저, 팀을 구성하도록 한다. 팀에는 각 개별적인 기능을 담당하는 모든 사람들이 하나의 팀으로 구성되어야 한다.

둘째, 작업자가 의사결정을 하도록 한다. 이는 프로세스를 수평적임과 동시에 수직적으로 압축하는 효과를 기대할 수 있다. 여기서 수평적 압축이란 프로세스 통합의 본질이며 수직적 압축은 작업자 스스로가 의사를 결정하는 것을 말한다. 이렇게 함으로써 의사결정이 업무에서 분리되는 것이 아니라 업무의 일부가 되는 큰 효과를 누릴 수 있다. 이와 함께 작업의 지연, 관리비용의 증가, 고객응대의 문제 및 책임감의 문제 등을 모두 개선하는 효과도 기대할 수 있다.

셋째, 업무가 자연스러운 순서로 실행하도록 한다. 일련의 순서라는 압제에서 자유롭게, '탈 직선화' 프로세스가 가능하여 여러 작업을 동시에 실시할 수 있을 뿐 아니라 재작업이 감소하는 효과도 얻게 된다.

넷째, 다양한 버전이 존재하도록 한다. 이는 대중 시장을 목표로 한 대량생산의 마감을 골자로 하는 표준화의 종식을 의미한다. 표준화는 업무의 안정성을 증대시켜 사고 등을 줄일 수 있는 이점도 크지만 예외나 특별한 절차까지 포괄하도록 만들기 때문에 업무를 더욱 복잡하게 만들 수도 있다. 변하는 시장환경의 요구를 충족시키려면 동일 프로세스마다 다양한 버전을 가져야 한다.

다섯째, 업무는 가장 적합한 장소에서 실행되도록 한다. 전체 프로세스의 성과 개선을 위해 업무는 조직의 경계를 넘어 이동시키는 것도 대안이 될 수 있다. 예를 들어 의약품 재고관리는 유통회사에게 넘기는 것 등이 있다.

### 4) 프로세스 혁신을 통한 조직 변화

해머(M. Hammer)와 챔피(J. Champy)에 의하면 비즈니스 프로세스 리엔지니어링은 다음과 같은 조직의 변화를 가져온다고 하였다.

먼저, 업무 단위가 부서에서 프로세스 팀으로 변화하게 된다. 리엔지니어링은 자잘한 분업을 다시 하나로 모으는 작업이자 조직에 의해 인위적으로 떨어져 있던 사람들을 한 곳으로 모으는 것이다. 이를 프로세스 팀이라 한다.

둘째, 업무를 단순과제에서 다차원적인 것으로 변화시킬 수 있다. 프로세스 팀 작업자는 개별 과제가 아닌 프로세스 결과 전체를 책임지게 되어 책임을 공유하게 된다. 이는 조직의 더 큰 그림을 보도록 하여 업무 경계를 뛰어 넘어 다차원적인 형태를 띠게 된다. 다차원적 업무는 점검, 재조정, 대기, 감독, 추적 등 프로세스의 분열을 보완하기 위해 존재했던 무수한 비생산적 작업들이 줄어들게 하여 더 많은 시간을 실제 업무에 사용하도록 한다.

셋째, 업무 완성도를 높게 하여 성취감을 강하게 느끼게 된다. 경영자의 도전정신을 이해하게 되며 보상에 대한 많은 부분을 공유하게 되고 그 결과 더욱 고객에 집중하게 된다. 승진이라는 외적 보상이 아닌 개인의 영역 확장이라는 내적 보상의 중요성을 인식하게 된다.

넷째, 통제받는 자에서 권한 가진 자로 변모하게 된다. 전통적인 조직에서는 규정대로 작업하기를 원하나 프로세스 조직에서는 전체 프로세스의 완성이 더 중요하니까 스스로 규칙을 만들길 원한다. 이로 인해 감독과 관리의 필요성이 줄어들며 의사결정권을 위임받아도 문제가 없는 상태로 변화된다.

다섯째, 업무의 준비가 훈련에서 교육으로 변화하게 된다. 전통적인 조직에서는 '어떻게'를 해결하기 위한 '훈련'이 강조되었다면, 프로세스 조직에서는 '왜'를 해결하기 위한 '교육'이 강조된다.

여섯째, 성과측정 및 보상의 기준이 활동에서 결과로 변화하게 된다. 전통적 조직에서 개별 근로자의 업무는 그것만으로 가치를 가지지 않으나 프로세스 조직에서는 가치에 초점을 두고 성과는 가치창조에 따라 측정되어 보상과 연계되게 된다.

일곱째, 관리자가 감독관이 아닌 코치로 변모하게 된다. 전통적 조직에서는 상관은 작업을 설계하고 배분하는 역학을 수행하나 프로세스 조직에서는 팀이 스스로 알아서 하게 된다. 따라서 관리자는 감독관에서 조력자나 코치로 자연스럽게 변화하게 된다. 이것이 진정한 관리자의 업무이다.

여덟째, 조직구조가 수직에서 수평으로 변화하게 된다. 전통적 조직구조에서는 조직구조가 매우 중요한 역할을 수행하나 프로세스 조직에서는 조직구조가 크게 중요하지 않게 된다. 누구와도 의사소통할 수 있으며 통제권한은 위임되어진다.

아홉째, 경영진은 리더로서 변화된다. 전통적 조직에서 경영자는 실제 운영과 분리되어 그 결과에만 집착하는 것과 달리 프로세스 조직에서는 경영자는 운영과 가까워져 함께 참여하고 지원하는 조력자로서 역할을 수행하게 된다.

이렇게 업무가 변하면 업무 담당자 및 관리자의 역할이 변하고 그 결과 경력, 성과측정, 보상이 변하게 되어 작업자의 사고와 행동까지 변하게 된다.

이는 다음과 같은 경영시스템 다이아몬드로도 설명가능하다. 즉, 프로세스가 변하면 조직구조가 변화하게 되고 그 결과 경영관리가 변하며 이는 곧 조직문화의 변화를 일으켜 다시 새로운 프로세스의 변화를 요구하게 되는 선순환구조를 가져갈 수 있다. 따라서 프로세스 개선은 단순히 업무의 과정만 개선하고 재설계하는 것이 아니라 조직구조와 관리, 문화까지의 변화를 염두에 두면서 진행되어야 한다. 즉, 프로세스의 개선은 조직 전체의 변화를 위한 시작점이자 종결점이 됨을 명심해야 한다.

**❙ 그림 8-3 ❙ 경영시스템 다이아몬드**

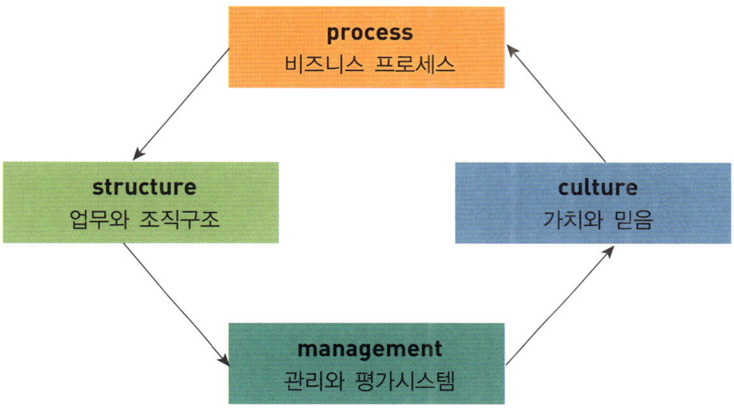


### 사례 '서비스 디자인', 의료계 새로운 패러다임

최근 의료계에도 휴대전화 문화의 아이폰처럼 의료문화 자체를 바꿀 거대한 화두가 던져졌다. '서비스 디자인'이 그것이다. 서비스 디자인은 '병원의 모든 일들을 환자중심으로 생각한 후 문제를 찾아내고 다양한 분야의 사람들이 아이디어를 모아 해결함으로써 의료기관 내 모든 것을 환자중심으로 재디자인하는 것'을 의미한다. 국내 의료계에는 생소한 개념이지만 이미 미국과 영국 등 선진국에서는 수년 전부터 의료서비스에 서비스 디자인을 접목해 왔다.

미국의 경우 메이요병원과 클리블랜드병원 등 민간이 주체가 돼 서비스 디자인을 통해 환자중심의 의료기관 혁신을 해나가고 있으며, 영국의 경우 National Health Service 산하 Institute for Innovation & Improvement에서 유익한 혁신 방법을 알리는 가이드북을 제작해 병원에 제공하고 있다.

미국은 밑에서부터, 영국은 위에서부터란 점만 다를 뿐 서비스 디자인을 중심으로 한 의료체계 전반에 걸친 혁신이 이미 시작되고 있는 것이다.

**환자중심으로 모든 의료 바꾸는 '서비스 디자인'**

메이요병원 혁신센터의 바바라 스푸리어 센터장은 "혁신센터의 핵심가치는 혁신 의지와 환자중심이다. 환자의 니즈가 가장 최우선이며 혁신센터는 이를 중심으로 구성돼 있다"며 "우리의 목표는 조금 더 많은 혁신적인 경험들이 (병원시스템에) 반영되게 하는 것"이라고 설명했다. 의사와 과학자, 간호사, 디자이너, 공학자, 건축학자, 심지어 환자와 그 가족까지 한계를 두지 않는 다양한 분야의 사람들을 모아 그들의 아이디어를 하나로 모으고 이를 실현시켜 의료기관 내 과제를 해결하는 것이 서비스 디자인을 바탕으로 한 혁신이라는 것이다. 이를 위해 이들은 내부의 문제를 신속히 발견한 후 이를 해결하는 모범사례(prototype)를 만들어 해결책을 제시하는 방법을 활용한다.

혁신의 범위는 수가체계부터 원격의료, 그리고 사람들이 의료서비스가 필요없을 때부터 접근하는 것까지 '의료'와 관련된 거의 모든 것을 대상으로 하며 그들은 이 모든 것을 환자중심에서 생각하고 해결책을 제시한다. 그 모든 과정이 서비스 디자인이다.

**서비스 디자인의 또다른 핵심 '보여주기'**

혁신을 위한 회의라는 관점에서 서비스 디자인을 적용한 회의들이 가지는 특징은 '보여주기'가 가능하고 중요하다고 입을 모은다. 다양한 사람들이 모여 문제를 해결하는 과정에서 도출되는 수많은 아이디어를 회의에 참석한 모든 사람들이 한눈에 알아볼 수 있게 도식화하는 것이다.

영국 러프버러대학 디자인대학 전규찬 교수는 "의료서비스분야는 다양하고 많은 관련자가 있는 것이 특징인데 그러다 보니 문제해결이 어렵다"며 "결국 사람 간 소통인데 디자인적 관점에서 보면 서로 문제에 대해 얼마나 공유하느냐가 해결책에 대한 공감대를 형성할 수 있느냐 없느냐를 결정한다"고 설명했다. 즉, 서로 소통을 통해 공감대를 형성하는 것이 관건이며 이를 해결하기 위한 가장 좋은 방법은 '보여주는' 것이고 다양한 도식을 통해 해결할 수 있다는 것이다.

전 교수가 소개한 이슈 지도와 환자상태 변화 지도, 서비스 청사진, 사고 지도는 모두 아이디어를 내는 모두가 문제를 공유하기 위해 볼 수 있는 도식이며, 한번 그리는 것만으로도 많은 문제점을 쉽고 빠르게 찾아낼 수 있다.

전 교수는 "서울에 있는 대학병원에서 근무하고 있는 이들에게 이런 것들을 소개하면 아직 문화가 안됐다고 이야기한다. 이런 것을 의료진에게 끌어내고 같이 공유하는 것이 중요한데, 문화가 되는 것을 기다리지 말고 만드는 것이 중요하다"고 강조했다.

자료: 청년의사(2011.11.7)에서 발췌정리

## 2. 프로세스중심 사고와 조직

### 1) 프로세스중심 사고

프로세스 사고(process thinking) 또는 프로세스중심 사고(process-centered thinking)는 조직 내 모든 활동의 집합을 프로세스로써 개념화하고 프로세스가 투입물을 받아 상품, 서비스 및 이익을 생산하기 위해 어떻게 상호작용하는지에 대해 이해하고자 하는 사고방식을 말한다.

이러한 프로세스중심 사고는 기존의 기능중심 조직에 비해 다음과 같은 측면을 강조하면서 강점을 발휘하게 한다.

첫째, 고객중심적 관점과 사고를 확립할 수 있다. 프로세스는 고객의 필요에서 시작되어 고객의 만족에서 끝을 내도록 설계되기 때문에 기존의 의사와 의료기관 등 의료공급자 중심에서 환자 등 고객중심적 시각을 모든 업무단위로 재편하게 한다.

둘째, 일처리 방식을 기능 또는 부서중심의 개별적 단위가 아닌 업무 전체 또는 네트워크된 조직 전체 단위로 통합하여 수행하고자 한다. 고객은 공급자중심으로 분류된 단편적이고 개별적인 서비스에는 관심이 없다. 어떤 공급자가 자신의 필요를 한 번에 쉽없이 충족시킬 수 있는가에 관심을 갖는다.

셋째, 업무의 계획이 아닌 조직화하여 실행함을 강조한다. 따라서 전체 업무의 실체를 쉽게 파악하게 하므로 업무성과의 측정을 용이하게 하고 개선할 수 있도록 관리하게 한다.

### 2) 기능중심 및 프로세스중심 조직

#### (1) 기능중심 조직

현대 조직의 대표적인 형태가 기능중심 조직으로 철저히 공급자중심으로 형성된 조직구조이다. 의료조직의 경우가 대표적으로 기능중심 조직구조를 띄는데 내과, 외과, 소아과, 산부인과, 간호과, 약제과, 총무과, 원무과 등이 좋은 예이다.

기능중심 조직은 업무가 각 기능에 의해 관리되는 조직으로 업무 단위로 자원을 관리하고 기능의 최적화에 관심을 갖게 된다. 따라서 기능부서의 직원들은 '조직 전체'나 '고객'이 아닌 '나' 중심의 직무를 마치는 것에 중점을 두며 타 기능과의 상호작용에는 일반적으로 둔감해지게 된다.

이러한 조직의 문제는 지엽적·분리적 차원의 기능은 그 자체만으로 고객에게 아무런 가치를 제공하지 못한다. 즉, 최종적으로 고객이 원하는 서비스를 창출하기 위해서는 기능이 상호 연결되어야 하는데 조직을 기능중심으로 운영할 경우 기능 간 장벽이 발생하여 결국 아무도 고객가치창출에 직접적으로 책임져야 할 소재를 가려내지 못하는 부분최적화(local optimum)만을 달성하게 된다. 따라서 기능중심 조직은 고객서비스가 실종되고 고객의 만족도가 떨어지는 문제점에 봉착하게 된다.

### (2) 프로세스중심 조직

기능중심 조직이 철저히 공급자중심 구조인 반면 프로세스중심 조직은 철저히 소비자중심으로 재편한 조직구조이다. 따라서 프로세스중심 조직은 여러 기능을 관통하는 형태를 보이고 있다.

프로세스중심 조직은 업무를 프로세스중심으로 재편한 조직으로 '나'가 아닌

▌그림 8-4 ▌ 기능과 프로세스

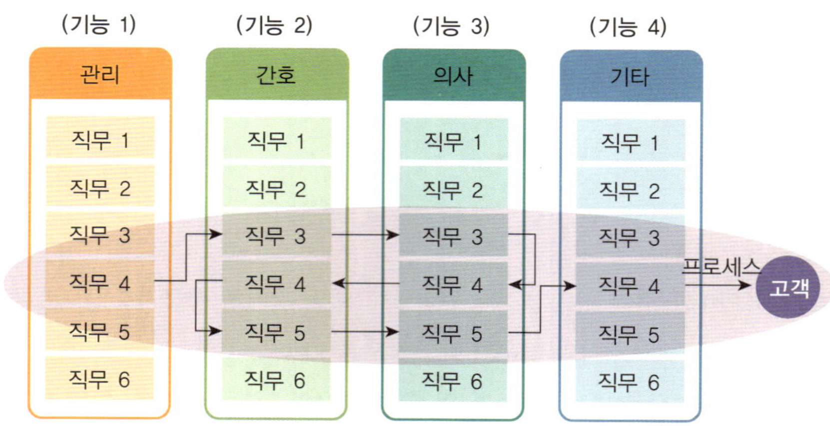

고객이 원하는 서비스를 생산에서부터 소비까지 일련의 기능을 관통하여 연결한다는 조직이다. 이 경우 고객이 보다 명확히 정의되며 자신들의 업무가 전체 프로세스와 고객에게 어떤 영향을 주게 될지를 생각하게 되기 때문에 업무의 결과에 대해 공동으로 책임을 지게 된다.

이렇듯 연계적이며 통합적이고 전체적 관점을 중시하는 프로세스중심 조직은 보다 자연스럽게 전체최적화(global optimum)에 신경쓰게 된다. 따라서 프로세스 조직은 고객이 명확히 보이며 고객에게 가치를 창출하기 위한 업무처리 속도가 향상될 뿐 아니라 업무관리능력도 강화되어 책임통제를 명확히 할 수 있다. 또한 조직이 프로세스 팀을 중심으로 서로 협력하게 되어 팀워크가 좋아지며 관료주의를 사전에 예방할 수 있어 조직민첩성이 제고되어진다.

실제로 서비스는 여러 기능이 복합적으로 연계되어 제공되는데 조직구조와 평가가 기능중심으로 이루어질 경우 고객은 멀어지고 부서의 이기주의와 책임회피, 무사안일, 중복 프로세스, 중복인력 등으로 인한 고비용·비효율 구조를 갖지 않을 수 없다. 즉 경쟁의 상대가 조직외부가 아닌 내부 부서가 되어 개선이 아닌 불화의 해소에 조직 에너지를 쓰게 된다. 이러한 상황을 그대로 방치한 채 강력한 성과평가를 시행할 경우 위와 같은 고비용·비효율 구조는 더욱 고착화되어질 것이다.

기능중심 사고와 프로세스중심 사고의 차이를 비교하면 다음과 같다.

**표 8-1 기능중심 사고와 프로세스중심 사고 비교**

| 기능중심 사고 | 프로세스중심 사고 |
|---|---|
| '나' 관점(나 위주) | '고객' 관점(고객 위주) |
| 개인적 작업에 초점 | 모든 작업과의 상호연결에 초점 |
| 지엽적·분리적·순차적 | 전체적·연계/통합적·동시적 |
| 누구의 잘못인가? | 어떻게 개선할 것인가? |
| 내부 불화 | 경쟁사와 경쟁 |
| 부분최적화(부서제) | 전사최적화(팀제) |

# 제3절 프로세스관리 개념과 기법

## 1. 프로세스관리 개요

### 1) 프로세스관리 개념

내·외부 업무 프로세스를 최적화하여 고객가치를 창출하고자 하는 경영시스템을 비즈니스 프로세스 경영(Business Process Management: BPM)이라 한다.

비즈니스 프로세스를 경영관리한다고 함은, 첫째 고객의 요구 또는 기대를 토대로 하여 프로세스를 정의하고 가시화한 후, 둘째 이를 모니터링이 가능하도록 한 다음, 셋째 고객 요구와 실제 프로세스의 차이를 측정하고 분석하여, 넷째 조직의 특성에 맞게 지속적으로 프로세스를 개선하고 최적화하는 활동을 말한다.

▌그림 8-5 ▌BPM 절차

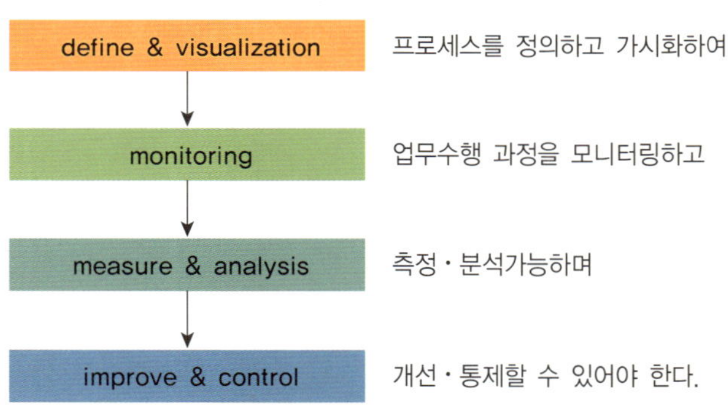


### 2) 프로세스관리 목적과 목표

#### (1) 프로세스관리의 목적

일하는 방식을 의미하는 프로세스의 관리는 조직 전체의 성과를 창출하기 위한 것이다. 조직은 부분의 합으로 구성되어 있다. 그렇지만 부분 성과의 합이 곧 조직 전체의 성과를 의미하는 것은 아니다.

프로세스를 고리라는 부분으로 구성된 사슬로 보자. 사슬은 고리의 단순한 더미가 아니다. 사슬은 고리를 서로 연결시켜 고리나 고리 더미로는 해결할 수 없는 전혀 새로운 것을 해결하려 할 때 필요하다. 이때 사슬은 가벼운 것보다 강도가 높은 것이 필요하다. 사슬을 가볍게 하기 위해서는 고리 하나하나의 무게를 줄이면 되겠지만, 강도 높은 사슬을 위해서는 가장 약한 고리를 강화시켜야 한다. 이를 위해서 가장 약한 고리와 그렇지 않은 고리를 구분할 수 있어야 하는데, 가장 약한 고리를 제약(constraint) 또는 병목(bottleneck)이라 하며, 그렇지 않은 고리를 비제약 또는 비병목이라 한다.

- **제약:** 조직 전체의 성과 창출에 기여하지 못하는 요인
- **비제약:** 그렇지 않은 요인

따라서 프로세스관리의 목적은 고객가치 극대화라는 조직 전체의 성과창출에 장애가 되는 제약 또는 병목요인을 찾아 이를 지속적이자 전략적으로 개선해 나감으로써 조직 전체의 성과를 향상시키는 것이다. 모든 프로세스에는 반드시 하나 이상의 제약 또는 병목요인이 있다. 이를 찾아 개선하면 이전의 비제약 요인이 새로운 제약요인으로 나타난다. 따라서 프로세스관리는 이동하는 제약 요인을 지속적이자 전략적으로 찾아 개선하는 활동이다. 여기서 전략적 개선이라는 말은 병목요인은 없을 수 없기 때문에 어디에 병목을 둘 것인지와 현재 파악된 병목을 개선하여 새로운 병목을 찾는 것이 바람직한가에 대한 판단을 의미한다. 음료수 병 상단에 목을 두는 이유는 음료수가 한꺼번에 쏟아지지 않게 하기 위함이다. 프로세스는 매우 복잡하게 구성될 수도 있기에 새로운 병목찾기에 시간과 비용이 많이 소요될 수도 있다. 이럴 때는 현재 병목을 유지관리하는 것도 의미가 있을 수 있다.

아래의 그림에서 보면 조직 전체는 원무, 검사와 진료, 협진, 추가검사 및 수납

이라는 부분으로 구성된 하나의 수도관(pipeline)인 프로세스를 갖고 있다. 이때 이 수도관의 성과는 최종 수납을 거쳐 나온 물의 양이 될 것이며, 이를 결정하는 요인은 가장 작은 지름을 보이는 협진이 될 것이다. 이 부분이 전체 수도관의 제약요인이다.

**그림 8-6 의료기관 프로세스 병목의 예시**

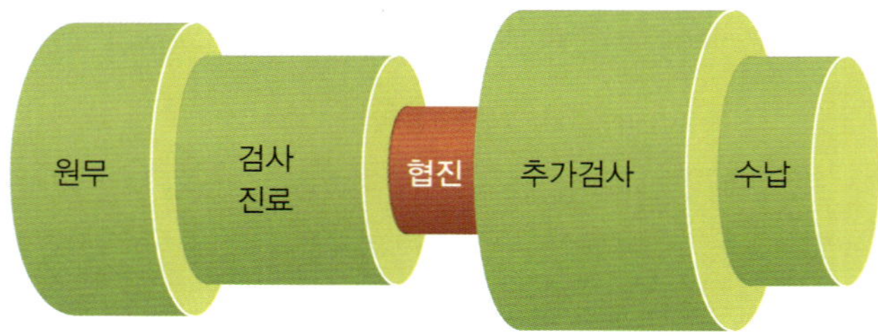


### (2) 프로세스관리의 목표

프로세스관리의 목표는 제약요인을 지속적으로 찾아 개선함으로써 보다 가치있는 프로세스를 조직의 자산으로 구축하는 것이다. 보다 가치있는 프로세스를 정의하는 것은 다음과 같은 다양한 측면에서 평가되어질 수 있다. 주요 기준으로는 크게 원가(cost), 품질(quality), 시간(time), 유연성(flexibility) 및 법적 · 윤리적(law and ethics) 측면이 있는데 이들을 충족할수록 가치있는 프로세스가 된다.

원가 측면에서는 저원가로 운영되는 프로세스일수록 좋은 프로세스이다. 이는 프로세스의 효율성을 나타낸다.

품질 측면에서는 품질수준의 평균이 높은, 즉 최고품질을 생산하면서 또한 품질의 변동이 적게 일관성 있고 지속성을 유지하는 프로세스가 가치있는 프로세스가 된다. 전자를 프로세스의 효과성 또는 수용성이라 하며 후자를 프로세스의 안전성 또는 지속성이라고 한다.

시간 측면에서는 생산에서 소비까지 서비스의 전달시간을 짧게 하며 고객이 원하는 시점에 정시에 전달하게 하며 또 신상품의 개발속도가 빠른 프로세스를 좋은 프로세스라고 한다.

유연성 측면에서는 개별고객의 독특한 요구를 충족시킬 수 있어야 하며 다양한 의료서비스를 효율적으로 처리할 수 있어야 할 뿐 아니라 수요의 변동에 유연하게 대응할 수 있는 프로세스가 좋은 프로세스이다. 그러면서도 합법적이며 형평성 있는 의료서비스를 생산하도록 설계되어진 프로세스가 가치있는 프로세스이다.

**표 8-2 가치있는 프로세스의 기준**

<table>
<tr><th></th><th>범주</th><th>내용</th></tr>
<tr><td>원가<br>(cost)</td><td>저원가운영<br>(low-cost operations)</td><td>가능한 최저원가로 의료서비스를 제공하는 것(효율성)</td></tr>
<tr><td rowspan="2">품질<br>(quality)</td><td>최고품질(top quality)</td><td>뛰어난 의료서비스를 제공하는 것(효과성, 수용성)<br>※ 높은 수준의 고객접촉, 편의성, 친절, 서비스 인력의 능력을 요구</td></tr>
<tr><td>품질일관성<br>(consistent quality)</td><td>동일 품질이 지속적으로 전달되는 것(안정성, 지속성)<br>※ 오류가 줄어들어야 한다</td></tr>
<tr><td rowspan="3">시간<br>(time)</td><td>서비스 전달시간<br>(delivery speed)</td><td>고객의 요구로부터 의료서비스를 전달할 때까지 소요된 시간</td></tr>
<tr><td>정시전달<br>(on-time delivery)</td><td>고객과 의료서비스를 전달하기로 약속한 시간을 지키는 것(적시성)</td></tr>
<tr><td>신상품 개발속도<br>(development speed)</td><td>신 의료기술을 개발해서 고객에게 전달할 때까지의 시간</td></tr>
<tr><td rowspan="3">유연성<br>(flexibility)</td><td>고객화(customization)</td><td>개별고객의 독특한 요구를 충족시키는 것(고객중심성)</td></tr>
<tr><td>다양화(variety)</td><td>다양한 의료서비스를 효율적으로 처리하는 능력(적절성, 포괄성)<br>※ 고객마다 다를 필요가 없으며 반복수요가 있다는 점에서 고객화와 차이</td></tr>
<tr><td>수량유연성<br>(volume flexibility)</td><td>수요변동에 유연하게 대응</td></tr>
<tr><td>법과 윤리<br>(law and ethics)</td><td>-</td><td>합법적이고 윤리적이며 형평적일 것</td></tr>
</table>

자료: L. J. Krajewski, L. P. Ritzman and M. K. Malhotra, *Operations Management*, Prentice-Hall, 2009 일부 수정

따라서 의료조직에서 프로세스를 관리한다고 함은 고객의 요구를 낮은 가격에서 일관된 고품질의 의료서비스를 빠르고 정시에 고객맞춤형으로 윤리적으로 생산할 수 있는 능력, 즉 가치있는 프로세스를 보유하도록 조직을 혁신함을 의미한다. 탁월한 프로세스는 경쟁조직에 의해 쉽게 모방될 수 없으며 또한 조직 밖으로 이동할 수 없는 가장 안전하고 유일한 조직자산임을 명심해야 한다.

### 3) 프로세스관리 예시

[그림 9-7]은 병원 응급 프로세스의 예를 나타내고 있다. 본 프로세스는 총 19단계로 구성되어 있으며 환자가 응급실에 도착하여 접수창구에 가는 것으로 시작되어 처방전을 수령하여 병원을 떠남으로써 종료된다. 이 프로세스를 자료의 생산, 환자의 이동, 검사, 지연 및 저장 과정으로 구분하여 표현할 수 있도록 하였고 단계별 소요시간과 이동거리를 병행하여 나타내었다.

그 결과 응급프로세스는 총 50분이 소요되며 환자의 총 이동거리는 815피트가 된다. 이는 생산이 5단계에 23분이 소요되었고 이동은 9단계에 11분, 검사는 2단계에 8분, 지연은 3단계 8분이 경과되었다. 따라서 관리의 초점을 총 단계의 감소나 총 소요시간의 감축, 이동거리의 감소 또는 지연시간의 감축 등을 책정하여 이를 위한 방안을 마련하는 것으로 프로세스관리가 시작된다. 예로 이동 9단계 11분과 지연 3단계 8분을 합쳐 총 12단계 19분을 어떻게 줄일 수 있는지와 같은 구체적인 개선사안을 마련하는 것은 응급실 담당직원으로 하여금 무엇을 해야 하는지에 대해 명확하게 의사소통할 수 있을 뿐 아니라 실제로 성과를 측정할 수 있어 관리와 개선으로 이어질 수 있다. 이렇게 성과를 프로세스와 연결하면 측정을 통해 숫자로 파악하기 쉬울 뿐 아니라 이를 통해 문제가 무엇인지 명확히 알 수 있어 이를 어떻게 관리하여 개선으로 이어질 수 있는가에 집중할 수 있게 된다. 따라서 프로세스관리는 실제적인 개선을 기대할 수 있다는 장점이 있다.

**▌그림 8-7▐ 프로세스관리의 예**

| 단계 | 시간(분) | 거리(피트) | 생산 | 이동 | 검사 | 지연 | 저장 | 단계기술 |
|---|---|---|---|---|---|---|---|---|
| 1 | 0.50 | 15 |  | × |  |  |  | 접수창구에 감 |
| 2 | 10.0 |  | × |  |  |  |  | 개인 신상카드 기록 |
| 3 | 0.75 | 40 |  | × |  |  |  | 이동 |
| 4 | 3.00 |  |  |  | × |  |  | 간호사가 검사 |
| 5 | 0.75 | 40 |  | × |  |  |  | 대기실로 돌아감 |
| 6 | 1.00 |  |  |  |  | × |  | 침대 대기 |
| 7 | 1.00 | 60 |  | × |  |  |  | 침대로 감 |
| 8 | 4.00 |  |  |  |  | × |  | 의사진료 대기 |
| 9 | 5.00 |  |  |  | × |  |  | 의사의 진료 |
| 10 | 2.00 | 200 |  | × |  |  |  | 방사선과로 이동 |
| 11 | 3.00 |  | × |  |  |  |  | X-ray 촬영 |
| 12 | 2.00 | 200 |  | × |  |  |  | 응급실 침대로 돌아옴 |
| 13 | 3.00 |  |  |  |  | × |  | 의사진단과 처방 대기 |
| 14 | 2.00 |  | × |  |  |  |  | 의사의 진단 및 처방 |
| 15 | 1.00 | 60 |  | × |  |  |  | 응급실 입구로 돌아옴 |
| 16 | 4.00 |  | × |  |  |  |  | 계산 |
| 17 | 2.00 | 180 |  | × |  |  |  | 약국으로 이동 |
| 18 | 4.00 |  | × |  |  |  |  | 처방전 수령 |
| 19 | 1.00 | 20 |  | × |  |  |  | 병원 떠남 |

자료: L. J. Krajewski, L. P. Ritzman and M. K. Malhotra, *Operations Management*, Prentice-Hall, 2009.

### 4) 프로세스 팀과 관리자의 기능

전체 프로세스 경영을 실제적으로 추진하며 또한 그 결과에 대해서 총괄적으로 책임지는 사람을 프로세스관리자라고 하며 프로세스 팀을 이끄는 역할을 수행한다. 즉, 프로세스중심적 사고에 입각하여 프로세스의 전체 계층에 대해 가치있는 프로세스를 창출하고 환경변화에 적극적으로 대응하도록 프로세스를 갱신하고 재설계하며 조직자원과 직원을 개발하여 프로세스를 유지할 뿐 아니라 이를 끊임없이 관리하는 책임자를 말한다.

이는 프로세스관리자 혼자 수행하는 것이 아니라 조직 내 직원과 고객과 협력하여 추진하게 된다. 따라서 프로세스관리자의 가장 중요한 역할은 이들과 협력체계를 기본적으로 구축하여야 한다는 점이다.

프로세스관리자의 핵심 기능을 자세히 살펴보면 다음과 같다.[2)]

먼저, 프로세스를 창조해야 한다. 이는 새로운 프로세스를 창조하는 것을 말하는 것은 아니라 고객의 관점에서 조직 내 작업을 재정의하는 것이다. 이를 위해서는 고객의 요구를 파악해야 하며 조직의 필요와 부합되는지 판단하여야 한다. 보통 고객과 조직의 요구에 부합된 전체 프로세스를 설계하기 위해서는 이와 관련된 전문가로 구성된 팀이 필요하다. 왜냐하면 전체 프로세스는 여러 부서와 개인으로 나누어진 과업과 활동으로 구성되어 있기 때문에 이를 서로 연결시키는 것이 필요하기 때문이다.

따라서 프로세스관리자는 고객의 요구를 파악하기 위해 수시로 고객의 소리(voice of customer)를 청취하여야 하며 프로세스 팀에 관련 전문가를 참여시켜야 한다. 또한 프로세스를 창조함에 따른 프로세스 비전을 수립하여 조직 내 구성원들과 소통함을 통해 무엇이 변하는지 알게 하고 동참하도록 유도하여야 한다.

둘째, 프로세스를 갱신하고 재설계하여야 한다. 프로세스설계는 고객의 요구와 기술적 변화에 따라 끊임없이 자신의 프로세스와 목표를 명확히 하고 재정의하며 갱신하고 재설계하는 동적 흐름이다.

따라서 프로세스관리자는 '고객을 위한 최선은 무엇인가?', '우리 고객이 원하는 것은 무엇인가?' 등에 대한 도전적인 물음과 스스로의 능력개발을 지속적으로 수행하여야 한다. 이를 토대로 프로세스 비전에 입각한 전략을 개발하여야 하며 조직이 프로세스중심 조직이 되도록 학습하고 교육해야 하며 전략이 잘 수행되고 있는지 통제 · 관리하여야 한다.

마지막으로 갱신되고 재설계되어진 프로세스를 조직 내에서 유지하여야 한다. 이를 위해서는 재설계되어진 프로세스가 조직 내에서 효과적으로 수행될 수 있

---

2) S. P. Smith and D. L. Flarey, *Process-Centered Health Care Organization*, Aspen Publication, 1999.

도록 새로운 역할에 대한 팀과 담당직원들의 부담을 줄여주어야 한다. 이때 관리자의 중요 업무는 팀과 담당직원에 대해 교육하고 촉진하는 것과 같은 코칭 역할을 수행하는 것이다. 이와 함께 필요자원과 안내지침서를 제공하고 유능한 직원과 멘토 직원을 배치하며 서로 신뢰하고 몰입하여 사명감을 가질 수 있도록 관리하는 일 또한 중요하다.

**▌그림 8-8▐ 프로세스관리자의 핵심 기능**

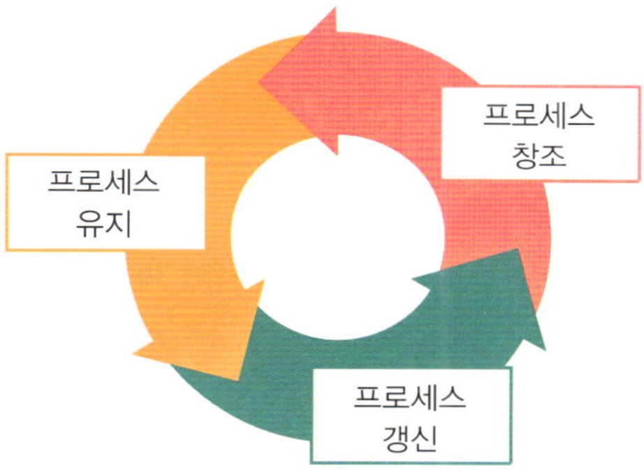


자료: S. P. Smith and D. L. Flarey, *Process-Centered Health Care Organization*, Aspen Publication, 1999.

## 2. 프로세스관리 기법

프로세스관리 패턴은 크게 리엔지니어링(reengineering), 단순화(simplification), 부가가치분석(value-added analysis), 차이와 단절(gaps and disconnects) 등이 있다.

### 1) 프로세스관리 방향

#### (1) 근본적 혁신

리엔지니어링(reengineering)은 근본적 효율성 증대를 위하여 백지상태에서 전체 가치사슬을 포괄적으로 재설계하는 것을 말한다.[3)]

리엔지니어링을 대변하는 4가지 핵심어로는 기본적(fundamental)이고 근본적(radical)이며 극적(dramatic)인 프로세스(process)의 변화로써 이는 상당한 생산성 향상을 도모할 수도 있으나, 막대한 혼란과 큰 불확실성을 초래하기도 한다.

### (2) 단순화

단순화(simplification)는 모든 기존 프로세스가 갖는 활동 중복성을 검토하여 이를 가능한 한 제거시키는 것을 말하며 불필요하게 복잡하거나 다른 활동과 크게 중복되는 활동이 발견되면 이를 제거 또는 병합하는 것이다.

이때 단순화를 시행하기 위해 다음과 같은 물음을 제기할 수 있으며 이를 통해 제거 또는 병합할 활동을 찾는다.

- 이 활동이 정말 필요한가?
- 이 활동에서만 얻을 수 있는 정보는 무엇인가?
- 이 활동이 병목지점은 아닌가?
- 업무가 병행처리될 수는 없는가?
- 업무가 불필요한 순환을 타는 것은 아닌가?

### (3) 부가가치 창출

부가가치분석(value-added analysis)은 고객관점에서 고객에게 가치를 창출하지 못하는 활동의 수를 줄이거나 제거하기 위해 각 프로세스에 대한 평가와 점검을 체계화하는 방법을 말한다.

모든 프로세스는 크게 부가가치 프로세스(value-added process)와 비부가가치 프로세스(non value-added process)로 구분할 수 있으며 일반적으로 비부가가치 프로세스는 다음과 관련된 프로세스를 말한다.[4)]

- 환자의 이동거리 및 시간
- 환자의 대기시간 및 의사의 무진료시간

3) M. Hammer and J. Champy(공민희 역), 리엔지니어링 기업혁명, 스마트비즈니스, 2008.
4) B. E. Trusko, C. Pexton, H. J. Harrington and P. Gupta, Improving Healthcare Quality and Cost with Six Sigma, FT Press, 2007.

- 의료기관에 오가는 교통시간
- 의료사고 및 실수, 수술부위의 오류, 환자 오인, 잘못된 처방, 간과된 테스트 등에 의한 결함
- 환자에 대한 필요 이상의 치료 및 검사서비스 제공
- 검사 등을 위한 의료장비 준비 및 이동시간
- 서류준비, 작업 및 확인에 소요된 시간
- 과잉 절차
- 각종 지연
- 의약품 등의 과도한 재고보유 등

한편 비부가가치 프로세스는 크게 부가가치 프로세스를 위해 반드시 필요하며, 구동 역할을 수행하는 필요 비부가가치 프로세스와 그렇지 않은 불필요 비부가가치 프로세스로 구분할 수 있는데, 불필요 비부가가치 프로세스를 찾아 제거함이 본 분석의 목적이 된다.

### (4) 차이와 단절 개선

차이와 단절(gaps and disconnects)은 프로세스상의 대부분의 문제가 명확한 목표 부재, 환류 결여, 잘못된 지표 등 내부조직 간 커뮤니케이션의 차이와 단절 등의 실패에서 비롯된다고 보고 이를 개선함으로써 프로세스의 효율화를 도모하는 방법이다.

이는 수영레인(swimlane)을 통해 부서 또는 기능영역을 표시하고 부서 간 또는 기능영역 간 프로세스가 흐르는 모습을 다이어그램으로 제시하는 방법을 통해 커뮤니케이션의 차이를 줄이고 원활한 흐름을 가시화하도록 한다.

다음 그림은 관리된 프로세스의 예시이다. 프로세스의 속도를 높이거나 비부가가치활동을 제거하거나 부가가치활동으로 통합하여 프로세스의 가치를 높일 수 있음을 나타낸다.

**| 그림 8-9 | 관리된 프로세스의 유형들**

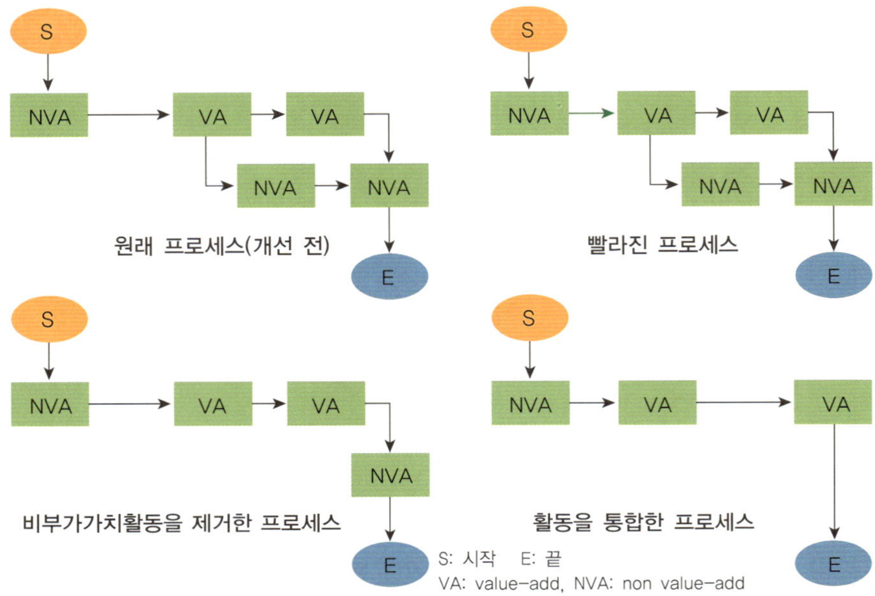


## 2) 프로세스관리 도구

### (1) 서비스 청사진

서비스 청사진(blue printing)이란 서비스를 쉽게 이해할 수 있도록 그림으로 나타낸 것으로 고객과 서비스를 생산하는 조직과의 상호작용을 구체적으로 표현하며 실패가능점을 식별하여 이에 대한 대처방안을 마련해 프로세스를 개선하기 위해 활용한다. 고객, 직원, 조직이 서비스 전달 과정에서 각자 해야 하는 역할, 서비스 프로세스와 관련된 단계, 서비스절차를 이해하기 쉽도록 그림으로 표시한 것으로 서비스 상품개발의 설계와 재설계 시에 유용하게 활용된다.

서비스 청사진의 구성요소는 다음과 같다.

- 고객의 행동(customer actions): 고객이 수행하는 행동들을 나타냄.
- 직원의 행동(employee actions): 고객의 행동에 따른 직원의 행동을 나타냄. 고객과의 직접 응대 여부에 따라 일선 직원과 후방 직원으로 분류하여 나타냄.

- 지원 프로세스(support process): 일선에서 서비스를 전달하는 직원을 지원하기 위한 조직의 내부적 서비스를 나타냄.
- 상호작용선(line of interaction): 고객과 조직 내 일선직원 간의 직접적인 상호작용을 나타낸 선으로 상호작용이 발생할 경우 수직선으로 표시함.
- 가시선(line of visibility): 조직의 일선활동과 후방활동을 구분하는 선으로 이를 기준으로 서비스의 물리적 증거를 제공받는지 여부를 알 수 있음.
- 내부적 상호작용선(line of internal interaction): 조직 내 후방활동과 이를 지원하는 활동을 구분하는 선으로 내부적 상호작용이 발생할 경우 수직선의 표시를 통해 내부적 서비스 접점을 나타냄.

**그림 8-10 의료조직의 서비스 청사진 예**

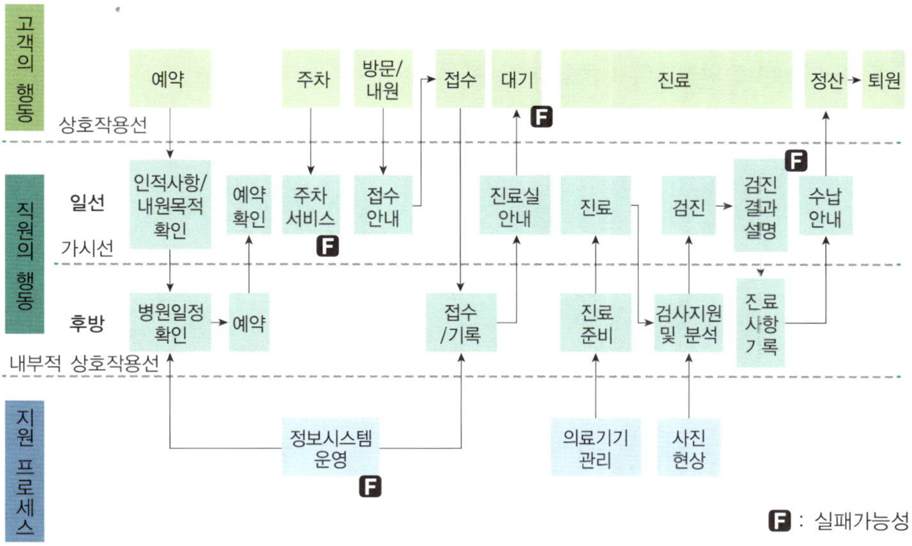


## (2) 품질기능전개

품질기능전개(Quality Function Deployment: QFD)는 고객의 요구가 최종 서비스에 충실히 반영되도록 고객의 요구와 서비스 디자인 요소들 사이의 연결점을 발견하여 고객의 생각을 구체적이고 실행가능한 서비스로 개발하기 위한 기법이다. 이를 구체화하기 위한 도구로 '품질의 집(house of quality)'이라는 매트릭스형의 다이어그램을 활용한다. 이는 다음과 같은 요소로 구성된다.

- **고객요구:** 서비스에 대한 고객의 요구와 기대사항을 나타내며 매트릭스의 가로방향으로 구성
- **서비스 디자인 요소:** 서비스 디자인의 기술적 요소로 나타내며 주로 품질을 평가할 척도가 될 수 있는 요소로 매트릭스의 세로방향으로 구성
- **고객요구와 서비스 품질특성의 상관관계:** 고객요구와 서비스 품질특성 간의 상호관련성, 중요도 및 상호작용들을 비교하는 것으로 매트릭스의 중앙부분에 표시

이와 함께 품질의 집 지붕은 디자인요소들 사이의 상호작용 정도를 나타낸다.

**▌그림 8-11 ▌의료조직의 품질의 집 예**

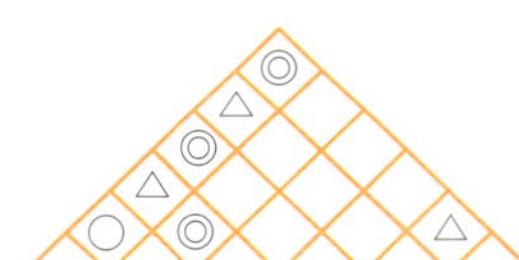

| | | 직원훈련 | | | 병원운영 | | | 경쟁등급 | | |
|---|---|---|---|---|---|---|---|---|---|---|
| | | 높은 의료기술 습득 | 적시에 친절한 설명 | 친절한 직원훈련 | 정확하고 신속한 자료 | 깨끗한 내부환경 | 의료장비 보유 | 목표 | 경쟁사 | 상대적 중요성 |
| 진료서비스 | 고품질의 진료(신뢰성) | ◎ | ○ | ◎ | △ | ○ | ◎ | 4 | 3 | 1 |
| | 친절한 설명(응답성) | △ | ◎ | ◎ | ○ | △ | ◎ | 5 | 3 | 4 |
| 기타 | 병원의 명성 | ◎ | △ | △ | ◎ | ◎ | ◎ | 5 | 4 | 2 |
| | 최신의 의료장비 | ○ | △ | △ | ◎ | △ | ◎ | 4 | 4 | 3 |

상관성 정도: ◎강, ○중, △약
평가 정도: 5 매우 높다, 3 보통이다, 1 매우 낮다

서로 긍정적인 방향으로 작용할 요소도 있겠지만 상쇄적 관계로 작용할 요소도 있을 수 있다. 품질의 집 제일 오른쪽에는 고객의 요구에 대한 우선순위를 평가하고 조직의 목표수준과 경쟁조직의 수준을 나타낸다. 이렇게 품질의 집은 고객이 요구하는 서비스를 설계하고 서비스 프로세스를 개선함에 가치있는 정보를 제공하는 역할을 한다.

## 3. 프로세스 모델링

### 1) 프로세스 모델링의 기초

프로세스의 모델링 기법(process modeling technique)으로는 일반적으로 다음과 같은 표기법을 주로 활용한다.

먼저 프로세스의 시작과 끝은 타원형으로 표시하며 프로세스, 활동 또는 과업은 네모로 표시하고 네모 안에 간단히 프로세스의 내용을 적는다.

마름모는 판단이나 분기를 나타내는데 프로세스의 표기를 위에서 아래로 진행할 때 '예'인 경우는 아래쪽으로, '아니오'인 경우는 우측에 화살표로 표시한다. 또한, 프로세스의 표기를 왼쪽에서 오른쪽으로 진행할 때 '예'는 오른쪽으로, '아니오'는 아래쪽으로 화살표로 표기한다. 마찬가지로 마름모 안에 간략히 내용을 표기한다.

문서의 경우는 사각형의 밑부분이 물결형인 도형으로 표시하며 프로세스의 흐름은 화살표로 나타낸다.

기타 프로세스가 한 장에 표기되지 못하여 다른 쪽에 이어져서 표기해야 하는 경우 다른 프로세스와 연결 지점을 원으로 표기하며 프로세의 지연이나 합병은 각각 사각형의 오른쪽변이 둥글게 처리된 도형과 역삼각형으로 나타낸다.

**▌그림 8-12▐ 프로세스 모델링 표기**

| 심볼 | 이름 | 설명 |
|---|---|---|
| 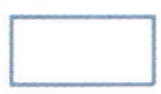 | • 프로세스 단계<br>• 활동<br>• 과업 | • 수행되고 있는 활동이나 과업을 의미함<br>• 심볼 내에 특정 활동 내용을 직접 기술함 |
| 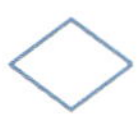 | • 판단<br>• 분기 | • 플로우차트를 세로형(위에서 아래로 진행)으로 작성할 경우 'Yes'는 심볼 아래쪽으로 'No'는 심볼 우측으로 화살표가 분기됨<br>• 플로우차트를 가로형(왼쪽에서 오른쪽으로 진행)으로 작성할 경우 'Yes'는 심볼 오른쪽으로, 'No'는 심볼 아래쪽으로 화살표가 분기됨<br>• 만약, 심볼 내에 간단한 설명을 기입해야 하는 경우에는 아주 짧게 기술해야 함(예: 승인, OK 등) |
| 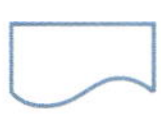 | • 문서 | • 문서생성을 의미함<br>• 여러 문서가 생성된다는 것을 표기해야 하는 경우에는 겹쳐진 문서 심볼을 사용함<br>• 심볼 내에 문서명을 기술함 |
| → | • 흐름 방향 | • 화살표 방향은 완료된 활동의 순서를 의미함<br>• 화살표 위에 주석을 기입하기도 함 |
| 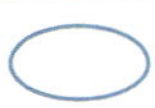 | • 경계 | • 프로세스의 시작과 종료를 의미함<br>• 심볼 내에 '시작'(start) '종료'(end)를 기입함 |
| 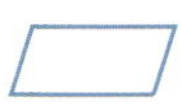 | • I/O | • 재료, 원료, 데이터 등 시스템에 입력되거나 출력되는 투입물(input)과 결과물(output)을 의미함 |
| 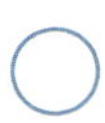 | • 연결 | • 다른 프로세스와의 연결 지점을 의미함<br>• 프로세스가 다른 페이지로 넘어갈 때 사용함<br>• 심볼 내에는 연결점을 표시하는 영문자와 프로세스가 있는 페이지 숫자를 함께 기입함(예: A/16) |
| 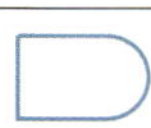 | • 지연/대기 | • 후속 활동을 기다리거나 지연되는 것을 의미함<br>• 심볼 내에 지연/대기에 대한 이유를 기입하기도 함 |
| 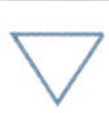 | • 병합 | • 두 프로세스가 한 군데로 모여지는 것을 의미함 |
| 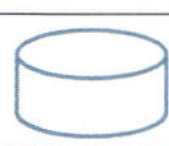 | • 데이터 저장소 | • 정보가 저장되어 있는 데이터베이스를 의미함 |

## 2) 프로세스 맵 작성

프로세스 맵(process map)은 아래 그림과 같이 수영레인 모양으로 나타낸다. 일반적으로 수영레인 모양의 맨 위쪽에 프로세스의 이름을 표기하고 레인 왼쪽에 프로세스를 수행하는 데 참여하는 관련 부서를 적으며 프로세스의 시작과 끝은 한 장에 모두 표시하도록 한다. 이는 프로세스 범위와 성격을 고려하여 결정하게 되는데 조직활동에 영향을 줄 수 있는 이벤트를 시작점이 되게 하고 성과를 가져다 줄 수 있는 산출물을 종료점이 되도록 한다. 프로세스의 표기 방향은 보통 위에서 아래로, 왼쪽에서 오른쪽으로 프로세스가 흐르도록 작성한다.

**그림 8-13 프로세스 맵의 예**

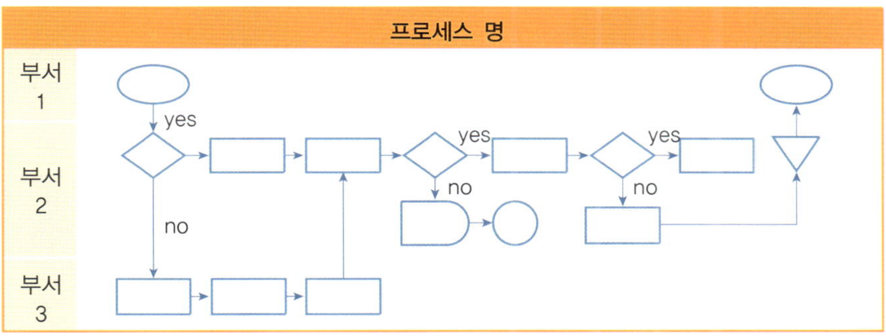


## 제4절 주요 의료프로세스관리

### 1. 환자관리 프로세스

의료조정의 고유프로세스로 원무관리가 있다. 환자, 진료, 진료비 등 병원의 고유 관리업무를 수행하는 원무관리의 주요 프로세스로는 크게 환자관리 프로세스와 진료비관리 프로세스가 있다. 환자관리 프로세스는 환자의 진료형태에 따라 크게 외래환자관리 프로세스, 입원환자관리 프로세스 및 응급환자관리 프로세스로 구분할 수 있다.

참고로, 환자의 유형으로는 크게 진료형태에 따라 입원환자, 외래환자, 응급환자가 있으며, 내원유형에 따라 초진환자, 재진환자로 구분된다. 또 보험급여 적용 유형에 따라 일반환자, 건강보험환자, 의료급여환자, 산재보험환자, 공무상 요양환자, 자동차보험환자 등으로 구분된다. 여기서 일반환자란 주로 건강보험에 미가입한 내·외국인 환자를 말한다.

### 1) 외래환자관리 프로세스

먼저 외래환자관리 프로세스는 초·재진환자가 전화 및 인터넷 예약 등을 통해 방문하면서 시작된다. 외래원무부서에서는 건강보험증 등을 확인하고 접수한 후 진료검사과로 안내한다. 진료검사결과에 따라 입원이 결정된 환자의 경우 입원접수를 하고 입원원무부서로 업무를 이전하며, 그렇지 않은 경우 진료비를 수납한다. 이때 약이 필요한 환자를 위해 처방전을 발행한다. 환자는 진료비 납부 후 필요 시 처방전을 받고 퇴원함과 동시에 프로세스는 종료한다.

**▌그림 8-14▌외래환자관리 프로세스**

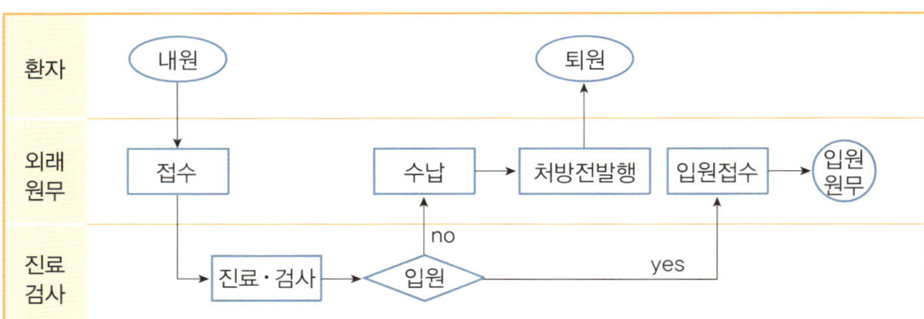


### 2) 입원환자관리 프로세스

입원환자관리 프로세스는 외래 및 응급진료를 통해 입원진료가 필요하다는 담당의사의 권유에 대해 환자가 동의하면 입원이 결정되면서 시작된다. 이후 입원수속절차를 거치게 되는데 입원수속절차에는 크게 의료기관과 환자 간에 성실히 진료하고 진료비를 부담하겠다는 진료계약서인 입원약정서를 작성하고, 진료의사를 선택할 경우 선택진료신청서를 작성한 후 병실을 배정받고 입실한다. 특히 입원환자의 경우 진료비 부담에 대한 확인절차가 필요한데 이에는 보험수급자격, 비급여 대상인 질환과 진료, 상급병실(1~2인실) 사용 여부, 필요 시 연대지불보증 등을 확인하여야 한다.

환자질환이 치유되었거나 외래통원진료로 전환하여도 무방할 경우 담당의사는 퇴원결정을 하게 되며 환자는 진료비 납부 후 필요 시 처방전을 받고 퇴원하면서 프로세스는 종료한다.

**그림 8-15 입원환자관리 프로세스**

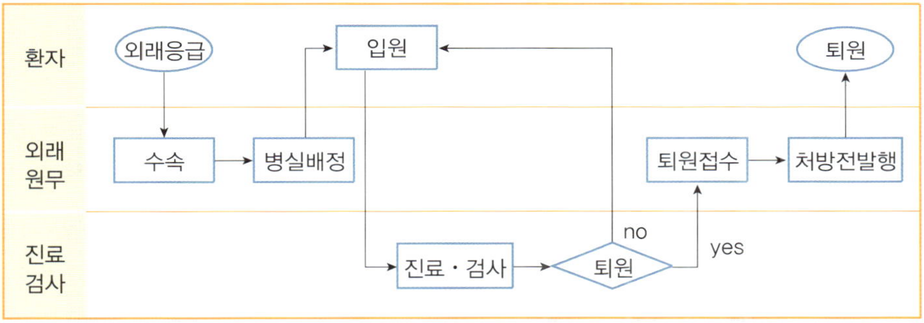


## 3) 응급환자관리 프로세스

응급환자관리 프로세스는 응급환자가 내원하면서 시작되며 응급실 원무부서는 건강보험증, 인적사항, 보호자 등을 확인하고 당직의사에게 안내한다. 당직의사의 진료검사, 투약 등에 따른 결과에 따라 입원이 결정된 환자의 경우 입원접수를 하고 입원원무부서로 업무를 이전하며, 다른 병원으로의 이송이 결정된 환자는 이송접수를 하고 이송 예정 병원에 사전 연락을 취한 후 이송하게 된다. 그렇지 않은 경우 진료비를 수납하고 퇴원하면서 프로세스는 종료한다.

특히, 응급환자의 경우 필요 처치가 끝나면 신속히 퇴원, 또는 입원 및 다른 병원으로 이송하여야 한다. 응급진료 이외의 목적으로 장시간 체류하여서는 안 된다.

**그림 8-16 응급환자관리 프로세스**

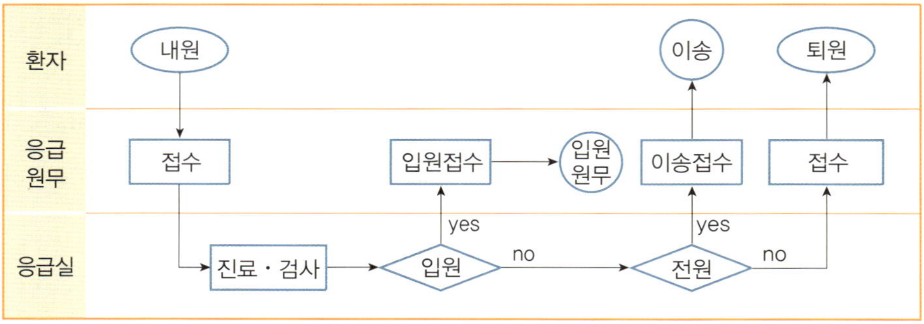


### 4) 진료비관리 프로세스

진료비관리 프로세스는 외래, 응급 및 입원환자가 내원하여 의료서비스를 제공받는 순간 시작된다. 특히, 고액의 진료비와 이의 체납가능성이 높을수록 특별한 진료비관리가 필요해진다. 통상의 경우 고액 진료비가 발생하면 중간진료비를 정규적으로 발급하여 납부하도록 유도하며 2회 이상 체납될 경우 보호자 및 지불보증인에게 납부를 독촉함이 필요하다.

## 2. 대기 프로세스

대기 프로세스는 고객이 병원을 방문하는 순간 시작되어 의료서비스가 개시되면서 종료되는 프로세스이다. 일반적으로 접수와 수납창구 및 진료과 응접실에서 기다리는 시간과 이동시간이 포함되며 병원에서의 고객만족과 서비스의 재구매 의사에 직접적인 영향을 미치게 된다. 따라서 대기 프로세스를 효과적으로 관리하기 위한 방안이 마련되어야 한다.[5]

첫째, 진료예약제를 활용하여 가능한 바로 서비스를 받을 수 있도록 한다. 진료예약제의 활용은 환자들에게 시간적 부담을 줄여줄 뿐만 아니라 병원직원들에

5) 이유재, 서비스마케팅, 학현사, 2004.

게 환자 내원 전에 사전준비를 하게 해줘 한층 여유롭게 환자를 대할 수 있게 한다.

둘째, 커뮤니케이션을 활용하여 고객이 얼마나 대기해야 하는지에 대해 알려준다. 대기번호표, 대기표시 등을 통한 대기시간 알림, 호출카드 등이 사용될 수 있다. 이와 함께 흥미 있는 TV 프로그램의 시청은 물론 병원안내나 질환의 치료와 예방과 관련된 TV시청 또는 책자를 통한 정보제공 등도 유익할 것이다.

셋째, 코디네이터나 간호사가 대기환자와 대화를 나누는 것도 효과적이다. 환자의 지루함과 긴장을 완화시켜주는 역할을 하여 차나 음료의 대접을 곁들인다면 더욱 긍정적인 효과를 기대할 수 있다.

넷째, 대기시간은 대기하는 환경에도 좌우되기 때문에 쾌적한 대기공간의 제공이 필요하다. 밝고 편안한 채광과 의자, 공기청정기 및 습도조절기, 꽃과 화분 등의 설치가 도움이 된다.

다섯째, 대기시간의 관리에서 무엇보다 중요한 사항은 공정한 대기시스템을 구축하는 것이다. 이를 통해 불필요한 고객불만을 사전에 제거하여야 한다.

**생각해보기** **디자인은 오감이다 … 소비자의 군침을 돌게 하라**

홍차 티백 손잡이를 홍차가 제일 맛있어지는 시점의 색깔로 된 고리로 디자인했다.

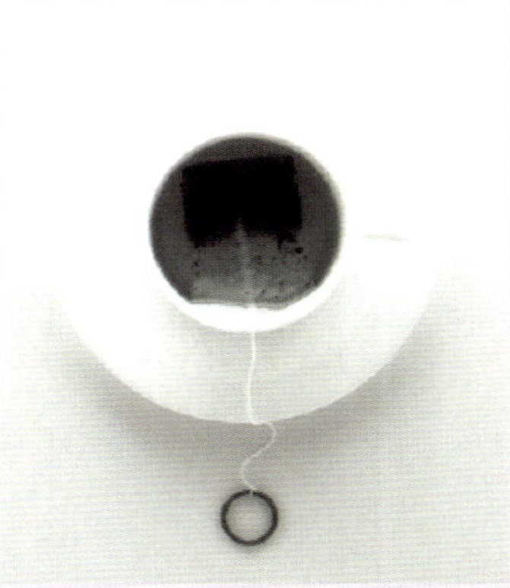

자료: 조선일보 위클리비즈(2009.4.11)에서 발췌정리

### 사례 병원들, '대기시간' 줄이는 것이 최고의 서비스

상급종합병원은 다른 1,2차 병원보다 환자가 많이 몰리기 때문에 환자의 수용과 만족도를 해결시키기 위해서는 가장 먼저 대기시간 단축이 필수다. 때문에 최근 병원들 사이에서는 대기시간을 효율적으로 줄이기 위한 아이디어와 첨단 기기 도입이 줄을 잇고 있다. 그 중 1차적으로 환자들이 가장 몰려 있는 수납창구에서의 변화가 눈에 띈다. 대기시간을 줄이기 위해 여러 대학병원급에서 '지능형 순번대기표'를 도입하고 있었기 때문이다.

과거에는 병원을 찾으면 먼저 대기표를 받아 기다린 후 접수창구에 신분증과 함께, 원무과 직원이 환자정보를 컴퓨터에 하나하나 입력한 후에야 접수가 되는 과정이 필요했다. 그러나 지능형 순번대기시스템은 번호표 발행기와 고객 진료정보가 연결돼 있어 이 과정을 한번으로 단축시킬 수 있다는 것이 가장 큰 특징이다. 우선 내원객이 이 발행기에 주민등록번호나 등록번호(병원에서 주어진 환자번호)를 입력하면, 고객정보가 접수창구로 전송된다. 이는 진료카드나 영수증의 바코드를 통해서도 가능하다. 지능형 순번대기시스템은 내원객이 접수창구에 도착하기 전에 미리 고객정보를 확인할 수 있어 복잡한 절차없이 업무를 빠르게 처리할 수 있다는 장점이 있다.

또 다른 사례로 대학병원을 이용하는 외래고객들의 진료대기시간에 대한 정보를 주기 위해 스마트폰으로 자유롭게 접속이 가능한 앱(app)이 개발되었다. 그동안 외래고객들의 가장 큰 불만은 예약을 했는데도 불구하고 몇십분씩 기다려야 하는 상황이었다. 한림대학교의료원은 고객가이드 앱을 통해 진료대기 순서를 알려줄뿐만 아니라 진료까지 얼마나 남아있는지 정보를 제공하는 아이디어를 실현했다.

더불어 '진료비카드 후불서비스'도 최근에는 각광받는 서비스 중 하나이다. 이 서비스는 병원 측에 신용카드를 등록하면 병원에서 모든 진료와 검사가 완료된 후에 단 한 번으로 진료비를 계산할 수 있도록 수납절차를 간소화한 서비스이다. 이 서비스에 등록하면 기존의 복잡했던 병원 이용절차가 '예약>외래진료>검사>후불일괄결제>귀가'로 간소화된다. 진료비카드후불서비스를 원하는 고객은 신청인의 신분증과 신용카드를 지참해 해당 병원 수납창구에서 신청하면 된다.

한 의료계 관계자는 "상급종합병원일수록 환자가 몰리기 마련인데, 가장 큰 문제는 몰리는 환자와 비례해 대기시간이 길다는 것이었다. 그러나 여러 불만이었던 수납과 대기시간이 병원들의 자체적인 아이디어와 신식 기기 도입으로 완화되고 있다"고 설명했다.

자료: 메디파나뉴스(2014.2.25)에서 발췌정리

# Chapter 09 의료품질관리

의료품질경영을 의료경영품질로 발전시켜라

## 제1절 의료품질관리 개요

### 1. 의료품질관리의 중요성

의료에서 품질에 대한 논의는 비용에 대한 논의와 함께 가장 오래되고 가장 핵심적인 주제이다.

최근 의료시장이 개방되면서 국제의료시장으로 점차 확대되어가는 과정은 국내의료시장 또한 글로벌 경쟁체제에 진입할 수밖에 없음을 시사하고 있다. 따라서 원하든 원하지 않든 글로벌 의료표준을 준수하여야 하는 상황이 다가오고 있으며 환자의 안전(safety)과 품질(quality)이 그 주된 대상이 될 정도로 의료품질에 대한 관리는 동서고금을 막론하고 의료경영의 최대 이슈가 되고 있다.

의료품질관리에 대한 최근의 강조점은 병원 전체가 지속적으로 추진해야 효과를 볼 수 있다는 점과 함께 병원 생존과 직결된 주제라는 점에 대한 인식 확대라고 볼 수 있다. 즉, 의료품질관리를 병원 전체가 지속적으로 추진해야 한다는 점은 곧 병원의 미션하고도 연계되어야 하고 성과중심이어야 한다는 뜻이다. 따라서 성과관리의 기본흐름인 '성과는 모니터링이 되어야 한다'는 것으로 이를 위해서는 과정인 프로세스를 이해해야 하며 이를 통해 성과를 과학적으로 측정해야 한다.

따라서, 의료경영은 곧 품질관리(quality control)를 넘어 품질경영(Quality Management: QM)이자 프로세스경영(Business Process Management: BPM)이며

성과경영(Performance Management: PM)이기도 한다. 이쯤 되면 의료경영품질이라 할 만하다.

## 2. 서비스품질의 개념

### 1) 일반적 서비스품질의 개념

의료서비스도 서비스의 일종이므로 서비스의품질에 대한 정의는 의료서비스의품질을 이해하는 데 도움을 준다. 그러나 서비스품질에 대한 일치된 정의는 없으며 관점에 따라 다양한 의미로 사용된다. 그만큼 품질의 개념을 한마디로 언급할 수 없을 정도로 난해하고 복잡하다.

**그림 9-1 품질에 대한 다양한 관점**

| | |
|---|---|
| 선험적 관점<br>(transcendent-based) | • 품질은 정신도 물질도 아닌 타고난 우월성<br>• 경험을 통해서만 알 수 있는 분석 불가능한 개념 |
| 제조중심적 관점<br>(manufacturing-based) | • 품질은 요구에 대한 합의<br>• 공학적 접근(설계와 규격에서 벗어나면 품질저하 발생) |
| 상품중심적 관점<br>(product-based) | • 품질은 정밀하고 측정가능한 변수<br>• 완전한 객관성(개인적 취향과 욕구 선호는 무시) |
| 사용자중심적 관점<br>(use-based) | • 품질은 보는 눈에 따라 달라(주관성)<br>• 최고 품질은 고객선호를 충족시키는 것(서비스품질 연구에 이용) |
| 가치중심적 관점<br>(value-based) | • 품질은 만족스러운 가격에서 적합성을 제공하는 상품<br>• 가치와 가격으로 정의 |

또한 파라슈라만 등(Parasuraman et al., 1988)은 서비스품질을 유형성(tangibles), 신뢰성(reliability), 응답성(responsiveness), 확신성(assurance) 및 공감성(empathy)으로 구성되어 있다고 하였다. 주요 내용은 다음과 같다.

- 유형성: 물리적 시설, 장비와 직원의 외모 등
- 신뢰성: 약속된 서비스를 정확하게 제공하는 능력

- 응답성: 기꺼이 고객을 돕고 신속하게 서비스를 제공하는 것
- 확신성: 직원의 지식과 예의 및 신뢰와 확신을 갖게 하는 능력
- 공감성: 배려와 개별화된 관심

**그림 9-2** SERVQUAL의 서비스품질 결정 요인

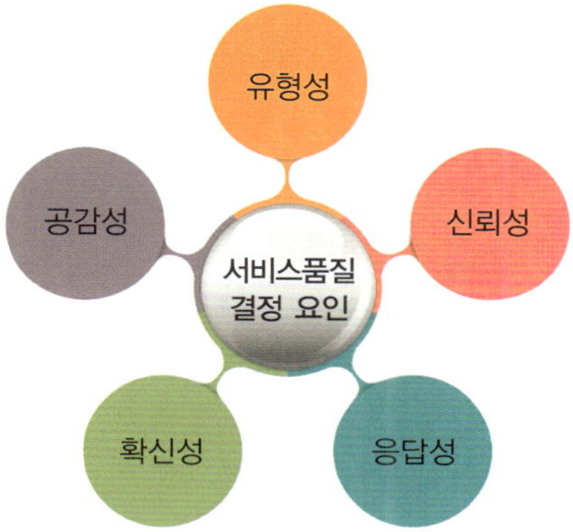


자료: A. Parasuraman, V. A. Zeithaml and L. Berry, "SERVQUAL: A Multiple Item Scale for Measuring Consumer Perceptions of Service Quality," *Journal of Retailing* 64(1), 1988.

## 2) 의료서비스품질의 개념

의료서비스품질(healthcare service quality)은 다음과 같이 다양한 측면으로 나누어 볼 수 있다. 먼저 의료서비스를 받은 후 환자에 의해 평가되는 의료상품(또는 산출량)품질(healthcare/product output quality)과 의료서비스를 받는 동안 환자에 의해 평가되는 의료프로세스품질(healthcare process quality)로 구분된다.

- **의료상품품질**: 의료서비스 결과에 따른 품질
- **의료프로세스품질**: 의료서비스가 수행되는 과정에 따른 품질

또한 의료서비스품질은 크게 의료기능적 품질과 의료기술적 품질로 구분되기도 한다. 의료기능적 품질(functional quality)은 응답성, 보증, 공감성 등의 서비

스 자체의 품질에 대한 강조로써 환자가 의료서비스를 어떻게 받고 있는지, 의료서비스 제공 과정을 어떻게 경험하는지를 의미하는 의료프로세스품질을 의미한다. 이에 반해, 의료기술적 품질(technical quality)은 서비스 결과, 유형성, 신뢰성 등의 서비스품질로써 환자가 병원과의 상호작용에서 무엇을 받는지, 환자에게 남은 것을 의미하는 의료상품품질 또는 의료결과품질을 의미한다.

- **의료기능적 품질:** 고객관계의 중시 정도와 관련된 품질로 개별화전략이 바람직(이를 위해서 고객과 높은 수준의 상호작용이 이루어지도록 입지와 배치 등 고객접촉지점에 투자가 필요)
- **의료기술적 품질:** 의료서비스 결과에 따른 품질로 원가효율성전략이 바람직(이를 위해서는 고품질을 위한 의료장비 및 설비투자와 의료기술개발투자가 필요)

이렇게 프로세스 또는 과정 품질로써 기능적 품질과 결과 품질로써 기술적 품질을 합하여 의료서비스의 총체적 품질이라 한다. 점차 프로세스품질이 중요해지고 있어 비즈니스 프로세스의 관리의 필요성이 급증하고 있다.

의료품질에 대한 초기 연구자 마이어스(B. A. Myers, 1969), 도나베디안(A. Donabedian, 1980)과 부오리(H. V. Vuori, 1982)는 [표 9-1]과 같이 의료품질을 설명하였다.

이상을 기초로 의료서비스품질 또는 의료품질(health care quality)을 현재의 전문지식과 일치하고, 원하는 건강결과의 가능성을 높일 수 있는 개인과 집단을 위한 의료서비스의 정도로 정의하고자 한다(IOM, 1990). 즉, 정당한 고객의 욕구를 충족시키거나 초과하는 것으로 기대수준보다 인식수준이 높은 상태를 고품질로 인식한다는 뜻이다.

한편, 미국 의학원은 의료품질은 안전성(safety), 효과성(effectiveness), 환자중심성(patient centeredness), 적시성(timeliness), 효율성(efficiency) 및 형평성(equity)의 여섯 가지 차원으로 구성된다고 하였다(IOM, 2001).

- 안전성: 의료기관에서의 환자 진료는 집과 같이 안전해야 한다.

- **효과성**: 환자에게 의료서비스의 적용과 전달은 과학과 근거에 입각한 표준에 따라야 한다.
- **환자중심성**: 진료체계는 환자를 중심으로 전개되어야 하며, 환자의 선호를 존중해야 한다.
- **적시성**: 환자는 진료서비스를 받음에 있어 기다리거나 지연되는 일이 없어야 한다.
- **효율성**: 진료서비스는 비용효과적이어야 하며 낭비는 시스템에서 제거되어야 한다.
- **형평성**: 형평적이지 않은 진료는 근절되어야 한다.

**표 9-1 의료품질의 속성**

| 마이어스<br>(Myers, 1969) | 도나베디안<br>(Donabedian, 1980) | 부오리<br>(Vuori, 1982) |
|---|---|---|
| • 접근성(accessibility): 양질의 의료서비스는 환자가 의료를 필요로 할 때 쉽게 의료를 이용할 수 있어야 한다(지리적 접근성, 경제적 접근성, 문화적 접근성 등)<br>• 포괄성(comprehensiveness): 의료가 질병의 치료에만 국한되지 않고 예방·건강증진·치료 등에 대한 전반적·일관된 진료를 받을 수 있는 것<br>• 지속성(continuity): 양질의 의료서비스는 체계적으로 연계되어 지속적으로 제공되어야 한다<br>• 효과성(effectiveness): 건강에 실제적 또는 예상되는 호전과 이에 대한 비용의 비율로 표현 | • 효능(efficacy): 가장 이상적 환경에서 의료를 제공할 때 건강을 향상시키는 능력<br>• 효과(effectiveness): 일상적이며 현실적 상황에서 적용했을 때 얻을 수 있는 건강수준의 향상<br>• 효율(efficiency): 일정수준의 건강 획득(효과)과 이에 필요한 의료자원·비용 간의 관계<br>• 적정성(optimality): 비용에 대한 상대적 의료의 효과·편익<br>• 수용성(acceptability): 환자·가족에게 의료를 쉽고 편리하게 제공하는 능력<br>• 합법성(legitimacy): 윤리적 원칙·가치·규범·풍속·법·규제에서 표현된 사회의 선호도에 대한 개인의 순응 정도<br>• 형평성(equity): 보건의료의 분배·편익이 대상 인구집단에게 공정하게 적용되는 정도 | • 효과성(effectiveness): 한 서비스가 이상적 상황에서 잠재적 능력을 모두 발휘했을 경우 운영체계 내에서 실제로 영향을 미친 정도<br>• 효율(efficiency): 의료를 제공하는 데 불필요한 자원의 투입 정도<br>• 적절성(adequacy): 이용가능한 의료의 양과 이를 필요로 하는 의료의 양과의 관계<br>• 과학기술적 품질(scientific-technical quality): 현재 이용가능한 의학지식을 실제 현장에 적용하는 정도 |

## 3. 의료품질과 프로세스의 관계

의료서비스의 품질을 결정하는 것은 무엇일까? 이는 바로 의료서비스를 생산하는 '프로세스'이다. 즉, 이해할 수 있고 관리할 수 있는 비즈니스의 최소단위이다. 따라서 의료경영의 요체는 고품질의 의료서비스를 생산하기 위해 프로세스를 관리하는 것이라 할 수 있다.

프로세스의 성과를 측정하는 기준이 바로 비용(cost), 시간(cycle time), 유연성(flexibility), 법과 윤리(law and ethics)와 함께 품질(quality)이 된다. 따라서 프로세스를 관리 · 혁신하면 조직이 제공하는 서비스의 품질을 향상시킬 수 있으며 이는 곧 고객가치를 증대시키는 첩경이 된다. 또한 이는 상하 의사소통이 원활하고 신뢰감이 형성되어야 하는 협업적 조직문화의 산물로 결국 조직을 지속적으로 성장하게 하고 경쟁우위를 확보하도록 할 것이다. 결국 좋은 품질의 생산은 의료조직을 변화시키게 되며 바람직하게 변화된 조직이어야 좋은 품질을 생산하게 된다.

의료품질경영(healthcare quality management)이란 의료기관에서 모든 프로세스의 품질수준을 높여 병원경영 성과를 향상시키고자 하는 경영전략이자 경영품질을 지칭한다. 이는 곧 의료경영의 새로운 패러다임으로 고객만족문화를 구현하기 위한 경영철학이자 전략경영이 된다. 따라서 이를 위해 프로세스를 평가하고 개선하기 위한 과학적이며 통계적인 의사결정을 학습하여야 한다.

의료에 있어 품질의 강조는 의료기관의 명성에 절대적인 영향을 미친다. 품질은 의료기관에 대한 환자의 충성심에 지대한 영향을 끼칠 뿐 아니라 조직원의 자부심과 사기에도 잠재적으로 강력한 영향을 미친다. 또한 의료에서의 품질은 시장점유율 향상에 가장 중요한 요소이기도 하다. 고품질은 폐품과 재작업, 자원 낭비를 감소시키는 등 생산비용을 감소시키며 의료사고와 같은 서비스 불량이 있을 때 의료기관은 환자에게 손해배상을 하여야 하는 등 불량은 의료기관의 시장점유율, 수익성, 생산성에까지 그 영향이 파급된다.

### 사례 의료서비스 '경쟁'에서 살아남기, QI

의료시장개방과 신 치료법개발 등으로 의료서비스의 경쟁이 심화되고 있는 가운데 QI(Quality Improvement)활동을 강화하고 있는 병원들이 증가하는 추세다. 이는 차별화된 의료서비스 개발과 의료 질 향상으로 이어져 병원에서는 고객만족을 높이는 성과를 거두고 있다.

11일 병원계에 따르면 한양대학교병원은 최근 의료질 향상을 위한 QI경진대회를 열었다. 이번 경진대회는 채혈 검사결과 시간단축, 외래 실적 향상, 혈액투석 환자의 빈혈 교정 등 그 어느 때보다 실질적이고 현장에 직접 적용가능한 것이었다고 병원 측은 설명했다. 경진대회에서는 총 10개팀이 지난 1년 동안 의료의 질 향상과 시스템 개선, 고객서비스 만족도 향상, 비용절감을 위해 활동한 내용을 발표했다. 병원 관계자는 "환자의 안전은 작은 것부터 시작하는 것으로 전 직원이 쉽게 고칠 수 있는 것부터 하나하나 제안하고 개선하는 것이 QI경진대회의 목적"이라고 말했다.

순청향대 중앙의료원도 의료원 산하 각 병원 QI활동 정보 공유와 수준 높은 의료서비스 제공을 위해 QI경진대회를 개최했다. 의료원 측은 의료시장개방과 신 치료법개발 등으로 의료서비스의 경쟁이 심화되고 있는 가운데 QI활동의 핵심인 고객만족을 높이기 위해서는 뜨거운 가슴으로 진료하는 것이 중요하다고 강조했다. 이번 경진대회에서는 각 병원별로 3개 팀이 참여해 총 12개의 연제를 발표했으며, 순천향대 서울병원 소아청소년과가 '입원환자를 대상으로 한 소아건강검진의 연계 및 활동'으로 대상의 영예를 안았다.

최근 인제대학교 일산백병원은 매년 차별화된 의료서비스 제공과 효율적인 업무수행과 의료의 질 향상을 도모하기 위해 QI경진대회를 개최하고 있다. 병원은 명품병원으로 거듭나기 위한 여러 가지 목표를 세우고 있으며 이 중 하나가 QI활등이라는 설명이다. 올해 경진대회에서는 'BSC경영기법 도입을 통한 업무의 효율성 증대'를 주제로 대상을 수상했으며 최우수상은 '입원환아의 효과적인 피부간호를 통한 감염관리'를 주제로 한 신생아중환자실팀이 선정됐다. 병원 관계자는 "QI는 Quality Improvement를 넘어선 Quality Innovation을 달성해야 한다"며 "QI는 최고를 향한 정신(Best)과 자신감(Confidence)을 갖출 때 비로소 빛을 발한다"고 강조했다.

자료: e헬스통신(2010.3.11)에서 발췌정리

# 제2절 품질비용

## 1. 품질비용의 개념

품질비용(Cost Of Quality: COQ)이란 상품(product)과 프로세스(process)가 완전하다면 발생하지 않았을 비용으로 크게 적합품질비용(conformance costs)과 비적합품질비용(non conformance costs)이 있다. 적합품질비용이란 품질을 완전히 하기 위해 노력하는 모든 비용으로 예방비용(Prevention Costs: PC)과 평가비용(Appraisal Costs: AC)이 있다.

- **예방비용**: 불량제품을 예방하고 제거하는 활동과 관련된 비용으로 병원재설계, 교육, 계획 등의 비용을 말함
- **평가비용**: 불량제품을 생산 후 단계에서 고객에게 전달되기 전에 발견하는 데 따른 비용으로 (내·외부) 품질평가, 검사, 실험 등의 비용을 말함

비적합품질비용은 저품질비용(Cost Of Poor Quality: COPQ)이라고도 하는데 품질이 완전하지 않아 발생하는 모든 비용으로 실패비용(Failure Costs: FC)이 있다. 이는 또 내적 실패비용(Internal Failure Costs: IFC)과 외적 실패비용(External Failure Costs: EFC)으로 구분된다. 특히, 외적 실패비용은 품질에 대한 인식을 제품품질에서 종합적 고객만족으로 확대하는 계기를 마련하게 되는 원인이 되기도 한다.

- **내적 실패비용**: 의료사고비용, 재검진 및 재수술, 기계고장시간, 품질불량자재 등이 포함
- **외적 실패비용**: 고객불만족이나 시장상실에 의한 잠재비용, 의료소송비용, 환불, 품질보증 등이 포함

## 2. 품질과 비용의 관계

과거에는 품질과 비용을 상쇄 관계로 인식하였으나 최근 불량품을 생산하지 않는 것이 오히려 비용을 감소하는 것으로 인식되고 있다. 이는 과거와 달리 불량품의 생산은 그에 대한 배상을 해야 하는 책임이 법적으로도 명시되어 있을 뿐 아니라 고객의 권리 인식이 강하게 자리잡고 있기 때문이기도 하다.

**그림 9-3** 품질과 비용과의 관계

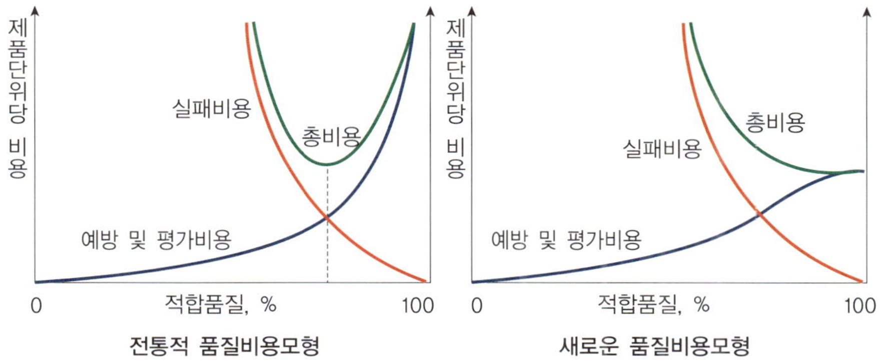


앞으로 이러한 현상은 더욱 강하게 확산될 것이기 때문에 불량 서비스 생산으로 인한 병원 이미지 악화는 병원의 생사에 그대로 직결될 것이다.

결론적으로 고품질을 위한 비용의 지출은 그 수준이 높아질수록 감소하여 총품질비용의 최저점은 불량률이 제로인 수준이 될 것이다. 따라서 예방비용이 그만큼 중요해지고 있다 하겠다.

## 3. 의료품질의 역사

함무라비법전(Code of Hammurabi)에서 '환자가 죽거나 눈이 멀게 되면 수술한 의사의 손을 절단하라'고 명시한 것을 시초로 의료서비스 품질에 대한 관심은 오래된 역사를 보이고 있다.

미국의 경우 1913년 미국외과학회 창립으로 의료의 품질평가는 시작되었다고 보고 있다. 1918년 미국외과학회에서 자발적으로 병원표준화 사업을 실시한 이후 1952년 미국외과학회, 미국의사협회, 미국병원협회, 캐나다의사협회, 캐나다병원협회가 참여한 미국병원신임합동위원단(Joint Commission Accredited Hospital: JCAH)이 설립되어 병원신임 여부를 심사하였고 1980년대 들어 미국의료기관신임합동위원단(Joint Commission on Accreditation of Health Organization: JCAHO)으로 명칭이 변경되어 오늘날 Joint Commission으로 이어지고 있다. 1999년 JC 산하에 Joint Commission International(JCI)을 설립하여 국제병원에 대한 인증사업을 실시하고 있다.

우리나라의 경우 처음으로 1981년 대한병원협회가 병원표준화심사를 수련병원을 대상으로 실시한 이후 1995년 보건복지부가 300병상 이상 모든 병원에 대해 강제평가하고 있는 의료기관 서비스평가제도를 시행하고 있다. 병원표준화심사는 수련병원의 지정 및 전공의 정원책정 등 주로 의료인력을 양성할 수 있는지에 대한 평가이기 때문에 대상 병원이 제한적이고 평가결과를 공개하지 않고 있다. 이에 반해 의료기관 서비스평가제도는 국민의 의료기관 이용에 따른 불편을 최소화하고 의료서비스 수준을 향상시킴으로써 쾌적한 의료환경을 조성하는 것을 목표로 실시되고 있다.

그 외 2001년부터 건강보험심사평가원이 건강보험에서 제공된 요양급여의 의학적 타당성과 비용효율성을 판단하여 서비스수준과 비용부담의 적정성을 추구하기 위해 요양급여적정성평가를 시행하고 있으며 한국능률협회, 언론 등도 다양한 병원 고객만족도 조사를 실시하고 있다.

# 제3절 의료품질경영

## 1. 의료품질경영의 발전과정

일반 산업체에서 품질의 지속적 향상을 계획하고 지속하는 데 있어 전 조직원의 참여를 도모하기 위한 구조화되고 체계적인 과정, 즉 품질을 프로세스에 스며들게 하는 전사적 노력인 총체적 품질관리(Total Quality Management: TQM)를 소개한 이후 다양한 산업에서 이를 흡수하여 응용하고 있다.

지속적 품질향상(Continuous Quality Improvement: CQI)은 의료분야의 TQM으로 고객의 욕구를 충족시킬 수 있는 의료서비스를 생산하기 위하여 전 직원들의 적극적인 참여 속에 과학적 방법을 이용하여 프로세스를 개선하고 지속적으로 의료의 품질을 향상시키기 위해 1980년 중반부터 미국 의료계에서 도입하였다.

의료품질 향상을 위한 다양한 노력들은 품질보증(Quality Assurance: QA), 품질향상(Quality Improvement: QI) 등으로 불리면서 CQI와 유사 개념으로 언급되고 있으며 최근에는 6시그마(sigma), 성과향상(Performance Improvement: PI)의 개념으로 발전되고 있다. 이러한 개념의 차이를 논하는 것은 별 의미가 없으며 어떠한 방향으로 진화하는가에 관심을 갖는 것이 더욱 유익하다.

의료품질경영의 발전방향은 다음과 같이 크게 세 가지 방향을 갖고 있다.

첫째, 품질관리를 담당하는 영역이 기존의 부서단위에서 조직 전체로 확대되고 있다는 점이다. 이는 품질관리가 '하층에서 상층'(bottom-up)으로 통제를 통해 전개되어서는 효과를 발휘하기 어렵다는 판단에 기인하여 조직의 거시적 전략과 연동되어 '상층에서 하층'(top-down)으로 최고경영자의 리더십에 힘입어 체계적으로 지원되어야 함을 의미하는 것이기도 하다. 따라서 품질관리활동은 조직이 나가고자 하는 방향과 연계되어 전략적으로 수행되는 품질경영으로 확대되어야 한다.

둘째, 품질관리의 대상이 기존의 최종 제품(product) 위주에서 완제품이 생산되기 이전인 프로세스(process)로 확대되고 있다는 점이다. 이는 곧 프로세스의 끝단에 위치한 고객중심으로 품질관리활동이 전개되어야 함을 의미한다.

셋째, 품질관리활동이 기존의 문제가 발생할 때 한시적으로 움직이던 것에 비해 지속적으로 전개되며 성과관리의 핵심이 되어야 한다. 지속적으로 전개되기 위해서는 조직 내의 전체 부서에서 전 직원이 참여하여야 하며 이들에게 관심과 지식을 갖도록 교육되어져야 가능하다. 이와 함께 직원의 참여를 촉진하기 위한 성과관리의 일환으로 품질이 관리되어야 하며 그러기 위해 품질관리의 방법론이 과학적인 수단에 기초하여 측정되고 모니터링되어져야 한다.

결국 품질관리는 조직혁신의 수단으로써 조직문화의 변화를 가져와야 할 의료경영의 핵심 주제라 하겠다. 이러한 방향으로 전개됨과 함께 의사의 참여가 확보될 때 품질관리는 품질경영의 차원을 넘어 경영품질의 문제까지 포괄하게 된다.

이렇게 하층에서 시작된 품질관리의 영역이 상층에서 시작된 경영전략과 만

**그림 9-4** 품질경영의 발전

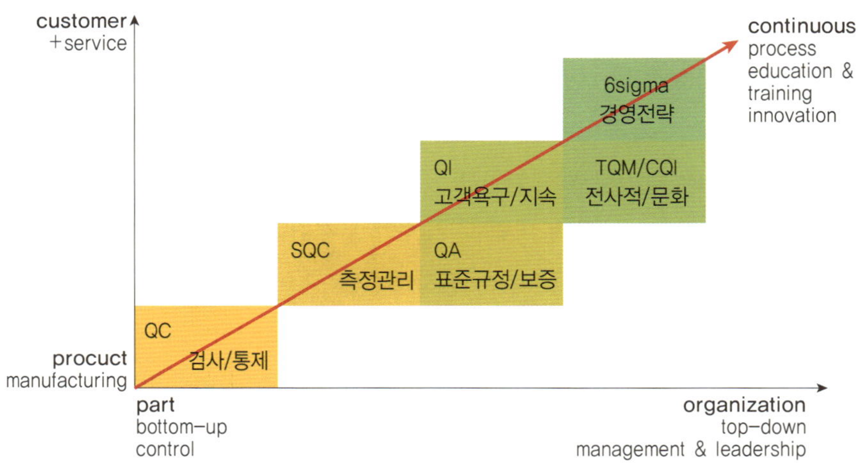


QC(Quality Control) 품질관리
SQC(Statistical Quality Control) 통계적 품질관리
QI(Quality Improvement) 품질향상
QA(Quality Assurance) 품질보증
TOM(Total Quality Management) 전사적 품질경영
CQI(Continuous Quality Improvement) 지속적 품질향상

나면서 품질경영이라는 새로운 전략경영을 형성하게 되었다. 여기서 중요한 점은 양 방향의 접점이 바로 프로세스라는 것이다. 즉, 프로세스를 매개로 하여 전략과 품질관리를 정렬시켜야 한다. 따라서 품질관리의 대상도 경영전략의 흐름과 일치해야 하는 것은 말할 것도 없다.

## 2. 품질관리의 대상

### 1) 품질과제관리

조직의 비전이 이를 실행할 수단인 전략으로 세분화되고 전략실현의 핵심성공요인(Critical Success Factor: CSF)으로 구체화된 다음 이를 측정하고 평가하기 위한 핵심성과지표(Key Performance Indicator or index: KPI)로 개발되어야 하는데 핵심성과지표는 바로 품질관리의 직접적인 대상과제가 된다.

▌그림 9-5 ▌ 비전과 품질관리 과제와의 연관성

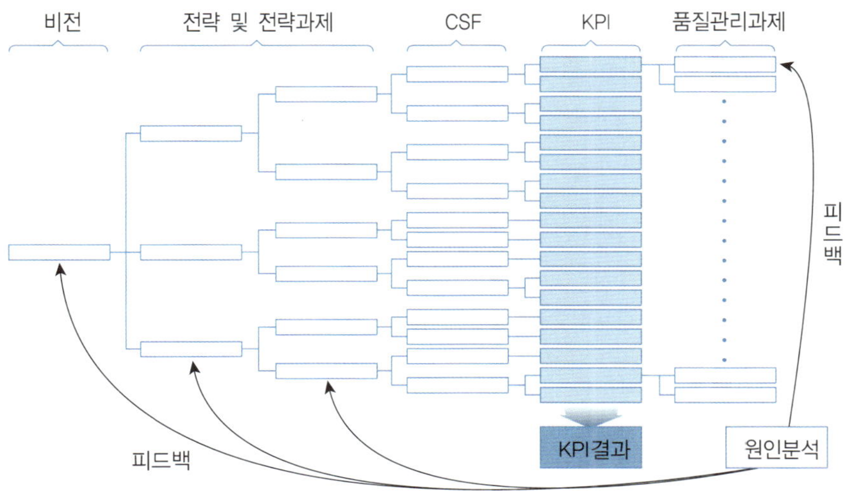


즉, 핵심성과지표를 개선하기 위한 사업을 품질관리의 과제와 일치되도록 정렬시킬 때 품질관리는 전략경영으로써의 품질경영이 된다.

핵심성과지표와 관련된 품질관리과제가 다수인 경우 다음과 같은 기준을 통해 우선순위를 선정한 후 예산과 내부역량을 고려하여 실제 추진 과제를 선정하게 된다.

첫째, 고객의 불만이 가장 큰 경우

둘째, 환자진료와 병원성과 향상에 영향이 큰 경우

셋째, 지속적이고 심각한 문제를 초래하는 경우

넷째, 하나의 원인이 여러 문제를 야기하는 경우

다섯째, 문제가 해결가능하고, 의미있는 향상을 유도하는 경우

여섯째, 담당자의 해결동기가 강한 경우

일곱째, 비용에 비해 편익이 큰 경우

### 2) 의사참여관리

의료조직이 핵심활동인 임상진료영역과 지원활동인 경영관리영역으로 구성되어 있어 품질관리의 영역 또한 이 두 가지 영역을 통해 전개된다. 특히, 핵심활동인 임상진료영역에서 전개될 품질관리활동에서는 반드시 담보되어야 할 사항이 의사의 참여 확보이다. 이는 의사가 임상정보와 품질에 대한 정보를 가장 잘 알고 있을 뿐만 아니라 의료서비스의 생산자이기 때문이다. 따라서 이들의 참여를 이끌어내기 위하여 다음과 같은 방안이 필요하다.

첫째, 의료품질관리 전문가로서 의사를 발굴하고 후원하여 품질관리팀의 리더로 육성함이 필요하다.

둘째, 품질관리활동의 대상을 환자진료에 영향이 큰 주제로 선정하거나 품질관리활동의 결과를 피드백하여 진료에 활용하게 하는 등 사업과제 선정에서부터 의사들의 관심과 능동적 참여를 촉진한다.

셋째, 품질관리활동에 대한 참여를 평가하여 인사고과에 반영, 성과급 지급, 자존감 고취 등을 통한 합리적 보상체계를 마련한다.

넷째, 위계질서가 강한 의사조직의 특성상 원로 의사들의 지원을 도출해내는 것도 실제 효과가 크다.

# 제4절 의료품질향상 활동

## 1. 품질향상 프로젝트 추진과정

### 1) 미국병원법인의 FOCUS-PDCA

미국병원법인(Hospital Corporation of America: HCA)은 다음과 같이 8단계의 품질향상 프로젝트를 추진하는 과정을 소개하고 있다. 이에 따르면 먼저 프로세스의 개선 기회를 찾고, 해당 프로세스를 이해하고 있는 팀을 구성한 다음, 프로세스의 현 상태에 대한 지식을 명확히 하며, 변동과 낮은 품질의 근본 원인을 파악하게 된다.

이를 토대로 슈워트(Shewart) 또는 데밍(Deming)의 사이클이라 불리는 PDCA 분석을 실시한다. 이는 계획(plan)-실행(do)-검토(check)-재실행(act)을 의미하는 것으로 먼저 고객의 욕구에 기초해 프로세스 개선 목표를 계획하고 이를 실행하며 그 결과를 분석하고 개선이 지속적으로 이루어지고 있는지를 확인하는 과정을 거치게 된다.

▌그림 9-6▌ 미국병원법인의 FOCUS-PDCA 단계

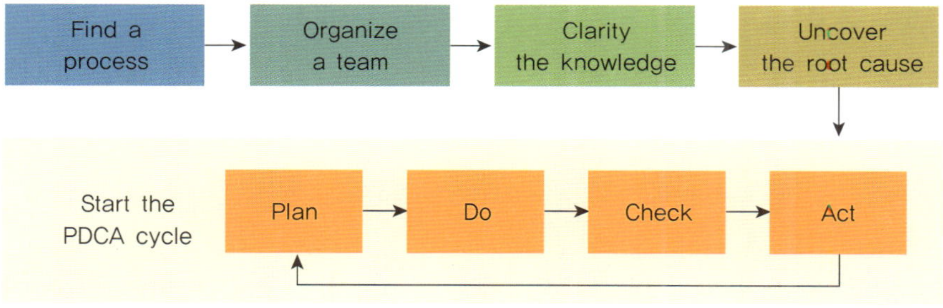


### 2) 6시그마의 DMAIC

6시그마 방법론에서는 DMAIC('드마익')이라는 정의(definition), 측정(measurement), 분석(analysis), 개선(improvement) 및 통제관리(control)라는 5단계 품질향상 프로젝트를 추진하는 과정을 소개하고 있다.

### (1) 정의단계

첫 번째 단계는 문제를 정의(definition)하는 단계이다. 즉, 무엇을 개선할지에 대한 품질관리 프로젝트를 선정하고, 이의 목표와 범위를 구체적으로 정의하는 단계로써 어떤 고객이 어떤 프로세스의 개선을 요구하는지 '고객요구사항에 대한 핵심(Critical-To-Quality: CTQ)'을 파악함이 가장 중요하다. 일반적으로 CTQ는 측정가능하며 정량화할 수 있을수록 바람직하다.

QI 활동영역 선정의 우선순위는 크게 다빈도(high volume), 고위험(high risk), 고비용(high cost), 문제발생가능성(problem prone)이 높아 이를 해결하였을 경우 고객이 피부로 느낄 수 있는 의미있는 것이어야 한다. 이와 함께 의료조직이 실제적으로 해결할 수 있는 역량을 갖춘 영역에 있어야 한다.

정의단계에서 활용할 수 있는 분석 방법으로는 SIPOC(Supplier-Input-Process-Output-Customer)분석, 파레토 차트(Pareto chart), 친화도 다이어그램(affinity diagram) 등이 있다.

- **SIPOC분석**: 서비스 결과물 또는 산출물의 고객이 누구인지를 명확히 하기 위한 프로세스 매핑(process mapping) 분석도구
- **파레토 차트**: 데이터를 크기순으로 정리한 후 이를 막대그래프로 표현한 것
- **친화도 다이어그램**: 많은 양의 아이디어를 관련 있는 것끼리 묶어서 그룹을 만드는 방법

### (2) 측정단계

두 번째 단계는 문제가 얼마나 심각한지 CTQ의 현 수준을 측정(measurement)하는 단계이다. 모든 판단의 근거가 사실(data)로써 입증되어야 하기 때문에 최근 강조되는 영역이기도 하다.

측정의 원칙은 다음과 같다.

- 첫째, 고객에게 중요한 것만 측정하며
- 둘째, 개선시킬 수 있는 프로세스의 산출물만 측정하며
- 셋째, 고객불만족 사항이 아닌 것에 대해서는 측정하지 않는 것이다.

측정단계에서 활용할 수 있는 분석방법으로는 기본적인 통계분석 및 정규분포(normal distribution), 저품질비용(Cost Of Poor Quality: COPQ), 프로세스 능력지수(process capability index)인 Cp와 Cpk, DPU(Defects Per Unit), DPO(Defects Per Opportunity) 및 DPMO(Defects Per Million Opportunities) 등의 프로세스 성과측정 등이 있다.

- **정규분포**: 종모양의 연속형 확률분포로 가우스(Gauss) 분포라고도 한다.
- **저품질비용**: 비적합 품질비용으로 내·외적 실패비용을 말한다.
- **프로세스 능력지수(Cp, Cpk)**: 프로세스가 규격에 맞는 상품을 생산할 능력을 갖고 있는가를 나타내는 지수를 말한다.
- Cp: 프로세스(6 sigma)와 규격범위(규격상한－규격하한)의 비율을 의미한다.
- Cpk: 공정평균이 규격중심에서 치우쳐져 있음(k)을 고려한 공정능력지수를 말한다.
- DPU: 제품단위당 결함수를 말한다.
- DPO: 불량발생기회당 결함수를 말한다.
- DPMO: 100만 기회당 결함수를 말한다.

### (3) 분석단계

세 번째 단계는 문제점이 어떤 환경에서 발생되었는지를 분석(analysis)하는 단계이다. 이는 앞 단계에서 측정된 자료 또는 대상 프로세스를 분석하여 CTQ에 영향을 미치는 핵심요인을 결정하여야 한다.

분석단계에서 활용할 수 있는 분석방법으로는 다변량분석(multi－vary analysis), 인과분석(cause－and－effect analysis), 회귀분석(regression analysis), 실패유형 및 영향분석(Failure Modes and Effects Analysis: FMEA), 브레인스토밍(brain storming) 등이 있다.

- **다변량분석**: 출력변수에 입력변수들이 어떠한 영향을 미치는지를 분석하기 위한 기법으로 출력변수에 영향을 주지 못하는 입력변수들을 입력변수 리스트에서 없애고 큰 영향을 미치는 핵심입력변수를 찾고자 하는 방법이다.
- **인과분석**: 개선하고자 하는 특성을 결과라고 할 때 이에 영향을 미치는 요인을 찾아내는 기법으로 어골도(fishbone diagram)라고도 한다.
- **회귀분석**: 예측하고자 하는 변수를 종속변수라 하고 이에 영향을 주는 변수들을 독립변수라고 했을 때 종속변수와 독립변수의 관련성을 추정하기 위한 통계적 분석방법을 말한다.
- **실패유형 및 영향분석**: 프로세스에서 발생할 수 있는 실패유형과 이에 의한 영향을 명확히 하고 이와 관련된 위험도를 수치화한 것으로 개선의 우선순위를 정하기 위하여 작성한 표이다.
- **브레인스토밍**: 어떠한 주제에 대하여 해결책이나 대안을 만들어낼 때 분석적인 절차를 밟지 않고 몇몇 사람이 그룹을 형성하여 자유롭게 아이디어를 제시한 후 구체안을 정리하여 최종안을 만들어내는 방식이다.

### (4) 개선단계

네 번째 단계는 문제점을 어떻게 개선할 수 있는가에 관한 단계(improvement)이다. 문제의 근본 원인을 제거하고 프로세스의 개선을 위한 최적 조건을 찾아내어 실행한다.

일반적으로 품질개선의 방향은 다음과 같다.

- **고객중심**: 고객과 지역사회의 필요 및 기대를 충족시킬 수 있도록 서비스를 설계해야 한다.
- **업무를 프로세스와 시스템으로 이해**: 공급자는 서비스 시스템과 프로세스를 개선하기 위하여 그 핵심 프로세스를 반드시 이해해야 한다.
- **변화의 검증과 자료 사용의 강조**: 변화를 통하여 개선이 될지 판단하기 위하여 변화를 검증해야 한다.

- **팀워크**: 문제파악 및 개선방안 추진에 효과적이기 위해서는 이해당사자들을 참여시켜야 한다.

개선단계에서 활용할 수 있는 분석방법으로는 모수(parametric) 및 비모수(nonparametric) 가설검정(hypothesis testing), 분산분석(ANOVA), 실험계획법(design of experiments), 벤치마킹(benchmarking), 시뮬레이션(simulation) 등이 있다.

- **가설검정**: 모평균, 모분산, 모비율 등과 같은 모집단의 모수 또는 분포에 관하여 가설(귀무가설, 대립가설)을 세우고 표본을 통하여 얻어지는 정보에 따라서 어떤 가설을 선택할 것인가를 결정하는 분석절차 또는 방법이다.
- **모수와 비모수**: 모수는 모집단의 특성을 나타낸 것으로 통상 특정 분포를 가정하나 비모수는 이에 대해 가정하지 않는 것을 말한다.
- **분산분석**: 두 개 이상 모집단들의 특성(평균)이 서로 동일한지 여부를 검정하기 위해서 사용한다.
- **실험계획법**: 해결하고자 하는 문제에 대하여 실험방법, 데이터 취득, 통계방법 선택을 통해 최소의 실험으로 최대의 정보를 얻을 수 있는가를 계획하는 통계학의 응용 분야이다.
- **벤치마킹**: 경쟁우위를 확보하기 위하여 산업의 최고수준의 기술 또는 프로세스를 조사·분석하여 자신의 수준을 향상시키고자 하는 활동을 말한다.
- **시뮬레이션**: 실제로 실행하기 어려운 실험을 컴퓨터를 이용하여 행하는 모의실험을 뜻한다.

### (5) 통제관리단계

마지막 단계는 문제점을 안정상태로 유지하도록 통제관리(control)하는 단계이다. 즉, 실행결과를 통제함으로써 개선된 프로세스를 유지하도록 관리하는 단계로 이를 위해 개선사항을 표준화하고 이행 책임자를 선정하여 주기적으로 모니터링 함이 중요하다.

## 2. 6시그마와 린

### 1) 6시그마

#### (1) 6시그마와 시그마의 개념

모토로라(Motorola)에서 근무하던 해리(M. Harry)에 의해 통계적 기법과 품질 개선운동을 결합한 품질향상운동의 일환으로 창안된 6시그마(sigma)는 21세기 기업생존을 위하여 모든 프로세스의 품질수준을 무결점상태인 6시그마수준으로 높이고자 하는 조직의 전사적 품질경영전략을 말한다.

여기서 시그마(sigma, σ)란 원래 정규분포에서 표준편차를 나타내며, 6시그마는 100만 기회당 결함수(Defects Per Million Opportunities: DPMO)가 3.4개인 거의 무결점에 가까운 높은 수준의 품질을 추구한다는 의미에서 나온 말이다. 3시그마수준은 100만개당 결함수가 66,807개로 93.3%의 품질수준을 나타내며 이를 2만 배 개선하여야 99.9997% 품질수준인 6시그마수준에 도달할 수 있다. 예를 들어, 병원에서 처방약의 오류 발생건수와 잘못된 수술건수가 3시그마수준에서 각각 1천 건과 500건이라면 6시그마수준에서는 각각 20년에 단 1회와 40년에 1건 정도 발생하는 수준을 말한다.

한편 3시그마수준에서의 품질비용은 매출액 대비 25~40% 수준이나 6시그마수준에서는 거의 0%에 근접하여 품질이 증가할수록 품질비용은 감소함을 볼 수 있다.

**표 9-2 시그마수준과 품질비용의 관계**

| 시그마수준 | 100만 개당 결함수 (DPMO) | 품질수준 | 품질비용(COQ) (매출액 대비) |
|---|---|---|---|
| 2 | 308,537 | 69% | (경쟁력 상실) |
| 3 | 66,807 | 93.3% | 25~40% |
| 4 | 6,210 | 99.4% | 15~25% |
| 5 | 233 | 99.98% | 5~15% |
| 6 | 3.4 | 99.9997% | 1% 이하(세계적 수준) |

### (2) 6시그마의 특징

6시그마의 주요 특징은 다음과 같다.

첫째, 고객만족 품질문화를 조성하기 위한 조직경영의 새로운 패러다임이자 경영전략이다.

둘째, 전략적으로 완벽에 가까운 제품이나 서비스를 개발하고 제공하려는 목적으로 정립된 품질경영기법 또는 철학이다.

셋째, 프로세스를 평가하고 개선하는 과학적 · 통계적 방법이다.

넷째, 인력정예화를 위한 리더십 배양 프로그램이다.

따라서, 단지 문제를 해결하기 위해 6시그마를 적용할 수도 있으며 조직문화를 변화시키기 위해 6시그마를 사용할 수도 있다. 전자의 경우 비용의 절약 등과 같은 제한된 성공을 거둘 수 있겠지만, 후자의 경우 고객만족이라는 조직차원에서 큰 수확을 기대할 수 있을 것이다.

### (3) 6시그마의 한계

6시그마가 갖는 강점들은 품질개선을 위한 철학이나 경영개념으로 받아들여져야 한다. 그러나 다음과 같은 문제점을 극복해야 하며 또 너무 수단중심적으로 해석할 경우 효과도 보기 이전에 포기할 가능성도 높다.

먼저 이론적 측면에서 6시그마가 내포하고 있는 다음과 같은 근본적인 문제점을 인식하고 대처할 필요가 있다.

첫째, 경영성과 척도로 시그마수준을 일률적으로 적용하여 모든 시스마수준을 향상시켜야 한다는 접근은 조직 전체 성과 창출에 저해요인이 될 수 있다. 조직성과 창출에 장애가 되는 부분에 집중해야 한다.[1)]

둘째, 6시그마의 적용 대상은 고객의 요구사항을 기초로 하고 있어 고객의 요구로 쉽게 포착하기 어려운 신규 의료서비스의 개발, 환자진료와 관련된 계획의 수립, 병상 회전 및 재원일수에 대한 의사결정 등에는 6시그마를 적용하기 쉽지

1) 이에 대한 보다 자세한 내용은 이견직의 의료운영관리(2012), '제5장 제약이론과 제약경영'을 참고하기 바란다.

않다는 점이다.

셋째, 6시그마는 비용절감중심으로 수행되는데 비용절감이 반드시 수익증가로 이어지지 않을 수 있음도 참고해야 한다. 자칫 6시그마 활동이 무용한 것으로 치부되어 조직의 품질개선활동의 분위기를 사라지게 할 수도 있음에 유념해야 한다.

다음으로 기술적 측면에서 6시그마를 활용하기에 여러 장애요인들이 있다.

첫째, 상층에 의한 톱다운 방식과 전문적인 팀 및 전문가에 의한 수행은 하층 및 비전문가의 참여와 관심을 유도함에 장애요인으로 작용할 수 있다.

둘째, 6시그마의 특별한 용어나 정의를 교육·훈련시키는 데 많은 투자와 시간이 필요하며 전문적인 통계기법을 적용한 과학적인 방법론은 인간적인 요소들을 고려하지 않는다는 비판을 받게 한다.

셋째, 6시그마가 정형적이고 체계화된 방법론에 입각하기 때문에 오히려 혁신과 전략적인 변화 및 창의적인 발상을 방해할 수 있다. 그 단적인 예가 IT 활용을 고려하지 않는 점이라 할 수 있다.

따라서 6시그마를 보다 유연하게 확장하여 여러 조직성과향상 및 프로세스개선 프로그램과 융합하여 활용함이 필요하다.

## 2) 린

### (1) 린의 개념

'얇음', '군더더기가 없음'을 의미하는 린(lean)은 낭비제거를 원칙으로 내세운 도요타생산방식(Toyota Production System: TPS)에서 비롯되었다.

TPS는 적시생산(Just In Time: JIT)과 자동화(jidoka) 등을 기초로 부가가치 창출과 관련되지 않은 활동과 낭비 제거를 통해 고객이 원하는 품질의 제품과 서비스를 최적의 속도로 생산하여 고객의 요구를 충족시키기 위한 체계적인 접근방법을 말한다. 이로 인해 린, TPS, JIT는 동일한 철학을 공유하고 있어 서로 혼용되어 표현되기도 한다.

### (2) 린의 목적과 6시그마 비교

린은 제품과 서비스를 생산하는 모든 프로세스에서 발생하는 모든 유형의 낭비를 제거함을 통해 사이클타임 및 비용감소, 품질향상을 통해 보다 많은 부가가치를 창출하는 것을 목적으로 하고 있다.

6시그마가 표준편차로 나타나는 산포의 크기를 줄여 결함이 없는 완벽한 품질을 지향한다면 린(lean)은 낭비와 프로세스의 사이클 타임(cycle time)을 줄여 속도를 개선하기 위한 품질향상 개념이다. 즉, 린은 어떤 프로세스의 시작에서 끝까지 소요된 시간 중에서 고객이 요구하는 제품과 서비스를 창출하는 데 소요된 시간의 비율을 높이는 것을 목적으로 한다. 이 비율을 프로세스의 부가가치율(percent value added of process) 또는 프로세스 주기효율(process cycle efficiency)이라고 한다.

**프로세스 주기효율**=(부가가치시간 ÷ 총소요시간) × 100

프로세스 주기효율을 높이기 위하여 린은 6시그마의 주 대상인 개별 프로세스가 아닌 전체 프로세스의 시각에서 80~90% 이상의 낭비가 존재하는 개별 프로세스 간 비부가가치요소에 우선적으로 집중하는 특징을 갖는다.

### (3) 린의 토대, TPS

린 또는 TPS는 '부가가치', '흐름', '당김(pull)', '완벽'이라는 핵심 개념에 입각하고 있다.

첫째, 린은 부가가치를 창출하는 활동을 최적화하기 위한 것이다.

둘째, 린은 제품과 서비스가 자연스럽게 흐르도록 흐름의 속도를 개선하고자 하는 것이다.

셋째, 린은 예측이 아닌 실제 고객이 원하는 것만을 원하는 시기에 생산하고자 하는 당김 체계이다.

마지막으로 린은 고객가치 최대화를 위하여 지속적으로 개선하고자 하는 완벽을 지향하는 체계이다.

이상의 핵심 개념을 토대로 린 또는 TPS는 다음과 같은 JIT와 자동화(jidoka)를 양대 축으로 구성된다.

먼저, 필요한 것을 적시에 필요한 만큼 생산하고자 하는 JIT를 지향한다. 이를 효율적으로 수행되기 위한 구성요소로 칸반(kanban)시스템과 풀시스템 및 다기능공의 양성 등이 있다.

- **칸반(kanban)시스템**: 간판, 카드 등을 일컫는 일본말인 칸반(kanban)은 JIT에서 생산허가와 자재이동을 위해 사용하는 카드로 무엇을 생산해야 하며 무슨 재고를 다시 채워야 하는지를 알려주는 신호장치를 말한다.
- **풀시스템**: 판매를 중심으로 하여 후속공정에서 필요한 만큼 선행공정으로부터 가져오는 방식으로 공정별 재고량을 최소화함으로써 낭비를 제거하는 방

**▌그림 9-7 ▌린/TPS 구성요소**

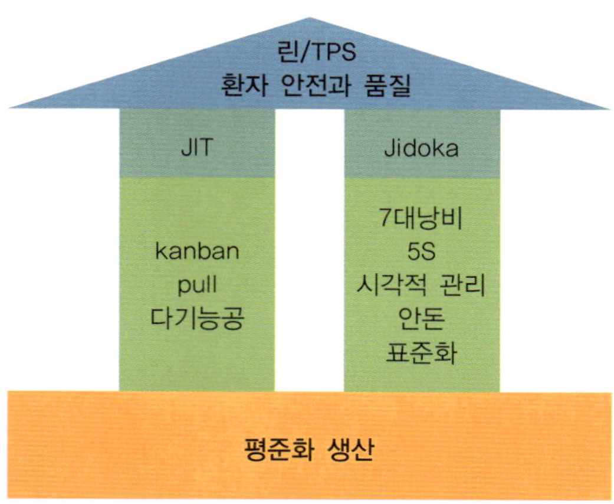

법이다.[2)]

- **다기능공의 양성:** 적시에 필요한 양만큼 생산하기 위해서는 다기능공이 확보되어 있어야 한다.

다음으로, 이상이 발생시 작업자가 생산라인을 자동으로 멈추게 함으로써 불량품의 발생을 방지하고 과잉생산을 억제하는 자동화(jidoka)를 지향한다. 이를 효율적으로 수행되기 위한 구성요소로 낭비의 발굴과 개선, 5S, 안돈[3)]시스템과 같은 시각적 관리 및 표준화 등이 있다.

- **낭비의 발굴과 개선:** 낭비(muda)란 프로세스의 흐름과 속도를 늦추게 하는 모든 요인으로 다음과 같은 7대 낭비가 있다.
  - 과잉생산
  - 자재, 인력 및 장비 부재로 인한 작업지연
  - 불필요한 운송이나 이동
  - 과다재고
  - 불필요한 프로세스
  - 불필요한 작업동작
  - 품질결함
- **5S:** 생산성 향상을 위한 일상적이고 초보적인 활동으로 일본어 어휘의 첫 글자를 딴 정리(seiri), 정돈(seidon), 청소(seiso), 청결(seiketsu), 습관화(shitsuke)를 말한다.
- **안돈시스템과 같은 시각적 관리:** 안돈시스템은 생산현장에 걸린 라인 정지표시판으로 시각적 관리의 대표적인 사례로 호출안돈, 이상안돈, 가동안돈, 진도안돈 등이 있다.
- **표준화:** 낭비없이 가장 효율적으로 작업할 수 있는 방법을 정의한 것을 말한다.

---

2) 이에 반해 푸쉬시스템(push system)은 생산중심으로 미리 결정된 작업계획서에 지시된 수량만큼 생산하는 시스템이다.

3) 일본어 '행등(行燈: 불을 켬)'을 의미한다.

### 3) 린 6시그마

린의 시간단축과 6시그마의 품질향상이라는 두 방법론의 장점을 상호 보완적으로 취합한 것이 린 6시그마(lean six sigma: LSS)이다. 즉, 린 6시그마는 린의 속도와 흐름에 대한 관리, 낭비의 제거, 고객가치에 초점을 두고자 하는 장점과 6시그마의 품질과 시간에 대한 관리, 프로세스 변동의 감소를 통한 성과향상, 문제점의 사전예방 및 완벽한 품질을 지향하는 장점을 모두 살리고자 하는 시도라고 할 수 있다.[4]

**표 9-3 린과 6시그마 비교**

| 사고 측면 | 린 | 6시그마 |
|---|---|---|
| 관리 | 속도와 흐름 | 품질과 시간 |
| 핵심단어 | 낭비 | 프로세스 변동 |
| 목적 | 낭비제거 | 성과향상 |
| 문제점 | 제거 | 예방 |
| 초점 | 고객가치 | 완벽 |

**린 6시그마**=프로세스의 안정(6시그마)+프로세스의 속도(린)

이와 함께 린의 단점인 프로세스를 통제하는 관리 능력의 부족과 6시그마가 안고 있는 프로세스의 속도에 관심을 두고 있지 않은 점 등을 상호 보완할 수 있다.

따라서 린 6시그마는 프로세스의 변동을 이해하고 축소함을 통해 프로세스의 안정을 도모하고 프로세스의 낭비를 제거함을 통해 프로세스의 속도와 흐름을 증진하기 위한 체계적인 노력이라 할 수 있다.

4) G. Butler, C. Caldwell and N. Poston, Lean-Six Sigma for Healthcare, WI: ASQ Quality Press, 2009.

## 3. 품질향상활동

### 1) 의료이용도평가

의료이용도평가(healthcare utilization review)는 진료 과정의 효율성, 재원기간의 적절성과 같이 재원 및 입원의 적절성을 평가하여 병상자원 이용의 효율성을 향상시키기 위하여 시행한다.

이는 의료자원의 불필요한 거품을 제거하고 환자에게 효율적 서비스를 제공하기 위한 것으로 대표적인 부적절한 의료 이용도는 재원하여 대기하는 경우와 의료인의 과오로 인한 진료지연 등이 있다. 특히 대기의 경우는 매우 빈번하게 발생하는데 검사결과가 나올 때까지, 수술예약 후 수술일까지, 타병원 전원을 앞두고, 의료진과 환자와의 의사소통 부재, 환자 및 가족이 중요 의사결정을 내리지 못하고 있는 경우 등이 모두 여기에 해당한다.

### 2) 환자만족도조사

환자만족도조사(patient satisfaction survey)는 의료품질평가 및 비교, 대상자 중심의 의료서비스 개발 및 병원경영에 필요한 전략적 정보를 얻을 수 있는 주요 수단이다. 조사결과의 주관성, 진료외적 요인에 치중 및 모호성 등의 문제가 있어 신뢰성 있고 타당한 정보를 얻도록 해야 한다.

### 3) 의료위험관리

의료위험관리(healthcare risk management)는 의료사고를 적절하게 관리하고 예방하기 위한 활동을 말한다.

의료위험이란 크게 환자의 사망, 후유증으로 인한 장애, 처치나 시술 후 합병증으로 인한 재수술 및 감염, 질병치료의 지연이나 치료기간연장 등 의료행위의 결과에 따른 위험과 투약 및 예방접종 등과 같은 주사와 관련된 합병증, 부작용으로 인한 사고, 수술 및 각종 처치나 검사 과정의 술기 미숙으로 인한 의료사고,

진단의 정확성과 관련된 문제 등 의료행위에 따른 위험 등으로 구분된다.

의료서비스는 이질성과 치료결과의 예측곤란성 등으로 인해 본질적으로 의료사고(medical accident)의 위험을 내포하고 있다. 이와 유사개념으로 의료과오(medical malpractice), 의료과실(medical negligence) 및 의료분쟁(medical dispute)이 있으며 다음과 같은 개념상의 차이가 있다.

- **의료사고**: 의사의 의료행위 과정 중에서 발생한 나쁜 결과 이외에 의사에게 비난할 수 없는 불가항력적 사고도 포괄적으로 포함
- **의료과오**: 의사가 환자를 진료하면서 당연히 기울여야 할 업무상 요구되는 주의의무를 태만히 하여 사망, 상해, 치료지연 등 환자의 생명이나 신체의 완전성을 침해한 결과를 일으키게 한 경우
- **의료과실**: 의료과오가 있음이 객관적으로 입증되어 법적으로 비난할 수 있을 때 적용되는 용어
- **의료분쟁**: 환자 측에서 원치 않은 결과에 대해 의료인의 책임을 주장하고 의료인은 잘못이 없음을 주장함으로써 발생하는 상호 다툼

### 4) 임상진료지침

임상진료지침(clinical practice guideline)은 의사와 환자가 특정한 임상 상황에서 적절한 진료를 위한 결정을 도와주기 위해 개발된 의학적 의사결정과정을 말한다. 즉, 이미 인정된 진료정보를 요약한 것으로 반드시 해야 할 사항을 기술한 도구로 진료프로토콜, 파라미터, 진료표준, 감사기준, 선호진료양상(preferred practice patterns) 등으로 표현된다.

임상진료지침의 주제를 선택할 때 다음의 주제를 우선적으로 고려한다.

- 임상적으로 의미있는 변이를 줄일 수 있는 가능성이 큰 부분
- 특정 시술/질병상태에 따라 영향을 받는 환자집단의 크기가 큰 경우
- 과학적 근거의 적합성
- 질병/합병증을 예방하기 위해 반드시 지켜야 할 의료 과정
- 특정 질환/상태를 관리하는데 드는 비용

### 5) Critical Path 개발

Critical Path는 특정 질환 및 상태의 환자군에게 비용을 절감하면서 진료의 품질을 유지할 수 있도록 표준진료를 유도하고 변인을 관리하는 진료모형의 일종을 말한다.

치료방법 중 임상적 또는 재정적 측면에서 진료결과에 영향을 미치는 것으로 입증된 몇 개의 필수적 임상조치를 명시해 놓은 것으로 다음과 같은 유사개념들이 있다.

- Clinical Pathway(주임상경로): 진료의 지연 및 자원 소모량을 최소화하며, 의료품질을 향상시키기 위해 특정 진단 및 의료행위절차를 가장 적합하게 순서화하는 시간계획표를 작성하는 기법
- Case Management(사례별 환자관리): 환자에게 지속적이면서 포괄적인 의료서비스를 제공하면서 의료자원을 효율적으로 사용하여 불필요한 진료비의 낭비를 줄이는 환자진료추구관리시스템

# Chapter 10 의사결정

어떤 의사결정도 그것을 수행할 사람에 대한 결정보다 더 중요한 것은 없다

## 제1절 의사결정의 이해

### 1. 의사결정의 개념과 본질

#### 1) 의사결정의 개념

경영은 곧 의사결정(decision making)이다. 누가 정확한 의사결정을 적시에 내릴 수 있느냐가 조직 생존의 열쇠가 되고 있다. 이는 내부적으로 조직이 확대될수록, 외부적으로 환경변화가 무쌍할수록 의사결정은 더욱 중요해지고 어려워지고 있다. 따라서 21세기의 경영은 의사결정역량에 비례한다고 한다.

의사결정이란 문제와 기회를 인식하고 그 문제를 해결하기 위한 대안을 찾아 최적의 대안을 선택하고 실행하는 과정이다. 그러나 경영에서의 의사결정과 관련한 가장 흔한 실수는 올바른 질문(right question)을 찾기보다는 올바른 해답(right solution)을 얻는 것을 지나치게 강조하는 데 있다. 실제로 문제해결에만 초점을 맞추는 그런 종류의 의사결정이라면 별로 중요하지 않거나 정형적이거나 전술적인 의사결정이 된다. 따라서 이러한 종류의 의사결정은 관리자 또는 운영을 담당하는 사람들에게 위임시키고 경영자는 진정으로 관심을 두어야 할 의사결정들, 즉 전략적 의사결정(strategic decision making)을 담당하여야 한다.

전략적 의사결정이란 문제의 상황을 파악하거나 또는 그 상황을 바꾸는 일과 관련된다. 그리고 사용가능한 자원을 파악하거나 또는 어떤 자원이 필요한지를 파악하는 일과 관련된다. 이런 것들이 본질적으로 경영의사결정(managerial decision making)이다. 다시 한번 강조하지만 경영의사결정은 올바른 해답을 찾는 일이 아니라 올바른 질문을 찾는 일이 되어야 한다. 왜냐하면 잘못된 질문에 대한 올바른 해답만큼 쓸모없는 것도 없기 때문이다.

그러나 이보다 더욱 중요하고 어려운 것은 결정한 행동경로가 효과를 발휘하도록 하는 것이다. 왜냐하면 경영자가 관심을 갖고 있는 일은 지식 그 자체가 아니라 성과이기 때문이다. 이를 위해 조직의 여러 부서와 다양한 경영층에서 내린 의사결정들이 상호 모순되지 않고, 조직 전체 목표와도 일치하도록 해야 한다. 이와 함께 의사결정은 항상 가능한 가장 낮은 경영계층에서, 또 활동현장과 가장 가까운 곳에서 내려져야 한다. 이를 가능하게 하는 것이 경영자의 역할이다.

## 2) 의사결정의 본질

### (1) 점, 선 그리고 면

의사결정의 본질은 결국 관심을 갖고 있는 의사결정변수의 변화에 대한 이해이다. 이는 점선면, 또는 점선면입체의 관계로 살펴볼 수 있다. 이러한 변화는 행위 또는 행동(behavior)을 보고 알게 된다. 이를 사건(event)이라고 한다. 어떤 현상이 벌어진 것으로 하나의 점(dot)이 찍혔다고 할 수 있다. 그 다음에는 어떻게 변화가 전개될 것인가에 관심이 주어진다. 이를 행위의 패턴(pattern of behavior)을 찾는다고 할 수 있다. 한 점으로는 어떤 변화가 전개될지 알 수 없다. 따라서 다음 점이 어디에 찍히는지를 보려 한다. 이렇게 찍힌 점들을 연결하려는 것을 패턴을 찾는다고 이야기하며, 이를 선(line) 잇기라고 할 수 있다.

그런데 행위의 패턴인 선을 찾는 방법에는 크게 두 가지 접근이 있다. 그 첫 번째가 앞에서 이야기한 점을 이어서 찾는 방법이고, 또 하나는 면(face)을 끊어서 찾는 방법이다. 전자는 환원주의적 접근이고, 후자는 전일주의적 접근이다. 즉, 환원주의에서 선은 점의 집합이기 때문에 선은 점으로 환원될 수 있다는 것이고, 전일주의는 선은 점의 집합이 아니기 때문에 면을 찾아야 비로소 선을 이해할 수 있다는 시각이다.

아래 그림은 점, 선, 면의 관계를 나타내고 있다. 점을 어떻게 이어가느냐에 따라 다른 선(z와 z′)으로 나타날 수 있으나 그 선들도 같은 면에서 파생된 것임을 볼 수 있다. 이는 면 중심 사고가 갖는 강점을 대변하고 있다.

**그림 10-1 점, 선, 면**

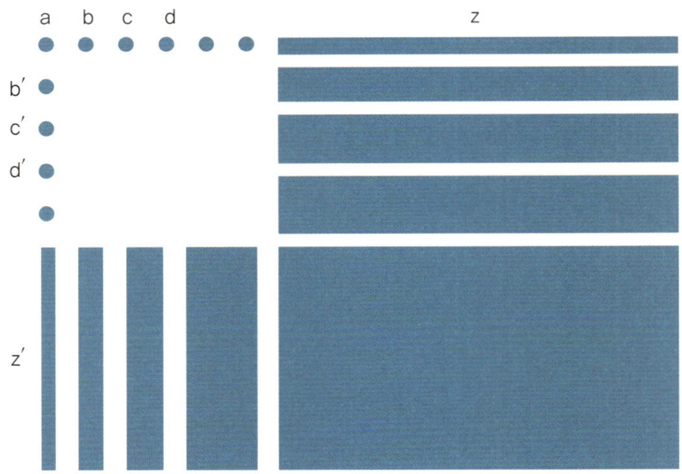


## (2) 행태주의와 구조주의

점을 중시하는 환원주의는 계속 어떤 점이 찍히는가를 주시한다는 측면에서 행태주의적 접근(behaviorism)이라 하며, 면을 중시하는 전일주의는 면이 어떻게 구성되었는가를 주시한다는 측면에서 구조주의적 접근(structuralism)이라 한다.

행태주의는 점 잇기의 패턴 찾기가 주된 관심사여서 예측을 주로 전개함에 반해, 면 찾기의 구조주의는 행태가 구조에서 비롯된다는 믿음하에 구조 변화로 사건발생 자체까지도 예방할 수 있다고 본다. 이는 수동적 예측활동보다 진일보한 접근으로 예측은 불가능한 경우가 대부분이지만, 구조 이해는 상당부분 가능할 수도 있다는 측면에서 시너지라는 지렛대 효과를 극대화할 수 있는 지속가능 경영의 요체라 할 수 있다. 따라서, 구조인 면이 곧 시스템이므로, 시스템의 이해가 지속가능 경영의 시작이다. 한편, 시스템은 하나의 면으로만 구성되는 것이 아니고 실제로는 여러 면이 붙어 있는 입체(space)의 모습을 갖고 있다. 이는 전체 조직 시스템은 여러 하위 시스템의 합으로 구성된 것과 같다. 이들 시스템은 서로 연결되어 있어 함께 움직인다. 그래서 공진화(coevolution)가 일어나고 이로 인해 복잡(complex)해져, 하위 부분만으로는 전혀 알 수 없는 전체의 모습이 '나비효과(butterfly effect)'[1]와 '창발(emergence)'[2]이라는 이름으로 나타나게 된다. 문화도 진화도 생태계의 지속 가능성도 모두 이런 현상들이다.

- **환원주의적 시각:** 선은 점의 집합, 행태주의적 접근(패턴 예측)
- **전일주의적 시각:** 선은 면의 일부, 구조주의적 접근(구조 예방)

아래 iceberg 모형은 눈으로 확인할 수 있는 사건(점) 이면에는 이를 발생시킨 행위의 패턴이 있고, 이 패턴은 구조에서 비롯됨을 설명하고 있다. 또한 구조는 정신의 산물로 본 모형이 시사하는 바는 사건보다 행태가, 행태보다 구조와 정신을 활용할수록 지렛대 효과가 크다는 것이다.

**그림 10-2** iceberg 모형

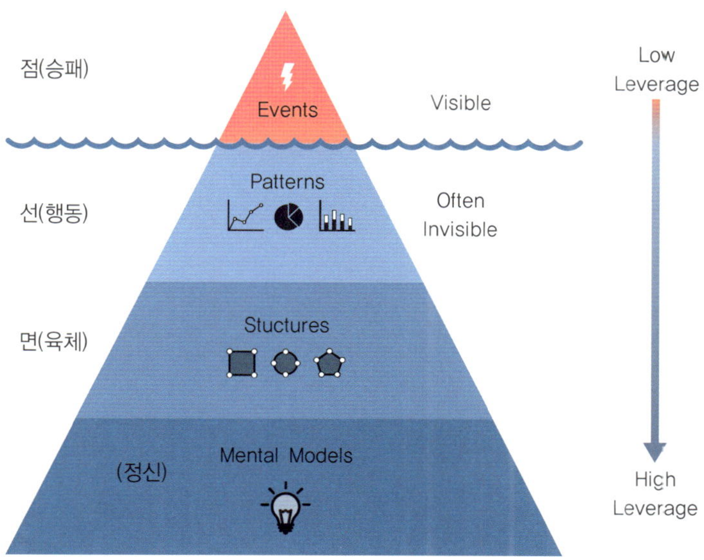


1) 초기값의 미세한 차이에 의해 결과가 완전히 달라지는 현상을 뜻한다.
2) 하위 계층(구성 요소)에는 없는 특성이나 행동이 상위 계층(전체 구조)에서 자발적으로 돌연히 출현하는 현상을 뜻한다.

## 2. 의사결정모형과 과정

### 1) 의사결정모형

#### (1) 고전적 모형

이는 경영자가 완전한 합리성(perfect rationality)을 갖고 대안의 모든 결과를 완벽하게 예측하여 최적의 대안(optimal solution)을 찾을 수 있다는 가정에 기초한 의사결정모형이다. 주로 경제학자에 의해 제기된 모형이나 현실적으로 사람들은 완전한 합리성을 갖고 있지 않을 뿐 아니라 대안에 대한 모든 정보를 갖고 있지 않으며 최적의 해결안을 도출한다는 것은 불가능한 일이다.

따라서 본 모형은 바람직한 의사결정을 하도록 하는 규범적 모형을 설명하고 있다고 할 수 있다.

#### (2) 관리적 모형

실제 완전한 합리성에 기초하여 의사결정을 내릴 수 없는 한계를 인정하여 규범적이지 않은 현실적인 의사결정 방법을 설명한 모형을 관리적 모형이라 한다. 관리적 모형은 인간이 시간 및 정보의 한계 속에서 모든 대안을 전부 검토하는 것이 아닌 가능한 범주의 대안 속에서 최적이 아닌 만족스러운 해결책을 찾는다는 모형이다.

즉, 제한된 합리성(bounded rationality)에 기초하여 차선(second best)의 안을 찾는다는 모형이다.

### 2) 의사결정과정

의사결정과정은 일반적으로 다음과 같은 다섯 단계로 구분된다.

- 문제의 정의: 올바른 질문을 통해 문제의 범위와 본질을 찾는다.
- 문제의 측정과 분석: 문제의 측정과 분석을 통해 다양한 대안을 개발한다.
- 대안의 평가: 조직의 내부역량과 대안선택에 따른 결과를 예상하면서 대안을

평가한다.

- 최적안의 선택: 의사결정을 실시한다.
- 효과적 실행: 의사결정의 결과 성과를 낼 수 있도록 실행한다.
- 결과평가 및 피드백: 조직 전체의 목표와 일치하면서 성과를 창출하는지 평가하고 그렇지 못했다면 다시 문제를 정의하거나 대안을 재개발한다.

**그림 10-3** 의사결정과정

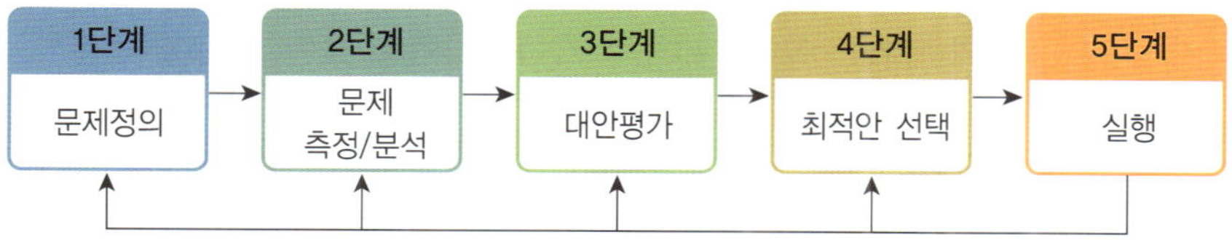
1단계
문제정의
2단계
문제
측정/분석
3단계
대안평가
4단계
최적안 선택
5단계
실행

## 3. 의사결정환경

경영자가 직면하고 있는 경영환경은 곧 의사결정환경이라 할 수 있다. 일반적으로 의사결정환경은 문제해결을 위해 활용할 수 있는 대안과 그에 따른 결과에 대한 정보의 크기에 따라 크게 확실성하의 의사결정(decision making under certainty), 위험하의 의사결정(decision making under risk), 불확실성하의 의사결정(decision making under uncertainty)으로 구분된다.

- 확실성하의 의사결정: 대안과 그에 따른 결과에 대해 충분한 정보가 있는 상태에서의 의사결정
- 위험하의 의사결정: 대안과 그에 따른 결과에 대해 충분한 정보가 주어져 있지는 않지만 대안이 발생할 확률(probability)을 알고 있는 상태에서의 의사결정
- 불확실성하의 의사결정: 대안과 그에 따른 결과에 대해 확률도 알려져 있지 않은, 가장 어려운 상황하에 의사결정으로 직관, 추측, 창의적 아이디어 등에 의존하여 의사결정

일반적으로 의료경영자는 일반 기업경영자의 의사결정환경인 단일목적하의 의사결정(single-objective decision making)과 달리 다수목적하의 의사결정(multi-objective decision making) 환경에 놓여 있다. 기업경영에서처럼 이윤극대화 등 단수목적을 추구하는 일반경영에 비해 의료경영은 다수목적을 동시에 또는 우선순위를 갖고 추구해야 하는 상황하에 주로 놓이게 된다.

- **단일목적하의 의사결정:** 주주의 가치극대화와 같이 단일 의사결정목적을 갖는 경우의 의사결정
- **다수목적하의 의사결정:** 이해관계자의 가치극대화와 같이 여러 의사결정목적들을 동시에 고려해야 하는 의사결정

이상의 의사결정은 대부분 일회적인 사건, 모형 파라미터의 정확한 측정, 변수의 추정값 등 균형과 질서에 관심을 둔 정태적 의사결정(static decision making)이라면, 동태적 의사결정(dynamic decision making)은 의사결정 변수가 시간의 변화에 따라 어떻게 변화해 나가는가에 기본적인 관심을 둔다. 동태적 의사결정 방법으로 대표적인 모형으로 변수 간 인과구조에 기인한 동태성을 분석하는 시스템 다이내믹스(system dynamics)와 행위자의 미시적 상호작용에 기인한 동태성을 분석하는 행위자 기반 모형(Agent-Based Modeling: ABM) 등이 있다.

- **정태적 의사결정:** 일회적인 사건, 모형 파라미터의 정확한 측정, 변수의 추정값 등 균형과 질서에 관심을 둔 의사결정
- **동태적 의사결정:** 의사결정 변수가 시간의 변화에 따라 어떻게 변화해 나가는가에 관심을 둔 의사결정

**생각해보기** **사람은 '예측 가능하게 비합리적'이라는 겁니다**

비합리성에 패턴과 일관성이 있어서 충분히 예측할 수 있다는 뜻이죠.

듀크대학교의 댄 애리얼리(Ariely) 교수는 현재 미국 듀크대학교 교수로서 경제학과, 경영대학원, 신경과학과, 의대 등에 두루 적을 두고 있다. MIT 미디어랩과 경영대학원 방문 교수이기도 하다. 작년 10월까지만 해도 MIT 정교수 겸 듀크대 방문교수였지만, 사회

과학과 의학 관련 연구를 하는 데 듀크대가 더 적절해 직위를 맞바꿨다. 참신하고 탄탄한 이론을 통해, 미국을 대표하는 소장 경제·경영학자로 떠오르고 있다.

애리얼리 교수의 이론은 '행동경제학(Behavioral Economics)'의 범주에 들어간다. 경제학에 심리학을 수혈한 이 접근법은 경제주체의 복잡한 심리와 행동을 집중적으로 파고든다. 기존 경제학이 '경제주체는 늘 합리적으로, 효용과 행복을 최대화시키는 방향으로 선택하고 결정한다'든가, '경제주체는 그저 더 많은 돈이나 더 맛있는 음식에 더 행복해한다'는 식으로 단순하게 가정하는 타성에 도전장을 던지는 것이다.

"정통경제학은 늘 사람이 합리적이라고 가정하지요. 절대 그렇지 않고, 사람은 매우 비합리적이며, 약하고, 자주 틀린다는 것이 일단 제 이론의 시작입니다. '사람이 비합리적일 때도 있다'는 주장만으로는 기존의 정통경제학 틀을 벗어날 수 없다는 겁니다. 그런데 제 주장은 여기서 한발 더 나아갑니다. 사람의 행동을 찬찬히 연구하고 실험하고 검증해보면 놀랍게도 사람은, 이 책 제목처럼 '예측 가능하게 비합리적'이라는 겁니다. 비합리성에 패턴과 일관성이 있어서 충분히 예측할 수 있다는 뜻이죠. 따라서 그런 '일관된 비합리성'에 터잡아 새로운 이론과 전략과 지혜를 창출해 낼 수 있다는 겁니다."

"우선 잡지 구독 사례가 흥미롭지요? 사람이 얼마나 '미끼'에 잘 현혹되는지 아주 드라마틱하게 보여주지요. 똑똑한 것으로는 어디서도 빠지지 않을 MIT 경영대학원생들이 이렇게 미혹당하니까요. 실험은 이들 100명에게 온라인 정기구독권 검색에 $59와 인쇄된 잡지 정기구독이 $125, 이모두를 다 활용할 수 있도록 함에 $125라 제시했을 때 학생들 84명이 이 둘 모두를 구입하겠다고 했어요. 다음으로 인쇄된 잡지 정기구독을 선택할 수 있는 기회를 제외했더니 놀랍게도 32명만이 두 조건 모두 구입하겠다고 한 겁니다. 인쇄된 잡지 정기구독권은 일종의 미끼였던 겁니다."

**미끼상품에 사람들은 잘 넘어간다[잡지 구독 설문, 아래의 조건들을 제시했을 때 MIT경영대학원생 100명의 응답]**

❶ 온라인 정기구독과 검색 ❷ 인쇄된 잡지 정기구독 ❸ 인쇄된 잡지 정기구독+온라인 정기구독과 검색

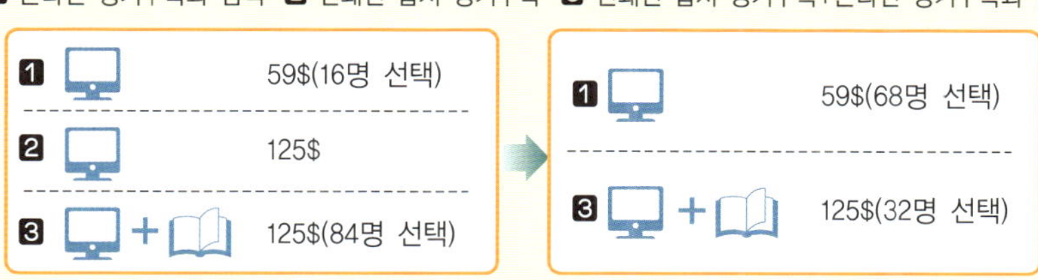


❷라는 미끼상품에 현혹된 나머지, '❸이 ❷보다 훨씬 좋은 조건'이라는 느낌에 지배를 받으며 ❸을 집중적으로 선택

자료: 조선일보 위클리비즈(2009.1.3)에서 발취정리

# 제2절 계량의사결정의 이해

## 1. 계량의사결정의 개념과 필요성

### 1) 개념

계량적 의사결정이라 함은 의사결정문제에 과학적 연구방법을 사용하는 것으로 전체적 관점에서 의사결정문제를 시스템적으로 접근하기 위해 주로 정식화된 수리적 기법과 컴퓨터를 주로 활용한다.

경영에서 이러한 의사결정의 문제를 다루는 분야가 계량경영(Quantitative Management), 운영과학(Operations Research: OR) 또는 의사결정과학(Decision Science) 등 여러 이름으로 불리고 있는 경영과학(Management Science)이다.

### 2) 경영과학의 필요성

계량적 의사결정기법들은 문제의 정의를 내리는 데는 큰 도움이 되지 않는다. 즉, 올바른 질문이 무엇인지는 결정할 수 없으며 문제해결책의 목표나 규칙도 설정할 수도 없다.

그러나 이런 기법들은 문제의 분석단계와 대안적 해결책의 개발단계에서 매우 큰 도움이 되고 있다. 최소한 사람들의 상상력을 강화하고 이를 개발하며 체계적인 방향제시에 기여하고 있다.

현대는 정보통신기술의 발달에 힘입어 조직마다 엄청난 자료가 생성되고 축적되고 있을 뿐만 아니라 사용자가 쉽게 활용할 수 있는 분석도구가 소개되고 있으며 그 비용 또한 저렴해지고 있다.

경영과학이 필요한 이유는 크게 조직환경과 기술환경 변화에서 찾을 수 있다.

먼저 단순하고 정적이던 조직환경은 복잡하고 동적으로 변화하고 있어 과거의 직감과 관행에 의존하여 환경변화를 예측하고 의사결정을 실시하기에는 역부족이 되었다.

또한 고비용이고 저성능의 기술환경이 저비용의 고성능의 상황으로 발전하자 고비용과 활용의 어려움, 분석결과의 신뢰성 저하로 망설이던 많은 조직으로 하여금 지대한 관심을 갖게 하였다. 엄청난 자료생산과 인터넷, 무선통신 등의 발전, 데이터마이닝(data mining)과 엑셀(Excel) 등 의사결정분석도구의 발전은 과학적 경영의 유효성을 배가시키고 있다.

여기에 조직의 성과관리를 위해서 성과결과가 측정되어져야만 하는 필연성이 추가되면서 종합적이고 체계적인 접근, 즉 계량적 의사결정의 필요성은 더욱 증폭되고 있다.

## 2. 과학적 의사결정과정

일반적으로 과학적인 의사결정을 위한 과정은 현실을 직시하고 파악함에서부터 시작된다. 이를 통해 문제를 발견하고 정의하며 적절한 모형(model)을 개발한다. 여기서 모형이란 발견된 문제를 기술하고 표현하는 모형화(modeling)의 과정을 거쳐 표현된 것을 말한다. 모형은 정의된 문제 속에서 변수를 추출하고 자료의 준비를 통해 정교해지게 된다. 경영과학에서 말하는 모형은 수리적 모형으로 문제를 측정가능한 변수를 이용해 수리적 관계식으로 표현한 것으로, 변수란 의사결정자가 결정하고자 하는 대상을 나타낸 것을 말한다.

일반적으로 모형화의 방법은 크게 수학적 모형화(mathematical modeling)와 스프레드시트 모형화(spreadsheet modeling)로 구분할 수 있는데 그 기본은 전자라고 할 것이다.

개발된 모형은 계량화할 수 없는 여러 요소들을 고려하여 문제를 해결할 수 있는 현실적이고 가능한 해(solution)인지를 검증하게 된다. 이를 만족하지 못할 경우 비현실적 가정 등을 동원하기도 하여 모형을 수정·보완해야 하며 문제의 재정의 과정을 거치기도 한다.

현실적이고 가능한 해를 구하는 의사결정이 이루어지면 이를 행동에 옮기게 된다.

**그림 10-4 과학적 의사결정과정**

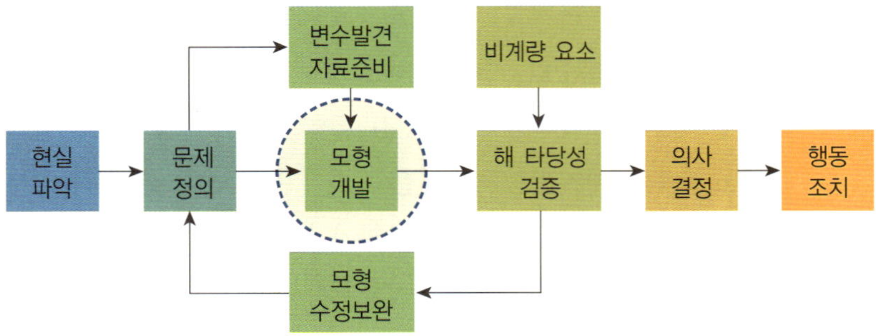


## 3. 모형화 기법 및 솔루션

### 1) 모형화 기법

확정적 상황하에서의 모형을 확정적 모형(deterministic model)이라 하고, 입력자료의 값에 대해 객관적인 확률분포를 알고 있는 위험하에서의 모형을 확률적 모형(probabilistic model 또는 stochastic model)이라고 한다.

- 확실성하의 의사결정(under certainty): 미래 상황전개를 확정적으로 알고 있다.
  ① 선형계획모형(Linear Programming: LP): 자료포락분석(DEA)
  ② 수송문제모형(transportation)
  ③ 네트워크분석모형(network): 일정관리시스템(PERT/CPM)
  ④ 정수계획모형(Integer Programming: IP)
  ⑤ 비선형계획모형(nonlinear programming)
  ⑥ 다목적 의사결정모형(multi-objective decision making): 목표계획모형(GP), 계층적 분석모형(AHP)
- 위험하의 의사결정(under risk): 미래 상황전개를 확률적으로 추정할 수 있다.
  ⑦ 의사결정분석모형(Decision Analysis: DA): Game, Markov Chain
  ⑧ 대기행렬모형(queueing)

⑨ 시뮬레이션모형(simulation)

⑩ 예측모형(forecasting)

- 불확실성하의 의사결정(under uncertainty): 미래 상황전개에 대해 전혀 알 수 없다(예: 첫 당면 문제, 1회적 의사결정문제).

**표 10-1** 계량의사결정 방법론

| 의시결정환경 | 목적수 | |
|---|---|---|
| | 단일목적 | 다목적 |
| 확실성 | LP, IP | GP, AHP, DEA |
| 위험 | DA, Game, Markov Chain, Qeueing, Simulation | – |

## 2) 솔루션 패키지

주요 솔루션 패키지(solution package)로는 1990년대 중반에 프런트라인 시스템즈(Frontline Systems)사와 마이크로 소프트(MS)사가 공동개발하여 MS의 엑셀(Excel)에서의 add-in된 최적화 도구인 'Solver'의 도입은 경영대학에서 경영과학기법들을 보다 용이하게 취급하게 한 계기가 되었다. 'Solver'는 현재 기업에서 가장 빈번하게 활용하고 있는 애플리케이션인 Excel의 한 모듈로 포함되어 있어 별도 프로그램의 구입 없이 사용할 수 있으며 자료관리와 분석을 한꺼번에 해결할 수 있다는 커다란 장점을 갖고 있다.

이와 함께 팰리사이드(Palisade)사의 DecisionTools Suite에 포함되어 있는 시뮬레이션 도구인 '@RISK'와 의사결정분석 도구인 'PrecisionTree'가 있으며 그 외 시뮬레이션을 위해 'Crystal Ball', 'Simul8', 의사결정분석을 위해 'TreePlan' 등의 패키지가 많이 활용되고 있다.

# 제3절 계량의사결정 기법

## 1. 확실성하의 의사결정 – 단일목적의 경우

### 1) 선형계획모형

#### (1) 개념 및 응용분야

선형계획(Linear Programming: LP)모형은 하나의 목표달성을 위하여 한정된 자원을 최적으로 배분하는 문제를 해결하기 위한 의사결정분석 기법 중 가장 널리 이용되고 있는 기법이다. 즉, 희소한 인적 및 물적자원의 한계 속에서 비용을 최소화하거나 이익을 최대화하기 위한 의사결정 기법으로 이런 상황은 선형계획의 범주에서 상당부분 해결할 수 있다.

모형을 구성하기 위해 선형식의 의사결정변수(decision variable), 목적함수(objective function), 제약식(constraint)이 필요하다.

선형계획모형의 주요 응용분야로는 다음과 같다.

- **최적화 생산**: 최대 이익을 위한 제품 및 서비스 생산의 최적화문제
- **마케팅 및 광고전략**: 마케팅관리자가 고정된 광고예산으로 최대 광고효과를 얻기 위한 광고매체(TV, 신문, 인터넷 등)를 선택하는 문제
- **인사 및 고용계획**: 고객에게 충분한 서비스를 제공하기 위해 직원의 업무 일정계획 및 고용계획에 관한 문제
- **재무관리와 포트폴리오 선택**: 자금운영계획, 생산 외주 결정, 포트폴리오 선택 등에 관한 문제
- **생산계획**: 제품배합, 생산 외주, 혼합생산 및 생산공정 등과 관련된 문제
- **자료포락분석(Data Envelop Analysis: DEA)**: 서비스 조직, 특히 병원, 은행 등이 효율적으로 운영되는지에 관한 분석

**그림 10-5 선형계획모형식**

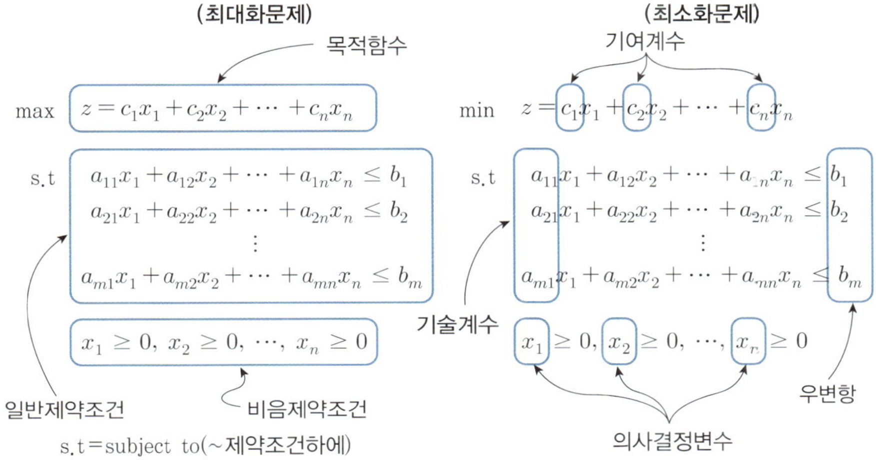


## (2) 모형화 및 해 찾기

선형계획의 모형화 방법으로는 크게 수학적 모형(mathematical model)과 Excel 등을 통한 스프레드시트모형(spreadsheet model)이 있으며 해를 구하기 위한 방법으로는 그래프법(graphical method), 심플렉스법(simplex method), 스프레드시트 법(spreadsheet method) 등이 있다.

- **그래프법**: 직관적이나 3차원 이상은 표현이 불가능
- **심플렉스법**: 하나의 꼭짓점에서 시작하여 개선할 수 있는 인접 꼭짓점을 따라 최적 꼭짓점에 이르게 하는 대수적 절차를 말함
- **스프레드시트법**: Excel에서는 simplex 해법을 활용한 add-in 소프트웨어인 'Solver(해 찾기)'에 의해 수행

## (3) 민감도분석

의사결정을 하다보면 주어진 제약조건하의 최적해의 값도 관심이 크지만 목적함수의 계수값이 변경되었을 때 최적해는 어떤 변화가 있을지 또는 최적해의 변화가 없는 범위 안에서 제약조건식의 값을 어느 정도 변화시킬 수 있을지 등도 때에 따라서는 중요해질 수가 있다. 선형계획모형이 갖는 장점은 이러한 문

제에도 유익한 접근법이라는 점이다.

민감도분석(sensitivity analysis)이란 목적함수의 계수가 변하거나, 제약조건식의 계수나 우변항이 변하거나, 의사결정변수가 새롭게 추가되거나 또는 기존 변수가 제거되는 등 일련의 변화가 최적해에 어떠한 영향을 미치는가를 분석하는 것을 말한다.

이 중에서 특히 제약조건식의 우변항 계수가 한 단위 증가함으로써 발생하는 목적함수의 증가량을 해당 제약조건의 잠재가격(shadow price)이라고 한다. 따라서 제약조건식이 자원공급능력을 나타내는 경우 잠재가격이 높다는 것은 그 자원공급능력의 경제성이 그만큼 크다는 것을 나타낸다.

### 2) 정수계획모형

선형계획을 통해 의사결정을 하다보면 특정 변수의 최적값이 10.5와 같이 소수점을 동반한 경우를 자주 접하게 된다. 그러나 그 변수가 사람수라든지 제품의 개수인 경우 이를 단순히 받아들일 수 없는 상황이 된다. 즉, 해당 변수의 최적값을 간단히 반올림하여 11이라고 할 수 없다는 뜻이다. 이럴 경우 목적함수의 최소화 또는 최대화를 해서 얻어야 하는 최적해 자체가 무의미해질 수도 있다. 따라서 이에 대한 고려가 모형화단계에서 필요하게 되는데 이를 정수계획모형이라 한다.

선형계획모형 중에서 변수의 값이 정수만을 갖는 모형을 정수계획(Integer Programming: IP)모형이라고 한다. 따라서 정수계획모형은 선형계획에서 의사결정변수가 정수라는 새로운 제약식이 부가된다.

## 2. 확실성하의 의사결정 – 다목적의 경우

### 1) 목표계획모형

#### (1) 개념

의료수요를 충족하면서 이익을 적정수준까지 확보하기 위해 선형계획모형을 활용할 수는 없는 것일까? 이를 위해 고안된 선형계획모형이 목표계획모형이다.

목표계획(Goal Programming: GP)모형은 선형계획모형과 크게 다를 바가 없으나 선형계획모형과 달리 조직의 목표가 한 개의 선형식이 아닌 여러 개로 구성되어 있다는 점이다. 즉, 목표계획모형은 여러 개의 목적함수를 갖고 있는 선형계획모형으로 여러 개의 목적을 동시에 가능한 한 달성하기 위한 접근방법이다.

#### (2) 해 찾기

최적해를 구하기 위해서는 목적이 하나인 일련의 최적화모형으로 변환한 다음 순차적으로 해를 구하는 모형으로 진행하는데 그 과정은 다음과 같다.

① 여러 목적들에 대해 우선순위를 부여한다. 목적함수에는 편차변수(음의 편차: $d^{-}$, 양의 편차: $d^{+}$)만 포함하며 중요도에 따라 우선순위로 구분하여 표시한다.

② 성취해야 할 목표량을 설정하고 이들로 표현되는 목표제한식을 설정한다.

③ 우선순위가 높은 목적식의 목표 미달치를 우선적으로 최소화한다. 하위 우선순위를 갖는 목표는 상위 우선순위를 갖는 목표가 달성되기 전에는 이루어질 수 없다.

④ 전 단계에서 최적화된 목표함수는 다음 단계의 제약식으로 설정한다.

⑤ 다음 우선순위를 최적화하면서 ③~⑤단계를 반복하여 진행한다.

**그림 10-6 목표계획 모형식**

$$
\begin{aligned}
\min\ & z = P_1 d_1^- + P_2 d_2^- + P_3 d_3^- \\
\text{s.t}\ & a_{11}x_1 + a_{12}x_2 + d_1^- - d_1^+ = b_1 \\
& a_{21}x_1 + a_{22}x_2 + d_2^- - d_2^+ = b_2 \\
& a_{31}x_1 + a_{32}x_2 + d_3^- - d_3^+ = b_3 \\
& x_1,\ x_2,\ d_1^-,\ d_1^+,\ d_2^-,\ d_2^+,\ d_3^-,\ d_3^+ \geq 0
\end{aligned}
$$

## 2) 계층분석과정모형

### (1) 개념

목표계획과 같이 의사결정의 목표가 여러 개인 경우 또 하나의 유익한 의사결정도구가 있다. 사티(T. Saaty)에 의해 개발된 계층분석과정(Analytic Hierarchy Process: AHP)모형은 객관적 변수로 모형화되는 목표계획과 달리 여러 주관적 변수도 고려할 수 있으며 그 계산 과정도 비교적 단순하여 많이 활용되고 있다.

계층분석과정은 다수의 속성들을 계층적으로 분류하여 각 속성의 중요도를 파악함으로써 최적 대안을 선정하는 기법이다.

### (2) 특징 및 해 찾기

계층분석과정모형은 현실적으로 서로 목적이 상충하는 대안 중에서 의사결정을 내려야 할 경우 활용가능성이 높아진다. 예를 들어, 병원의 선택 시 유명한 의사가 있는지, 비용은 적게 드는지, 집근처에 위치하는지, 친절한지 등 여러 의사결정요소 중 의사결정자는 자신의 중요성을 통해 병원을 최종 선택하게 된다.

계층분석과정이 진행되는 단계는 다음과 같다.

- 1단계: 의사결정기준들의 가중치를 결정(기준들을 쌍으로 비교하여 상대적 중요도를 수치로 표현)
- 2단계: 각 기준에 의한 선택대안들의 점수를 평가
- 3단계: 모든 기준을 고려한 선택대안의 최종점수 평가

■ 4단계: 쌍비교 행렬의 일관성 검사(이때, 일관성 비율값이 충분히 작을수록(보통 0.1 미만) 의사결정자의 중요도 판단에는 일관성이 있다고 할 수 있다)

$$\text{일관성 척도} = \frac{\text{CI(consistency index)}}{\text{RI(random index)}}$$

여기서, $CI = \frac{\text{평균값} - n}{n-1}$, RI는 확률지수로 주어짐

■ 5단계: 점수를 구하고 해를 구한다.

## 3) 자료포락분석

### (1) 개념

자료포락분석(Data Envelopment Analysis: DEA)은 동일한 목적을 가지고 운영되는 여러 운영조직들의 상대적인 효율성을 객관적으로 비교·분석하는 방법을 말한다. 특히, 인력, 장비, 자금 등 다수의 투입물을 이용하여 수익성, 성장률, 시장점유율 등 다수의 산출물을 생산하는 조직의 효율성을 측정·비교하는 기법이다.

병원을 비롯하여 은행, 대학 등과 같이 다수의 산출물을 생산해야 하는 조직의 효율성을 평가할 때 유익한 분석기법이다.

### (2) 전제조건 및 기준

어느 조직의 효율도가 100%를 넘을 수 없고 조직의 출력요소 총가치가 조직의 입력요소 총가치보다 작거나 같다는 전제하에서 효율적 조직을 선정하게 된다. 이때 어느 한 조직의 효율계산을 간략히 하기 위해서 그 조직의 입력요소 총가치를 1.0이 되게 입력요소별 가격을 결정하면 출력요소의 총가치가 효율이 된다.

여기서 '효율적 조직'이란 목적함수의 값이 1인 조직을 말하며 1보다 작으면 비효율적 조직이 된다. 비효율적 조직의 경우 타 조직의 잠재가격이 나타내는

의미는 벤치마킹해야 할 가상조직의 구성비가 된다.

**그림 10-7 자료포락분석 모형식**

$$\max \quad h_j = \frac{\sum_r u_r y_{rj}}{\sum_i v_i x_{ij}} \qquad\qquad \max \quad \sum_r u_r y_{rj}$$

$$\text{s.t} \quad h_j = \frac{\sum_r u_r y_{rj}}{\sum_i v_i x_{ij}} \le 1, \qquad \text{s.t} \quad \sum_i v_i x_{ij} = 1$$

$$\sum_r u_r y_{rj} - \sum_i v_i x_{ij} \le 0,$$

$$j = 1, 2, \cdots, n$$

$$u_r, v_t \ge 0$$

여기서, $x_{ij}$=조직 $j$의 입력요소 $i$, $y_{rj}$=조직 $j$의 입력요소 $r$

## 3. 위험하의 의사결정

### 1) 의사결정분석

의사결정분석(Decision Analysis: DA)이란 불확실한 상황에서 여러 가지 행동 방법들을 비교하여 최선의 행동 방법을 선택하는 분석법이다.

이를 활용하기 위하여 다음과 같은 네 가지의 요소가 필요하다. 첫째, 선택가능한 대안(decision alternatives)이 무엇인지 알아야 하고, 둘째 각 대안을 평가할 수 있는 선호도를 나타내는 의사결정의 목적(objectives)을 알아야 한다. 셋째, 대안을 선택하였을 경우 미래 어떤 상태가 될 것인지에 대한 미래의 상황(state of the future)을 파악해야 하며, 마지막으로 특정 대안을 선택하였을 경우 미래 상황에 따른 결과인 의사결정 성과표(payoff table)를 작성하여야 한다.

성과표의 형태는 다음과 같으며 상황 1인 수요증가일 때 대안 1인 투자확대안을 선택하였을 경우 15의 이익이 있지만 대안 3인 투자축소안을 선택하였을 경우 5의 손실이 있음을 의미한다.

▌표 10-2▐ 의사결정분석의 성과표

| 대안 \ 미래상황 | 상황 1 (수요증가) | 상황 2 (수요감소) |
|---|---|---|
| 대안 1(투자확대) | 15 | −10 |
| 대안 2(현상유지) | 10 | 0 |
| 대안 3(투자축소) | −5 | 10 |

### (1) 의사결정나무분석

의사결정나무(decision tree)분석은 의사결정과정이 여러 단계를 거쳐야 하는 경우에 유익한 분석 방법이다. 즉, 마디(node)와 가지(arc)를 활용하게 되는데 의사결정이 이루어지는 지는 네모 마디별(decision node)로 가지가 쳐져 가지마다 상황이 전개되는 동그라미 마디(chance node)를 형성하면서 이에 따른 성과값이 부여된다. 의사결정분석은 위험하의 의사결정법이므로 상황전개에 따른 확률값은 알고 있다고 가정한다.

이를 위한 분석도구로 엑셀과 연동하여 사용할 수 있는 PrecisionTree와 TreePlan 등이 있다. 그 개략적 모습은 다음과 같다.

▌그림 10-8▐ 의사결정나무분석

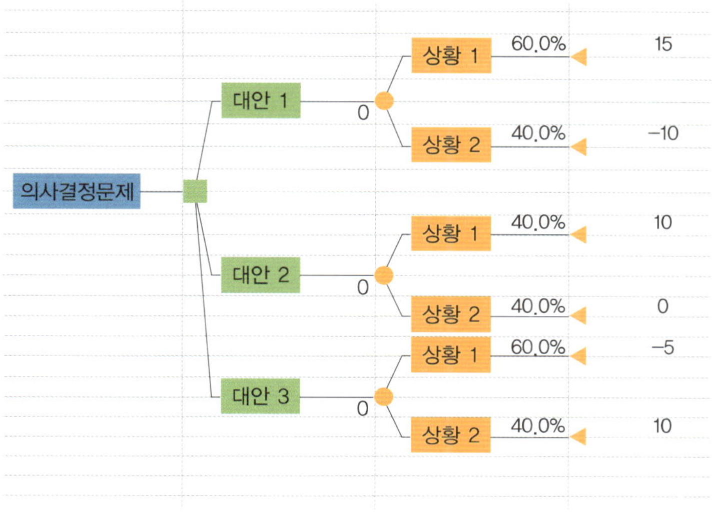

### (2) 마아코프 체인

일반적으로 어떤 사건이 발생할 확률은 항상 일정하게 정해져 있다. 동전을 던져 앞면이 나오는 확률은 오늘 던지나 내일 던지나 1년 후에 던지나 그 결과는 같다.

그러나 확률이 시간에 따라 변화되는 상황도 많다. 예를 들어, 환자가 의료기관을 방문할 확률은 항상 일정하지 않을 것이다. 또 환자의 병이 나아질 확률도 치료가 진전됨에 따라 변화할 것이다.

이렇게 어떤 사건이 발생할 확률이 시간에 따라 변화되는 과정을 확률적 과정(stochastic process)이라 하며, 이 중 한 특별한 경우가 마아코프 과정(Markov process)이다. 마아코프 체인(Markov chain)이란 미래의 상태가 현재의 상태에서 한 단계 전이(transition)를 거쳐 정해지는 것을 분석하는 기법이다. 전이 과정을 표로 나타낸 것을 전이확률표(transition probability table)라 한다.

예를 들어, 이번에 처음으로 우리 병원을 방문한 환자가 다음에도 다시 우리 병원을 방문할 확률을 0.6이라 하고 다른 병원으로 갈 확률을 0.4라 하자. 이번에 다른 병원을 방문했지만 다음에는 우리 병원을 방문할 확률을 0.7이라 하자. 이를 나타낸 전이확률표는 다음과 같다.

**표 10-3 전이확률표**

| 현재상태 \ 미래상황 | 우리 병원 | 다른 병원 |
|---|---|---|
| 우리 병원 | 0.6 | 0.4 |
| 다른 병원 | 0.7 | 0.3 |

### (3) 게임이론

의사결정의 상황이 자신이 내린 결정으로 그 결과가 결정되는 경우도 많지만 자신 외 경쟁자가 있어 경쟁자가 내린 의사결정에 영향을 받는 경우도 수없이 많다. 그 대표적인 경우가 카드놀이나 바둑, 컴퓨터 시뮬레이션게임인 스타크래프트 등이 그것이다.

게임이론(game theory)이란 자신의 의사결정에 의한 성공이 다른 사람의 선택에 의존하게 되는 상황, 즉 전략적 상황에서의 행동을 분석하는 모형이다. 처음에는 한 개인이 이익을 얻으면 다른 사람은 반드시 그만큼의 손해를 보게 되는 2인 영합(two person zero sum) 상황에서의 경쟁을 분석하기 위하 개발되었다.

게임을 구성하는 요소는 경쟁자(player), 전략(strategy), 그리고 게임의 성과(payoff) 등이 있다.

게임의 종류로는 경쟁자의 수에 따라 2인게임(two person game)과 다수게임(multi person game)이 있으며 경쟁자의 의사결정 순서에 따라 상대방이 어떤 의사결정을 하였는지에 대한 정보가 없이 진행되는 동시게임(simultaneous game)과 이에 대한 정보를 알고 진행하는 순차게임(sequential game)이 있다.

다음은 게임이론에서 유명한 사례인 공범자의 딜레마(prisoner's dilemma)로 2명이 참가하는 비영합 게임의 일종이다. 상황은 다음과 같다. 두 명의 용의자가 체포되어 서로 다른 취조실에서 격리되어 심문을 받으며 서로 간의 의사소통은 불가능하다. 이들은 자백 여부에 따라 다음의 선택이 가능하다.

첫째, 둘 중 하나가 배신하여 죄를 자백하면 자백한 사람은 즉시 풀어주고 나머지 한 명은 위증죄가 추가되어 10년을 복역해야 한다.

둘째, 둘 모두 서로를 배신하여 죄를 자백하면 둘 모두 5년을 복역한다.

셋째, 둘 모두 죄를 자백하지 않으면 증거불충분으로 둘 모두 6개월을 복역한다.

이 사례는 형량의 배정과 서로 의사소통을 할 수 없음을 이용하여 자백을 이끌어내도록 할 수 있다. 어떻게 하면 그럴 수 있을까?

**표 10-4 공범자의 딜레마**

| | | 용의자 2 | |
|---|---|---|---|
| | | 부인 | 자벅 |
| 용의자 1 | 부인 | 0.5, 0.5 | 10, 0 |
| | 자백 | 0, 10 | 5, 5 |

이 게임의 참가자 입장에서는 상대방의 선택에 상관없이 자백을 하는 쪽이 언제나 이익이므로 합리적인 참가자라면 자백을 택한다. 결국 둘 모두 5년을 복역하게 되고 이는 둘 모두가 자백하지 않고 6개월을 복역하는 것보다 나쁜 결과가 된다.

### 2) 대기행렬분석

병원에서 줄을 서서 기다린 경험이 많을 것이다. 건강에 대한 걱정이 큰 상황에서 긴 대기시간은 다시는 찾고 싶지 않은 병원으로 각인시키게 된다. 병원에서는 짧은 대기시간을 제공하기 위해서는 일선직원, 의사, 간호사 등 서비스공급능력을 확대하여야 하나 이 또한 비용부담이 적지 않다. 대시기간의 단축과 비용의 발생은 절충해야 할 대상이니 이에 대한 분석이 필요하다.

이렇게 서비스를 받기 위해 기다리는 줄을 대기행렬이라 하며 이 시스템을 최적으로 설계하기 위한 분석을 대기행렬분석(queueing analysis)이라 한다.

대기행렬시스템의 성능은 대기행렬 내 고객평균대기시간, 평균대기고객수, 즉시 서비스를 받지 못하고 기다려야 할 확률 등인데 이를 위해 고객의 도착 과정(arrival process), 서비스를 받기 위한 대기(waiting in a queue) 및 서비스 과정(service process)을 고려하여야 한다.

**그림 10-9 대기행렬시스템**

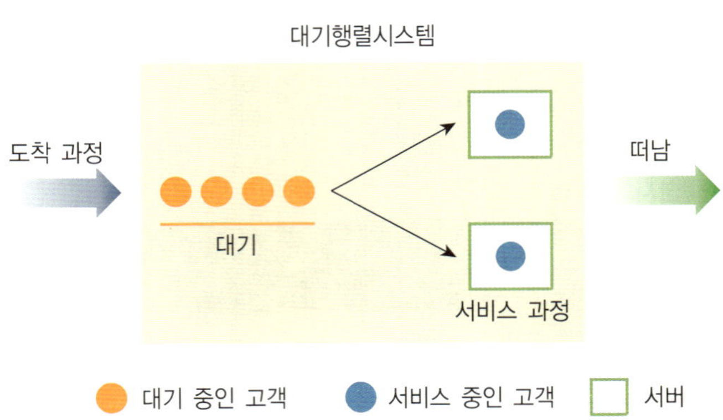

### 3) 시뮬레이션

지금까지 살펴본 의사결정분석 방법들은 모두 수식을 활용한 분석적 기법들이었다. 그러나 실제로는 수식을 활용하기에는 적지 않은 한계가 있다. 따라서 이러한 경우 실제 시스템의 특성을 반영한 모의실험을 통해 실제 시스템을 분석하게 된다. 이를 시뮬레이션(simulation)이라 한다. 특히, 자동차 충돌실험처럼 실제 차에 인형을 태우는 식의 아날로그(analog) 시뮬레이션이 아닌 컴퓨터를 이용한 디지털(digital) 시뮬레이션을 몬테칼로(Monte Carlo) 시뮬레이션이라 한다.

컴퓨터를 이용해 실제 시스템을 묘사하기 위해서는, 첫째 모형 자체의 개발과, 둘째 개발한 모형을 반복시켜 결과를 얻는 과정이 필요하다. 이 중 실제 시스템의 특성을 확률분포(probability distribution)로 파악하고 이를 통한 난수(random number)를 생성하여 모의실험을 반복하게 된다. 난수란 0과 1 사이의 값을 가진 숫자로 그 어떤 숫자라도 선택될 확률이 모두 동일하도록 생성된다.

대표적인 시뮬레이션 프로그램으로는 엑셀과 연동하는 Palisade사의 @Risk, Decisioneering사의 Cristal Ball 등과 전용 프로그램인 Simul8 등이 있어 쉽게 시뮬레이션을 실행할 수 있도록 도와준다.

# 제4절 빅데이터와 데이터마이닝

## 1. 빅데이터와 데이터마이닝의 개념

### 1) 빅데이터의 개념

거래량의 증가, 데이터베이스 기술의 발전, 글로벌 정보네트워크 등의 급속한 확산은 실로 엄청난 양의 정보를 양산하고 있다. 오늘날 인류는 과거 5천년의 역사에서 축적된 데이터 양을 2일만에 생성하는 빅데이터 홍수 속에 살고 있다.

빅데이터(big data)의 개념은 초기에 데이터 규모와 기술 측면이 강조되어 기존의 관리 및 분석 체계로는 감당할 수 없는 거대한 데이터의 집합으로 언급되었으나, 최근에는 가치와 활용 측면이 강조되어 과거에는 본적없는 다른 데이터로써의 의미로 통용되고 있다. 이렇게 빅데이터는 데이터의 양(volume)이 많고, 처리속도(velocity)가 빠르며, 정형 · 반정형 · 비정형 등 다양한 종류(variety)의 데이터 이용에 기초한다. 여기에 데이터의 가치(value) 발견과 진실성(veracity) 제고를 위한 기술의 발전은 빅데이터 확산을 촉진하고 있다. 따라서 빅데이터 환경에서는 의미없이 단절되어 있는 정형 · 비정형 · 반정형 데이터들이 상관성에 의해 연계되고 실시간으로 분석되어, 정책적 의사결정을 지원할 수 있는 정책 레버리지를 찾을 때 가치극대화를 실현할 수 있을 것이다.

**▌그림 10-10▐ 빅데이터의 특징**

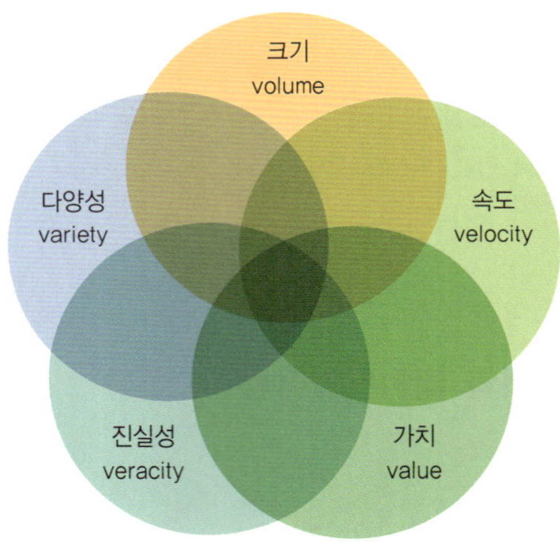


총 데이터를 100으로 보았을 때, 아마존(Amazon), 이베이(eBay), 애플(Apple), 환자정보와 같은 정형화된 조직 내부의 숫자 데이터는 전체의 10%에 불과하며, 그 나머지 대부분은 유투브(YouTube)와 같은 동영상, 구글(Google)의 검색자료, 페이스북(facebook)의 사진과 오디오 자료, 대화 메시지, 이메일, 위치 정보, 스

마트폰의 통화 자료 등 비정형의 소셜, 실시간의 외부 데이터가 차지하고 있다. 이와 같은 데이터의 생산, 수집, 저장, 공유를 넘어 이를 활용하여 가치를 창출하기 위한 검색, 시각화, 분석 방법이 날로 발전하면서 향후 빅데이터를 활용한 경영의 향방은 실로 가름하기 어렵다 하겠다.

이러한 의미에서 빅데이터 시대의 준비과제는 사고혁신이 될 수 있다. 즉, 초연결성에 의한 데이터 경제 시대는 산업 경제 시대의 '규모의 경제성(economies of scale)'[3]을 넘어 '네트워킹의 경제성(economies of networking)'이라고도 하는 '연결의 경제성(economies of connection)'[4]의 실현을 위해 '상호 연결과 협력'이 핵심 전략으로 부상하고 있다. 플랫폼(App.), 오픈소스(SW), 초고속 컴퓨팅 파워(HW)의 영향력이 커질수록 이러한 경제성의 효과는 막대할 것이다.

## 2) 데이터마이닝의 개념

데이터의 폭발적 증가는 사회변화의 복잡성과 불확실성 및 급변성을 반영하고 있으므로, 사회의 복잡성에 기반을 둔 연구방법론의 기반과 함께 빅데이터의 핵심 역량, '창의적 인력'의 양성으로써 수많은 데이터를 수집·축적하는 것보다 무엇을 분석할 것인지 분명한 목적의식과 통합적 사고, 해석력이 중요하다 하겠다. 이러한 상황에서 새로운 관심은 데이터를 잘 쌓아 놓는 단계를 넘어 데이터라고 하는 거대한 창고에서 보다 가치있는 정보를 효과적으로 찾아내는데 주어지고 있다. 이를 위한 다각적 노력의 일환이 데이터마이닝(data mining)이다.[5]

데이터마이닝은 인터넷상의 데이터베이스까지 포함하는 대규모 데이터베이스 속에서 의미있는 정보를 발견해내기 위해 패턴인식기술이나 통계기법, 수학적 알고리즘(algorithm)을 이용하여 의미있는 새로운 상관관계, 패턴(pattern), 추세 등을 발견하고자 하는 개념적 정보추출 방법론이라고 정의할 수 있다. 이를 통

3) 투입규모가 커질수록 장기평균비용이 줄어드는 현상을 말한다.
4) 투입, 산출, 주체 간 내·외부 연결로 인해 발생하는 시너지 현상을 말한다.
5) 데이터마이닝은 knowledge discovery in database, knowledge extraction, information discovery, information harvesting, data archaeology, data pattern processing 등의 용어와 혼용되기도 한다.

하여 표면상 드러나는 정보 이외에 정보검색이나 보고서가 밝혀낼 수 없었던 정보를 밝혀내거나 '목표고객'을 찾아 집중된 마케팅의 수행, '의사결정' 지원 및 결과 예측 등에 활용된다.

## 2. 빅데이터마이닝의 의료기관 활용방안

### 1) 환자재방문도 예측

병원의 경우는 일반 소매업과 달리 고객의 특정 병원에 대한 선호도가 병원선택에 있어 보다 중요한 요소가 된다. 왜냐하면 병원에서 제공하는 서비스는 소매업에 비해 매우 이질적인 서비스를 제공하는 공급원임과 동시에 인간의 생명과 직접적으로 연관되어 있는 서비스이므로 어느 특정 병원에 대한 신뢰가 일단 높게 이루어지면 환자들의 재방문 의도가 높게 형성될 것이다.

따라서 빅데이터마이닝 기법을 활용하여 공급자의 입장에서 고객관계 강화에 따른 보다 직접적인 성과 측정이 가능한 재방문도에 영향을 미치는 제 요인을 고객 접점별로 세분화한 고객만족도 조사자료를 활용함으로써 환자의 재방문의향을 예측할 수 있다. 또한 재방문에 악영향을 초래하는 병목지점을 찾아 이를 개선함으로써 실제 병원경영에 활용할 수도 있다.[6)]

### 2) 환자이탈방지시스템

고객의 충성도에 영향을 미치는 요인을 찾아내어 이를 마케팅전략에 적극 활용하기 위해서는 환자의 이탈방지시스템의 구축이 필요하다.

환자이탈방지시스템의 분석 과정은 우선 고객의 이탈 현황을 파악한 후 이탈환자의 특성을 빅데이터마이닝 과정을 통해 파악하여 이탈할 가능성이 높은 환자군을 구분시켜 예비이탈환자에 대한 적극적인 마케팅전략을 수립하여 체계적

6) K. J. Lee, "A Practical Method of Predicting Client Revisit Intention in a Hospital Setting," *Healthcare Management Review*, 30(2), 2005.

인 대응방안을 모색하는 방법으로 요약될 수 있다. 이와 같이 빅데이터마이닝을 이용하여 도출된 모델을 전체 고객 데이터에 반영하여 이탈가능 확률을 점수화하며, 이러한 데이터베이스를 바탕으로 마케팅 계획이 수립되고 실행을 거쳐 다시 피드백되는 과정을 거치게 된다.

### 3) 특정 환자 타깃마케팅

과거의 병원은 그저 방문하는 환자만을 고객으로 여기고 다른 병원의 방문 환자나 잠재적 일반고객에 대해서는 관심을 보이지 않는 수동적인 자세를 보여 왔다.

그러나 현재의 병원은 적극적인 자세로 보다 과학적인 접근방법을 통한 업무 효율 및 고객확보의 극대화에 대한 요구가 발생하고 있으며 이에 대한 조회시스템이 필요하게 되었다. 그 대표적인 예가 바로 특정 고객에 대한 타깃마케팅(target marketing)이다.

이는 우선 고객의 선호를 파악하여 그 패턴을 모형화하고 이의 우선순위를 설정하여 우선순위가 높은 고객에 대해서는 각 개인이 선호하는 서비스(예를 들면, 특정 질환 예방검사, 예방접종 등)를 적극 홍보함으로써 고객의 충성도를 유지시키고 우선순위가 낮은 고객의 유지 및 유치를 위해서는 좀 더 차별화된 서비스를 개발하기 위한 투자를 하는 등 보다 다양한 고객서비스 전략을 구상해야 한다.

### 4) 질병의 자동진단 및 예방의료시스템 구축

병원 본연의 업무라 할 수 있는 질병의 진단 및 예방의료시스템을 수립하는 데 있어서도 빅데이터마이닝의 기능은 매우 중요할 것이다. 즉, 모든 환자의 인구통계학적 · 환경적 · 계층별 · 지역별 등의 일반적 자료와 각 환자의 과거 진료실적이나 유전적 형질의 특성과 같은 개인적 자료가 공유되는 경우 빅데이터마이닝이 적용된다면 질병의 자동진단체계 및 예방의료시스템은 보다 쉽게 수립될 것이다. 이는 바로 잠재적인 환자의 확보에 가장 중요한 전략이 될 것이며, 병원은 이를 통해 각 병원의 특성에 적합한 의료서비스 상품을 개발하거나 연계상품을 발굴할 수 있을 것이다.

한편, 2008년에 독감 유행 수준을 파악하는 '구글 독감 트렌드 서비스'는 빅데이터의 보건의료 활용 사례로 유명하다. 구글은 독감에 걸리면 나타나는 증상들에 관한 검색어가 얼마나 자주 검색됐는지를 파악해 독감 확산을 예측해 미국질병통제예방센터(Centers for Disease Control and Prevention)의 공표보다 일주일에서 열흘 앞서 독감창궐을 탐지하기도 하였다.

### 5) 경영효율성 판정

빅데이터마이닝의 방법은 각 병원이 자병원의 경영진단을 하거나 타병원과의 비교를 할 수 있는 효율성 판정방안을 제시해 줄 수 있다. 특히 온라인 분석프로세싱(On-Line Analytical Processing: OLAP)을 이용한 다차원 조회결과로 병원 의사들의 진료실적 및 직원들의 근태상황, 제기된 민원의 종류와 처리 여부 등을 한눈에 볼 수 있게 되어 현재 상황을 객관적으로 파악함으로써 새로운 전략을 수립하는 데 필요한 강력한 정보기반을 마련할 수 있게 될 것이다.

이 외에도 병원산업에 있어서 빅데이터마이닝을 적용하여 미래의 경제환경 변화에 대응한 경쟁력 확보나 고객에 대한 서비스 충실화, 의료계의 이미지 제고 및 지역사회봉사를 이끌 수 있는 적용분야는 무한하다고 하겠다.

대표적인 빅데이터마이닝 도구로는 SAS의 e-Miner, SPSS의 Clementine 등이 있다.

## 사례 AI 주치의가 맥짚고… 개인 병력따라 보험 추천

**빅데이터가 세상을 바꾼다**

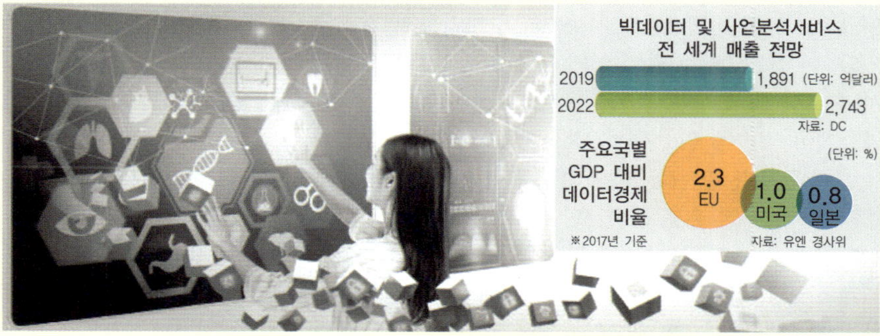
빅데이터 및 사업분석서비스
전 세계 매출 전망
2019 1,891 (단위: 억달러)
2022 2,743
자료: DC
주요국별
GDP 대비
데이터경제
비율
※2017년 기준
(단위: %)
2.3 EU
1.0 미국
0.8 일본
자료: 유엔 경사위

지난 9일 국회에서 이른바 데이터 3법이 통과되면서 빅데이터를 활용한 산업의 빅뱅이 예고되고 있다. 데이터 3법은 개인정보보호법 개정안, 정보통신망 이용촉진 및 정보보호 등에 관한 법률 개정안, 신용 정보의 이용 및 보호에 관한 법률 개정안을 통칭한다. 이 같은 입법에 따라 개인정보를 누구인지 알아볼 수 없도록 가명처리하면 공익 및 연구목적으로 활용하거나 금융상품 개발 등에 활용할 수 있게 됐다. 시장조사기관인 IDC에 따르면 비식별화된 개인정보를 활용한 빅데이터 및 사업분석서비스의 전 세계 매출은 올해 1,891억 달러에서 2022년 2,743억 달러(약 323조원)로 성장할 전망이다. 이 같은 빅데이터 경제가 우리 삶을 어떻게 바꿀지, 개인정보유출 등의 문제점은 없는지 시리즈로 다뤄본다.

# 가까운 미래의 어느 날 직장인 A씨는 스마트 헬스케어 서비스를 받았다가 깜짝 놀랐다. 빅데이터로 가공된 익명의 환자보건, 의료정보를 수천만 · 수억만건 이상 학습해 똑똑해진 인공지능(AI)이 A씨에게 '3년내 당뇨병 발병 가능성 70%'진단을 내린 것이다. AI는 곧이어 발병을 막기 위한 예방 프로그램을 제시했다. A씨의 의료 데이터 등을 기반으로 최적의 식단과 운동요법을 추천하고, 생활 습관도 관리하는 내용이었다.

가공으로 예시한 A씨 사례와 같은 개인별 맞춤형 의료서비스가 제공되는 스마트 헬스케어 시대는 이제 먼 미래가 아니다. 국회가 지난 9일 가명화된 개인정보를 활용할 수 있도록 데이터 관련 규제들을 푸는 입법을 단행하면서 의료 빅데이터를 다방면으로 활용한 서비스 개발의 길이 열리게 됐다.

그동안 축적된 국내 보건의료 정보는 세계 최고 수준이다. 의료데이터를 전자화해 저장하는 전자의무기록(EMR) 도입률은 92%에 달하며 보건의료 빅데이터 규모도 6

조건을 넘어선다. 하지만 이를 활용해 맞춤형 의료서비스나 신약 개발에 해당 데이터를 활용하는 것은 개인정보보호법 등의 규제에 막혀 불가능했다. 기존 법은 의료·건강정보를 활용할 때 당사자의 사전동의를 받아야 한다고 규정하고 있어 기업이 개인의료정보 기반의 빅데이터로 헬스케어 사업을 벌이기에는 시간과 비용이 너무 많이 들었다. 이 같은 애로사항이 이번 규제혁신 입법 덕분에 풀리면서 기업들로서는 인간 의사 뺨치는 미국 IBM의 AI '왓슨'에 필적할 AI를 개발하고, 이를 기반으로 한 정밀 헬스케어 기술을 연구개발(R&D)할 수 있게 됐다.

물론 규제가 완전히 풀린 것은 아니다. 가명화된 개인정보라도 통계작성, 연구목적, 공익적 기록보전 용도 등으로만 활용할 수 있다. 상용화 분야의 활용에는 아직 제약이 남아 있는 셈이다. 그럼에도 일단 R&D에라도 활용할 수 있게 돼 다행이라는 게 관련 업계의 반응이다. 정보기술(IT) 업계에서는 이미 헬스케어 산업 진출을 빠르게 준비해왔다. 네이버는 지난해 12월 대웅제약과 헬스케어 합작법인 '다나아데이터'를 설립했다. 카카오 역시 올해 1월 서울아산병원과 AI 기반 의료 빅데이터 업체 '아산 카카오 메디컬 데이터'를 만들었다.

다만 헬스케어 산업이 도약하기 위해서는 의료법이라는 하나의 벽을 더 통과해야 한다. 업계 관계자는 "예를 들어 애플이 지난해 개별 병원에 저장된 진료·처방기록과 진단 결과, 예방주사 기록들을 환자가 자신의 아이폰에 저장하고 사전에 건강관리 할 수 있도록 한 '애플 헬스 레코드' 플랫폼을 만들었는데 우리나라에서는 여전히 이 같은 서비스가 나올 수 없다"면서 "내 의료정보라도 내 마음대로 보고 활용할 수 있는 권한을 막아놓은 의료법 때문"이라고 말했다.

자료: 서울경제(2020.1.12)에서 발췌정리

5

Part

# 의료경영성과론



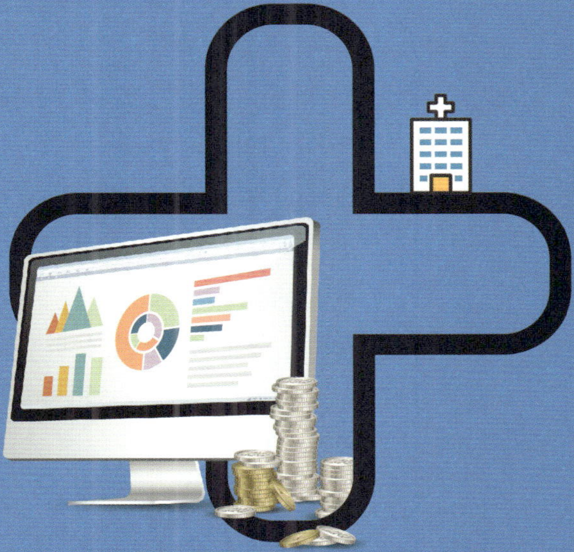

의료경영학
*Healthcare Management*

# Chapter 11 의료고객관리

어떤 의료서비스를 생산해야 하는지를 결정하는 것은 오직 고객만이다

## 제1절 의료서비스마케팅

### 1. 서비스마케팅의 개념

마케팅(marketing)은 소비자의 필요와 욕구를 충족시키기 위해 시장에서 교환이 일어나도록 하는 프로세스를 말한다. 여기서 필요(need)란 기본적인 만족이 결핍된 것을 느끼고 있는 상태이며 욕구(want)란 필요를 충족시킬 수 있는 구체적인 제품 및 서비스에 대한 바람이며, 수요(demand)란 특정 제품 및 서비스에 대한 욕구가 구매의사와 능력에 의해 보장된 것을 말한다. 또한 교환(exchange)이란 가치있는 제품 및 서비스에 대해 대가를 제공하고 획득하는 행위를 뜻한다.

조직은 마케팅활동을 함으로써 잠재고객의 욕구를 유효수요로 만들 때 고객과 시장이 존재하게 된다. 잠재고객의 욕구는 가시화되어 있을 수도 있고 잠재적 형태로 남아 있어 의료기관이 홍보 등을 통해 이를 일깨울 수도 있다. 어떤 형태가 되었건 고객과 시장을 창조하는 것이 경영활동의 근본이며 이를 담당하는 것이 마케팅이다. 따라서 마케팅의 목적은 고객을 창조하는 것이다.

환자가 의료기관에서 구입하는 것은 의료서비스 그 자체가 아니다. 그 의료서비스가 제공하는 가치로 고객이 원하고 필요로 하는 것이다. 이렇게 의료서비스에 가치를 부여하여 고객을 창조하는 프로세스를 의료서비스마케팅(healthcare service marketing)이라 한다.

## 2. 서비스마케팅의 유형

전통적인 제품마케팅이 고객과 하나의 거래를 이루는 거래마케팅(transactional marketing)에 초점을 두었다면, 서비스마케팅(service marketing)은 고객과의 지속적인 관계를 형성하고 유지·발전시키는 관계마케팅(relationship marketing)을 강조하고 있다.

의료시장의 역학관계가 공급자에서부터 수요자로 넘어오면서 고객 한 사람, 한 사람의 욕구를 충족시키고자 하는 관계마케팅의 중요성이 대두되었다. 관계마케팅은 신규고객의 창출보다 기존고객과의 관계형성에 초점을 두고 기존고객과의 파트너십 형성을 강조한다. 이를 위하여 기존고객의 데이터베이스를 구축하여 이를 마케팅과 연계하고자 하는 데이터베이스마케팅(database marketing)을 바탕으로 고객 한 사람 한 사람을 대상으로 전개되는 1:1 마케팅(one-to-one marketing)과 이를 넘어 유통업자, 제약회사, 의료기기회사, 그들의 원료회사에 이르기까지 멤버십 관계유지를 위한 네트워크마케팅(network marketing)의 전개가 필요하다.

이러한 관계마케팅이 효과적으로 전개되기 위해서는 고객과 종업원 그리고 의료조직이 삼위일체를 지향하는 상호작용적 마케팅이 필수적이다. 상호작용적 마케팅은 다음과 같이 내부마케팅(internal marketing), 외부마케팅(external marketing) 및 상호작용마케팅(interactive marketing) 세 부분으로 구성되어 있다. 성공적인 서비스마케팅을 위해서는 그 어느 것 하나 소홀함이 없어야 한다.

- **내부마케팅**: 직원과의료조직 간 마케팅
- **외부마케팅**: 고객과 의료조직 간 마케팅(전통적 마케팅)
- **상호작용마케팅**: 고객과 직원 간 마케팅

▌그림 11-1 ▌서비스마케팅의 유형

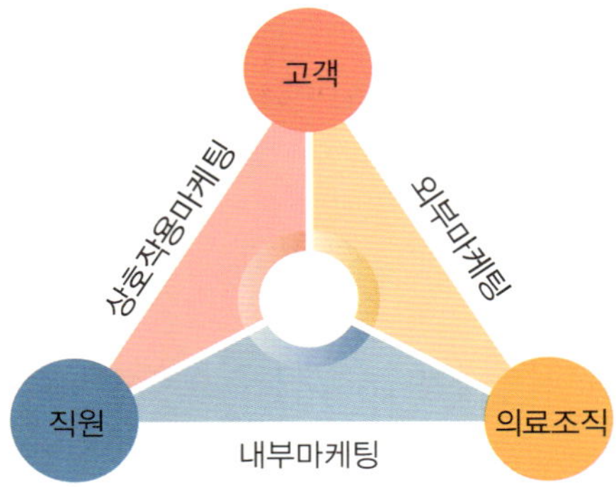


## 1) 내부마케팅

내부마케팅(internal marketing)은 직원과 의료조직 간 관계에 초점을 두어 자신의 직무에 몰입할 수 있고 책임감 있는 직원이 되도록 동기부여를 목적으로 하는 마케팅으로 마케팅의 시작이라 할 수 있다.

내부마케팅의 대상이 되는 내부고객은 의료직, 간호직 등 의료진과 경영관리직 등 비의료진 모두를 포함하고 있으며, 특히 환자의 진료를 담당하고 있는 의사와 간호사가 주된 대상이 된다.

내부마케팅의 주요 내용으로는 이들의 선발에서부터 교육, 승진 등 올바른 인사배치, 동기부여, 보상 등과 연계된 높은 성과표준의 책정, 스스로 실적을 관리하기 위한 정보제공(information) 및 조직의 성공과 생존에 책임을 인식하는 경영자적 비전을 갖도록 경영참여의 기회제공, 임파워먼트(empowerment)의 부여 등이 내부마케팅의 주요 수단이 된다.[1)]

## 2) 외부마케팅

외부마케팅(external marketing)은 고객과 의료조직 간 관계에 초점을 두는 전통적인 마케팅으로 촉진, 광고, 홍보, 물리적 설비 등을 통해 수행되며 마케팅전

1) P. Drucker(이재규 역), 앞의 책.

략수립이 실행되는 영역이 된다.

외부마케팅의 대상이 되는 외부고객은 크게 환자와 그 가족, 협력병의원, 제약회사 및 의료기기회사 등의 기업, 지역사회주민 및 시민단체, 국민건강보험공단을 포함한 중앙정부와 지방자치단체 등이 포함된다.

외부마케팅전략이 효과적으로 수행되기 위해서는 내부마케팅의 뒷받침이 필수적이다. 내부적으로 만족한 직원이 없이 외부고객을 지속적으로 만족시키기에는 한계가 있기 때문이다.

### 3) 상호작용마케팅

상호작용마케팅(interactive marketing)은 고객과 직원 간의 관계에 초점을 두는 마케팅으로 의료서비스가 생산되고 소비되는 과정에 직접적으로 연계되는 마케팅이다. 공급자와 고객이 공동 참여하여 실제 서비스가 제공된다는 측면에서 고객접점마케팅이라고도 한다.

상호작용마케팅은 고객접점관리(Moment Of Truth: MOT) 등을 통해 단순고객을 장기적 관계를 구축하는 '단골', 타인에게 상품 사용을 적극적으로 권유하는 '옹호자' 및 고객과 조직이 하나가 되어 조직의 의사결정에 참여하고 이익을 나누는 '동반자'로 발전함을 지향한다.

외부마케팅이 고객과의 약속을 천명하는 활동이라 한다면 내부마케팅은 이를 지킬 수 있도록 하는 활동이며 이를 실천하는 활동이 상호작용마케팅이다.

## 3. 서비스 수익모형

서비스조직의 수익은 내부마케팅에서 시작된다. 따라서 경영자는 직원의 만족을 이끌어내기 위하여 내부서비스의 품질을 높이도록 경영하여야 한다. 내부서비스(internal service)란 근무환경과 작업장, 업무, 직원의 선발과 개발, 보상과 이에 대한 인식, 고객에게 제공할 서비스 도구 등이 포함되며 이들이 어떻게 설계되고 관리되느냐에 따라 내부서비스의 품질이 결정된다. 이는 직원의 만족에 영향을 주어 직원이 계속 조직에 남아 있도록 동기부여를 하며 생산성을 향상시키게 되어 외부고객에게 제공할 서비스의 가치를 향상시키게 된다. 결국 내부고객의 만족이 지속적인 외부고객의 만족으로 이어짐을 강조하고 있다.

이렇게 만족한 외부고객은 조직의 상품 소비를 선호하게 되며 그 결과 조직의 수익성장과 수익성에 긍정적인 영향을 미치게 된다. 이는 다시 내부서비스 품질의 향상을 위한 기반이 되어 서비스조직의 지속적 수익 향상이라는 선순환적 구조를 형성하게 된다.2)

**그림 11-2 서비스 수익모형**

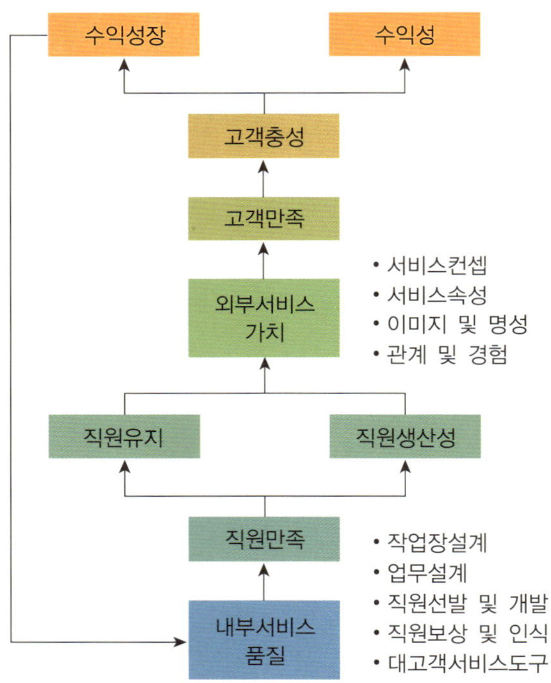


자료: R. S. Kaplan and D. P. Norton, *The Strategy—Focused Organization*, MA: Harvard Business School Press, 2001 일부 수정

2) R. S. Kaplan and D. P. Norton, *The Strategy-Focused Organization*, MA: Harvard Business School Press, 2001.

**사례** **환자 만족은 직원 만족에서 출발… 복지 챙기는 병원**

내부 직원 만족을 통해 궁극적으로 환자 만족을 이끌어내고 있는 병원들이 늘고 있다. 그동안 환자 만족을 최우선으로 추구해온 병원들이 내부 직원을 챙김으로써 의료질 향상을 꾀하고 있는 것이다. 이같은 원리는 간단하다. 환자를 돌보는 이들이 내부 직원이라는 점에서 내부 직원 만족도가 높아져야 환자를 대하는 서비스도 좋아진다는 개념이다.

텍사스 헬스 장로병원 브릿 베렛 前 원장의 저서 『환자는 두번째다』를 통해 더욱더 알려지면서 병원들이 내부 직원 챙기기에 속속 나서고 있다. 삼성서울병원은 최근 직원들의 복리후생을 위해 병원 내 마사지실을 마련, 전문 안마사 18명을 고용했다. 마사지는 전문 안마사로부터 출・퇴근 전후나 점심시간, 쉬는 시간 등에 별도 '릴렉스룸'에서 받을 수 있다. 현재 하루 약 70여 명이 이용할 정도로 인기다. 2주 예약을 받아 운영하는데, 이미 예약도 꽉 차 있다. 삼성서울병원은 직원 만족도를 높이는 것이 환자들에게도 따뜻한 서비스를 제공할 수 있다는 판단에서 이같은 제도를 도입하게 됐다고 설명했다. 원광대병원은 직원들을 위해 요가와 명상으로 짜여진 건강증진 프로그램을 운영 중이다. 건강증진 프로그램은 행복한 직장문화 조성을 위해 병원이 도입했다. 병원 직원도 사람인 만큼 만족도가 낮을수록 업무능률도 떨어지기 때문이다. 따라서 내부 직원 복지향상을 통해서 환자와 보호자, 병원 이용객들의 만족도를 높이는 선순환 구조를 만들고자 이같은 프로그램을 기획한 것이다.

텍사스 헬스 장로병원 브릿 베렛 前 원장은 자신의 저서 『환자는 두번째다』를 통해 "환자의 만족감과 충성도를 유지할 수 있는 핵심요소는 직원"이라며 "병원들이 환자경험을 개선할 수 있는 가장 좋은 방법은 직원들의 적극적이고 자발적인 참여의식을 고취하는 것"이라고 말했다.

자료: 메디파나뉴스(2014.12.17)에서 발췌정리

## 제2절 마케팅전략 수립

마케팅전략(marketing strategy) 수립 과정은 마케팅환경과 소비자를 분석한 결과를 토대로 마케팅전략을 수립하고 마케팅믹스(marketing mix)에 관한 계획을 만들어 이를 수행하고 통제하는 일련의 과정을 말한다. 따라서 마케팅전략은 환경분석, 마케팅조사, 소비자분석 등 시장조사(market research)를 바탕으로 다음의 단계(STPMP)를 거쳐 수립되어진다.

- S(market segmentation): 시장세분화 – 현구매 과정, 구매자행동, 구매자의 미충족욕구 등을 통해 세분
- T(target market): 표적시장선정
- P(positioning): 포지셔닝 – 시장에서의 차별적 위치를 기초로 하여 고객욕구를 충족시키는 서비스를 표적시장에 제공
- M(marketing mix): 마케팅믹스 결정 – 표적시장에서 마케팅목표를 달성하기 위해 조직이 활용하는 마케팅도구의 집합으로 서비스조직의 경우 상품(product), 유통(place), 촉진(promotion), 가격(price), 물리적 증거(physical evidence), 프로세스(process), 인력(people) 등이 포함
- P(program): 세부실행 프로그램개발

**그림 11-3 마케팅전략 수립의 단계**

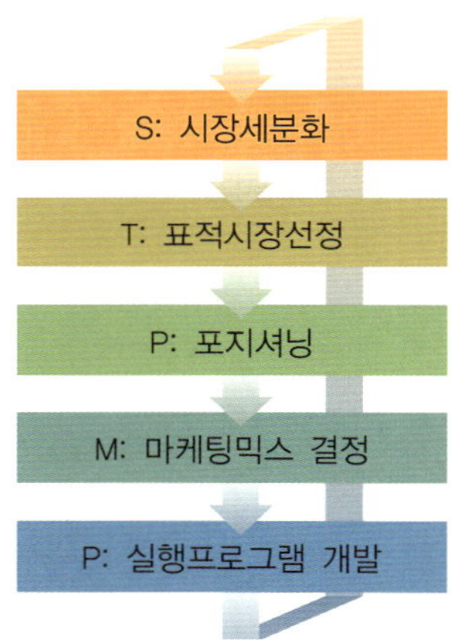


## 1. 시장세분화

노인전문병원, 여성전문병원, 척추전문병원 등은 모두 시장세분화를 토대로 표적시장을 찾아 이에 집중화한 의료기관이다. 이렇게 시장을 세분화하는 것은

의료시장이 다양한 세부시장의 합으로 구성되어 있어 자신이 보유한 역량과 범위에 맞게 시장을 결부시키는 과정이다.

시장세분화의 기준은 크게 다음과 같이 분류할 수 있다.

- **인구통계학적 기준**: 지역, 연령, 성별, 질병, 가족수명주기단계, 결혼 여부, 가정규모와 구성 등
- **심리학적 기준**: 사회계층(교육수준, 직업, 수입 등), 라이프스타일(식습관, 운동, 음주 등), 개성, 역할모형 등
- **구매행동 기준**: 사용기회, 사용경험, 사용량, 브랜드충성도 등

이상의 기준을 통해 시장을 세분화하는 목적은 현구매과정, 구매자행동, 구매자의 미충족욕구 등 그전에는 미처 발견하지 못한 새로운 시장기회를 발견하기 위해서이다. 이렇게 파악된 세분시장은 특정 욕구에 대한 보다 명확한 흐름과 변화를 파악하게 하여 효과적인 마케팅전략 수립에 토대를 제공하게 된다.

## 2. 목표시장 선정

다음으로 이렇게 하여 찾은 세분화된 시장(market, M)과 자신이 제공하고자 하는 의료서비스 수준 및 유형(healthcare service, S)에 적합하도록 시장과 자신의 역량을 결부시킨다.

세분화된 시장을 선정하는 이유는 바로 고객을 선택하는 것이다. 왜냐하면 어떤 의료서비스를 생산해야 하는지를 결정하는 것은 오직 고객이기 때문이다. 고객만이 자신이 원하는 서비스에 대해 대가를 지불할 의사를 갖고 있다.

세분된 시장의 선택전략으로는 집중화(focus)전략, 차별화(differentiation)전략 및 비차별화(non-differentiation)전략이 있다.

- **집중화전략**: 단일세분시장 선택
- **차별화전략**: 복수세분시장 선택, 각 세분시장별로 마케팅전략 수행
- **비차별화전략**: 세분시장별 차이 무시, 전체 시장은 하나

집중화전략의 단일세분시장의 예로는 소아정신병원 등이 있다. 차별화전략의 복수세분시장으로는 안과, 치과병원 등과 같이 서비스를 중심으로 세분화할 수도 있으며 노인, 여성전문병원과 같이 시장을 중심으로 세분화할 수도 있다. 또한 이 둘을 결합하여 선택적 전문화를 시도할 수도 있다. 종합병원은 비차별화 전략의 일환이다.

**그림 11-4 의료시장 세분화와 전략**

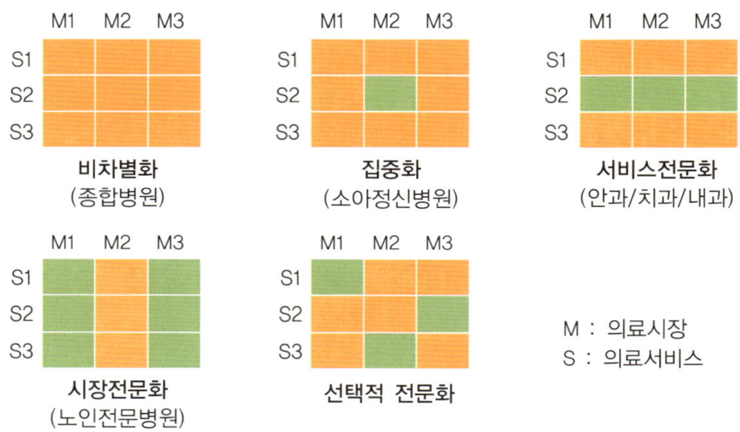


## 3. 포지셔닝

서비스 포지셔닝(positioning)이란 시장 내 고객들의 마음속에 자신의 의료기관 또는 의료서비스가 여타 다른 경쟁기관이나 서비스에 비해 이렇게 차별화하겠다고 하는 약속이다.

이는 경쟁 의료조직에 대한 차별적 우위의 원천이 되는 서비스 컨셉(service concept)을 명확하게 제시함으로써 이루어진다. 따라서 명확한 서비스 컨셉을 개발하는 것이 서비스마케팅의 가장 기본적인 임무이다. 예를 들어, '고객의 병이 나을 때까지'라는 서비스 컨셉을 제공한다면 그 의료기관에 대한 신뢰의 이미지는 깊게 각인될 것이다. 결국 고객들은 서비스 컨셉을 통해 의료기관의 존재와 차별적 우위를 뚜렷하게 인식하게 되고 브랜드화하며 재방문으로 이어지게 된다.

성공적인 포지셔닝이 되기 위해서는 '무엇을 제공하느냐'가 아니라 '고객들이 어떻게 느끼는가'에 있음을 잊지 말아야 한다. 약속이라는 말이다.

이렇게 서비스 포지셔닝은 의료기관 전체 차원에서, 특정 의료서비스 차원에서, 또 특정 의료인 차원에서 이루어질 수 있으며 이를 전개하는 방법으로 명시적(explicit), 대조적(contrary), 통합적(integrated), 의식적(conscious) 포지셔닝이 있다.

- **명시적 포지셔닝**: 먼저 의료진의 실력, 최첨단 시설과 장비 등 실체적 상징 부여를 통한 고객의 확신을 유도
- **대조적 포지셔닝**: 경쟁 병원 간 차별성을 강조
- **통합적 포지셔닝**: 지역사회 봉사 등 전체 조직의 활동과 조화됨을 강조
- **의식적 포지셔닝**: 보호자가 필요없는 병원 등 해당 전략이 시간에 걸쳐 일관되고 명확히 추진됨을 강조

또한 서비스 포지셔닝은 다음과 같은 다섯 가지 서비스 품질차원에 따라 이루어지기도 한다.

- 신뢰성(reliability): 환자의 안전을 최고로
- 응답성(responsiveness): 신속한 진료로
- 확신성(assurance): 건강이 회복될 때까지
- 공감성(empathy): 집과 같은 병원에
- 유형성(tangibles): 최첨단 의료기기로

## 4. 마케팅믹스 결정

목표시장을 통해 특정 고객을 선정하고 서비스 컨셉을 통해 그들에게 제공할 이미지를 명확히 하였다면 다음으로 고객에게 서비스 컨셉을 어떤 방법으로 심

을 것인가라는 마케팅믹스(marketing mix) 전략을 수립하여야 한다.

마케팅믹스는 마케팅활동을 전개함에 있어 고객과 의사소통을 하거나 고객을 만족시키기 위해 조직이 관리하는 주요 요소를 말한다. 일반적으로 제품마케팅의 경우 상품(product), 가격(price), 유통(place), 촉진(promotion)의 4P를 이르나 서비스 마케팅믹스에는 이를 확장하여 물리적 증거(physical evidence), 프로세스(process), 인력(people)이 포함된 7P를 말한다. 따라서 마케팅믹스 전략은 어떤 상품을 어떤 가격으로 어떤 유통체계를 통해 제공하며 이의 촉진은 어떻게 하며 물리적 증거와 프로세스, 관련된 사람은 어떻게 관리하는 것이 서비스 컨셉을 각인시켜 교환이 일어나게 할 것인가에 관한 의사결정과정을 말한다.

의료서비스 마케팅믹스는 서비스 마케팅믹스를 다음과 같이 접목하여 활용한다.

- 상품(product): 의료서비스(healthcare service)
- 가격(price): 수가(consideration)
- 유통(place): 접근경로 및 전달체계(access/delivery)
- 촉진(promotion)
- 물리적 증거(physical evidence): 서비스가 전달되고 기업과 고객이 접촉하는 환경으로 팸플릿, 명함, 간판, 설비 등이 포함
- 서비스과정(process): 서비스가 실제로 수행되는 절차/활동의 메커니즘과 흐름
- 서비스인력(people): 구매자의 지각에 영향을 주는 모든 행위자로 종업원, 서비스 환경 내의 다른 고객 등이 포함

### 1) 상품으로써 의료서비스

일반적으로 브랜드, 의료기술 및 장비 등의 차별화를 통해 서비스를 상품화시킬 수 있다. 또한 고객세분화를 통해 각 시장이 갖는 다양한 개별 욕구를 충족시킬 수 있는 다양한 서비스를 제공함으로써 최적수요를 달성할 수 있다. 좋은 의료서비스는 고객의 입장에서 가치 있다고 판단하여 구매되는 의료서비스를 말한다. 여기서 가치란 의료서비스의 품질에 대해 고객이 지급한 가격의 비로써 아

무리 고품질의 의료서비스라고 하여도 이를 얻기 위해 지급되는 비용이 크다면 그 가치는 떨어지게 된다.

**가치**=품질÷가격

따라서 고부가가치의 의료서비스 생산은 의료조직이 지향하여야 할 본원적 목적이 되며 이는 크게 의료인력과 의료장비 및 의약품을 통해 구현된다. 따라서 가치있는 의료서비스는 무엇이며 이를 생산하기 위하여 어떤 의사를 확보하고 어떤 장비와 의약품을 활용하느냐가 핵심 주제가 되겠다.

## 2) 가격으로써 수가

의료서비스의 가격인 의료수가(consideration)는 정부가 통제하고 있는 급여수가(benefit consideration)와 본인부담금 및 의료기관이 자율적으로 책정하고 있는 비급여수가(non-benefit consideration)로 구분된다.

**의료수가**=급여수가+본인부담금+비급여수가

의료수가의 상당부분을 차지하고 있는 급여수가와 본인부담금의 크기를 정부가 규제하고 있어 의료기관의 입장에서 가격통제권이 상당히 제한적이다. 앞에서도 언급하였듯이 의료경영은 가치, 시가, 원가의 3대 가격구조 중 시가 변수가 상수가 되는 경영으로써 경영활동을 전개함이 그만큼 어렵다고드 할 수 있다. 이러한 경우 촉진을 통해 가치를 제고하게 하여 많은 서비스를 판매하도록 하는 전략이 유용하기 때문에 마케팅믹스 중 가격보다 촉진이 더욱 중요해지게 된다.

한편 비급여수가의 경우 환자들의 방문이 시간에 따라 차이가 난다면 가격차별화를 통해 수요를 조절할 수 있다. 환자들이 적게 방문하는 시간과 기간에 저가격정책을 실시할 수 있다.

### 3) 유통으로써 접근경로

접근경로(access or delivery)는 고객에게 의료서비스를 어떤 과정을 거쳐 제공할 것인가의 문제이다. 접근경로는 크게 광의적 접근경로와 협의적 접근경로로 구분할 수 있다.

대표적인 광의적 접근경로가 질환의 경중에 따라 의료자원의 이용을 단계화한 의료전달체계(healthcare delivery system)이다. 그 외 환자후송체계(referral system), 의료인 간의 연합인 집단개원체계(group practice), 계약에 따라 상호 핵심역량을 결합한 프랜차이즈체계(franchise system), 병원 간의 연합인 병원합동관리체계(multihospital system) 등이 이에 해당한다. 협의적 접근경로는 의료기관 내에서 의료서비스가 생산되고 소비되는 경로를 말한다.

접근경로의 관리에서 중요한 문제는 소비자에게 불편을 끼치는 요인을 최소화하는 것으로 서비스 제공시간대와 서비스 장소를 조절하는 것이 필요하다. 이와 관련된 대표적인 요인으로 입지, 대기시간, 진료시간, 시설안내 및 이동거리, 주차 등이 있다. 따라서 고객중심적인 프로세스 설계와 의료진 및 비의료진 간의 협력 팀제의 활용은 접근경로를 보다 편리하도록 하는 효과적인 접근경로 전략이 된다.

의료서비스를 받기 힘든 지역에 이동차량이 가서 서비스를 제공하는 이동건강검진차량의 활용과 직장인들을 위한 진료시간 연장 등도 접근경로의 대안이 된다.

### 4) 촉진

촉진(promotion)은 고객들의 의료서비스 이용을 제고하기 위한 다양한 활동으로써 고객들에게 의료서비스의 홍보를 통해 호의적인 태도를 형성하도록 하여 고객가치를 창출하는 것을 목표로 한다.

그러나 일반기업의 촉진활동과는 달리 의료광고는 의료서비스에 대해 공급자가 보유한 비대칭적 정보에 의해 소비자를 보호하기 위하여 광고의 범위와 내용 및 방법 등에 관해 제한을 두고 있으며 사전에 보건복지부 장관의 심의를 받아야 한다.

이러한 윤리적 측면에 맞서 소비자의 알권리 충족이라는 권리침해의 문제와 상충되어 논란이 이어지고 있으나 정보화의 발전 등으로 소비자가 보유한 의료정보의 양이 점차 확대되고 있어 촉진의 영향력은 더욱 확대될 것이다.

현행 의료법에서는 의료광고를 의료인 · 의료기관 · 의료법인이 건강을 유지하고 질병을 예방하거나 경감 혹은 치료하기 위하여 적용되는 과학 및 기술상의 제반 활동과 같은 의료서비스에 관한 사항과 경력, 시설, 기술 등과 같은 의료인, 의료기관에 관한 사항을 신문, 잡지 등의 매체를 이용하여 소비자에게 널리 알리거나 제시하는 것으로 규정하고 있다.

이와 함께 의료인 · 의료기관 · 의료법인이 아닌 자는 의료광고를 하지 못하며, 특히 거짓이나 과장된 내용의 의료광고나 방송, 신문, 잡지 등에 의한 광고는 하지 못하게 되어 있다. 여기서 방송이란 텔레비전방송, 라디오방송, 데이터방송,[3) 이동멀티미디어방송을[4) 말한다.

이를 구체적으로 살펴보면 다음과 같다. 참고로 우리나라의 경우 특정 내용은 광고를 할 수 없다는 네거티브(negative)방식에 입각하여 의료광고금지 기준을 설정하고 있다.

- 평가를 받지 아니한 신의료기술에 관한 광고
- 치료효과를 보장하는 등 소비자를 현혹할 우려가 있는 내용의 광고
- 다른 의료기관 · 의료인의 기능 또는 진료 방법과 비교하는 내용의 광고
- 다른 의료법인 · 의료기관 또는 의료인을 비방하는 내용의 광고

---

3) 이는 방송사업자의 채널을 이용하여 데이터(문자 · 숫자 · 도형 · 도표 · 이미지 그 밖의 정보체계를 말한다)를 위주로 하여 이에 따르는 영상 · 음성 · 음향 및 이들의 조합으로 이루어진 방송프로그램을 송신하는 방송으로 인터넷 등 통신망을 통하여 제공하거나 매개하는 경우는 제외된다.

4) 이는 이동중 수신을 주목적으로 다채널을 이용하여 텔레비전방송, 라디오방송 및 데이터방송을 복합적으로 송신하는 방송을 말한다.

- 수술 장면 등 직접적인 시술행위를 노출하는 내용의 광고
- 의료인의 기능, 진료 방법과 관련하여 심각한 부작용 등 중요한 정보를 누락하는 광고
- 객관적으로 인정되지 아니하거나 근거가 없는 내용을 포함하는 광고
- 신문, 방송, 잡지 등을 이용하여 기사 또는 전문가의 의견 형태로 표현되는 광고
- 심의를 받지 아니하거나 심의 받은 내용과 다른 내용의 광고
- 외국인환자를 유치하기 위한 국내광고
- 그밖에 의료광고의 내용이 국민건강에 중대한 위해를 발생하게 하거나 발생하게 할 우려가 있는 것으로서 대통령령으로 정하는 내용의 광고

주요 촉진수단으로 환자와의 커뮤니케이션, 의료광고, 홍보 및 PR(Public Relation), 블로그(blog), 웹(web)의 배너광고(banner ads), 유튜브(You Tube), 트위터(Twitter) 등 인터넷을 활용한 광고 외에 지역사회 봉사, TV 등의 건강교육, 병원이미지 통일화, 병원정체성 프로그램(hospital identity) 등이 있다. 특히 기존 고객의 경험과 추천 등의 구전효과(word of mouth)는 무형성이 큰 의료서비스의 촉진에 상당한 영향력을 미치고 있다.

## 5) 서비스 과정

7P에서 말하는 서비스 과정(process)이란 의료서비스가 실제로 수행되는 절차 및 활동의 메커니즘과 흐름을 말하며 대표적으로 진료행위, 수납절차, 대기절차 등이 포함된다. 보다 유연한 과정을 갖는 것은 고객의 불만족을 최소화함에 중요한 수단이 된다. 유연한 프로세스는 의료서비스 수요와 공급측면 모두에서 도모할 수 있다.

첫째, 서비스 수요 과정을 관리하는 방안으로는 환자들의 불만이 특히 높은, 불필요한 대기시간을 줄이는 것이 효과적이다. 이를 위한 수요의 재고화전략으로 예약 불이행의 방지 및 초과예약 시의 보상 등 예약시스템을 강화하는 것이

필요하며, 불가피한 대기의 경우 예상대기시간의 고지, 도서 및 영상 등 부수적 서비스 제공을 통한 쾌적한 대기환경의 조성이 중요하다.

둘째, 서비스 공급 과정을 관리하는 방안으로는 기존 직원, 시설, 장비 등 가용능력을 유연하게 운영하는 것이다. 직원의 경우 직무확대(job enlargement) 등을 통해 다양한 직무를 수련하여 비상시 인력에 대비하며, 응급실에 가변벽을 설치하는 등 물리적 시설을 유연성 있게 설계하여 규모를 변경할 수 있다면 보다 안전하고 쾌적한 환경을 제공할 수 있다. 또한 병원시설의 가용능력을 임차하거나 임대하는 등 개방형 병원(attending hospital)으로의 전환과 타 병원 전문의와 협력을 강화하고 회원제도, 고객카드제, 자원봉사 등을 통한 고객참여를 유도하는 것도 필요하다.

### 6) 서비스 인력

서비스 인력(people)이란 소비자의 지각에 영향을 주는 모든 행위자를 포함하는데 대표적인 인력으로 의사, 간호사, 수납창구직원, 주차장직원, 안내요원, 병원 내 다른 환자 등이 있다. 이들의 능력이나 복장, 태도, 말투, 행동 등은 소비자의 서비스 지각에 직접적이고 큰 영향을 미친다. 특히, 병원 내 다른 환자의 복장이나 표정 등은 같은 환자의 입장에 서게 되는 소비자와 가족들에게는 매우 중요한 정보를 제공하게 된다.

### 7) 물리적 증거로써 환경요소

물리적 증거(physical evidence)로써 서비스가 전달되고 병원과 고객이 접촉하는 제반 물리적인 환경을 말한다. 고객에게 병원의 이미지에 대한 일관성과 강한 메시지를 제공함이 필요하다. 병원시설과 의료장비, 인터넷 홈페이지, 직원의 유니폼, 색상, 향기, 배경음악, 안내책자 등이 있다. 깨끗하고 고급스러운 인테리어를 한 호텔 같은 병원로비, 첨단의 의료장비, 빠르고 최신의 정보로 업데이트된 홈페이지 등은 좋은 병원으로써의 이미지 제고에 강력한 영향을 미친다.

메이요클리닉의 경우 건물 설계에 있어서 환자와 병원 이용객의 스트레스를 줄여주기 위해 다음과 같은 설계 철학을 준수하고 있다.5)

- 안식처 제공
- 자연과의 교감
- 자연조명 강조
- 소음 감소
- 밝고 긍정적인 요수 배치
- 관심과 존중 표현
- 능력을 상징적으로 표현
- 번잡한 인상 최소화
- 쉬운 길 안내
- 가족들을 위한 공간 마련
- 직원들이 즐겁게 일할 수 있는 분위기
- 용이한 통합 운영

**▌그림 11-5▐ 의료서비스의 7P**

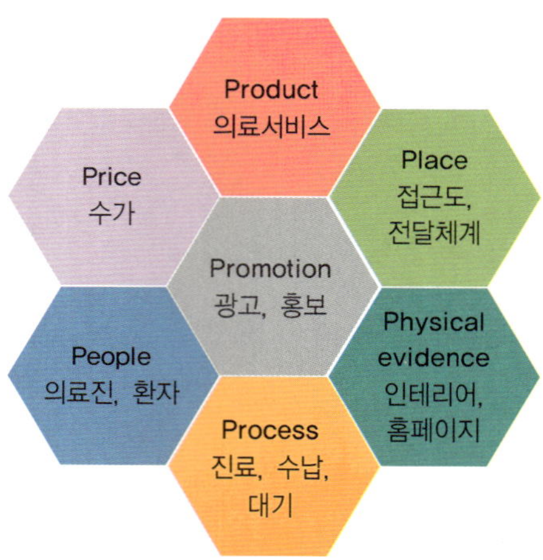
Product
의료서비스
Price
수가
Place
접근도,
전달체계
Promotion
광고, 홍보
People
의료진, 환자
Physical
evidence
인테리어,
홈페이지
Process
진료, 수납,
대기

5) 메이요클리닉 이야기(2012) 269쪽 참조

# 제3절 총체적 고객만족경영[6)]

## 1. 총체적 고객만족경영의 필요성

고객만족경영(customer satisfaction management)이란 고객만족을 조직적이며 지속적으로 창출하는 경영을 말한다. 따라서 효과적인 고객만족경영을 실현하기 위해서는 고객관리적 측면뿐 아니라 조직 내부적 변화를 함께 수반해야 하는데 이의 핵심이 소비자인 외부고객의 만족과 함께 내부고객인 직원의 만족을 동시에 제고하여야 한다. 즉, 고객만족을 얻기 위해서는 반드시 만족한 직원이 있어야 한다.

그러나 일선 의료조직에서 수행되어지고 있는 다양한 고객만족활동이 실제 경영에 있어 어떠한 변화를 가져왔는가에 대해 회의적인 시각 또한 존재하고 있다. 이는 고객만족경영의 주체가 공급자 위주의 시각에서 추진되었다는 점과 함께 운영의 미숙을 들 수 있다. 즉, 고객만족활동이 최고경영층의 지원과 전체 조직원의 이해와 참여가 부족한 가운데 의료의 기술적 품질향상보다 친절함과 편리함 등 기능적 품질향상에 초점을 둔 관리를 주로 실시하였다. 또한 병원 내에서도 고객과의 접촉이 일어나는 부서에서만 친절교육을 실시하는 등 비접점부 직원에 대한 만족경영은 이와 무관하게 간주되었다. 그 결과 만족스럽지 못한 직원이 외부고객에게 끊임없이 친절할 수 없었고, 고객 또한 이들르부터 별 감동을 받지 못한 것이 현실이다. 더구나 대고객서비스의 결과물인 고객지식이 다시 피드백되어 경영의 지표로 적극적으로 활용하지 못한 관리의 허술함도 고객만족경영을 실질적이고 지속적인 성공으로 이끌어내지 못하게 한 주요 이유가 되고 있다.

따라서 고객과 만나게 되는 조직의 모든 접점을 확인한 후 구매시점뿐만 아니

6) 이견직 · 노인철 · 김영세 · 송민섭, 병원고객만족경영 및 소비자 정보의 전략적 활용방안, 한국보건사회연구원, 1998.

라 그 전후시점도 포함된, 조직 내 모든 활동이 고객만족경영으로 요약될 수 있는 총체적인 고객만족경영(total customer satisfaction management)이 요구되고 있다.

**사례** **"보호자 불안감 덜게…" 관절수술장면 10년째 생중계**

눈앞에 보이지 않는 것들은 막연한 두려움을 부르곤 한다. 무서운 상상이 꼬리에 꼬리를 물어 괜한 불안감에 휩싸이기 마련이다. 수술을 앞둔 환자의 보호자들 마음이 그렇다. 한 시간, 두 시간이 지나도 수술이 끝나지 않으면 '행여 잘못된 건 아닐까' 걱정이 앞선다. 그렇다고 수술실에 들어가 볼 수도 없고…. 1분이 한 시간처럼 흐르는 이 긴 시간을 어떻게 견디면 좋을까?

**수술 장면 생중계…불안감↓ 신뢰감↑**

웰튼병원 지하 1층 수술실 건너편 환자대기실. 환자 황모 씨(44)의 여동생과 지인이 22인치 크기의 모니터를 바라보며 말했다. 대기실 앞쪽에 있는 모니터에선 황 씨의 오른쪽 고관절수술 장면이 실시간 중계되고 있었다. 지인 심모 씨(52)는 "수술중계서비스가 없었다면 언제 시작하는 줄도 모르고 마냥 기다렸을 것"이라며 안도의 한숨을 내쉬었다.

수술중계는 수술부위에 소독을 마치고 포를 씌운 뒤 칼이 들어가는 순간부터 시작된다. 수술실 천장에 매달린 고화질 카메라를 통해 확대된 수술부위 영상이 대기실 모니터로 전송된다. 무릎 연골판이나 전방십자인대를 관절내시경으로 수술하는 경우는 천장 카메라 대신 내시경 카메라가 포착한 영상이 그대로 전달된다. 웰튼병원은 송상호 원장이 집도하는 관절내시경수술에 한해 환자가 원하면 녹화 CD도 받을 수 있다.

수술장면 생중계가 의사 입장에선 부담스럽지 않을까. 송 원장은 "부담이 되지만 수술이 왜 오래 걸리는지 환자에게 설명해야 한다고 생각한다"면서 "환자들은 오히려 그 점을 신뢰하기 때문에 만족도가 높다"고 했다.

서울나우병원에서는 원장 외에 다른 의사가 집도하는 수술도 중계하고 한발 더 나아가 2012년부터 인공관절수술 장면을 환자 보호자의 스마트폰으로 보내주는 서비스도 시작한 것. 집도의가 카메라를 머리에 매달고 수술을 진행하면 촬영된 영상이 와이파이를 통해 스마트폰으로 전달된다. 대기실이라는 장소에 구애받지 않고 어디서든 수술 진행 과정을 확인할 수 있어 환자들의 반응이 좋다.

**의사와 환자 간의 오해 불식**

이러한 서비스는 환자와 의사 간 발생할 수 있는 오해를 예방해준다. 웰튼병원의 경우 인공관절수술을 받던 환자의 뼈가 너무 약해 금이 갔을 때도 수술 생중계 서비스

덕에 불필요한 오해를 막을 수 있었다. 송 원장은 "당시 예정에 없던 쇠판 연결 수술(금이 간 뼈를 붙이는 수술)을 추가하게 됐는데 대기실에서 화면을 모니터링하던 환자 보호자들이 굉장히 놀랐다"며 "간호사가 급히 나가 자초지종을 설명했고 보호자들은 수술시간이 길어졌음에도 덜 불안해할 수 있었다"고 말했다. 수술 생중계 서비스 10년째를 맞이한 송 원장은 "이제는 '으레 하는 일'이 됐다"며 자신감을 보였다.

강형욱 서울나우병원장은 "실시간 수술 생중계는 대학병원 같은 대형병원에서는 찾아보기 힘든 서비스"라며 "쉽게 제공할 수 있는 서비스는 아니지만 환자와 보호자의 만족도가 매우 높아 마음은 뿌듯하다"고 말했다.

자료: 동아일보(2014.6.9)에서 발췌정리

## 2. 총체적 고객만족경영의 초점

[그림 11-6]은 의료기관의 총체적 고객만족경영에 관한 전반적인 개념도를 나타내고 있다. 그림의 상층부에서는 고객이 의료기관을 방문했을 때 접촉하게 되는 단계들을 접점의 형식으로 표기해 놓았다. 고객접점(MOT)[7]이란 고객이 의료기관과 접촉하는 지점으로 고객만족경영의 출발점이 된다. 고객과의 모든 접점에는 전화응대와 접대태도 등 직원과의 접점은 물론이고, 의료서비스 그 자체의 기능과 이미지, 시설 내부의 상황과 분위기, 환경의 쾌적함과 설비 등 고객만족에 영향을 미치는 모든 요소가 포함된다.

총체적 고객만족경영의 초점은 다음과 같다.

첫째, 측정된 고객만족도가 궁극적으로 경영지표로서 활용되어야 한다. 이를 위해서는 끊임없이 고객의 입장에서 개선할 것을 찾아 실행해야 하기 때문에 최일선 직원의 역할이 무엇보다 중요하다. 따라서 이에 상응하는 책임과 권한이 주어져야 하며 고객의 기대를 읽고, 부응하는 방법을 스스로 생각하고 실행함이 필요하다.

7) 스칸디나비아항공(SAS)의 얀 칼슨 사장은 티켓 발매원이나 객실 승무원처럼 고객과 직접 만나는 최전선에서 일하는 종업원의 처음 15초 동안의 접대태도가 그 항공회사 전체의 인상을 결정짓는다고 하여 그 15초를 '진실의 순간(Moment of Truth)'이라고 불렀다.

**그림 11-6 의료기관의 총체적 고객만족경영 개념도**

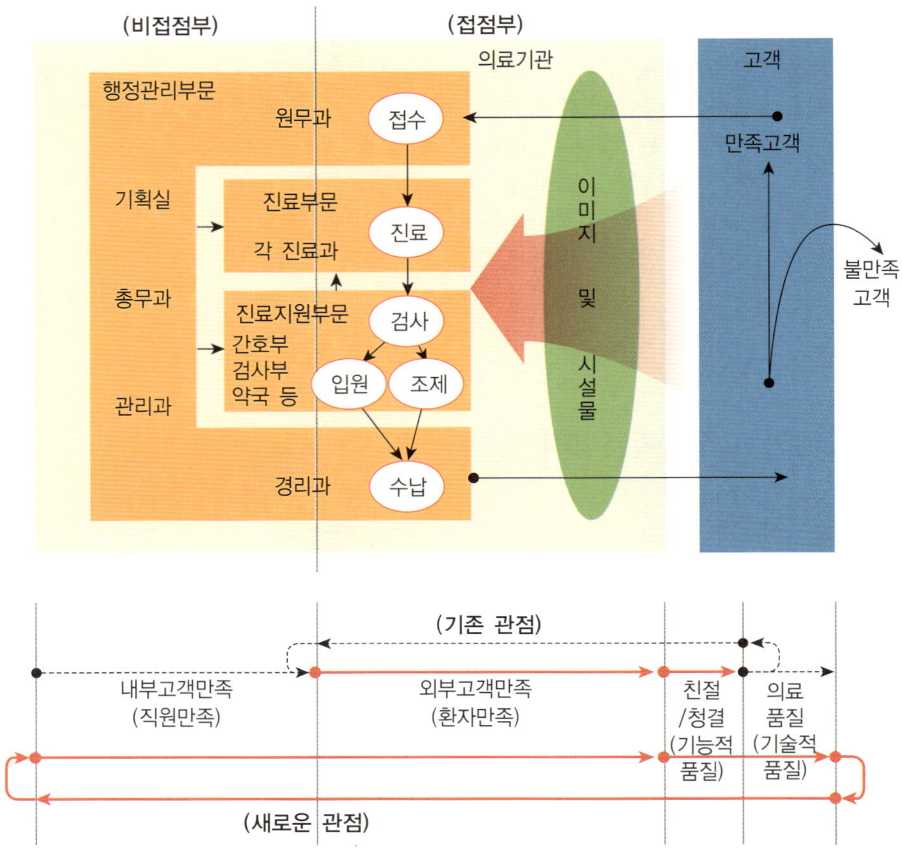


둘째, 고객접점에서의 대응에 따른 고객의 만족도를 정량적이고 지속적으로 측정해야 한다. 이때 중요한 점은 고객의 입장이 반영된 조사를 실시해야 한다는 점으로 본조사 전에 사전조사를 실시하는 것이 바람직하다. 이를 통해 고객이 어떤 점을 어느 정도 중시하고 있는가를 밝혀 경영전략 수립의 근거로 활용한다.

셋째, 관리자와 최일선 직원 간의, 고객접점부와 비접점부 간의 의사소통이 원활하도록 체계화해야 한다. 이른바 '고객만족사슬(customer satisfaction chain)'을 형성하는 것으로 접점부의 고객은 외부고객이며, 비접점부의 고객은 접점부가 되도록 고객, 접점부, 비접점부가 서로 이어져 관리되도록 해야 한다. 이 과정에서 고객에 대한 내·외부 지식이 상호 교류하게 된다.

궁극적으로 총체적 고객만족경영은 최종 목적인 고객만족극대화를 위한 경영혁신을 수립해 나가는 것이다. 즉, 이는 철저히 고객의 시각에서 병원의 존재가치를 정의해보고 고객이 만족하는 의료서비스를 공급하도록 조직일체를 혁신할 것을 지향한다.

## 3. 총체적 고객만족경영 설계과정

조직 내에서 총체적 고객만족경영 설계과정은 다음과 같이 진행된다.

첫째, 최고경영층에 의한 고객만족경영의 이념설정에서 시작된다. 이는 기본적으로 '어떤 고객에게', '어떤 만족을', '어떤 방법으로 제공할 것인가'를 명시화한다.

둘째, 이를 토대로 관리층에서는 각 부서별로 어떤 역할을 맡을지에 대해 명확히 하는 고객만족 방침을 설정한다.

셋째, 일선 직원은 이를 토대로 업무 현황을 파악한 후 고객과의 구체적인 접점을 조사한다.

넷째, 다시 관리층은 고객만족 이념을 기본으로 일선 담당자에 의한 '고객과의 접점'에 의거하여 고객만족 부서별 방침을 설정한다.

다섯째, 이를 토대로 전 구성원이 참가하여 우선적으로 추진해야 할 과제를 정리한다.

여섯째, 다시 관리층에 의해 전 단계에서 설정된 과제를 근거로 구체적인 목표를 설정한다. 이에는 목표달성 여부를 객관적으로 확인할 지표를 포함한다.

일곱째, 일선 직원은 고객만족 목표를 달성하기 위한 행동, 판단의 기준을 설정한 후 고객과의 접점에서 고객만족을 위한 행동과 판단을 주체적으로 실행한다.

마지막으로 사업결과를 평가하고 여섯째 단계로 환류하여 목표를 수정하는 과정을 거치면서 고객만족경영이념을 지속적으로 실천해나간다.

## 4. 고객만족도조사

그 누구도 병원을 가고 싶어하는 사람은 없을 것이다. 병원의 입장에서 누구에게나 예외 없이 이러한 특성을 갖는 고객을 상대로 만족을 이끌어내야 한다. 왜냐하면 고객만족은 고객가치를 창출하기 위한 필수조건이기 때문이다.

고객만족(customer satisfaction)이란 '소비자가 치른 대가에 대해 적절하게 혹은 부적절하게 보상되었다고 느끼는 소비자의 인지적 상태', '불일치된 기대와 소비자가 소비경험에 대해 사전적으로 가지고 있던 감정이 복합적으로 결합하여 발생된 종합적 심리상태' 등으로 정의된다.

의료기관에서 고객만족이란 '고객이 진료 또는 서비스에서 원하는 것을 기대 이상으로 충족시켜 감동시킴으로써 고객의 재구매율을 높이고 그 진료 또는 서비스에 대한 충성도가 지속되도록 하는 상태'를 의미한다.

이렇게 고객만족은 복잡하고 난해한 고객의 주관적인 성취반응으로써 이를 측정하는 객관적인 기준을 마련하는 일은 쉽지 않다 하겠다. 따라서, 일반적으로 고객만족도조사를 통해 이를 파악하고 있다. 고객만족도를 측정하기 위한 문항으로는 크게 다음과 같다.

- 일반적인 사항: 성별, 나이, 소득, 직업, 학력, 주소 등
- 영역별 만족도: 시설환경(주차, 표지판, 청결 등), 진료절차(예약, 안내, 회진 등), 의료진의 전문성과 설명도(질환, 검사, 복약 등), 직원의 친절도 등
- 가격만족도: 진료비수준, 수납절차 및 내역 설명도 등
- 충성도: 재방문 의도, 주위 추천 의향 등
- 전반적 만족도

### 사례 고객을 알고 있는가?

병원이 일반적으로 고객을 정의하고 니즈를 조사하는 방법은 크게 세 가지이다.

첫째는 지역, 연령, 성별, 진료과, 질환군, 의사별로 구분한 환자수와 수익 등의 volume data이다. 둘째는 외래 진료실, 검사실, 입원 병동 등 각 접점별로 정기적으로 실시하는 고객만족도 혹은 고객설문조사, 고객불만사항 접수 등이다. 셋째는 암행기법으로 환자인척 병원을 방문하거나 전화를 걸어 서비스 수준을 확인하는 방법이다. 이런 방법들이 고객을 이해하는데 얼마나 큰 효과가 있을까?

병원은 고객을 이해하기 위해 많은 시간과 비용을 쏟고 있다. 의료계에 고객이란 개념이 들어오기 전인 15년 전 상황이라면 이런 방법들을 실시하는 것만으로도 충분한 의미를 가질 수 있다. 즉, 서비스 수준이 높지 않은 시대라면 환경을 개선하여 쾌적하게 만들거나, 불만사항이 다시 발생하지 않도록 조치하는 것만으로도 고객은 만족할 수 있었다. 물론 지금도 부정적인 요소를 파악하는 수단으로서 이런 조사들은 충분히 역할을 하고 있고 향후에도 지속적으로 모니터링되어야 한다. 그렇지만 그 이상을 기대하긴 어렵다.

모든 고객을 만족시키기 위해 애쓰기보다는 한명 한명의 고객을 이해하고 애써야 할 때이다. 그것이 맞춤진료라는 시대의 변화에 맞추어 맞춤서비스를 만들어가는 방법이다. 현장에서 많은 구성원들이 고객과 접하면서 일을 하고 있다. 감동을 줄 수 있는 기회가 너무나 많다. 단지 효과적으로 하지 못할 뿐이다. 답답하고 안타깝게 여겼던 환자도 있고, 힘들었던 환자도 있다. 우선 그런 사례부터 선정하여 그 환자를 정의(이해)하는 것부터 시작해야 한다. 우리 고객이라고 받아들이고 공감을 하면 문제점이 보일 것이며 문제점이 보이면 저절로 해결의 실마리를 찾을 수 있을 것이다.

자료: 헬스조선(2014.2.7) 전문가칼럼(삼정 KPMG 안근용)에서 발췌정리

## 제4절 메이요클리닉의 의료마케팅 사례[8)]

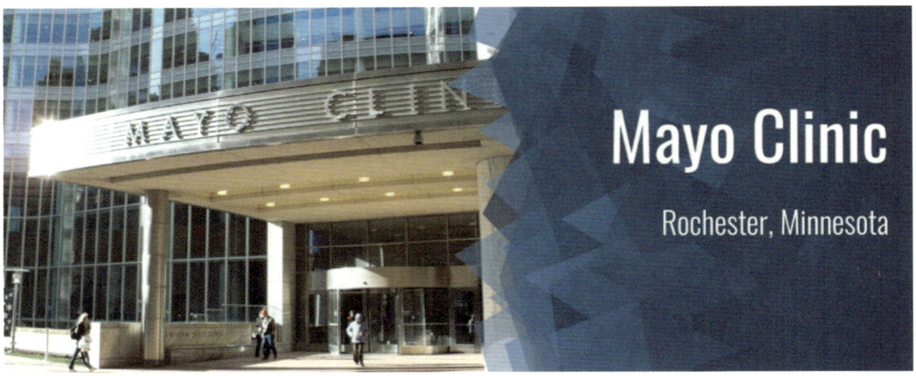


### 1. 개요

> "저는 메이요클리닉의 중환자실에 환자로 들어오게 되었습니다. 그때 담당 의사는 부부가 여행을 떠나 있다가 제가 입원한 사실을 알고 병원으로 되돌아 왔습니다. 제가 놀란 것은 애써 저를 찾아와서만은 아니었습니다. 그것은 간호사가 저를 그냥 자게 두고 그를 문앞에서 되돌려 보냈다는 것이었습니다. 제가 눈을 떴을 때 그 간호사는 제게 찾아온 분이 계셨는데 되돌려 보낸 일로 마음 상하지 않았으면 하였습니다. 괜찮다고 하였는데도 재차 물어주었습니다. 그 간호사는 환자에게 무엇이 최선인지 스스로에게 물었고 제가 그대로 잠을 자는 것으로 판단하여 행동으로 그 해답을 보여주었습니다. … 정말 감동받았습니다[9)] …"

140년 전 미네소타(Minnesota)주 외딴 시골마을 로체스터(Rochester)에 문을 연 메이요클리닉은 윌리엄 메이요(William W. Mayo)와 그의 두 아들 윌리엄

8) L. Berry and K. Seltman(김성훈 역), 메이요클리닉 이야기, 살림Biz, 2012, 7장에서 발췌하여 정리하였다.
9) L. Berry and K. Seltman(김성훈 역), 앞의 책, 64~65쪽 요약정리

(William J. Mayo)과 찰스(Charles H. Mayo)에 의해 세워진 세계 최초의 비영리 다전공 협진 의료기관으로 세계에서 가장 큰 규모를 자랑한다. 메이요클리닉의 로고는 가운데 제일 큰 방패는 '환자 진료'를 상징하고 양쪽 보조 방패는 '의학 연구'와 '의학 교육'을 나타낸 것으로 조직의 정체성을 표현하고 있다.

MAYO CLINIC

**▌그림 11-7 ▌메이요클리닉 홈페이지**

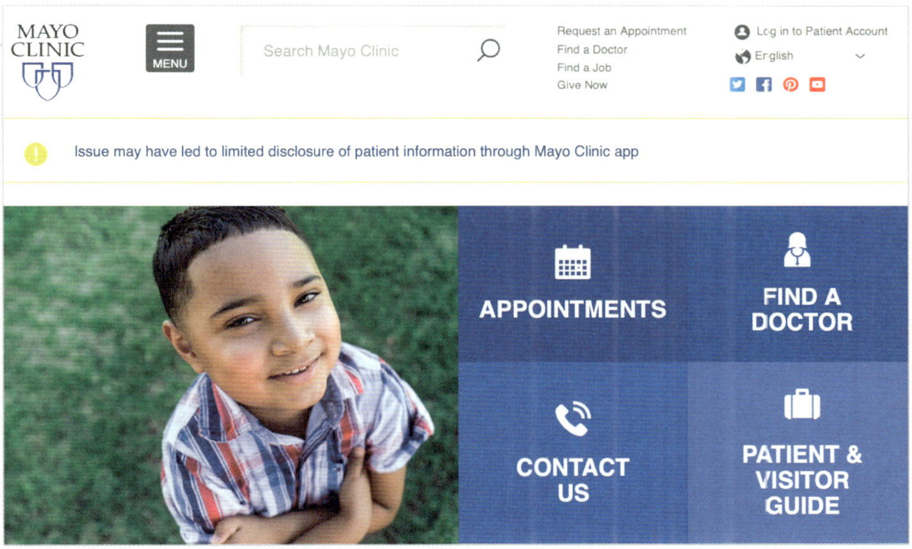


현재 메이요클리닉은 미네소타(Minnesota)주 로체스터 외에 애리조나(Arizona)주 스코츠데일(Scottsdale)과 피닉스(Phoenix)과 플로리다(Florida)주 잭슨빌(Jacksonville)의 세 주에 캠퍼스와 미국 전역에 수십 개의 병원들과 협력하는 메이요클리닉 헬스시스템(Mayo Clinic Health System)을 가진 세계 최고수준의 병원이다.

2017년 현재 메이요클리닉은 2,400병상에 4,700여 명의 의사 및 의학연구자와 58,000여 명의 경영관리 및 보건관련 종사자를 포함한 63,000여 명의 인력이 미국과 136개국에서 방문한 130여만 명의 환자를 돌보면서 120억 달러의 총수입과 113억 달러의 총지출을 보여 7억 달러의 수익(수익률 5.9%)을 올리고 있다.

**표 11-1 메이요클리닉 2016~2017 재정 보고서**

| | 2017 | 2016 |
|---|---|---|
| **Revenue, Gains and Other Support** | | |
| Net medical service revenue | $9,937 | $9,220 |
| Grants and contracts | 449 | 426 |
| Investment return allocated to current activities | 350 | 294 |
| Contributions available for current activities | 238 | 162 |
| Premium revenue | 153 | 145 |
| Other | 866 | 751 |
| Total revenue, gains and other support | 11,993 | 10,998 |
| **Expenses** | | |
| Salaries and benefits | 7,326 | 6,844 |
| Supplies and services | 3,069 | 2,840 |
| Facilities | 778 | 735 |
| Finance and investment | 113 | 104 |
| Total expenses | 11,286 | 10,523 |
| Income from Current Activities | 707 | 475 |
| Income as a percentage of total revenue | 5.9% | 4.3% |

## 2. 으뜸가치와 전략 및 시사점

대도시도 아닌 현재도 인구 10만이 채 안 되는 작은 시골마을에서 국제공항을 갖고 외국인 환자만 연 1만 명이 넘게 될 정도로 세계 최고의 병원이 된 이유는 무엇일까?

### 1) 의뜸가치와 전략

메이요클리닉의 존재의 이유는 '환자의 필요를 최우선으로(The needs of the patient come first)'라는 으뜸가치를 병원 어느 곳에서나 또 직원들의 삶 속에서 매일같이 살아 숨쉬게 하는 것이다. 이는 '환자에게 가장 이로운 것이 무엇인지를 알아내는 것'이 병원의 유일한 관심사라는 설립자 윌리엄 J 메이요 박사의 말에서도 분명하게 나타난다.

이를 위해 메이요클리닉은 다음과 같은 세 가지의 핵심전략을 도출하였다.

첫째, 환자의 이해관계를 다른 어떤 이해관계보다도 제일 앞에 둔다. 이 전략을 실현하기 위해서는 의료진 간 또 의료진과 경영관리진 간의 수평적인 관계형성과 권한위임을 자연스럽게 유도하게 된다. 이를 통해 배려와 상호존중의 문화가 형성되게 된다.

둘째, 재능을 한데 모은다. 이는 협력진료를 통해 구체화된다. 협력진료는 의료인 개인의 성장에도 긍정적일뿐 아니라 환자에게는 전체 병원이 자신을 돌보고 있다는 믿음을 제공하게 된다. 이를 통해 의사와 환자, 병원 간의 선순환고리가 형성되게 되어 실제로 환자의 필요를 최우선하고 있다고 느끼게 된다.

셋째, 효율적 방식으로 진료서비스를 제공한다. 이는 멀리서도 찾아오는 진료환경을 구축함을 통해 구체화된다. 신속한 의료서비스의 제공은 낭비의 제거에서 비롯되며 또한 환자에게 신뢰감으로 다가가 환자의 필요를 최우선으로 함을 강화하게 한다.[10)]

또 이를 실천하기 위한 수단으로 위대한 사람들을 병원 안으로 끌어들이는 것을 실천의 첫 번째 규칙으로 삼았다. 노동집약적이고 고객과 상호작용해야 하는 서비스조직에 있어 서비스를 수행하는 개인이 인간적 가치관에 입각하느냐 여부는 서비스의 질과 가치에 있어 알파이자 오메가이다.

10) 메이요클리닉의 평균 진찰시간은 1시간~1시간 30분, 다른 병원에서는 며칠~몇주씩 기다려야 하는 정밀검사도 하루만에 가능하며 재진 날짜는 보통 2~3일 이내로 잡힌다. 무엇보다 평균 3~4명의 의사가 동시에 한 환자를 진료하는 협진시스템은 세계 최고로 평가되는 메이요진료체계의 진수이다.

이렇게 인간미 넘치는 재능있는 사람들을 유치하고 유지하기 위하여 메이요 클리닉은 다음과 같은 세 가지 방안을 실천하고 있다.

첫째, 최고수준의 사람들을 끌어들여서 유지한다.

둘째, 이들을 메이요클리닉의 문화 및 따듯한 분위기와 결합시킨다.

셋째, 협력적 문화로 개인을 성장시킨다.

## 2) 시사점

위 대목에서 흥미로운 점은 최고의 인재를 모으고 이들을 조직과 결합시킨 다음 조직의 성장을 추구하는 것이 아니라 협력을 통해 개인의 성장을 추구한다는 점이다. 이는 이미 개인이 조직과 결합되었다는 전제가 형성되었기 때문에 가능한 일이지만 조직을 바로 내세우는 것이 아니라 개인을 내세움을 통해 조직의 성장을 유도한다는 점은 시사하는 바가 크다. 즉, 조직과 결합된 개인은 이제 조직 속에서 개인의 잠재력을 극대화할 수 있게 되었는데 이는 지속적이고 자율적인 성장 모멘텀을 확보한 것이 된다.

이는 앞에서 살펴본 조직문화를 경쟁에 의한 경합(rival)에서 협력을 통한 비경합(non-rival)으로 바꿈과 일치하는 기제가 된다. 의료조직과 같이 분업과 전문화의 대표적인 조직이 경쟁과 효율만을 강조할 경우 여기서 살아남기 위해 각자 스스로만 보호하려는 환원적 사고에 갇히게 되어 환자의 만족을 이끌어낼 수 있는 방법은 요원해지게 된다. 환자의 필요가 의료공급자의 분업 형태와 맞춰져 있지 않음에 더욱 더 의료조직은 협력하여야 한다. 그래야 자신이 아닌 환자가 보이게 되며 내가 아닌 조직이 나의 관심사로 자리잡게 된다.

이렇게 비경합을 지향하면 상생이 가능하고 서로 돕고자 하며 서로 성장하게 되며 그 즐거움으로 조직 전체를 걱정하게 된다. 그렇게 되면 자잘한 관리가 필요없게 된다. 그 수많은 경영관리 기법들이 이 앞에서 녹아 사라진다. 이것이 인간이 자원이 아닌 상태가 되는 것이며 비로소 위대한 조직으로 이행하게 되는 것이다. 이는 경영관리의 방치가 아니라 개인에 의한 경영관리를 시스템에 의한 경영관리로의 전환을 의미하는 것이다. 이미 구축된 조직문화, 즉 시스템으로써의 경영이 가능해지는 실체가 바로 여기에 있다. 이를 통해 메이요클리닉은 개인이 아닌 시스템에 의해 움직이게 되며 누가 원장이 되든 '환자의 필요를 최우선으로'라는 으뜸가치는 매일 살아 숨쉬게 된다.

한편, 메이요클리닉이 이상적인 서비스를 추구하게 된 이면에는 조직의 정체성이 비영리기관에 있음을 간과해서는 안 된다.

처음 영리병원으로 시작한 클리닉은 1919년 메이요재산관리협회를 만들어 메이요 형제들의 현재와 미래 수입 전부에 대한 권리와 모든 건물, 장비, 현금 및 유가증권에 대한 권리 등 개인적인 재산 대부분을 이 자선단체에 이양하면서 비영리조직으로 전환하였다.

또 클리닉의 경영과 지배구조도 지속가능하게 하기 위해 1920년대부터 메이요클리닉 이사회를 구성함으로써 창립 이래 독자적으로 통제했던 지배 방식도 종결하였다. 이후 이사회를 보좌하는 각종 위원회를 만들어 참여형 지배구조도 확립하면서 명실상부하게 메이요클리닉을 구성원 모두의 조직으로 재탄생시켰다.

수많은 병원들과 달리 세계 최고수준의 협력적 진료체계가 메이요클리닉 진료체계의 진수로 자리잡을 수 있었던 이유가 창업자들의 이와 같은 일련의 헌신들이 있었기 때문에 가능했다. 또 이 과정에서 성 프란체스코 수도회 수녀들의 숭고한 이타주의적 도덕관이 메이요클리닉에 스며들었다는 것이 클리닉이 장기적인 성공을 거두게 되는 주요한 정신적 토양이 되었음을 놓치지 말아야 한다.

**생각해보기** **메이요클리닉은 학습조직?**

메이요클리닉이 센게(P. Senge)가 주창한 학습조직의 전형적인 사례가 될 수 있음을 살펴볼 수 있다. 메이요클리닉의 경우를 학습조직이 갖추어야 할 다섯 가지 조건인 시스템 사고, 개인적 숙련, 정신모델, 공유비전구축 및 팀학습별로 대입해보길 바란다.

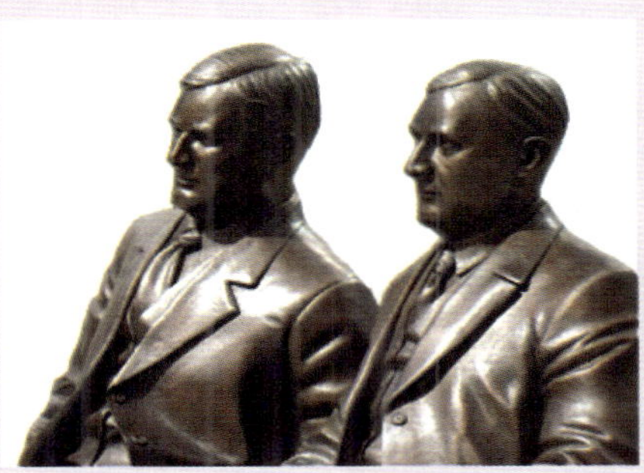

## 3. 의료마케팅의 실천

메이요클리닉이 유명한 이유는 의학적 전문성이 탁월하기 때문이다. 그러나 이것만으로 오늘날 메이요클리닉의 명성을 모두 설명할 수 있을까? 그 위에 얹혀진, 환자들을 감동시키고 강력한 유대감을 형성하며 상상 이상을 경험하게 하고 있는 비기술적 영역에서 더 탁월하기 때문이 아닐까?

세계 최고 병원으로 입지를 굳힌 메이요클리닉의 성장 사례를 의료마케팅, 특히 단서를 어떻게 의료경영에 활용하였는지를 살펴보고자 한다.

### 1) 단서경영이란?

단서(clue)는 마케팅믹스의 물리적 증거 중 하나로써 가장 무형적이고 개인적 서비스일 뿐 아니라 삶의 질과 생명 그 자체와 직결된 의료의 품질을 강력하게 대변하고 있다.

메이요클리닉은 병원 안에서 환자들이 보고, 듣고, 맡고, 맛보는 모든 경험을 단서로 지칭하면서 이를 통해 최고의 의료서비스를 체험하도록 목적의식적이고 강박적이다 싶을 정도로 경영에 활용하고 있다.

메이요클리닉의 단서경영은 병원에 오고 싶어서 오는 사람은 한 명도 없다는 사실에서부터 출발한다. 그러하기에 환자는 측은할 수밖에 없으며 따라서 탐정과 같이 예민할 수밖에 없다는 현실적 인식을 절감해야만 단서경영이 그 위력을 발휘하게 된다.

### 2) 단서의 유형

메이요클리닉은 단서를 기능적 단서, 기계적 단서, 인간적 단서로 구분하여 기능적 단서가 주로 '어떤' 서비스를 제공하는가와 관련되어 환자의 이성적 인식에 영향을 미친다면, 기계적 및 인간적 단서는 서비스를 '어떻게' 제공하는가와 관련되어 환자의 정서적 인식에 영향을 미친다고 보았다. 그 주요 내용은 다음과 같다.

- 기능적 단서: 서비스의 기술적 수준과 관련된 것으로 서비스의 신뢰성과 기능적으로 잘 작동하는지를 의미
- 기계적 단서: 시설, 장비 등으로부터 느끼는 시각, 후각, 청각, 미각, 촉각과 관련된 것
- 인간적 단서: 서비스공급자의 행동이나 외모에서 비롯되는 것

**그림 11-8 단서가 고객 체험 인식에 미치는 영향**

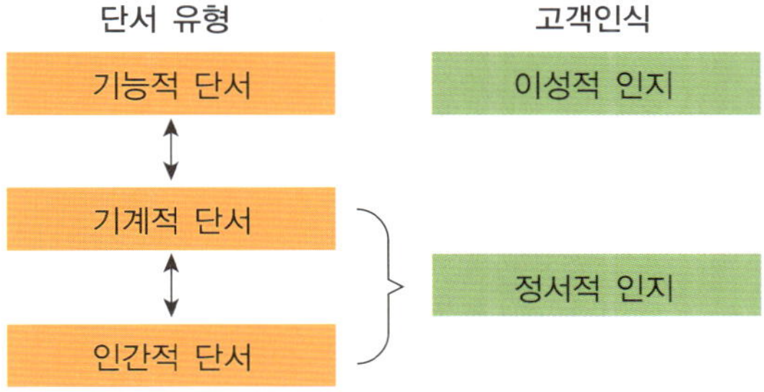


자료: L. Berry and K. Seltman(김성훈 역), 메이요클리닉 이야기, 살림Biz, 2012, p.261.

## 3) 단서의 역할

이상의 단서들은 서로 상승작용을 하면서 환자에게 미치는 영향을 증폭시킨다. 단서들의 주요 역할은 다음과 같다.

### (1) 기능적 단서

먼저 기능적 단서의 가장 중요한 역할은 병원이 전문적이고 신뢰할만한 서비스를 제공할 능력이 있는지를 보여주고 확신을 심어주고 있는가를 판단하는 데 있다. 이러한 측면에서 메이요클리닉은 다음과 같은 방법을 기능적 단서로 활용하고 있다.

- 팀을 통한 협력진료: 병원 전체가 자신의 진료를 위해 가능한 모든 자원을 활용하여 최선의 진료를 다하고 있다는 느낌을 갖게 한다.
- 신속한 검사결과의 전달: 병원이 서비스를 제대로 수행하는 데 필요한 기술

과 능력을 실제로 갖추고 있을뿐 아니라 환자의 고통과 시간절약까지 배려하는 친절함까지 겸비하고 있다고 확신하게 한다.

- 통합전자진료기록부의 활용: 통합진료는 실제로 필요한 시스템 및 기반시설 투자로 이어지고 있음을 확인하게 하고 쌓여진 진료기록을 통해 환자를 안심시키는 역할을 한다.

### (2) 기계적 단서

기계적 단서의 가장 중요한 역할은 과연 좋은 첫 인상을 만들어 낼 수 있는가에 있다. 이는 기능적 단서나 인간적 단서보다 먼저 체험하게 된다는 측면뿐 아니라 서비스의 품질을 판단하는 환자의 기대치에 영향을 미치게 된다는 점에서 매우 중요하다.

따라서 기계적 단서는 무조건 좋은 첫 인상을 주려 하는 것보다 병원이 원래 의도하는 바와 잘 어울리고 있는가가 포인트이다. 자칫 첫인상이 체험하게 될 서비스와 일치하지 않을 때 더 큰 불쾌감을 초래할 수도 있음에 유념해야 한다.

다음과 같은 조치들이 환자의 스트레스를 줄이고 심리적인 안정감을 갖게 하는 기능적 단서의 역할을 수행한다.

- 고급 호텔 같은 로비, 곳곳에 놓인 그림과 조각작품, 실내 인공폭포, 피아노, 형형색색의 소파 등 위압적이지 않은 재질, 색상, 예술품 등으로 내부를 부드럽고 긍정적으로 처리한다.
- 훤히 트인 복층 구조의 로비, 대리석 바닥, 커다란 샹들리에, 바깥 정원을 볼 수 있는 유리벽 등 건물의 설계부터 붐비는 느낌이 덜 하도록 하여 이용객의 스트레스를 줄여준다.
- 대리석 선택도 직접 채석장을 찾아 불편한 형상, 질병의 암시 등의 무늬는 없는지 면밀히 검사, 어린이 진료실에는 지역 어린이들의 세라믹 타일형태의 그림 수천점 장식 등 그저 흉내 낸 것이 아니라 진심을 느낄 수 있어야 한다.
- 환자 앞으로 쉽게 갈 수 있도록 바뀌달린 의사용 의자, 입원실이 더 커 보이고 상쾌한 느낌을 주도록 벽은 경계부 조명 설치, 더 큰 진료실을 갖춰 사생

활 보호, 조명은 배경조명과 검사용 조명으로 이원화, 한쪽 팔걸이만 두어 환자 가족도 앉을 수 있는 진료실 소파, 소음 감소를 위한 소음 측정기 수시 활용, 근무교대는 닫힌 방 활용, 한밤중에는 병동 공급품 운반하지 않기, 식사 운반용 손수레는 더 조용한 바퀴달기 등 세심한 배려가 전해지게 한다.

### (3) 인간적 단서

인간적 단서는 서비스가 고객의 기대에 부합하는지를 판단하게 함에 가장 중요한 역할을 한다. 인간적 단서의 체험은 고객을 어떻게 대하느냐가 관건이며 고객의 기대치를 뛰어 넘으려면 예상하지 못한 즐거움을 줄 수 있어야 한다.

진료서비스는 긴장되고 복잡한 동시에 긴밀하고 사적인 것이다. 메이요클리닉이 시행하고 있는 주요 인간적 단서는 다음과 같다.

**그림 11-9 메이요클리닉의 단서경영 사례들**

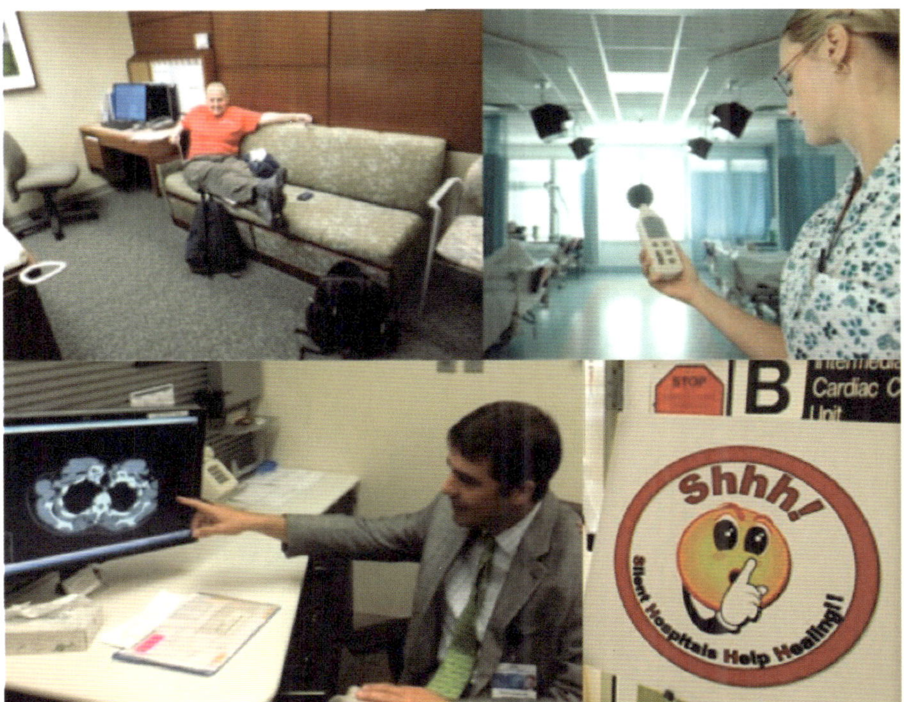

- **복장 규정:** 흰 유니폼이 아니라 정장을 갖춘 의사를 통해 전문성, 존경심, 따듯함, 친근함 표현, 간호사는 더 쉽게 알아 볼 수 있도록 흰 옷을 착용한다.
- **의사의 이상적 행동양식:** 확신에 찬 자신감, 환자를 이해하려는 감정이입, 상냥하고 친절한 인간미, 환자 이상의 인간으로 기억하려는 친밀감, 쉬운 말과 솔직함, 진지한 경청과 존중, 철저한 진료 등 의사의 행태에 대해 환자는 탐정의 수준에 있음을 간과하지 말자.

# Chapter 12 + 의료성과관리

측정할 수 없다면 관리할 수 없다. 성과는 시스템 사고에서 비롯된다

## 제1절 전략적 경영성과관리시스템

당연한 질문을 던져보고자 한다. 성과는 누구의 성과인가? 조직의 성과인가? 부서의 성과인가? 개인의 성과인가? 개인성과의 합이 부서의 성과이고 부서성과의 합이 조직성과라면 그 어떤 수준의 성과여도 상관이 없게 된다. 그러나 만약 그렇지 않다면 어떻게 해야 하는가?

앞에서 살펴본 죄수의 딜레마는 개별성과의 합이 전체성과가 되지 않을 수 있음을 명료하게 설명해주고 있다. 따라서 성과는 개인도 부서도 아닌 조직의 성과여야 한다. 성과를 이야기함에 항상 전사적 관점, 시스템적 사고, 제약 사고가 필요한 이유가 바로 여기에 있다.

그러므로 조직을 부서단위로 쪼개고 또 부서를 개인단위로 쪼개서 각각이 최선을 다하도록 관리하면 개인이나 부서는 자신을 방어하기에 급급한 나머지 조직 전체를 간과할 확률이 높아진다. 즉, 이는 고객을 잃을 확률이 높다는 말과 같다.

성과가 조직성과여야 비로소 조직구성원의 관심이 자신이나 자신의 부서에서 벗어나 고객을 찾고 바라보게 됨을 의미한다. 이것이 성과관리의 방향이다. 따라서 개인 간, 부서 간 경쟁에서 벗어나 협력하도록 해야 한다. 이 초점을 끝까지 명료하게 밝혀두는 것이 성과관리의 전부라고도 할 수 있다.

## 1. 경영성과관리시스템의 개념

현재의 격렬한 경쟁환경 속에서 조직이 존속하기 위해서는 이른바 '일심동체의 경영체'를 구축하여야 한다. 이는 조직의 미션이 비전으로 방향을 설정하고 이를 가치와 목표로 정신무장한 다음 전략을 통해 비전을 달성함을 말한다.

이를 위해서는 성과를 관리하여야 한다. 성과관리는 성과평가를 철저하게 조직의 거시적인 비전 및 전략과 연동하여 수직적이고 순차적으로 이루어지도록 핵심성공요인(CSF)을 명확히 추출하고 이를 평가할 핵심성과지표(KPI)를 구체화하는 것이다. 다시 말해, 비전이 조직이 어느 방향으로 갈 것인가를 나타낸다면 가치는 어떤 정신으로 갈 것인지를, 또 목표는 어느 정도 갈 것인지를 나타낸다. 전략은 그곳을 어떻게 갈 수 있는지를 가리킨다면 핵심성공요인과 핵심성과지표는 각각 잘 가기 위해서 필요한 것과 목표 대비 어느 정도 갔는지를 측정함을 나타낸다.

핵심성과지표란 조직의 현재뿐 아니라 미래의 성공을 위해 가장 핵심적인 소수의 성과에 초점을 둔 측정지표의 집합을 말한다. 이의 선정은 결국 전략이 달성될 것인가의 여부를 떠나 조직 내 관리방향과 내용을 결정하고 조직구성원의 행동지침이 되며 조직문화에도 영향을 미칠 정도로 대단히 중요하다.

핵심성과지표가 가져야 할 요건은 다음과 같다.

- 측정가능
- 올바른 행동의 유도
- 쉬운 이해
- 용이한 목표설정
- 관점별 지표 간 균형
- 통제가능

이 핵심성과지표를 조직 전체단위에서, 부문단위에서, 부서단위에서, 개인단위에 이르기까지 체계적으로 세분화하여 각 단위에서 관리하도록 하는 것이 성과관리의 요체이다.

▌그림 12-1 ▌성과관리체계

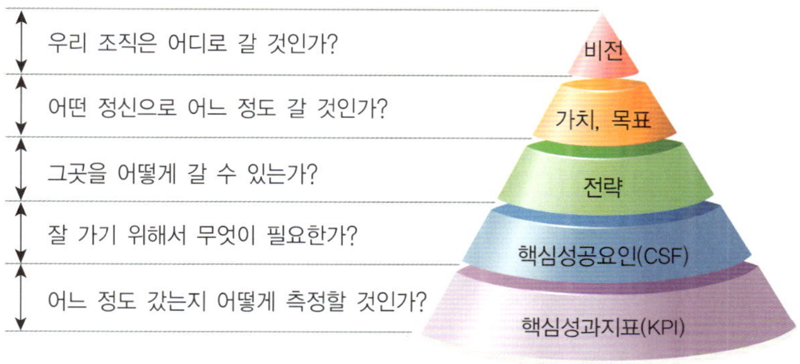


## 2. 전통적 성과관리시스템의 문제점

재무적 측정지표중심의 전통적 성과관리시스템은 다음과 같은 문제점을 안고 있다.

첫째, 재무적 측정지표는 과거지향적 평가라는 점이다. 재무제표상의 수치는 이미 지나가 버린 과거의 실적으로 당해 연도에 좋은 성과를 나타내었다고 할지라도 향후 미래에도 지속될 것이라는 객관적인 보장과 신뢰가 없다는 한계가 있다.

둘째, 재무적 측정지표는 조직의 내부가치 및 환경에 대해서만 평가하고 있다는 점이다. 현대 조직의 생존과 발전에 거의 절대적인 영향을 미치고 있는 외부 고객 및 다른 의료조직과의 경쟁적 측면에 대한 유용한 정보를 제공해주지 못한다는 한계가 있다.

셋째, 재무적 측정지표는 조직이 설정하고 추구하고 있는 전략에 대해, 또 그 전략이 잘 실행되어지고 있는지를 파악할 수 없다는 점이다.

넷째, 재무적 측정지표의 산출결과 어떤 전략을 마련해야 하는지에 대해 어떠한 지침도 제공하지 못한다는 점이다.

따라서 이상의 문제점을 개선하는 새로운 성과시스템의 필요성이 강하게 제기되었다.

## 제2절 균형성과표(BSC)

### 1. 균형성과표의 개념

BSC(Balanced Scorecard)는 전체 조직의 비전과 전략으로부터 도출된 다양한 관점의 균형잡힌 성과평가지표를 조직단위 및 개인별로 명확히 연계시킨 성과측정시스템이면서 동시에 전략실행을 촉진하는 전략경영시스템이다.[1] 동일 비전 및 전략실행을 위해 조직의 최고경영층으로부터 부서 및 개인에 이르기까지 연동하고 정렬하여 전 구성원 간 원활한 의사소통의 역할까지 수행하고 있다.

기존의 성과측정시스템이 주로 재무적 지표에 의존함에 따른 제반 한계를 극복하기 위하여 고객, 내부경영 과정, 학습 및 성장관점에서의 성과 등 비재무적 지표를 통합한 전략적 성과평가시스템으로 오늘날 변화관리를 위한 전략경영기법으로 발전하고 있다.

따라서 BSC는 성과관리시스템의 근간을 유지하면서 균형적 성과표를 통해 재무적 측면에서의 가치있는 주주(valued shareholder) 외에도 만족한 고객(satisfied customer), 효과적인 내부 프로세스(effective internal process), 동기부여되고 준비된 직원(motivated and prepared workforce) 등 비재무적 측면까지 포함한 전략적 성과관리시스템이라 할 수 있다.

1) R. S. Kaplan and D. P. Norton, "The Balanced Sconecard Measures that Drive Performance," *Harvard Business Review*, Jan-Feb., 1992.

**▌그림 12-2 ▌BSC에 의한 성과관리체계**

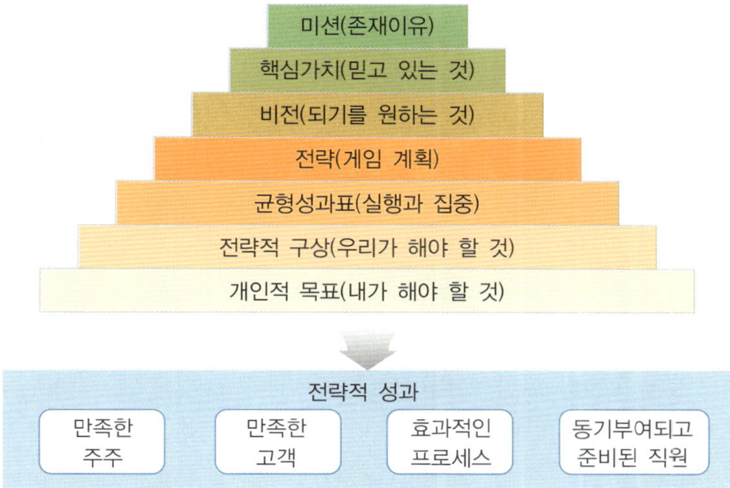


자료: R. S. Kaplan and D. P. Norton, *The Strategy－Focused Organization*, MA: Harvard Business School Press, 2001.

## 2. 균형된 성과관점

### 1) 성과관점

BSC는 성과관리의 측면으로 과거 바라보기(looking back)의 재무적 관점(financial perspective), 조직 밖을 통해 안을 바라보는(looking from the outside in) 고객관점(customer perspective), 조직 안을 통해 밖을 바라보게 하는(looking from the inside out) 내부 비즈니스 프로세스 관점(internal business process perspective) 및 미래 바라보기(looking ahead)의 학습과 성장관점(learning and growth perspective)이라는 다양한 관점이 포함되어야 함을 강조한다.

- **재무적 관점:** 조직의 수익과 성장, 주주의 가치와 관련(과거 바라보기)
- **고객관점:** 고객가치를 창출하는 방식, 이러한 가치에 대한 고객의 요구를 만족시킬 수 있는 방법, 고객들이 그 가치에 대해 비용을 지불하고자 하는 이유 등에 대해 심도 깊은 지표를 포함

- 내부 비즈니스 프로세스관점: 경영관리 측면에서 필요한 업무절차, 의사결정, 조직 등의 성과향상을 측정하기 위한 지표 포함
- 학습 및 성장관점: 조직의 가치창출과 관련된 혁신(innovation)의 능력을 나타내는 것으로 조직원의 역량과 시스템의 역량, 그리고 동기부여 및 권한위임과 같은 조직문화 등 조직역량의 강화를 토대로 조직원의 만족도, 유지도, 생산성을 측정하기 위한 지표 포함

## 2) BSC에서의 균형의 의미

BSC에서의 균형이란 다음을 의미한다.

첫째, 재무와 비재무지표 간 균형을 말한다. 재무지표 외에 비재무지표로 조직의 고객에 대한 관심, 내부 운영을 중심으로 한 프로세스 측면, 미래 혁신에 대한 동인 등을 함께 고려함을 뜻한다. 특히, 의료조직의 경우 인적자산, 브랜드 이미지, 의료기술력 등 무형자산이 차지하는 비중이 큰 조직의 경우 더욱 부합된 평가시스템이다.

둘째, 과거와 미래 간 지표의 균형을 말한다. 즉, 재무중심적인 평가지표가 갖고 있는 과거지향적이자 결과지향적 측면과 성장 및 학습관점의 미래 혁신에 대한 동인을 함께 평가함을 뜻한다.

**그림 12-3 관점 간의 균형**

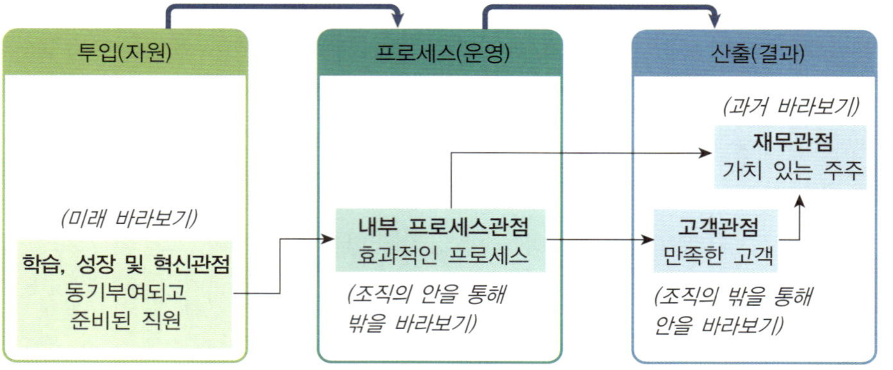

셋째, 조직의 안과 밖의 평가를 함께 고려함을 뜻한다. 조직 내부의 효과적인 프로세스를 창출하여 조직 외부의 고객을 만족시키고 있는지를 평가하고 반대로 조직 외부의 고객만족을 통해 조직 내부의 프로세스가 효과적인지를 평가함을 뜻한다. 대부분의 성과지표는 내부 운영효율의 관리에 치중하고 있는데 조직의 성과는 고객이나 외부 이해관계자와 상호작용을 통해서만 창출함을 잊어서는 안 될 것이다.

### 3) 관점별 인과관계 형성과 관점의 수

이러한 관점 간의 균형은 또한 인과관계를 형성하게 된다. 즉, 학습과 성장관점에서 직원의 숙련도는 내부 프로세스관점에서 프로세스의 품질과 프로세스의 소요시간에 영향을 미치게 되며 이는 서비스의 정시전달을 가능하도록 하여 고객충성도를 이끌어내면서 고객관점에 영향을 미치게 된다. 결국 충성된 고객의 확보는 재무관점에서 자본수익률을 높이게 될 것이다.

관점 간의 인과관계 형성은 성과관리에서 매우 중요한 측면인 모니터링을 통한 과정평가를 가능하게 한다는 강점이 있다. 과정에 대한 이해 없이는 지속적으로 원하는 결과를 달성할 수 없으며, 결과와 연결되지 않는 개선 노력은 조직의 자원낭비를 초래하게 된다.

한편, 각 관점은 항상 네 가지일 필요도 없으며 관점 간 인과관계 또한 재무관점이 항상 결과적일 필요도 없다. 조직의 성격과 필요에 따라 관점의 수가 변경 가능하며 고객관점이 최종 결과관점으로 놓일 수도 있다.

비영리조직의 경우 궁극적인 성과 목적은 고객만족이 될 수 있다. 이러한 경우 우선적으로 안정적인 투자재원의 확보가 필요하고, 이를 통해 학습과 성장이 가능하며 내부 프로세스의 품질이 좋아져 최종 목적인 고객만족을 실현할 수 있다면 재무관점은 근본적인 원인요소가 될 것이다. 또한 공공행정기관의 경우 학습과 성장을 통해 내부 프로세스를 개선하여 세수를 확대하고 이를 통해 지역민들에게 봉사한다고 할 경우 재무관점은 내부 프로세스관점과 고객관점 사이에 위치할 것이다.

이와 별도로 관점의 수를 늘리거나 줄이는 경우도 가능하다. 예를 들어, 기존의 관점들 외에 직원만족도나 환경과 지역사회와의 관계를 특히 강조하여야 할 경우 이를 추가할 수 있다.2)

**▌그림 12-4▌관점별 인과관계**

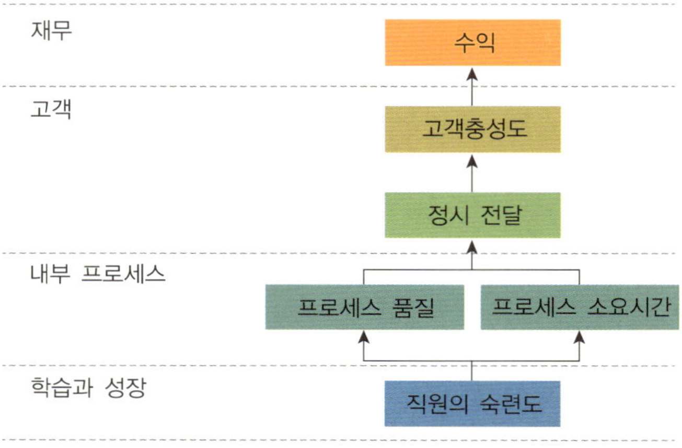


자료: R. S. Kaplan and D. P. Norton, *The Balanced Scorecard*, MA: Harvard Business School Press, 1996.

## 3. 균형성과표의 유용성

BSC의 실천적인 측면에서의 유용성은 조직 내에 존재하는 전략달성을 위한 다수의 세부 추진과제 중 핵심성공요인을 파악하고 이를 핵심성과지표로 계량화함으로써 경영자와 실무자가 중요한 부분에 초점을 맞춘 경영활동을 수행하도록 함에 있다.

즉, 소수의 성과지표를 선택하고 여기에 집중함으로써 성과관리의 효과성을 극대화하고자 함에 있다. 따라서 어떠한 성과지표를 선택하느냐가 비전의 달성뿐 아니라 경영관리의 향방을 결정짓는 매우 중요한 사안이 된다.

2) D. Parmenter, *Key Performance Indicators: Developing, Implementing, and Using Winning KPIs*, NJ: John Wiley & Sons, 2010.

## 4. 핵심성과지표와 전략체계도

### 1) 핵심성과지표의 종류

조직의 수직계층별 KPI의 수는 각 관점별로 3~5개를 초과하지 않도록 선택하여야 한다. 예를 들어, 조직전체차원, 부서차원, 개인차원으로 4대 관점별 성과관리시스템을 구축하고자 하는 경우 각 차원별 KPI수는 12~20개 범위가 적당하다.

일반 성과지표가 아닌 핵심성과지표라고 명명한 것을 잊지 말아야 한다. 성과관리지표의 수가 많으면 성과관리초점이 흐려져 전략적 관리의 효과가 반감하게 된다.

**표 12-1 관점별 주요 핵심성과지표 예시**

| 관점 | 주요 KPI | | |
|---|---|---|---|
| 재무 | • 의료수익률<br>• 의료수익의료이익률<br>• 의료수익순이익률<br>• 의료수익증가율<br>• 순이익증가율<br>• 부가가치율 | • 자본수익률<br>• 투자수익률<br>• 노동생산성<br>• 의료미수금회전율<br>• 병상당 외래/입원수익<br>• 의료이익률 | • 진료수입<br>• 건당 일평균진료비(외래/인원)<br>• 초진환자증가율 |
| 고객 | • 고객만족점수<br>• 고객불평건수<br>• 일평균 외래 · 입원환자수<br>• 고객응대소요시간 | • 브랜드인지도<br>• 재방문비율<br>• 고객유지율 | • 외래환자초진율<br>• 초진환자증가율<br>• 예약준수율 |
| 내부 프로세스 | • 평균재원일수<br>• 병상회전율<br>• 대기시간 단축률<br>• 진료시간<br>• 입원퇴원대기시간<br>• 재고회전일<br>• 손익분기점도달기간 | • 예약준수율<br>• 의료사고율<br>• 합병증발생률<br>• 감염률<br>• 주임상경로활용률<br>• 재입원율<br>• 공간활용률 | • 낭비제거율<br>• 의료분쟁 발생건수<br>• 재원일수단축률<br>• 주요장비활용률<br>• 의료보험삭감률 |
| 학습과 성장 | • 의료장비연수<br>• 성과급<br>• 직원이직률<br>• 신의료기술개발건수<br>• 직원전문교육이수율<br>• 교육훈련시간 | • 병원정보시스템활용률<br>• 제안건수<br>• 입사지원자수<br>• 직원만족도<br>• 내부커뮤니케이션 정도<br>• 지역사회봉사건수 | • 성과보상비율 |

의료조직의 경우, 관점별 주요 KPI를 정리하면 다음과 같다. 조직의 비전과 전략의 성격에 맞게 또한 목표 고객층의 특성과 조직의 핵심역량을 고려하여 선정하여야 한다.

## 2) 전략체계도

전략체계도 또는 전략지도(strategy map)는 조직 내 학습과 성장관점의 무형자산이 전략을 통해 어떻게 가치창출 프로세스로 연결되는지를 나타내고 있는데 일반적으로 핵심성공요인을 중심으로 표현한다.

재무관점은 전략에 의해 발생하는 유형적 성과를 나타내며, 고객관점은 목표 고객층에 대해 어떻게 방문을 이끌어내고 제공하는 의료서비스에 대해 어떻게 신뢰하게 할지에 대해 명료화한다. 또한 내부 프로세스관점은 고객의 충성도를 이끌어내기 위한 핵심프로세스를 도출하며, 학습과 성장관점은 전략 실행에 있어 가장 중요한 무형자산을 정의한다. 즉, 내부 프로세스를 지원하기 위한 스탭과 직원과 같은 인적자산과 병원정보시스템의 정보자산 및 근무환경과 같은 조직자산 등을 파악한다.

이렇게 이상의 네 가지 관점은 모두 고객가치창출을 위해 일심동체의 경영체

**그림 12-5 전략체계도**

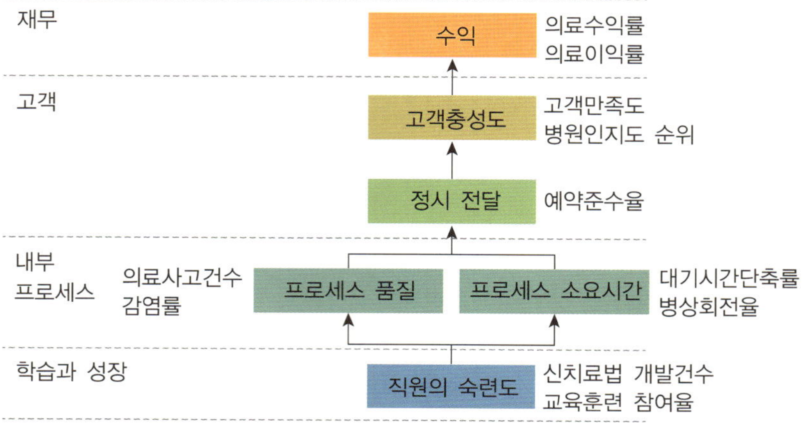

**▌표 12-2 ▌전사 성과관리도 예시**

| 관점 | 핵심성공 요인 CSF | 핵심성과 지표 KPI | 가중치 | 산출식 | 평가척도 | | |
|---|---|---|---|---|---|---|---|
| | | | | | A (1.0) | B (0.8) | C (0.6) |
| 재무 | 수익 창출 | 의료 수익률 | 20 | $\frac{\text{금년실적}}{\text{목표}} \times 100$ | 100% 이상 | ~90% | ~80% |
| | | 의료 이익률 | 10 | $\frac{\text{금년실적}}{\text{목표}} \times 100$ | | | |
| 고객 | 고객 충성도 | 고객 만족도 | 10 | $\frac{\text{금년실적}-\text{전년실적}}{\text{목표}-\text{전년실적}} \times 100$ | | | |
| | | 병원인지도 순위 | 5 | $\frac{\text{금년실적}-\text{전년실적}}{\text{목표}-\text{전년실적}} \times 100$ | | | |
| | 정시 전달 | 예약 준수율 | 5 | $\frac{\text{금년실적}}{\text{목표}} \times 100$ | | | |
| 내부 프로세스 | 프로세스 품질 | 의료사고 건수 | 10 | $\frac{\text{금년실적}}{\text{목표}} \times 100$ | | | |
| | | 감염률 | 5 | $\frac{\text{금년실적}}{\text{목표}} \times 100$ | | | |
| | 프로세스 소요시간 | 대기시간 단축률 | 10 | $\frac{\text{금년실적}}{\text{목표}} \times 100$ | | | |
| | | 병상 회전율 | 10 | $\frac{\text{금년실적}}{\text{목표}} \times 100$ | | | |
| 성장과 학습 | 직원 숙련도 | 신치료법 개발건수 | 10 | $\frac{\text{금년실적}}{\text{목표}} \times 100$ | | | |
| | | 교육훈련 참여율 | 5 | $\frac{\text{금년실적}}{\text{목표}} \times 100$ | | | |

가 되도록 정렬되어야 한다. 즉, 전략체계도는 '어떻게, 누구를 위하여 가치를 창출할 것인가?'에 대한 질문에 명확한 답을 제시하도록 표현되어야 한다.

이 경우 재무관점의 핵심성공요인은 수익의 창출이며 이를 측정하기 위한 핵심성과지표를 의료수익률과 의료이익률로 설정하였다. 이렇게 각 관점별로 전략과제인 핵심성공요인을 인과관계로 나타낸 것이 전략체계도이다.

전략체계도를 통해 구체적인 성과관리표를 작성할 수 있다. 성과관리표에는 성과관리관점, 핵심성공요인, 핵심성과지표, 핵심성과지표 간 가중치와 이의 산출식, 평가척도 등을 명시해 놓게 된다. 이는 전 조직원으로 하여금 성과관리가 구체적으로 어떻게 전개되는지를 알 수 있게 하며, 조직 내 의사소통의 역할도 수행하게 된다.

## 제3절 의료성과평가

### 1. 재무성과평가

#### 1) 재무분석과 재무비율분석

재무기능을 효과적으로 수행하기 위해 조직의 현재 재무상태를 분석하여 문제점을 찾고 이를 해결해야 한다. 이를 위한 분석을 재무분석(financial analysis)이라 하며 일반적으로 손익계산서(Income Statement: I/S)와 대차대조표(Balance Sheet: B/S)를 대상으로 한 재무제표분석을 주로 시행한다.

재무비율분석(financial ratio analysis)이란 재무제표상의 한 항목의 수치를 다른 항목의 수치로 나눈 비율을 기준 수치와 비교를 통해 재무상태나 경영성과를 분석하는 방법을 말한다.

재무비율분석에서 유의할 점은 비율의 크기가 높거나 낮다고 해서 일률적으로 좋고 나쁨을 평가할 수 없다는 점이다. 이는 이해관계자들의 입장에 따라 다를 뿐 아니라 조직의 내외환경에 따라서도 다르게 해석될 수 있기 때문에 이를 고려하여 분석하여야 한다. 재무비율은 수없이 많은데 이 중에서 특히 의료조직의 경영성과를 분석하고 경영을 진단하기 위해 자주 활용되는 비율을 소개하면 다음과 같다.

### (1) 생산성비율

생산성(productivity)이란 투입량(input)에 대한 산출량(output)의 비율을 말하며 투입량에 비해 산출량이 많을 경우 또 산출량에 비해 투입량이 적을 경우 생산성이 높다고 한다.

일반적으로 투입요소로는 노동과 자본 등을 주로 활용하고 있으며 산출량의 경우 복합적인 산출을 공통의 화폐단위로 환산한 부가가치(value added)에 의한 생산성 측정이 일반화되어 있다. 여기서 부가가치란 경영활동을 통해 창출한 가치를 말하며 다음과 같은 두 가지 측정방식이 있다.

- **차감법**: 부가가치＝의료수익－중간투입액(중간투입액이란 조직 외부에서 창출한 기존가치로써 약품비와 진료재료비, 급식재료비, 소모품비, 수도광열비, 외주용역비, 지급경비 등이 포함된다)
- **가감법**: 부가가치＝납세전순이익(경상이익)＋인건비＋금융비용＋임차료＋조세공과＋감가상각＋대손상각 등

주요 생산성비율(productivity ratio)로는 부가가치율, 노동생산성, 자본생산성을 나타내는 총자본투자효율 등이 있다. 각 비율의 수치가 높다는 것은 각 부분이 그만큼 효율적으로 운영되고 있음을 나타낸다.

- 부가가치율＝(부가가치÷의료수익)×100
- 노동생산성＝부가가치÷직원수
- 총자본투자효율＝(부가가치÷총자본)×100

### (2) 수익성비율

수익성비율(profitability ratio)은 조직의 수익창출능력, 즉 비용을 상쇄하고 이익을 낼 수 있는 능력을 측정하는 것으로 이는 경영 전반의 모든 활동에 대한 성과를 나타낸다.

주요 수익성비율로는 의료수익의료이익률, 의료수익순이익률, 총자산의료이익률, 총자산순이익률, 자기자본순이익률 등이 있다.

- 의료수익의료이익률＝(의료이익÷의료수익)×100
- 의료수익순이익률＝(당기순이익÷의료수익)×100
- 총자산의료이익률＝(의료이익÷총자산)×100
- 총자산순이익률＝(당기순이익÷총자산)×100
- 자기자본순이익률＝(순이익÷자기자본)×100

### (3) 성장성비율

성장성비율(growth ratio)은 자산, 수익, 환자수, 순이익 등이 일정기간 동안 얼마나 증가하였는가를 측정하는 비율이다.

주요 성장성비율로는 외래와 입원측면에서의 의료수익증가율, 총자산증가율, 순이익증가율 등이 있다.

- 외래수익증가율＝{(당기외래의료수익－전기외래의료수익)÷전기외래의료수익}×100
- 입원수익증가율＝{(당기입원의료수익－전기입원의료수익)÷전기입원의료수익}×100
- 총자산증가율＝{(당기총자산－전기총자산)÷전가총자산}×100
- 순이익증가율＝{(당기순이익－전기순이익)÷전기순이익}×100

### (4) 활동성비율

활동성비율(activity ratio)은 조직이 소유하고 있는 자산들이 얼마나 효율적으로 이용되고 있는지를 측정하는 비율이다. 일반적으로 자산의 물리적인 효율성을 회전율(turnover)로 표시하는데 회전율이 높다는 것은 같은 수익을 실현함에 있어 적은 자산을 투입하고 있음을 의미한다.

주요 활동성비율로는 재고자산회전율과 평균재고기간, 의료미수금회전율과 의료미수금평균회수기간, 매입채무회전율과 매입채무평균결제기간, 총자산회전율 등이 있다.

- 재고자산회전율＝의료수익÷재고자산

- 평균재고기간=365÷재고자산회전율
- 의료미수금회전율=의료수익÷의료미수익
- 의료미수금평균회수기간=365÷의료미수금회전율
- 매입채무회전율=의료수익÷매입채무
- 매입채무평균결제기간=365÷매입채무회전율
- 총자산회전율=의료수익÷총자산

### (5) 유동성비율

유동성(liquidity)이란 보통 1년 이하의 단기채무를 갚을 수 있는 능력을 말하며, 간단히 조직이 얼마나 쉽게 현금을 확보할 수 있는가를 나타낸다. 따라서 유동성이 과도하게 높을 경우 수익성이 낮아질 위험이 있으며 반대로 과도하게 낮을 경우 손실이 발생할 수 있어 상황에 따라 적절히 유지함이 필요하다.

이를 측정하기 위한 비율인 유동성비율(liquidity ratio)은 유동비율(current ratio)과 당좌비율(quick ratio)이 대표적이다.

- 유동비율=(유동자산÷유동부채)×100
- 당좌비율=(당좌자산÷유동부채)×100

### (6) 레버리지비율

레버리지(leverage)란 부채, 즉 타인자본에 대한 의존도를 말하는데 부채성비율이라고도 하는 레버리지비율을 통해 부채의 이용 정도와 이를 갚을 수 있는 능력을 평가한다.

이는 크게 부채의 상대적인 크기를 나타내는 정태적 레버리지와 영업이익이 부채로 인한 이자비용을 어느 정도 감당할 수 있는가를 나타내는 동태적 레버리지가 있다.

- 부채비율=(부채÷자기자본)×100
- 이자보상비율=(EBIT÷이자비용)×100
- 자기자본비율=(자기자본÷총자본)×100

참고로 이자와 법인세비용차감전순이익(Earnings Before Interest and Taxes: EBIT)은 경상이익에 이자비용을 더한 값이다.

### 2) 재무비율분석의 유용성과 한계점

재무비율분석은 이미 작성된 재무제표를 활용한다는 측면에서 분석을 위한 자료수집이 거의 필요 없고 또한 간단하여 이해하기 쉽다는 장점으로 인해 오늘날 가장 많이 이용되고 있는 재무분석 방법이다.

그러나 활용하는 자료가 이미 과거 자료로 미래 의사결정에 부합하지 않으며 조직이 처한 내 · 외부 상황에 따라 비율값의 의미가 서로 다르게 해석되어야 할 뿐 아니라 비교 기준값을 일률적으로 설정하기 어렵고 회계처리 방법의 차이가 있을 수 있으며 회계기간을 미리 설정하고 있어 변화의 흐름을 파악하기 어렵다는 점 등의 한계점들이 있다.

그럼에도 불구하고 재무자료를 능가하는 자료를 얻기가 쉽지 않기 때문에 이상의 한계점을 보완하기 위하여 추세분석, 평점제도, ROI(Return On Investment) 분석, ROE(Return On Equity)분석 등 보다 종합적인 비율분석 방법이 쓰이고 있다.

## 2. 진료실적평가[3)]

의료조직의 진료실적은 앞 장에서 언급한 위험보상(risk premium)을 확보하기 위한 가장 핵심적 활동의 결과이자 경영성과이다. 주요 진료실적분석의 대상으로는 진료량과 진료수익이 있으며 자세한 내용은 다음과 같다.

### 1) 진료량분석

의료기관이 생산한 의료서비스를 진료량이라 하며, 이의 대표적 지표로 환자수와 진료건수가 있다.

3) 양동현 · 감형규 · 정두채, 병원경영분석, 도서출판 청람, 2008.

### (1) 환자수분석

먼저, 환자수와 관련된 주요 지표로는 100병상당 일(월)평균 외래환자수 및 일평균 재원환자수, 외래환자초진율 및 입원율 등이 있다. 특히, 외래환자초진율이 높다는 것은 신규환자가 증가하고 있다는 의미가 되며 외래환자입원율이 높다는 것은 중증도 진료기관으로써 위상이 확대되고 있다고 볼 수 있어 경영환경의 호전을 기대할 수 있다.

OECD Health Statistics(2018)에 의하면, 2016년 기준 국민 1인당 의사에게 외래진료를 받은 횟수는 연간 17.0회로 OECD 평균(7.4회)보다 2.3배 많았으며, 이는 회원국 중 가장 많은 횟수를 기록하였다.

- 100병상당 일평균 외래환자수=(연외래환자수÷외래진료일수)÷(병상수÷100)
- 100병상당 월평균 외래환자수=(연외래환자수÷12)÷(병상수÷100)
- 100병상당 일평균 재원환자수=(연입원환자수÷365)÷(병상수÷100)
- 외래환자초진율=(초진환자수÷연외래환자수)×100
- 외래환자입원율=(실입원환자수÷연외래환자수)×100

참고로 환자수를 산정하는 기준으로 실환자수와 연환자수를 주로 활용하는데 실환자수는 실제 환자수를 말하며, 연환자수는 재원 또는 방문일을 기준으로 산정된 환자수이다. 예를 들어, 한 환자가 3일을 병원에 입원(방문)하였다면 실입원(외래)환자수는 1인이며 연입원(외래)환자수는 3인이 된다. 한편 한 명의 외래환자가 2개 과에서 진료를 받았다면 실외래환자수는 1인이며 연외래환자수는 2인으로 계산한다.

### (2) 진료건수분석

다음으로 진료건수와 관련된 주요 지표로는 병원 및 병상이용률, 병상회전율 및 회전기간, 평균재원일수, 응급환자율 등이 있다. 의료수익에서 입원환자가 차지하는 비중은 매우 높기 때문에 입원환자가 많은 병원일수록 높은 수익을 얻을 수 있다. 그러나 일반적으로 입원환자가 고액의 진료비를 발생시키는 경우는 검사와 수술 등이 있는 입원초기이기 때문에 병상회전율이 낮거나 병상회전기간 및 평균재원일수가 길수록 의료수익의 발생은 크게 감소하게 된다. 따라서 병상회전율이 높고 병상회전기간과 평균재원일수가 짧을수록 신규 입원환자의 교체율이 높기 때문에 의료수익이 커지게 된다.

OECD Health Statistics(2018)에 의하면, 2016년 기준 우리나라 환자 1인당 평균재원일수는 18.1일로 OECD 회원국 평균인 8.3일보다 2.2배 긴 것으로 나타났다.

- 병원이용률={연입원환자수÷(가동병상수×365)}×100
- 병상이용률={조정환자수÷(가동병상수×365)}×100
- 병상회전율=실입원환자수÷가동병상수
- 병상회전기간=365÷병상회전율
- 평균재원일수=총재원일수÷실입원환자수
- 응급환자율=(연응급환자수÷연외래환자수)×100

참고로 조정환자수란 외래환자를 1인당 일평균 진료비 비율을 고려하여 입원환자로 전환한 환자수를 말한다. 예를 들어, 외래환자 1인당 일평균 진료비가 입원환자의 1/3 수준이라면 외래환자 3명을 1명의 입원환자로 조정하게 된다. 한편, 가동병상수란 환자의 입원을 위해 병원이 보유한 병상을 말한다.

### 2) 진료수익분석

진료수익이란 진료행위로 인해 발생된 수익으로 의료수익이라고도 한다. 이는 크게 외래환자의 진료에서 발생한 외래수익과 입원환자의 진료에서 발생한 입원수익 및 건강검진, 신체검사 등에 의한 기타 의료수익으로 분류된다.

주요 진료수익지표로는 100병상당 월평균 외래 및 입원수익, 외래 및 입원환자 1인당 일평균 진료비 등이 있다.

- 100병상당 월평균 외래수익=(외래수익÷12)÷(병상수÷100)
- 100병상당 월평균 입원수익=(입원수익÷12)÷(병상수÷100)
- 외래환자 1인당 일평균 진료비=외래수익÷연외래환자수
- 입원환자 1인당 일평균 진료비=입원수익÷연입원환자수

**▌표 12-3 ▌재무성과 및 진료실적 평가표**

| 구분 | | | 단위 | 자기병원 | 경쟁병원 |
|---|---|---|---|---|---|
| 재무 성과 평가 | 생산성 | 부가가치율 | % | | |
| | | 노동생산성 | 원 | | |
| | | 총자본투자효율 | % | | |
| | 수익성 | 의료수익의료이익률 | % | | |
| | | 의료수익순이익률 | % | | |
| | | 총자산의료이익률 | % | | |
| | | 총자산순이익률 | % | | |
| | | 자기자본순이익률 | % | | |
| | 성장성 | 외래수익증가율 | % | | |
| | | 입원수익증가율 | % | | |
| | | 총자산증가율 | % | | |
| | | 순이익증가율 | % | | |
| | 활동성 | 재고자산회전율 | % | | |
| | | 평균재고기간 | 일 | | |
| | | 의료미수금회전율 | % | | |
| | | 의료미수금평균회수시간 | 일 | | |
| | | 매입채무회전율 | % | | |
| | | 매입채무평균결제기간 | 일 | | |
| | | 총자산회전율 | % | | |
| | 유동성 | 유동비율 | % | | |
| | | 당좌비율 | % | | |
| | 레버리지 | 부채비율 | % | | |
| | | 이자보상비율 | % | | |
| | | 자기자본비율 | % | | |
| 진료 실적 평가 | 환자수 | 100병상당 일평균 외래환자수 | 명 | | |
| | | 100병상당 월평균 외래환자수 | 명 | | |
| | | 100병상당 일평균 재원환자수 | 명 | | |
| | | 외래환자초진율 | % | | |
| | | 외래환자입원율 | % | | |
| | 진료건수 | 병원이용률 | % | | |
| | | 병상이용률 | % | | |
| | | 병상회전율 | % | | |
| | | 병상회전기간 | 일 | | |
| | | 평균재원일수 | 일 | | |
| | | 응급환자율 | % | | |
| | 진료수익 | 100병상당 월평균 외래수익 | 원 | | |
| | | 100병상당 월평균 입원수익 | 원 | | |
| | | 외래환자 1인당 일평균 진료비 | 원 | | |
| | | 입원환자 1인당 일평균 진료비 | 원 | | |

## 3. 의료품질성과평가

도나베디안(A. Donabedian)은 구조가 좋으면 과정이 좋을 가능성이 높을 것이고 결과도 좋을 가능성이 높을 것이라는 개념에서 구상한 구조(structure)-과정(process)-결과(outcome)평가 방법을 제안하였다.

### 1) 구조평가

구조(structure)평가란 의료서비스를 제공할 때 소용되는 종사자수, 자질 등 인적 측면, 시설, 장비 등 물적 측면, 진료비 보상제도, 심사제도 등 재정적 측면과 기본적 시스템 측면에서 평가하는 접근법이다.

의료기관 신임제도(accreditation)에서 주로 이에 해당하는 표준화 심사, 면허 및 자격제도를 평가하게 된다.

### 2) 과정평가

과정(process)평가는 의료제공자들이 현대 의학지식과 의료기관의 업무표준에 따라 의료를 제공하고 있는지에 관한 의료제공 행위의 평가를 말한다. 이에는 의료이용도조사(utilization review), 의료감사(medical audit), 동료심사(peer review), 임상진료지침(practice guideline) 등 진료 과정 중 의사소통 여부, 표준화된 진료서비스 제공 여부 등이 중점 평가된다.

### 3) 결과평가

결과(outcome)평가는 의료서비스를 제공받은 후 환자에게 나타난 건강수준의 변화를 평가하는 것으로 사망률, 유병률, 합병증 발생률과 같은 진단 및 치료결과, 고객만족도, 진료비 등이 대상이 된다. 특히, 의료기관의 순위 책정 때 주로 결과지표에 근거하여 평가하고 있다.

▌그림 12-6 ▌의료품질평가 방법

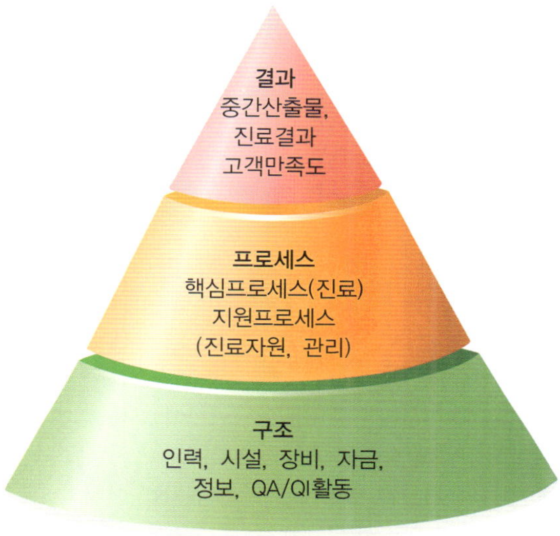


### 4) 성과에 따른 지불

2003년경에 새롭게 소개된 성과에 따른 지불(Pay for Performance: P4P)은 의료보험자가 의료제공자의 품질수준이 어떤 벤치마킹수준을 초과하거나 매년 개선해 나갈 경우 더 많은 보험금을 지급해주는 것을 말한다.

가장 큰 P4P 프로그램의 하나인 미국 캘리포니아의 통합의료협회(Integrated Healthcare Association: IHA)의 프로그램은 2002년 7개의 보험회사, 200여 개의 의사조직, 35,000명의 의사들이 참여하여 통일된 성과측정지표를 사용하는 프로그램을 출범시켰다. 2005년과 2006년에 보험회사는 연간 5,500만 달러를 성과에 근거한 보너스로 의사조직에 지불하였고 의사조직은 이 보너스를 참여 의사들에게 분배하였다. 이를 통한 성과로는 개선된 의료서비스와 환자만족, 정보기술개발 등이 포함되어 있다.

이렇게 P4P는 성과를 개선하기 위한 인센티브의 작용을 기대하고 있으나 높은 성과점수를 유지하기 위해 고위험환자를 다른 병원으로 이송하는 문제점 등도 제기되고 있다.

### 사례 시행 임박 '국립대병원 경영평가' 어떻게 볼까

국립대병원에 대한 경영평가가 시행될 예정인 가운데 의료인, 국립대병원 노조, 시민단체 관계자들이 한 자리에 모였다. 대다수 참석자들이 국립대병원 평가의 필요성은 인정하면서도 '평가 전문성과 타당성', '의료 공공성 훼손'에 대한 우려와 비판을 쏟아냈다. 국립대병원 경영평가에 대한 논의는 정부가 '공공기관 정상화'라는 취지하에 국립대병원을 포함한 기타 공공기관에 대한 경영평가를 실시키로 하면서 시작됐다. 그동안 기관평가는 공기업과 준정부기관을 대상으로 이루어져 왔다.

앞으로 기타 공공기관에 대한 경영평가가 진행될 경우 국립대병원 13곳이 교육부로부터 평가를 받게 될 전망이다. 국립대병원 경영평가에 대한 우려를 표하는 전문가들은 국립대병원 평가에 대해서 아무런 전문성도 없는 교육부가 국립대병원 경영평가를 밀어붙이고 있는 게 문제라고 주장했다.

김철 사회공공연구원 연구실장은 "기타 공공기관에 대한 경영실적 평가를 배제해 왔던 이유는 기관별 특수성과 자율을 최대한 보장한다는 취지였다"면서 "국립대병원은 진료, 교육, 연구 등의 기능을 하는데 이를 획일화된 잣대로 평가하는 것은 쉽지 않다"고 주장했다.

국립대병원 평가는 지방의료원 평가와 달라야 한다는 주장도 나왔다. 문정주 서울대 의료관리학교실 겸임교수는 "대학병원은 교육-연구-진료 임무를 위임받고 있는 기관이다. 지방의료원이 진료에 초점이 맞춰져 있다면 대학교병원은 교육이다. 교육을 통해 제대로 된 의사들을 양성・보급하고, 연구를 통해 의료 자체를 발전시켜야 하는 큰 임무가 있다"고 설명했다.

나백주 건양의대 교수는 "실적중심의 평가는 많은 부작용을 초래할 것이다. 국립대병원이 인센티브를 높이기 위해 지역 2차급 병원, 의원급에서 진료해도 될 환자들을 진료하는 것은 문제"라고 지적했다. 이어 대학병원들이 점점 이를 등한시 하려는 점이 문제이며 평가기준에 교육병원으로서 제대로 하고 있는지, 연구주제 및 연구예산 운용 등에 대한 평가들을 해야 한다고 밝혔다.

자료: 데일리메디(2014.10.10)에서 발췌정리

# 제4절 의료인증시스템 및 평가제도

## 1. 의료인증과 품질경영프로그램

### 1) 인증과 의료인증의 개념

인증(accreditation)이란 능력(competency), 권한(authority) 또는 신뢰성(credibility)에 대해 보증하는 과정이다.

의료인증이란 설정된 표준에 따른 성과의 수준을 정확히 평가하고 지속적으로 개선하기 위한 방안을 실행하기 위해 의료조직에 의해 사용되어지는 내부 자체평가와 외부 동료평가 과정을 말한다. 여기에는 단순히 표준을 설정하는 것뿐만 아니라 분석하고 상담하고 스스로 개선하기 위한 차원까지 포함된다. 의료조직의 인증에서 주된 관심사는 의료사고의 감소를 통한 환자안전(patient safety)의 문제로 근거중심의 의료, 품질관리, 의료윤리 등에서 갖는 관심과 일맥상통하고 있다.

의료인증은 크게 자국 내의 인증과 국제인증으로 구분된다. 주요 자국 내 인증기관으로 미국의 JC(Joint Commission), CHAP(Community Health Accreditation Program), ACHC(Accreditation Commission for Health Care Inc.), HQAA (Healthcare Quality Association on Accreditation), DNVHC(DNV Healthcare Inc.), 캐나다의 AC(Accreditation Canada), 호주의 ACHSI(Australian Council for Healthcare Standards International), 유럽과 홍콩의 TRENT(Trent Accreditation Scheme), 말레이시아의 MSQH(Malaysian Society for Quality in Health) 등이 있다.

국제인증기관으로 JC가 국제병원인증을 위해 만든 JCI(Joint Commission International)가 대표적이다.[4)]

4) F. P. Miller, A. F. Vandome and J. McBrewster, *International Health Accreditation*, Alphascript Publishing, 2009.

## 2) 다양한 품질경영프로그램

### (1) ISO

ISO(International Organization for Standardization, 국제표준화기구)는 1947년도에 설립되어 전 세계 140여 개국의 국가표준기관의 연합체로 비정부조직(NGO)이다. 이는 국제표준기관들 중 가장 규모가 크며 산업 전반과 서비스에 관한 국제규격 제정을 담당하고 있다.

국제적 동향 및 무역장벽에의 대응, 고객만족 달성을 위한 최적 품질경영시스템 구축, 공공서비스 부문의 대외공신력 및 신뢰도 확보 등을 이유로 ISO에 관심이 커져 가고 있다. ISO 9000의 인증을 통해 품질의식 향상과 품질경영체제 확립, 전사차원의 품질경영시스템에 대한 이해 증가, 생산성향상, 업무효율향상, 부서 간 협조 분위기 확산, 고객만족 제고 등을 기대하고 있다.

**그림 12-7** ISO 홈페이지

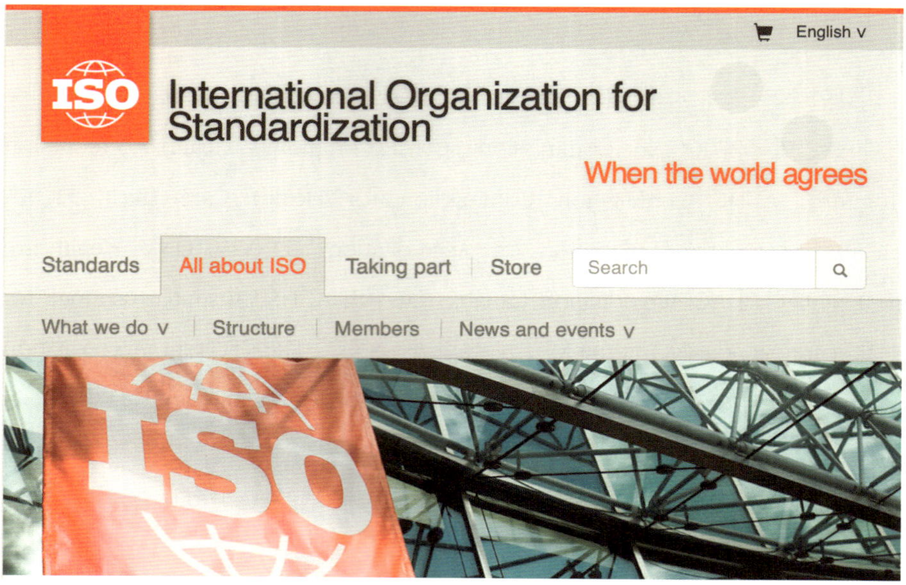


ISO 9000 Series는 오늘날 가장 널리 사용되는 국제적 품질경영체계 규격으로

1987년 품질시스템에 관한 최초 국제규격으로 제정되었다. 이후 1994년 1차 개정판(ISO 9000:1994), 2000년 2차 개정판(ISO 9001:2000), 2008년 3차 개정판(ISO 9000:2008)을 거쳐 현재 2015년 4차 개정판이 배포되었다. 특히, ISO 9001은 국가별로 상이한 품질보증규격을 국제적으로 통일하여 공급자와 구매자 사이의 국제통상을 원활하게 하기 위한 품질경영과 품질보증에 관한 기준으로 ISO 9001:2008의 주요 항목은 아래와 같다.

- **경영책임:** 품질경영시스템의 효과성을 조직 내에서 의사소통할 책임이 있다
- **자원관리:** 필요로 한 모든 자원관리
- **제품/서비스개선:** 제품 및 서비스 제공에 필요한 모든 프로세스 규정
- **측정, 분석 및 개선:** 제품, 고객만족, 경영시스템을 측정하는 것

**그림 12-8** ISO 품질경영체계

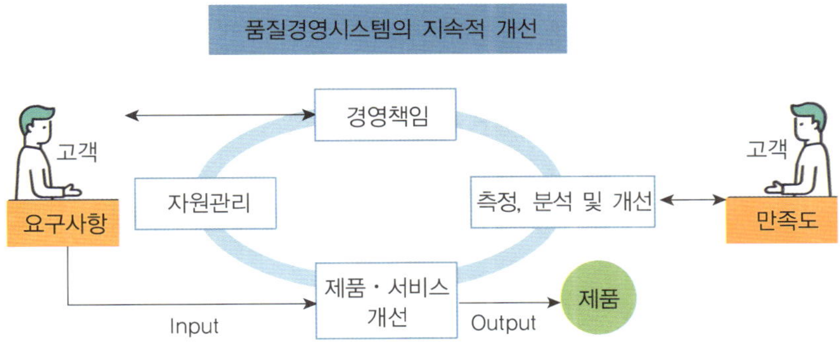


## (2) Malcolm Baldrige National Quality Award(MBNQA)

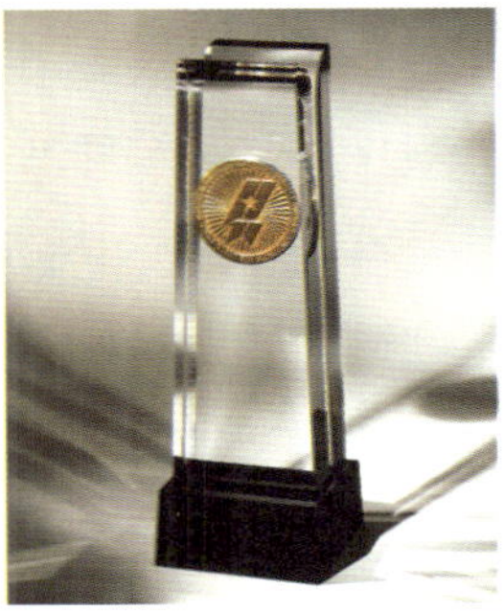

1987년 8월 미국 레이건(Ronald Reagan) 대통령이 품질과 생산성에 대한 인식을 고취시키고 성공한 품질 전략과 기법을 다른 기업들과 공유하고 품질향상에 대한 지침서와 기준을 설정하기 위해 제정한 MBNQA는 미국의 제품과 서비스품질 향상을 위한 범국가적 운동의 일환으로 시작되었다. 이는 미국 기업이 품질에 관

해 받을 수 있는 최고의 상으로 당시 미 상무장관이던 말콤 볼드리지(Malcolm Baldrige: MB)를 기리기 위해 명명되어 NIST(The National Institute of Standards and Technology)가 주관하고 있다.

**그림 12-9** Baldrige Performance Excellence Program 홈페이지

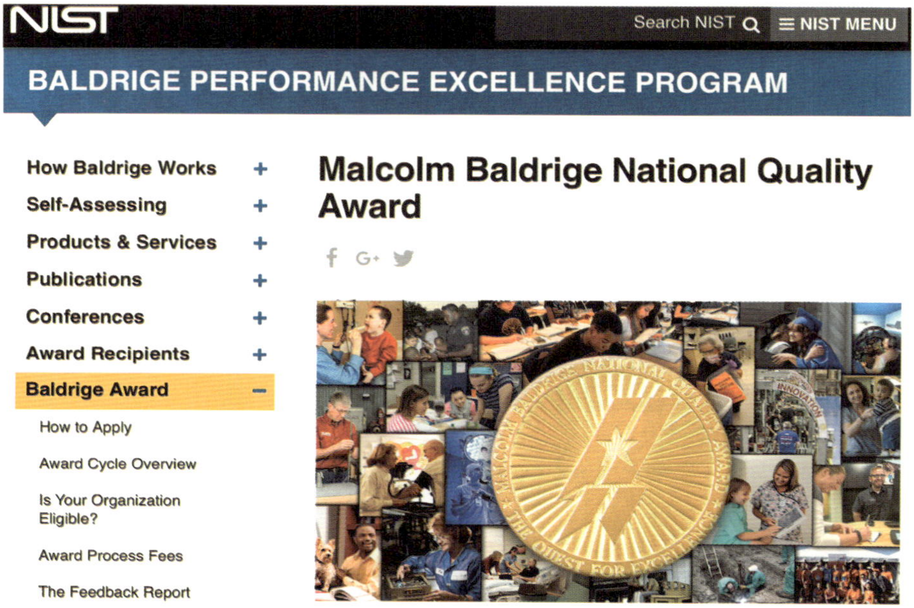


MB상의 의료부문에서 평가하고자 하는 성과는 표준, 과거 결과, 다른 조직의 결과 등과 비교 · 평가한 프로세스, 의료서비스, 환자와 이해관계자 측면에서의 산출과 그에 따른 결과를 말하며 다음과 같이 크게 네 가지 유형으로 분류할 수 있다.

첫째 '의료프로세스와 결과'와 관련된 성과,
둘째 '환자와 이해관계자 중시'와 관련된 성과,
셋째 '운영'과 관련된 성과 및
마지막으로 '재무와 시장'과 관련된 성과이다.

이상의 성과 유형을 바탕으로 2013~2014년도 MB 품질경영 체계는 크게 리더십 요인인 리더십(leadership), 전략기획(strategic planning), 고객중시(customer focus)와 성과요인인 인력중시(workforce focus), 운영중시(operations focus), 결과(results) 및 측정, 분석과 지식경영(measurement, analysis, and knowledge management)의 총 7개 범주로 구성되어 있다.

▌그림 12-10▐ MB 품질경영 체계

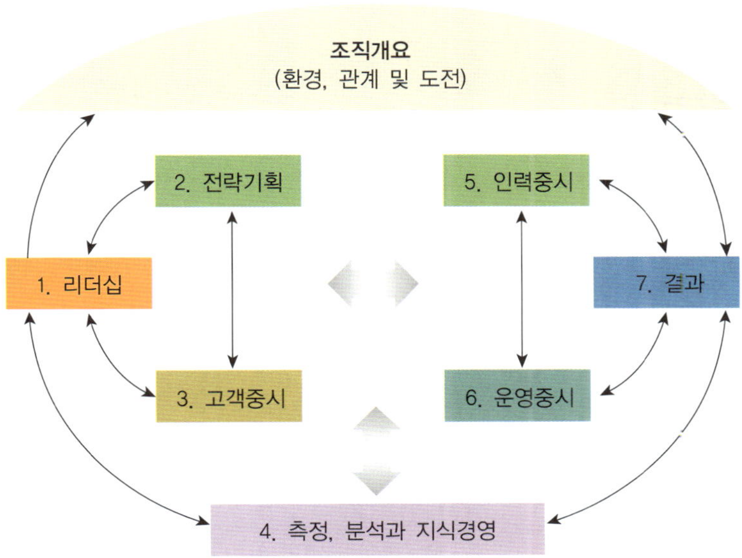


이상의 7가지 범주는 다시 17개 항목과 37개 세부평가영역으로 구성되어 있으며 그 각각의 평가범주와 항목 및 배점기준은 다음과 같이 총 1,000점으로 구성되어 있다.

**표 12-4 MB 평가항목 및 배점**

| 범주 및 배점 | 항목 및 배점 | 세부평가영역 |
|---|---|---|
| 1. 리더십(120) | 1.1 경영진 리더십(70) | a. 비전, 가치와 미션<br>b. 소통과 조직 성과 |
| | 1.2 지배구조와 사회적 책임(50) | a. 조직 지배구조<br>b. 법적·윤리적 행위<br>c. 사회적 책임과 핵심공동체 지원 |
| 2. 전략기획(85) | 2.1 전략개발(45) | a. 전략개발 과정<br>b. 전략목표 |
| | 2.2 전략실행(40) | a. 실행계획개발과 실행<br>b. 성과예측 |
| 3. 고객중시(85) | 3.1 고객의 목소리(40) | a. 고객소리 듣기<br>b. 고객만족과 참여 결정 |
| | 3.2 고객 참여(45) | a. 제품제공과 고객지원<br>b. 고객관계구축 |
| 4. 측정, 분석과 지식경영(90) | 4.1 측정, 분석과 조직성과 향상(45) | a. 성과측정<br>b. 성과분석과 검토<br>c. 성과개선 |
| | 4.2 지식경영, 정보와 정보기술(45) | a. 조직지식<br>b. 자료, 정보와 정보기술 |
| 5. 인력중시(85) | 5.1 인력환경(40) | a. 인력능력과 역량<br>b. 인력분위기 |
| | 5.2 인력참여(45) | a. 인력성과<br>b. 인력참여 평가<br>c. 인력과 리더개발 |
| 6. 운영중시(85) | 6.1 작업프로세스(45) | a. 제품과 프로세스 설계<br>b. 프로세스관리 |
| | 6.2 운영의 효과성(40) | a. 비용통제<br>b. 공급망관리<br>c. 안전과 비상대비<br>d. 혁신관리 |
| 7. 결과(450) | 7.1 제품과 프로세스 결과(120) | a. 고객중시제품과 프로세스 결과<br>b. 인력프로세스 효과성 결과<br>c. 공급망관리 결과 |
| | 7.2 고객중시 결과(85) | a. 고객중시 결과 |
| | 7.3 인력중시 결과(85) | a. 인력 결과 |
| | 7.4 리더십과 지배구조 결과(80) | a. 리더십, 지배구조와 사회적 책임 결과<br>b. 전략실행 결과 |
| | 7.5 재무와 시장 결과(80) | a. 재무와 시장 결과 |
| 합계(1,000) | 17개 | 37개 |

### (3) JC(Joint Commission)와 JCI(Joint Commission International)

의료서비스만을 위한 세계 최대 인증기관인 JC는 50년 이상 미국 의료기관 의료서비스에 대한 인증사업을 전개하여 현재 전 세계 15,000개 이상 의료기관에 인증을 시행하고 있다.

미국의 JC평가기준을 그대로 다른 나라에 적용하기에는 국가별 법적·문화적 특성 차이가 존재하여 JCI(Joint Commission International)를 설립하여 국가에 따른 법적·문화적 차이를 수용할 수 있는 국제평가기준을 개발하고 있다. JCI 국제인증프로그램은 전 세계 의료기관을 대상으로 안전한 의료서비스를 제공하는지에 대한 인증으로 국제적으로 서비스의 품질과 안전을 인정하고 있다는 정보적 효과가 있다.

**그림 12-11** JCI 홈페이지

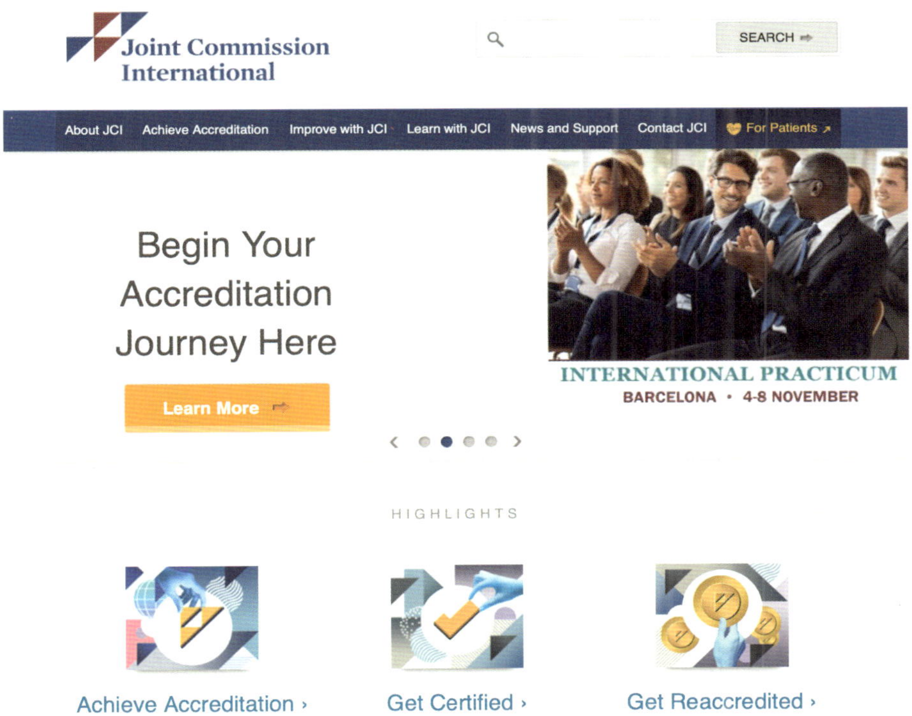

JCI의 인증에 따른 가장 큰 편익은 의료조직의 경영합리화에 있다. 의료조직은 오래도록 경영에 관한 마인드가 부족한 조직으로 강력한 리더십을 발휘하기가 쉽지 않은 것이 대부분의 현실이다. JCI뿐 아니라 외부의 국제기준을 준수하기 위한 노력은 조직의 최고경영층에서 일선 직원에 이르기까지 환자의 안전과 고품질의 의료서비스를 생산하기 위해 서로 합심하게 하는 구심적 역할을 수행하게 한다. 즉, 의료경영의 실천이라고도 할 수 있다.

이와 더불어 다음과 같은 여러 장점들이 있다.

첫째, 조직의 리더십과 리더십 존중의 분위기가 형성된다. 전 직원이 참여해야 하며 문화를 형성하는 사업은 최고경영자의 리더십이 뒷받침되지 않아서는 불가능하다.

둘째, 환자는 물론 직원의 의료사고에 대한 안전과 최고 품질의 의료서비스를 창출하고자 하는 조직문화가 형성된다. 이 과정에서 직원의 전문성과 서로에 대한 신뢰성이 강화된다.

셋째, 개별부서가 아닌 프로세스중심으로 업무를 재편해가면서 부서 간의 적극적인 협력이 강화되며 기록관리가 중요해지면서 근거중심의 의료가 자리잡게 된다.

넷째, 환자의 권리향상과 만족도증가, 의료조직의 홍보효과로 인해 환자의 방문이 증가하고 전체 검사건수가 증가하는 등 병원의 수익증대와 외국환자 유치에도 효과가 있다.

JCI 인증과 보증프로그램(Accreditation and Certification Programs)의 종류는 총 7종으로 다음과 같다.

- 병원(hospitals)
- 임상병리검사실(clinical laboratory)
- 진료의 연속성(care continuum)
- 재가 및 시설요양 등의 장기요양(long-term care), 호스피스 케어 등
- 환자후송기관(medical transport organizations)

- 외래진료기관(ambulatory care)
- 홈케어(home care)
- 1차의료센터(primary care center)

병원 인증의 경우 2017년 7월부터 배포된 6차 기준집에서는 환자관련표준(patient-centered standards), 의료기관경영관리표준(healthcare organization management standards)에 대학병원표준(academic medical center hospital standards)의 총 3부문의 인증평가기준을 제시하고 있다. 추가된 표준은 의학전문교육(Medical Professional Education: MPE)과 인체실험연구(Human Research Programs: HRP) 부문에 대하여 평가하고 있다. 평가는 316개 기준의 1,271개 항목에 대해 받아야 한다.

**표 12-5 JCI 평가부문 및 내용**

| 평가부문 | 평가내용 |
|---|---|
| 환자관련표준 | 국제환자안전목표(IPSG) |
| | 진료의 이용과 연결(ACC) |
| | 환자와 가족의 권리(PFR) |
| | 환자평가(AOP) |
| | 환자진료(COP) |
| | 마취와 수술진료(ASC) |
| | 약물관리와 사용(MMU) |
| | 환자 및 가족교육(PFE) |
| 의료기관경영관리표준 | 질 향상과 환자안전(QPS) |
| | 감염예방과 관리(PCI) |
| | 행정, 지도력 및 관리(GLD) |
| | 시설관리와 안전(FMS) |
| | 직원의 자격요건과 교육(SQE) |
| | 정보관리(MOI) |
| 대학병원표준 | 의학전문교육(MPE) |
| | 인체실험연구(HRP) |

- 환자관련표준(patient-centered standards)
- 의료기관경영관리표준(healthcare organization management standards)
- 대학병원표준(academic medical center hospital standards)

## 2. 우리나라 의료기관 평가인증제도

의료기관의 평가는 크게 의료기관이 자체적으로 시행하는 내부평가와 제3의 인증기관에 의해 시행하는 외부평가가 있다. 대표적인 외부평가는 의료기관평가인증원에 의한 의료기관 인증제와 건강보험심사평가원이 주관하는 요양급여적정성평가 등이 있다.

### 1) 의료기관 인증제

#### (1) 소개

의료서비스의 질 개선을 촉진하기 위하여 2011년 초 의료법 개정을 통해 의료기관 인증제를 실시하고 있다. 의료기관 인증제란 의료기관의 의료서비스에 대한 인증을 통해 의료기관이 의료서비스 제공과정에서 환자의 안전수준과 의료의 질 향상을 위해 자발적·지속적으로 노력하도록 하여 국민에게 양질의 의료서비스를 제공하기 위한 제도로, 병원급 의료기관이 자율적으로 의료기관 평가인증원으로부터 인증을 받는 제도이다. 반면, 요양병원과 정신병원은 의료서비스의 특성 및 환자의 권익보호 등을 고려하여 2013년부터 의무적으로 인증신청을 하도록 의료법에 명시되어 있다.

이는 2004년부터 시행되어 온 의료기관 평가제도를 대체하는 제도로 기존 제도는 주로 종합병원 이상을 대상으로 강제평가방식으로 운영되어 왔다. 기존 제도가 강제평가제로 의료기관의 자발적인 서비스 질 향상 노력을 유도하기 위한 동기가 부족하고 평가결과를 서열화하여 병원 간에 과잉경쟁을 유발할 뿐만 아니라 평가인증을 위한 전담조직 및 전담전문인력의 부재로 인한 평가의 전문성·객관성의 미흡과 각종 평가가 중복되고 있는 등의 문제로 인해 기존 평가기준과 선진국의 평가기준을 통합하여 새롭게 제시되었다.

이에는 환자안전, 진료의 연속성, 환자평가 및 진료체계, 리더십 및 조직·경영관리를 보완·추가하여 병원급 의료기관에 적용될 수 있도록 하였다는 점과 함께 의료기관 평가인증원을 설립하여 의료기관 인증제도 및 의료기관을 대상으로 실시하는 각종 평가업무를 통합·수행하게 하였다는 점이 특징이다.

인증을 받은 의료기관은 인증마크와 함께 4년간 유효한 보건복지부 장관 명의의 인증서를 교부받게 되며 평가결과 및 인증등급을 활용하여 상급종합병원 및 전문병원 지정 등 행정적·재정적 지원을 받을 수 있다.

**그림 12-12 의료기관평가인증원 홈페이지**

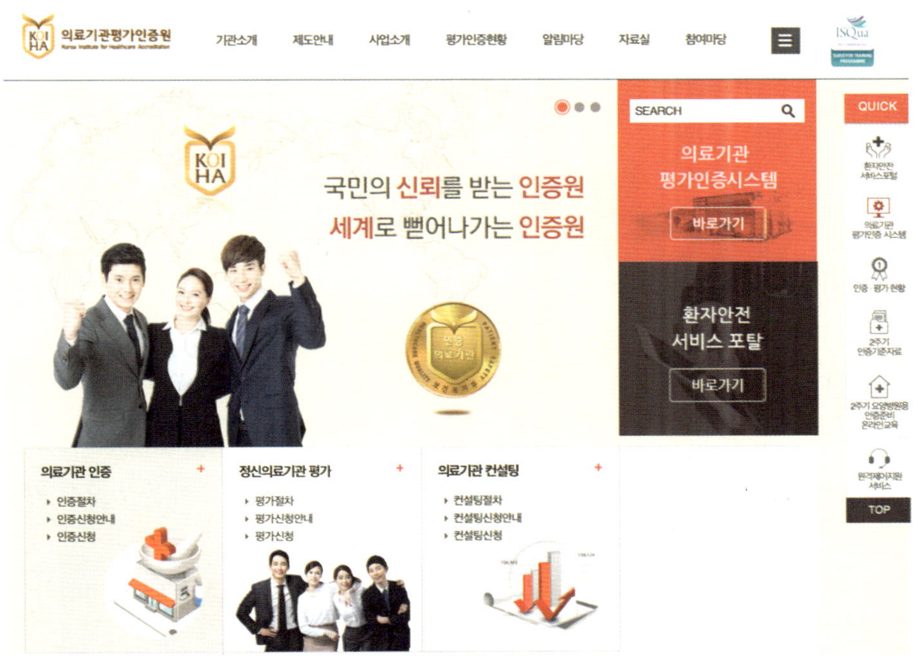

### (2) 인증기준

인증기준은 크게 네 가지 유형, 즉 기본가치 측면, 환자진료 측면, 조직관리 측면 및 성과관리 측면에 대해 다음과 같이 총 13개 범주의 조사로 구성되어 있다.

**그림 12-13** 인증기준의 기본 틀

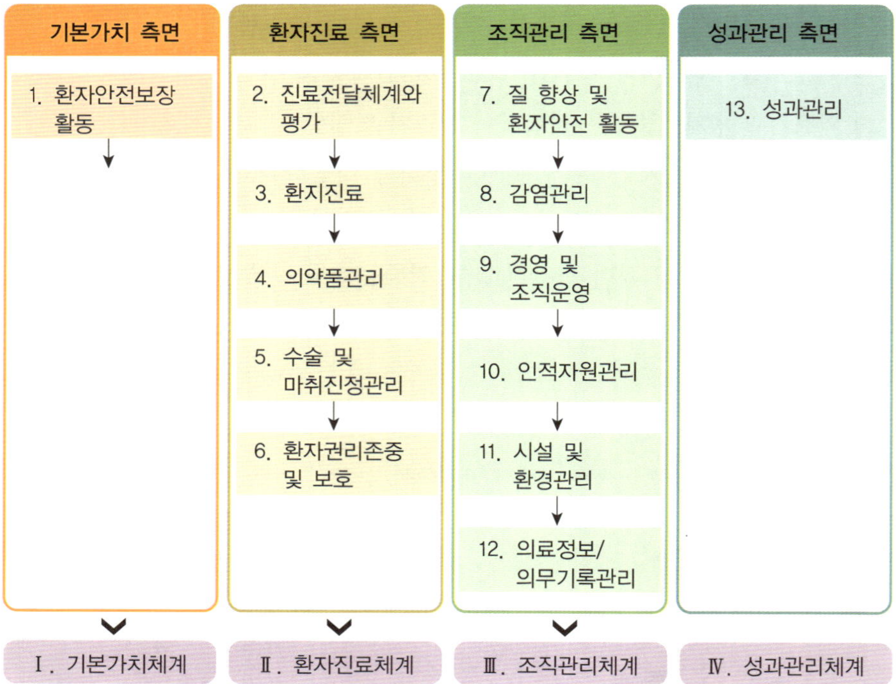


### (3) 인증절차 및 조사방법

인증을 위한 의료기관의 신청은 자발성을 원칙으로 하고 있으며 의료기관이 인증신청을 하면 인증전담기관인 의료기관평가인증원은 인증신청이 접수된 날로부터 1개월 이내에 해당 기관과 협의하여 인증조사일정을 정하고 인증기준의 충족 여부를 평가하게 된다.

조사평가방법은 개별환자의 추적조사와 함께 시스템의 추적조사를 병행하여 수행하는데, 그 내용은 다음과 같다.

- **개별환자 추적조사:** 내원환자를 무작위로 선택하여 의무기록을 확인하면서 내원 배경에 대한 이해를 바탕으로 환자 관점으로 진료 및 치료 경로를 따라 의료진과 환자의 대화, 기록검토 관찰을 통합해나가는 역동적 조사과정
- **시스템 추적조사:** 의료기관 전체의 질 관리 및 환자안전에 대한 평가로 지속적인 질 향상, 감염관리, 약물관리, 시설관리 등에 대해 조사하며 의료기관 전체의 의료절차와 기능에 대한 집단토의를 실시

인증조사 후 6개월 이내 평가결과와 인증등급을 해당 의료기관에 통보하면서 마무리된다. 2019년 6월 현재 전국 인증의료기관수는 1,707개소이다.

**그림 12-14 인증절차**

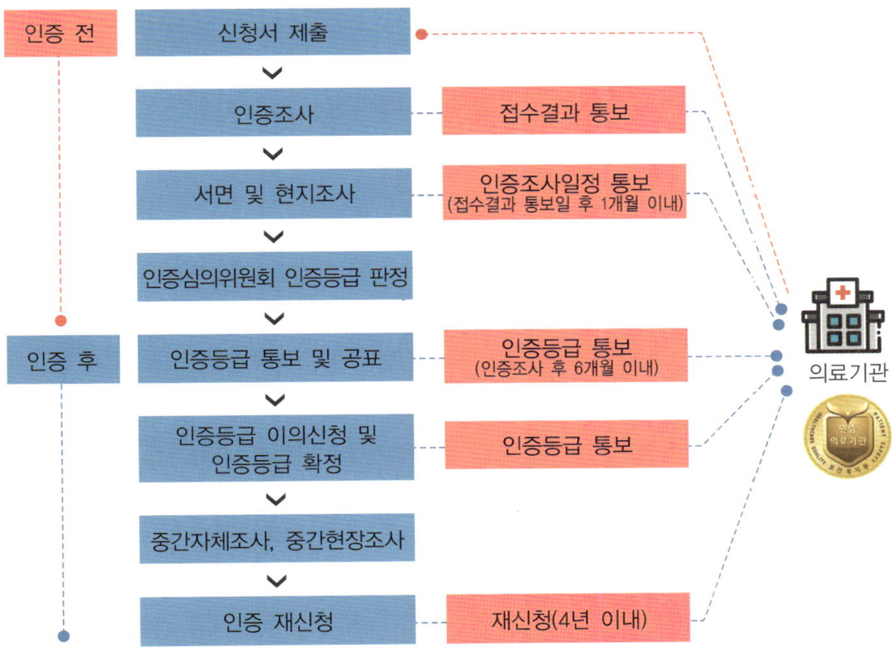

## 2) 요양급여 적정성평가

건강보험심사평가원에서 실시하는 요양급여 적정성평가는 전 요양기관을 상대로 건강보험에서 제공된 요양급여의 의학적 타당성과 비용 효율성을 판단하여 의료서비스 수준의 향상과 비용 부담의 적정성을 목적으로 2001년부터 시행되고 있다. 이를 통해 불필요한 급여비용 억제, 급여와 진료실적의 확립, 의료서비스 향상과 국민의 의료이용권 증진, 요양급여의 거시적 효율성 제고 등을 기대하고 있다.

**그림 12-15** 건강보험심사평가원 홈페이지

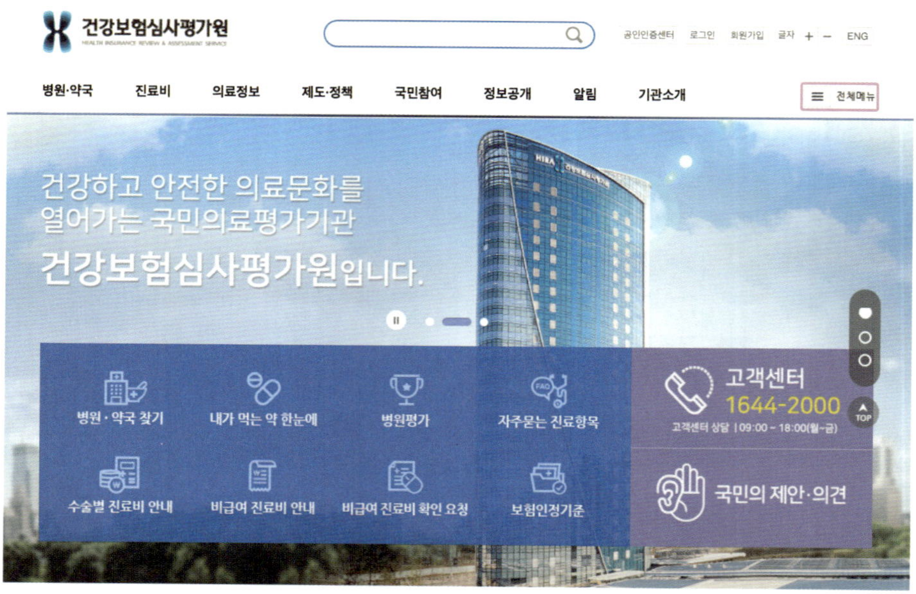


2018년 요양급여 적정성 평가에 포함된 항목은 고혈압, 당뇨병, 천식, 만성폐쇄성폐질환, 혈액투석의 만성질환 5항목을 비롯하여 수술의 예방적 항생제 사용, 제왕절개분만, 진료량 등의 주요수술 항목과 대장암, 유방암, 폐암 등을 포함하여 총 34개 항목이 있다. 그 중 29개 항목을 공개하고 있다.

**❙ 표 12-6 ❙ 요양급여 적정성 평가 항목(2018년)**

| 분야(34항목수) | | 세부항목(61개) |
|---|---|---|
| 1 | 급성질환(5) | • 급성심근경색증 • 경피적관상동맥중재술<br>• 관상동맥우회술 • 급성기뇌졸중<br>• 폐렴 |
| 2 | 만성질환(5) | • 고혈압 • 당뇨병 • 천식<br>• 만성폐쇄성폐질환 • 혈액투석 |
| 3 | 암질환(5) | • 대장암 • 유방암 • 폐암<br>• 위암 • 간암 진료결과 |
| 4 | 약제(7) | • 항생제처방률 • 성분계열별 항생제처방률<br>• 주사제처방률 • 처방건당 약품목수<br>• 투약일당 약품비 • 유소아중이염 항생제<br>• 수술의 예방적 항생제 사용(19개 수술) |
| 5 | 정액수가(3) | • 요양병원 • 의료급여정신과<br>• 질병군 포괄수가(7개 질병군) |
| 6 | 중환자실(2) | • 중환자실 • 신생아중환자실 |
| 7 | 진료량(1) | • 수술별 진료량(4개 수술) |
| 8 | 환자중심의료(1) | • 환자경험 |
| 9 | 일반질(2) | • 병원표준화사망비 • 위험도표준화재입원비 |
| 10 | 감염(1) | • 결핵 |
| 11 | 환자안전(1) | • 마취 |
| 12 | 치과(1) | • 치과 근관치료 |

이상의 평가결과는 다음과 같은 자료로 활용되고 있다.

- **국민:** 개별 요양기관의 평가결과를 심사평가원 홈페이지 등에 공개함으로써 의료이용 선택정보로 이용
- **의료공급자:** 해당 기관의 평가결과를 벤치마킹 자료와 함께 제공함으로써 질 향상 활동 지원(현장 상담, 질 향상 컨설팅, QI 교육 등을 제공)
- **정부:** 여타 평가에 활용 및 유관기관에 평가정보 제공
- **국민건강보험공단:** 평가결과에 따른 진료비 가감지급
- **심사평가원:** 전문병원 평가, 요양급여비용의 심사 등 관련부서와 결과 공유

**| 그림 12-16 | 적정성 평가결과 활용**

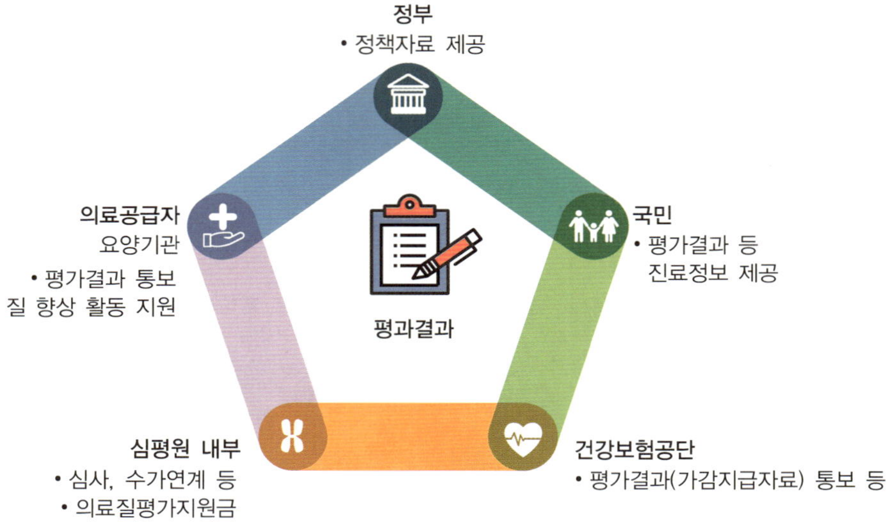


**사례** **의료기관 인증받으면 인센티브 제공**

앞으로 의료기관평가인증원의 인증을 받은 의료기관에 대해 인센티브가 제공될 것으로 보인다. 이날 새누리당 김정록 의원은 "2013년부터 요양병원, 정신병원까지 의료기관 의무인증을 시행하고 있다"며 "하지만 인증을 받는 과정에서 인력채용, 근무시간 및 비용증가에 따른 보상책은 없어 참여율이 저조한 실정"이라고 지적했다.

김 의원은 "복지부는 의료기관이 인증에 참여할 수 있도록 유인책을 마련해야 한다"며 "인센티브 등 유인책을 통해 인증을 받는 의료기관이 확대될 수 있도록 해야 한다"고 강조했다. 이에 문형표 복지부 장관은 "의료기관 인증을 받으면 자체적으로 의료기관의 질이 높다는 것에 대한 홍보효과만 있을 뿐 현재 의료기관 의무인증과 관련한 인센티브 제도는 없다"며 "복지부에서도 인센티브가 없어 의료기관의 참여율이 저조한 것으로 파악하고 있다"고 답변했다. 문 장관은 "앞으로 의료기관이 국고지원사업을 시행하고자 할 경우 의료기관인증 참여 여부 확인을 의무화해서 대상을 선정하고 인증 획득 여부를 보험수가와 연계할 것"이라며 "인센티브를 강화해 의료기관 인증제를 활성화하고 인증을 받는 의료기관이 확대될 수 있도록 하겠다"고 덧붙였다.

자료: 청년의사(2014.7.9)에서 발췌정리

## | 참고문헌 |

김동환, 시스템 사고, 선학사, 2011.
김세헌, 현대경영과학, 무역경영사, 2001.
김언수, TOP을 위한 전략경영 2.2, 박영사, 2004.
김위찬 · 르네 마보안, 블루오션 전략, 교보문고, 2005.
김진규, 좋은 병원 만들기: 의료의 질 향상 사례, 한국의학원, 2004.
김희경 · 성은숙, BSC 실천매뉴얼, (주)시스마인사이트컴, 2002.
김종래, CEO 칭기스칸, 삼성경제연구소, 2006.
김창엽, 미국의 의료보장, 한울, 2005.
김창엽, 건강보장의 이론, 한울, 2009.
박개성, 병원은 많아도 의료산업은 없다, 엘리오앤컴퍼니, 2007.
박우성 외, 병원경영정보관리, 고려의학, 2005.
박재희, 경영전쟁 시대 손자와 만나다, 크레듀, 2008.
박정식 · 박종원 · 조재호, 현대재무관리, 다산출판사, 2005.
송호근, 한국의 의료체제, 서울대학교출판부, 2006.
신영전 · 김창엽, 보건의료개혁의 새로운 모색, 2006.
신유근, 경영학원론, 다산출판사, 2002.
신유근, 인간존중경영, 다산출판사, 2005.
안철수, 영혼이 있는 승부, 김영사, 2001.
야마다 아키오(김현희 역), 야마다사장 샐러리맨의 천국을 만들다, 21세기북스, 2007.
양봉민, 보건경제학, 나남출판, 1999.
양동현 · 감형규 · 정두채, 병원경영분석, 도서출판 청람, 2008.
유승흠, 병원경영, 계축문화사, 2006.
윤석철, 경영학의 진리체계, 경문사, 2002.
이견직, "대형 및 중소병원 간 고객접점별 만족도 차이 및 증진 전략," 병원경영학회지 제5권 제1호, 2000, pp.62~83.
이견직, "데이터마이닝을 활용한 병원 재방문도 영향 요인 분석: 외래 환자의 만족도를 중심으로," 보건행정학회지 제13권 제3호, 2003, pp.21~34.
이견직, "병원산업에서 시장지향성이 성과에 미치는 영향과 규모와의 관계," 보건행정학회지 제16권 제4호, 2006, pp.1~23.
이견직, 전략적 의료운영관리, 무역경영사, 2012.

이견직 · 노인철 · 김영세 · 송민섭, 병원고객만족경영 및 소비자 정보의 전략적 활용방안, 한국보건사회연구원, 1998.

이견직 · 정영철 · 김미라, "신경망 모형을 이용한 외래 환자 만족도 예측 및 민감도 분석," 병원경영학회지 제8권 제1호, 2003, pp.81~94.

이견직 · 정영호, "의료서비스산업의 산업연관분석," 보건행정학회지 제10권 제1호, 2000, pp.126~147.

이견직 · 정영호 · 김재용, 의약산업의 공급망관리(SCM) 도입방안연구, 한국보건사회연구원, 2001.

이견직 외, 사회적경제의 이해와 전망, 아르케, 2014.

이견직 외, 사회경영전략, 무역경영사, 2015.

이용균, 병원서비스 품질경영, 이노맥스, 2007.

이유재, 서비스마케팅, 학현사, 2004.

이재규, 피터 드러커의 경영전략, 사과나무, 2004.

이훈영, 의료서비스마케팅, 도서출판 청람, 2008.

장하준 · 정승일, 쾌도난마 한국경제, 부키, 2005.

정윤 · 박성휘 · 이견직, "디지털 헬스 시스템 성과연구," 의료경영학연구 제18권 제3호, 2018, pp.13~21.

정윤 · 이견직, "동적 시뮬레이션 접근을 통한 만성질환관리의 스마트 헬스케어 효과성 연구," 보건사회연구 제39권 제4호, 2019, pp.396~424.

정윤 · 임재민 · 이견직, "시스템 사고로 본 의료전달체계의 위기와 개선방안," 한국 시스템다이내믹스 연구 제17권 제1호, 2016, pp.57~76.

조동성, 21세기를 위한 경영학, 서울경제경영, 2002.

조병희, 의료개혁과 의료권력, 나남출판, 2003.

지호준, 21세기 경영학, 법문사, 2006.

최동석, 인간의 이름으로 다시 쓰는 경영학, 21세기북스, 2013.

최예슬 · 정윤 · 이견직, "시스템 사고로 본 재원일수 영향요인 연구," 한국 시스템다이내믹스 연구 제18권 제2호, 2017, pp.45~64.

최정규, 이타적 인간의 출현, 뿌리와 이파리, 2009.

최진희, 의료시장을 움직이는 생각의 시작 C.A.R.E., 삼성경제연구소, 2008.

최호 · 김영훈 · 이해종 · 임배만 · 신민철, 의료서비스 마케팅, 아카데미아, 2008.

한국보건산업진흥원, 인공지능(AI) 기반 의료기기 현황 및 이슈(1)(2), 2019.

허호영 외, 한국 의료개혁 2010, 조선일보사, 2003.

홍성태, 보이지 않는 뿌리, 박영사, 1999.

JCI 인증지원센터, JCI와 의료의 질 향상, 고려의학, 2008.

Abdelhak, M., S. Grostick, M. A. Hanken and E. Jacobs, *Health Information: Management of a Strategic Resource*, Saunders, 2001.

Austin, C. J. and S. B. Boxerman, *Quantitative Analysis for Health Services Administration*, MI: Health Administration Press, 1995.

Anderson, V. and L. Johnson, *Systems Thinking Basics: From Concepts tc Causal Loops*, Pegasus Communications, 1997.

Axelrod, R.(이경식 역), 협력의 진화, 시스테마, 2009.

Benkler, Y., "The Unselfish Gene," *Harvard Business Review*, 2011.

Berry, L. L. and K. D. Seltman, *Management Lessons from Mayo Clinic*, McGraw-Hill, 2008.

Bodenheimer, T. S. and K. Grumbach, *Understanding Health Policy*, McGraw-Hill, 2009.

Brown, T., "Design Thinking," *Harvard Business Review*, June 2008.

Burns, L. R., *The Health Care Value Chain: Producers, Purchasers, and Providers*, CA: Jossey-Bass, 2002.

Butler, G., C. Caldwell, and N. Poston, *Lean-Six Sigma for Healthcare*, WI: ASQ Quality Press, 2009.

Byrne, R.(김우열 역), 비밀, 살림출판사, 2007.

Capra, F.(김용정 · 이성범 역), 현대 물리학과 동양사상, 범양사, 2006.

Chapman, G. B. and F. A. Sonnenberg, *Decision Making Health Care*, Cambridge University Press, 2000.

Christensen, C., R. bohmer and J. Kenagy, "Will Disruptive Innovations Cure Health Care?," *Harvard Business Review*, Sep-Oct., 2000.

Coile, R. C., *The Paperless Hospital*, IL: Health Administration Press, 2002.

Collins, J., *Good to Great*, NY: HarperCollins, 2001.

Collins, J.(이무열 역), 좋은 기업을 넘어 위대한 기업으로, 김영사, 2002.

Collins, J. and J. Porras(워튼 포럼 역), 성공하는 기업들의 8가지 습관, 김영사, 2002.

Crutchfield, L. R. and H. Grant(김병순 역), 성공한 사회적기업과 비영리단체의 6가지 습관 - 선을 위한 힘, 소동, 2010.

Dees, J. G., J. Emerson, and P. Economy, *Strategic Tools for Social Enterpreneurs: Enhancing the Performance of Your Enterprising Nonprofit*, John Wiley & Sons, 2002.

Dettmer, H. W., *The Logical Thinking Process: A Systems Approach to Complex Problem Solving*, ASQ Quality Press, 2007.

Dlugacz, Y. D., *Value-based Health Care: Linking Finance and Quality*, CA: Jossey-Bass, 2010.

Donabedian, A., *The Definition of Quality and Approaches to Its Assessment*, Health Administration Press, 1980.

Drucker, P., *The Practice of Management*, NY: HarperCollins, 1954.

Drucker, P.(이재규 역), 경영의 실제, 한국경제신문, 2006.

Drucker, P., "What Makes an Effective Executive," *Harvard Business Review*, June 2004.

Dunn, R. T., *Haimann's Healthcare Management*, IL: Health Administration Press, 2007.

Fitzsimmons, F. and M. Fitzsimmons, *Service Management*, McGraw-Hill, 2006.

Griffith, J. R. and K. R. White, *The Well-Managed Healthcare Organization*, IL: Health Administration Press, 2007.

Goldratt, E. and J. Cox(강승덕 · 김일운 · 김효 역), 더 골, 동양문고, 2002.

Goldratt, E.(김일운 · 강승덕 역), 더 골2, 동양문고, 2002.

Goldratt, E. and A. Goldratt-Ashlag(최원준 역), The Choice, 웅진윙스, 2010.

Hamel, G.(권영설 역), 경영의 미래, 세종서적, 2008.

Hamel, G. and C. Prahalad, "Strategic Intent," *Harvard Business Review*, Jul.-Aug., 2005.

Hammer, M. and J. Champy(공민희 역), 리엔지니어링 기업혁명, 스마트비즈니스, 2008.

Harmon, P., *Business Process Change: A Guide for Business Managers and BPM and Six Sigma Professionals*, Morgan Kaufmann Publishers, 2007.

Herzlinger, R. E., *Market-Driven Health Care*, MA: Perseus Books, 1997.

IOM, *Crossing the Quality Chasm*, National Academy Press, 2001.

Kaplan, R. S. and D. P. Norton, "The Balanced Scorecard Measures that Drive Performance," *Harvard Business Review*, Jan.-Feb., 1992.

Kaplan, R. S. and D. P. Norton, *The Balanced Scorecard*, MA: Harvard Business School Press, 1996.

Kaplan, R. S. and D. P. Norton, *The Strategy-Focused Organization*, MA: Harvard Business School Press, 2001.

Kim, W. and R. Mauborgne, "Blue Ocean Strategy," *Harvard Business Review*, Oct. 2004.

Kim, W. and R. Mauborgne(강혜구 역), 블루오션 전략, 교보문고, 2005.

Kinsley, M.(김지연 역), 빌 게이츠의 창조적 자본주의, 이콘, 2008.

Kotler, P. and N. Lee(남문희 역), 필립 코틀러의 CSR마케팅, 리더스북, 2008.

Krajewski, L. J., L. P. Ritzman, and M. K. Malhotra, *Operations Management*, Prentice-Hall, 2009.

Lee, K. J., "A Practical Method of Predicting Client Revisit Intention in a Hospital Setting," *Health Care Management Review* 30(2), 2005.

Lee, T. H. and J. J. Mongan, *Chaos and Organization in Health Care*, MA: MIT Press, 2009.

Lee, T. H. and T. Cosgrove, "Engaging Doctors in the Health Care Revolution," *Harvard Business Review*, June, 2014.

McLaughlin, D. B. and J. M. Hays, *Healthcare Operations Management*, IL: Health Administration Press, 2008.

Meadows, D. H., *Thinking in Systems*, Chelsea Green Publishing, 2008.

Morecroft, J., *Strategic Modelling and Business Dynamics: A Feedback Systems Approach*, John Wiley & Sons, 2007.

Miles, S. A. and M. D. Watkins, "The Leadership Team," *Harvard Business Review*, April, 2007.

Miller, F. P., A. F. Vandome and J. McBrewster, *International Health Accreditation*, Alphascript Publishing, 2009.

Morrison, I., *Health Care in the New Millennium: Vision, Values, and Leadership*, CA: Jossey-Bass, 2000.

Myers, B. A., A *Guide to Medical care Administration: Concepts and Principles*, American Public Health Association, 1969.

Nowak, M. A. and R. Highfield(허준석 역), 초협력자, 사이언스북스, 2011.

Ozcan, Y. A., *Quantitative Methods in Health Care Management: Techniques and Applications*, CA: Jossey-Bass, 2009.

OECD, *Social Enterprises*, OECD, 1999.

OECD, OECD Health Statistics, 각년도.

Parasuraman, A., V. Zeithaml and L. Berry, "SERVQUAL: A Multiple Item Scale for Measuring Consumer Perceptions of Service Quality," *Journal of Retailing* 64(1), 1988.

Parmenter, D., *Key Performance Indicators: Developing, Implementing, and Using Winning KPIs*, NJ: John Wiley & Sons, 2010.

Peters, T. and R. Waterman(이동현 역), 초우량기업의 조건, 더난출판사, 2005.

Pfeffer, J.(윤세준 · 박상언 역), 휴먼 이퀘이션, 지샘, 2001.

Porter, M., *Competitive Strategy: Techniques for Analyzing Industries and Competitors*, NY: The Free Press, 1980.

Porter, M. and E. Teisberg, "Redefining Competition Health Care," *Harvard Business Review*, June, 2004.

Porter, M. and M. Kramer, "Strategy & Society: The Link Between competitive Advantage and Corporate Social Responsibility," *Harvard Business Review*, Dec., 2006.

Porter, M., "What is Strategy?," *Harvard Business Review*, Nov.-Dec., 1996.

Porter, M.(김경묵 · 김연성 역), 경쟁론, 세종연구원, 2002.

Porter, M. and E. O. Teisberg, *Redefining Health Care: Creating Value-based Competition on Results*, MA: Harvard Business Press, 2006.

Porter, M. and M. R. Kramer, "Creating Shared Value", *Harvard Business Review*, 2011.

Prahalad, C. K.(유호현 역), 저소득층 시장을 공략하라, 럭스미디어, 2006.

Prahalad, C. K. and G. Hamel, "*The Core Competence of the Corporation*," *Harvard Business Review*, May-June 1990.

Press, I., *Patient Satisfaction: Defining, Measuring, and Improving the Experience of Care*, IL: Health Administration Press, 2002.

Ransom, S. B., M. S. Joshi and D. B. Nash, *The Healthcare Quality Book*, IL: Health

Administration Press, 2005.

Roemer, M. I., *National Health System of the World Volume: The Countries*, NY: Oxford University Press, 1991.

Ronen, B. and J. S. Pliskin, *Focused Operations Management for Health Services Organizations*, CA: Jossey-Bass, 2006.

Sen, A.(원용찬 역), 센코노믹스: 인간의 행복에 말을 거는 경제학, 갈라파고스, 1999.

Senge, P.(강혜정 역), 학습하는 조직, 에이지21, 2014.

Shaw, P., C. Elliott, P. Isaacson and E. Murphy, *Quality & Performance Improvement in Healthcare: A Tool for Programmed Learning*, American Health Information Management Association, 2007.

Shortell, S. M. and A. D. Kaluzny, *Health Care Management: Organization Design and Behavior*, Thomson Delmar Learning, 2006.

Smith, S. P. and D. L. Flarey, *Process-Centered Health Care Organization*, Aspen Publication, 1999.

Sterman, J. D., *Business Dynamics: Systems Thinking and Modeling for a Complex World*, McGraw-Hill Higher Education, 2000.

Swayne, L. E., W. J. Duncan and P. M. Ginter, *Strategic Management of Health Care Organizations*, Blackwell, 2006.

Trusko, B. E., C. Pexton, H. J. Harrington, and P. Gupta, *Improving Healthcare Quality and Cost with Six Sigma*, FT Press, 2007.

Tyagi, R. K. and P. Gupta, *A Complete and Balanced Service Scorecard*, FT Press, 2008.

Venely, J. E. and A. D. Kaluzny, *Evaluation & Decision Making for Health Services*, IL: Health Administration Press, 1998.

Vissers, J. and R. Beech, *Health Operations Management: Patient Flow Logistics in Health Care*, Routledge, 2005.

Vuori, H. V., *Quality Assurance of Health Services*, WHO Regional office for Europe, 1982.

Woodman, J., *Patients Beyond Borders*, Healthy Travel Media, 2008.

Zuckerman, A. M., *Healthcare Strategic Planning: Approaches for the 21st Century*, IL: Health Administration Press, 1998.

Zuckerman, A. M., *Improve Your Competitive Strategy: A Guide for the Healthcare Executive*, IL: Health Administration Press, 2002.

## | 찾아보기 |

## | 저자소개 |


### 이견직

[학력 및 주요 경력]
저자는 서강대학교 경영대학을 졸업하고 한국과학기술원(KAIST)에서 경영과학 석・박사학위를 받았다. 현재 한림대학교 경영학과 의료경영전공의 교수이며, 의료경영연구소 소장이다. 주요 사회활동으로 대통령자문 고령화 및 미래사회위원회 전문위원과 보건복지부 및 대한병원협회 자문위원 등이 있으며 한국병원경영학회 이사로 활동하고 있다. 의료경영과 의료정책, 고령친화산업과 사회혁신경영 등에 깊은 관심을 갖고 있으며 특히, 의료조직의 전략경영과 운영관리, 비영리조직경영, 사회적 기업과 공유경제 등에 대해 공부하고 있다.

[저서]
의료경영학(무역경영사, 2010, 2015), 의료운영관리(무역경영사, 2012), 사회적경제의 이해와 전망(아르케, 2014), 사회경영전략(2015) 등이 있으며, 주요 논문으로는 "A Practical Method of Predicting Client Revisit Intention in a Hospital Setting"(Health Care Management Review, 2005), "Maternal Education and Allocation of Time and Children's Health in South Korea"(Journal of World Health & Population, 2006), "시스템사고로 본 의료전달체계의 위기와 개선방안"(한국시스템다이내믹스연구, 2016), "사회적 미션조직으로서 의료기관의 단계적 성과분석"(보건사회연구, 2014), "중요도-성취도 분석을 활용한 도심형 요양병원 선택요인 연구"(보건사회연구, 2014), "의료관광산업의 국제경쟁력분석 연구"(보건사회연구, 2013), "린 6시그마와 시뮬레이션을 활용한 병원 응급실 프로세스 개선"(보건사회연구, 2011), "병원산업에서 시장지향성이 성과에 미치는 영향과 규모와의 관계"(보건행정학회지, 2006), "신경망 모형을 이용한 외래 환자 만족도 예측 및 민감도 분석"(병원경영학회지, 2003) 등 국내외 수십여 편이 있다.



[3차개정판]

**의료경영학**

2010년 2월 25일 1판 1쇄 발행
2015년 3월 5일 2차개정증보판 1쇄 발행
2021년 3월 5일 3차개정판 1쇄 발행

저 자 | 이견직
발행인 | 이수영
발행처 | 도서출판 청람
서울시 마포구 독막로 288(대흥동, 세양상가 109호)
전 화 | 02)3272-2601~2
팩 스 | 02)3272-2603
이메일 | crbooks@daum.net
홈페이지 | http://www.crbooks.co.kr
등 록 | 2000년 8월 26일 제6-0509호

ISBN 978-89-5972-806-0 93320 [정가 28,000원]